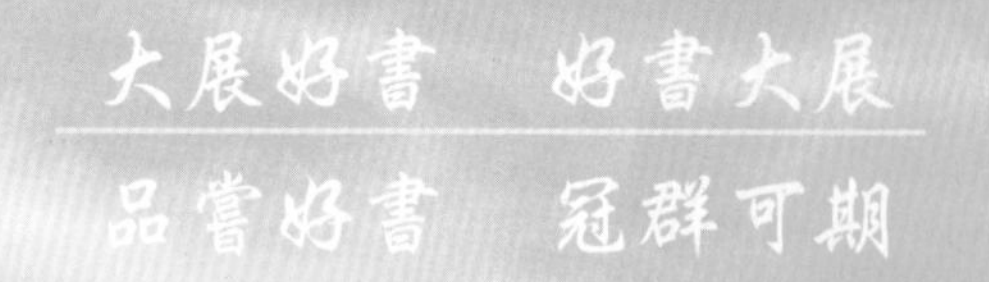
大展好書　好書大展
品嘗好書　冠群可期

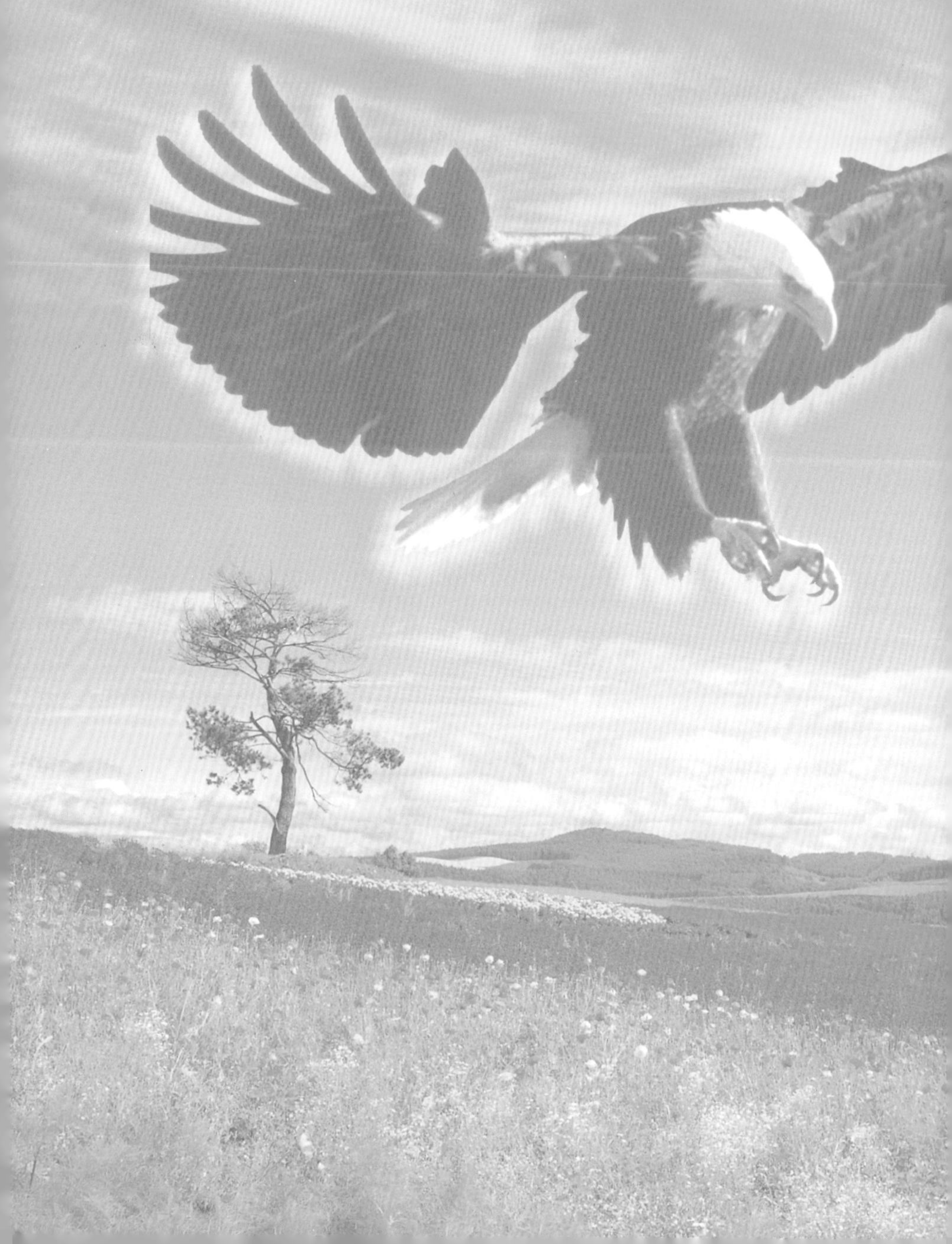

大展好書　好書大展

品嘗好書　冠群可期

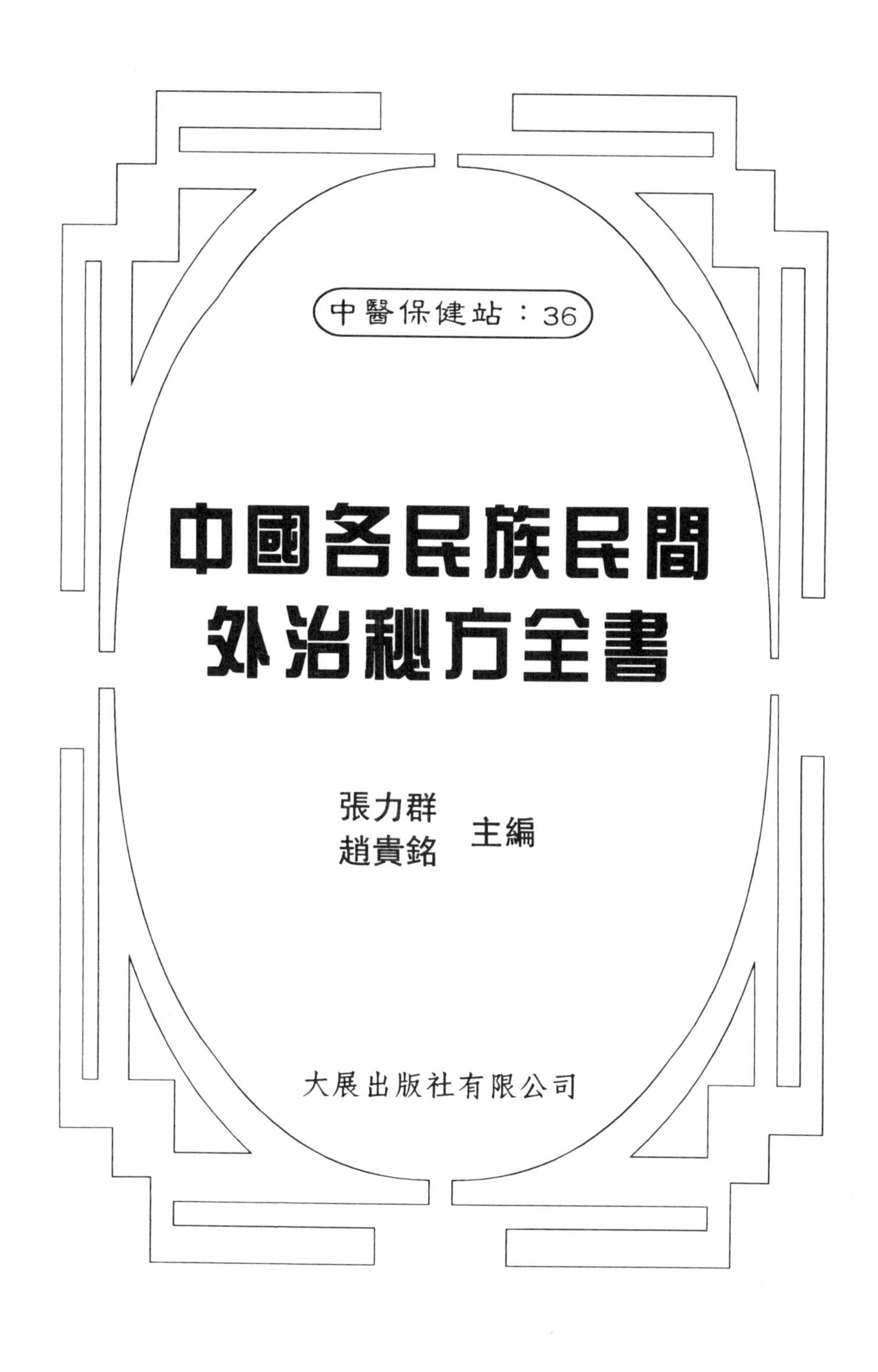

中醫保健站：36

中國各民族民間外治秘方全書

張力群
趙貴銘 主編

大展出版社有限公司

مىللىي تىبابەتچىلىك ئىشلىرىنى

راۋاجلاندۇرۇپ، ھەممە مىللەت خەلقى

ئۈچۈن بەخت يارىتايلى!

ئىسمايىل ئەھمەد

1991-يىل 25-ماي

發展民族醫学

造福各族人民

司馬义·艾買提

1991.5.25

中華人民共和國國務委員、國家民族事務委員會主任司馬義·艾買提為本書題詞

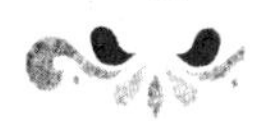

為《中国民族民间药物外治大全》题

继承和发扬民
族医药為各族
人民健康服务

崔月犁
一九九六年六月一日

中華全國中醫學會會長，原中華人民共和國衛生部部長崔月犁為本書題詞

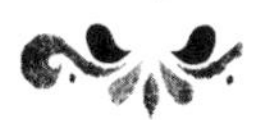

蕴藏在各族人民民间的單方驗方
是祖國医药學宝庫中的重要組
成部份應當努力发掘加以提高

胡熙明
一九九一年五月

原中華人民共和國衛生部副部長胡熙明為本書題詞

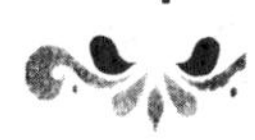

修訂再版說明（代前言）

《中國民族民間秘方大全》、《中國民族藥食大全》、《中國民族民間外治大全》係山西科學技術出版社在1990年至1995年期間隆重推出（由三部書的編委會各組織100多位民族醫藥工作者共同編纂而成）的「民族醫藥三部曲」。三部書均由已故「中醫泰斗」董建華教授爲顧問並作序；原國務院委員，國家民委主任司馬義·艾買提；原衛生部長崔月犁、副部長胡熙明爲本書題詞。《中國民族民間秘方大全》一書在人民大會堂舉行首發式時，中央電視臺、人民日報（海外版）等10多家新聞單位及香港、泰國、臺灣的媒體報導了資訊。當時，北京中醫學院劉燕池、顏正華、劉渡舟教授對該書給予很高評價。三部書所收集的秘驗方出版後被讀者應用的不少，有的還開發研製成「民族藥」和醫院製劑。

應廣大讀者的再版要求，在山西科學技術出版社的重視和支持下，原三部書的部分編委及新加入的同仁，重組「修訂再版編輯委員會」，將原書易名爲《中國各民族民間秘方全書》、《中國各民族民間藥食全書》、《中國各民族民間秘方外治全書》。現將三部書修訂再版的背景及有關問題說明如下：

1.《中華人民共和國憲法》規定：「國家發展醫療衛生事業，發展現代醫藥和我國傳統醫藥。」一般理解「傳統醫藥」應包括「中醫藥」、「民族醫藥」和「民間醫藥」三個組成部分。「中醫藥」是中國傳統醫藥的當然代表（以漢文化爲背景的中國古代社會的主流醫學）；「民族醫院」是中國少數民族的傳統醫藥（其中包括藏醫藥、蒙醫藥、維吾爾醫藥、傣醫藥、壯醫藥、苗醫藥、瑤醫藥、彝醫藥、侗醫藥，土家族醫藥、回回醫藥、朝鮮族醫藥等）；「民間醫藥」則是蘊藏在民間的單方驗方，養生習俗，草醫良藥和醫療方面的一技之長者。在2002年通過的《世界衛生組織2002年～2005年傳統醫學戰略》中對傳統醫學下了確切的定義，指出「傳統醫學是傳統中醫學、印度醫學及阿拉伯醫學等傳統醫學系統以及多種形式的民間療法的統稱。」傳統醫療法包括藥物療法（如使用草藥，動物器官和/或礦物）和非藥物療法，一些國家把傳統醫學稱爲「補充」、「替代」或「非常規」醫學。

顯然，我國的民族醫藥（含民間醫藥）不僅是中國傳統醫學的重要組成部分，而且，就其醫學體系的完整性（在55個少數民族中，已整理出傳統醫藥資料的有30多個民族）；繼承保護的完善性（有的正在總結整理、梳理和提煉出系統的理論來，有的只剩下一些零星的單方驗方和醫療經驗）和現代應用的廣泛性而言，也應該是世界傳統醫學的重要組成部分。有人提出，把中國的傳統醫學作爲世界非物質遺產保護來申報，也應該是當之無愧的。因此，三部書的修訂再版，僅辦中國民族醫藥「繼承保護的完善性」做了一點「拾遺補缺」的工作；同時，也爲「現代應用的廣泛性」做了一點「挖掘」、「翻譯」和「推廣」工作。

2.在世界上許多地方，傳統醫學藥方是透過口述代代相傳的。但是在中國，兩千多年前的「大夫」已開始編寫藥典，中藥是中華民族智慧的結晶，也是全人類的寶貴文化遺產。然而，中藥物質成分複雜，物質基礎和作用機理尚不明確，難於被國際醫藥界接受。美國《科學》雜誌以「揭開中藥的神秘面紗」爲標題報導了中國即將啓動的「本草物質組計畫」和圍繞該計畫引發的一些爭議。「對許多中國人來說，批評中醫藥是無法想像的，幾乎就像是犯了叛國罪」（應該說是「違憲」罪）。「雖然在大城市『西醫』已大體上取代了『中醫』，但是許多中國人仍然相信中醫藥作爲預防藥物和治療慢性病很有效，而在鄉村的中國人還在依賴它。」民間的單驗方，也並不是「批評者」所說的「是過時的民間醫術，是建立在玄學、巫術和傳聞的基礎之上」。並認爲「本草物質組計畫」只可能是「浪費科研經費」。

爲了反擊中藥的批評者，本草物質組計畫將採用高通量篩選（化合物），毒性核對總和臨床試驗以鑒定出常用藥方中的活性成分和毒性污染物，以確保中藥是安全的（並且不止是「青蒿素」一種成分）。「本草物質組計畫」的最初目標是癌症，肝臟和腎臟疾病，以及用西藥難以治療的其他疾病，例如糖尿病和抑鬱症等。

隨著基因組學、蛋白質組學、代謝組學等學科的發展，生命科學研究進入了「組學時代」，它們的共同特徵是，從總體上研究一個整體生物的全體生物分子的特徵。而物質組計畫，就是要從總體上對500種左右的常用中醫藥藥方進行提煉，用現代高效分離等技術，把這些藥方分解成一系列的有效成分組（徹底弄清這些配方的藥理所在）。換句話說，就是在用現代科學語言把我國的的中草藥寶典重新書寫一遍，把《本草綱目》改造成「本草組分資源庫。」

顧名思義，「重新書寫」基於「重新挖掘」和「重新整理」。上世紀70年代，在中藥及民族藥應用的啓發下，研究人員（主編所在的雲南省藥物研究所）從青蒿中發現了「青蒿素」，後來分離出許多有效成分，開發出許多劑型，成爲世界衛生組織推薦廣泛使用的抗瘧疾良藥（歷經半個多世紀，有幾十個科研單位和藥廠參與研製）。而面對浩如煙海的古老藥方，這些中國許多人選擇的治療方法（常常是唯一的方法），「本草物質組」計畫的實施也許能促進中醫藥現代化有個質的飛躍。雖然有人擔心「傳統會喪失掉」，但「爲了調和西醫知識導的演繹法和中醫經驗導向的歸納法」(這也許是中醫和西醫互存相容，共同發展的前提），加強中藥標準化建設，努力使中醫藥優勢技術提升爲「國際標準」，現代化是必要的。

據報導，深圳擬立法保護中藥祖傳的秘方偏方，可見，眞正有效的「秘驗方」可謂中醫藥皇冠上的「明珠」。相信三部書的修訂再版，能成爲「明珠」上的一顆顆「珍珠」。

3.中國有55個少數民族，他們都是中華民族的重要成員，都有著自己民族的文明和傳統。在少數民族中，除了回族（最初使用阿拉伯語、波斯語和漢語，逐漸通用漢語，保留了一些阿拉伯語和波斯語的辭彙）、滿族使用漢語以外，有53個民族使用本民族的語言，民族之間通向漢語和互通語言的情況十分普通。不少少數民族有自己的文字，有的民族使用幾種文字。如主要分佈在湖南省西北部，湖北省恩施地區和四川省東部地區的土家族有本民族的語言，但是除了西水流域的人使用土家語外，多數人使用漢語，無本民族文字，通用漢文。主要分佈在福建、浙江、江西、廣東、安徽的山區，其中福建、浙江兩省最多，占96%的畲族有本民族的語言，絕大部分人操接近於漢語客家方言的語言，無本民族文字，通用漢文。其他還有分佈於青藏高原東北邊緣（四川省阿壩藏族自汾州的茂汶羌族自治縣和汶川縣、理縣、黑水縣、松潘縣等地）的羌族分南北兩大方言，沒有本民族文字，通用漢文。主要分佈在雲南大理的白族；分佈在西雙版納「住竹樓的布朗族」（部分人慣用傣文）；分佈在德宏卅隴州、梁河，潞西、保山地區龍陵等縣的阿昌族；分佈在蘭坪、麗江、維西、永勝、寧蒗及四川木里和鹽源縣的普米族；怒江之畔的怒族；獨龍河谷的獨龍族；基諾洛克山區的基諾族；「古老的茶農」德昂族（舊稱「崩龍族」，分佈在德宏，保山，臨滄、思茅等地）；「僚人的後裔仡佬族」（大多散居在貴州省，少數分佈在廣西和雲南）；使

用過「水書」的水族（主要聚居在貴州三都水族自治縣）；蠟染技藝嫻熟的瑤族（主要分佈在廣西及湖南、雲南、廣東、貴州等省）；每月過節的仫佬族（主要聚居在廣西羅城，少數散居在宜山，柳城等20多個縣、市）；擅長竹編和雕刻的毛南族（主要分佈在廣西西北部環江的「三南」山區）；生活在「珍珠故鄉」的京族（廣西防城江平區等地）；中國東北部的漁獵能手赫哲族（黑龍江省東北部的三江平原和完達山一帶）；嫩江養育的達斡爾族（主要聚居在甘肅省東鄉族自治縣，少數散居在蘭州市，定西地區和寧夏，新疆）；黃河岸邊的撒拉族（主要聚居在嫩江兩岸）；住在大山中的鄂溫克族（主要分佈在內蒙古的七個旗和黑龍江省的訥河縣）；「興安嶺上的獵戶」鄂倫春族（主要分佈在內蒙和黑龍江的大小興安嶺一帶）；中國西北部的東鄉族（主要聚居在青海省黃河兩岸的循化撒拉族自治縣，化隆回族自治縣甘都鄉和甘肅省積石山保安族東鄉族撒拉族自治縣的一些鄉村）；保安三莊的保安族（原住青海同仁境內隆務河兩岸的保安三莊，後遷入甘肅，在積石山地區定居下來）；1953年才定族名的「唻固族」（主要分佈在甘肅省裕固族自治縣和酒泉市的黃泥堡裕固族鄉）；能騎善射的錫伯族（主要分佈在東北三省，還有一部分聚居在新疆察布林錫伯族自治縣。東北的錫伯通用漢文和蒙古文）。

以上少數民族基本通用或部分使用漢文，故收採集到的秘驗方（有的是口述），均省略「音譯」，眞接用漢文表述。鑒於原書中的一些民族方「音譯」的原藥材易與中藥名混淆，（有的難於尋找），不方便使用。故新增補的民族方子，不再用「音譯」名，一律用中草藥名。

4.有本民族語言及文字的有：生活在海南省最南端「天涯海角」的黎族（許多人兼通漢語，1957年創製了拉丁字母形式的黎文）；錦繡譽滿海內的壯族（過去使用以方塊漢字構成

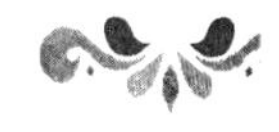

的土俗字，1955年創製了以拉丁字母爲基礎的壯文）；長期使用結繩紀事的哈尼族（1957年創製了以拉丁字母爲基礎的文字）；侗族（一直通用漢字，1985年創製了拼音侗文）；布依族（1956年創製了拼音布依文）；苗族（1956年創製了拼音文字）；景頗族（20世紀初創造了拼音文字）；納西族（古代曾有過一種象形文字，稱爲東巴文）；瀾滄江畔的拉占族（兼用漢語和傣語，直到1957年創製了拼音文字）；佤族（1957年設計了佤文方案，正在逐步推廣）；傈僳族（通用拉丁字母形式的新文字）；傣族（有三種方言，有本民族的拼音文字）；具有古老文明的彝族（1975年制定了819個規範彝字，並在四川涼山彝族自治州推廣使用）；文化悠久的藏族（藏文創始於西元7世紀，是一種拼音文字）；門巴族（使用藏族文字）；塔塔爾族（有本民族語言和文字）；散居新疆的烏孜別克族（通用維吾爾文）；塔吉克族（普通使用維吾爾文）；柯爾克孜族（有自己的語言和文字）；哈薩克族（有自己的語言和文字）；維吾爾族（有本民族的語言和文字）；自稱「白蒙古」的土族（過去通用漢文，近年創製了拉丁字母形式的土族文字）；蒙古族（有本民族的語言和文字）；朝鮮族（有本民族的語言和文字）。

對於以上少數民族的秘驗方，凡用本民族文字記載的不再引原文出處（如佤族的一些方子直譯爲漢文），口述記載的亦直接用漢語表述。修訂再版時，三部書均增補一些原書中沒有類似療法或沒有收載的民族方子，治療疑難雜症，可操作性強或療效確切的方子及部分編委的經驗方。主要有（1）民族地區採集的口述整理方；（2）有關古籍或內部資料記載的譯文方；（3）民族醫藥工作者的「獻方」或「推薦方」（但不一定是自己的經驗方）；（4）經過整理並被臨床驗證的祖傳秘驗方。

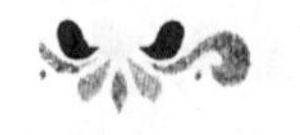

5.關於易混淆藥物「別名」的問題，不但有民族語言的差異，也有地域差異。如主編在雲南省紅河哈尼族彝族自治州進行民族醫藥調查時發現：同種藥在各縣都有俗稱。如爲百合科萬壽竹屬植物萬壽竹：有04「倒竹散」（彌勒、綠春、紅河），竹節參（石屏、建水、屏邊），龍鳳竹（元陽），小白龍鬚（開遠）；五味子（北五味子科北五味子屬植物）又叫滿山香（個舊等地），雞血藤（彌勒），小血藤（彌勒、瀘西），紫龍（瀘西），五味子藤（屏邊、元陽）；五加科人參屬植物野三七有稱珠子參（彌勒）、白三七（金平），蓼科蓼屬植物虎杖，又稱九股牛、花杆牛膝，花酸杆等不一而足。甚至一種治療跌打損傷的草藥（爲蘿摩科槓柳屬植物寬葉飛仙藤）也稱爲黑骨頭，化血丹（石屏、開遠、建水），黑牽牛（彌勒）、小黑骨（紅河），黑藥草（金平），小黑藤，散血丹（屏邊），雞舌散血丹（石屏）等。

修訂再版三部書時，考慮到大部分民族方子來自雲南，特附錄「雲南部分民族民間常用藥物功效分類名錄」，以方便讀者鑒別。對於一些藥源枯竭或難於查找的民族藥，主編在《中國民族民間特異療法大全》一書中附編了《中草藥與民族藥替代療法運用技巧》，可提供參考。

6.宗教和自然神崇拜在少數民族中有著較深的影響。佛教中，信仰藏傳佛教有藏、蒙古、裕固等民族。信仰小乘佛教的有傣、布朗、德昂等民族。信仰伊斯蘭教的有回、維吾爾、哈薩克等10個民族。信仰基督教的有彝、苗等民族中的一部分。信仰東正教的有俄羅斯和鄂溫克等民族中的一部分。自然神崇拜，包括祖先崇拜、圖騰崇拜、巫教，薩滿教等的崇拜和信仰，在獨龍，怒、佤等民族中依然存在著（鄂倫春族信奉薩滿教，狩獵、住宅都有很多禁忌）。保安大人多信仰伊斯蘭教，風俗習慣與回族、東鄉族相似。飲食以米麵爲主，吃牛羊肉，忌吃其他家畜獸類及動物的血，不務必自死的動物。錫伯人信奉多神教、飲食以米、麥爲主、忌食狗肉。烏孜別克人大多信奉伊斯蘭教，禁酒，忌食豬、狗、驢、騾肉，喜歡吃牛、羊、馬肉以及蜂蜜和糧漿。藏旋信奉和喇嘛教，即藏傳佛教。農區以糌粑爲主食，喜歡喝酥油茶；牧區以牛，羊肉爲主食，西藏大部分地區不吃飛禽和魚。仫佬族喜吃辣椒和糯米飯，忌食貓、蛇肉。……

考慮到各民族（以其分支）有不同的宗教信仰，生活習俗、飲食禁忌等因素，修訂再版時，對於那些可能「犯忌」的方子，只能「忍痛割愛」了。

7.隨著動植物保護的各項法令實施，許多名貴珍稀動植資源已禁止採獵，食用或藥用。如虎、豹骨、犀牛角、麝香（現用人工合成品），紅豆杉等。有的已知長期服用會產生毒副作用，如木通、魚膽等。有的內服（大多泡藥酒）外用毒劇藥如川烏、草烏、雪上一枝蒿等，難於掌握劑量（即中毒與有效量的度）。原書中涉及到的方子一律刪除（含附錄中的有關說明）。同時刪去了一些療效不確切的方子；方法已過時的方子；難於操作或藥源找不到的方子；有關書籍中引用的方子。按修訂再版的要求，每部書60萬字左右。原《中國民族民間秘方大全》986千字，擬刪除386千字（含外治的處方）；《中國民族民間藥食大全》1400千字，擬刪除800千字；《中國民族民間藥物外治大全》996千字，擬刪減369千字（保留部分內服外用的處方）。同時又增補了土族、達斡爾族、仫佬族、羌族、布朗族、撒拉族、毛南族、錫伯族、塔吉克族、烏孜別克族、俄羅斯族、鄂溫克族、塔塔爾族、鄂倫春族、柯爾克孜族、哈薩克族、赫哲族、滿族、東鄉族、黎族、侗族、基諾族、京族、裕固族、保安族、德昂筆、怒族、獨龍族、門巴族、珞巴族、普米族、阿昌族、水族等少數民族的秘驗方，已

將包括漢族在內的56個民族的秘驗方。

8.三部書的再版，是「修訂」再版，而不是原書的「翻版」。與時俱進地對原書進行「去取精」、「去僞存眞」；嚴格按照「挖掘與整理」，「保留與發揚」以及秘驗方應用的「簡」、「廉」、「便」原則進行「修訂」。由於各種原因，三部書的原編委，大部分已聯繫不上，但原書的編委會名單、題詞、體例仍然保留，僅增加了「修訂再版編輯委員會」的名單，在此予以說明。相信三部書的修訂再版發行，一定會受到廣大讀者的歡迎和喜愛。

修訂再版編輯委員會　於昆明

修訂再版編輯委員會

原編委會成員

主　　　編　張力群　趙貴銘　姚越蘇

執行副主編　馬東科　馮忠堂　華浩明　白長學

副　主　編　費存思　李文運　任賢雲　萬立人　周映華
徐新獻　高莉莉　周繼斌　林恩燕　李　藩
楊順發

作　　　者　衛愛黎　馬有春　王敏　紮西攀超　方明正
文明昌　目永銳　白玉山　畢　大　田華詠
蘭石祥　齊蘇和　齊淑琴　包哈斯　任懷祥
任雪梅　劉守華　劉啟明　向宏憲　色音其木格
蘇　平　沈　彤　李　敏　李光員　李世冒
李永明　李秀英　李學聲　李　芳　李榮華
李春平　那烏蘭　阿不都熱衣木·哈德爾
宋國宏　拉布傑　何最武　何俊興　邵玉寶
張印行　張洪輝　張炳富　張家亮　羅景方
周明康　鄭卜中　吳自強　吳寶龍　吳言發
陳遠瓏　趙永康　趙志峰　和尚禮　郭有全
郭麗霞　郭潤平　楊沃興　楊官林　楊國英
楊莉妮　楊鐵濤　楊富寬　岳幫濤　柳克尊
徐長林　賀巴依爾　格日樂　姚百安
莫蓮英　錢　赭　崔金濤　黃代才　黃振德
曾憲平　蒲有能　蒲成明　薩仁高娃
蒙　根　雷盛斌　儲從凱

注：以上作者名單是除編委會成員外，錄用10方以上之供稿者，而錄用10方以下作者計108人，不再一一列名，特在此致謝。

原編者的話

《中國民族民間藥物外治大全》在山西科學技術出版社的鼎力支持下，經過3年多時間的採、編、修、審及反「侵權」鬥爭，終於正式出版了。這是繼《中國民族民間秘方大全》、《中國民族藥食大全》隆重推出後，對人類健康的又一眞誠奉獻！

本書收集了中國近50個民族民間的藥物外治療法，計4015首方藥。其中涉及內科134種病的942首；婦產科46種病的249首；兒科48種病的280首；外科53種病的858首；骨傷科28種病的407首；眼科33種病的166首；耳鼻喉口腔科54種病的443首以及皮膚科56種病的670首。

本書收集的外治藥方是從7826首中，本著「簡便實用，安全有效」的原則篩選出來的，未錄用的藥方大多爲重複或「一病多用」，不符合編寫體例的。爲使讀者便於查找，仍採用「以病統方」的編寫體例，以西醫病名爲主，兼用中醫病症名。大部分外治藥方採自長期在基層工作的民族民間醫務人員，他們能把自己的「一技之長」貢獻出來，是難能可貴的。讀者在書中查到有用的藥方，在可能的條件下不妨一試，有什麼問題可與該藥方的獻方人或推薦人聯繫解決。

參與本書編輯工作的人員有135人，作者有230人，編輯委員會的任務是：組稿、通聯、審稿及維護作者和編輯委員的權利和義務，協助出版社做好本書的發行工作。編委會下設辦公室，處理編委會的日常工作。

這是中國民族民間醫藥三部曲的最後一部，與前兩部一樣，具有很高的實用價値、參考和文獻收藏價値。該書的最後

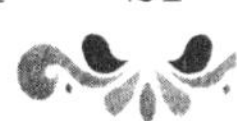

出版，與出版社的支持及各級醫療部門的大力協作是分不開的，原中華人民共和國衛生部部長崔月犁同志再次爲本書題詞，給我們很大鼓舞和鞭策。我們希望這本書能作爲探索民族藥物外治寶藏的開山斧，爲後人的工作「拋磚引玉」。

編者

主編簡介

張力群，男，漢族、民建會員，籍貫：雲南羅平，1950年10月16日生於雲南陸良縣。當過知青，後於中西醫專科（1973年，大理）；中藥學大專（1990年，昆明）畢業，獲相應學歷。研修過中文（1984年）、日語（1982年）、法律（2001年）、心理專科（2002年），獲國家資格證書。曾獲聘醫師（1983年），藥理工程師（1987年）、醫藥科普作家（1986年）、食品工程高級工程師（1998年）、心理諮詢師（2002年）、傳統醫藥研究員（2001年）、健康科普教授（2003年）等專業資格和職稱。

社會職務：雲南永安製藥廠、滇中製藥廠、昆明中洲製藥廠籌建領導小組技術負責人（1990至1995年，借調）；雲南賀爾康保健品公司總工程師（1995-1997年，借調）；民建中西醫專科門診部主任（2001年~2003年）；雲南三聯物質依賴研究所所長（2002至2006年）；中國藥理、生理科學會會員（1982年）；中國科普作協會員（1986年）；中國民主建國會會員（1989年）；中國通訊文學會會員（1989年）；雲南省科學技術諮詢服務公司技術二所顧問；江蘇康緣藥業股份有限公司醫學顧問；民建雲南省委直屬醫藥支部副主任，企工委、參政議政委員會委員、服務社會工作委員會副秘書長兼「專家聯絡部」副部長。

曾受聘：四川省社科院知識經濟研究所特約研究員（成都）；中國科技研究交流中心研究員兼理事；中國管理科學院特聘研究員；中國科聯國際衛生醫學研究院教授；中國老年保健醫學研究會科教中心榮譽教授；中國文化研究會傳統醫學專

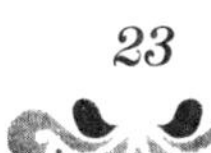

委會委員；《發現》雜誌社理事（北京）；香港國際傳統醫學研究會研究員兼理事（香港）；加拿大傳統醫學會國際醫事顧問兼理事；美國世界傳統醫藥科技大學傳統醫學客座教授；世界中醫藥研究院，終身教授等。

主要工作履歷和業績：1973年至1981年在雲南省流行病防治研究所（大理）從事流行病防治研究工作，曾集體榮獲雲南省科技進步二等獎和省衛生廳科技成果一等獎。1981年調雲南省藥物研究所（昆明）藥理室從事新藥、民族藥、保健品開發研究，獲省科技進步三等獎1項，與解放軍35218，35201部隊醫院協作的中草藥製劑「速效消腫液」、「枯痔萎黃液」、「皮敏靈」3項均獲軍隊科技成果三等獎。任課題組長（1982年至1986年），研製投產新藥「肝舒」（從民族藥開發而來，詳見《雞胚的藥用》和《生化製品的技術開拓》），1999年獲第三屆世界發明博覽會暨國際榮譽評獎會銅獎。在雲南省藥物研究所製藥廠（1997年）參與研製中藥洗浴劑「靚爾膚」、「杞菊涼茶」等產品。在所外搞技術服務，曾幫助研製保健品「主力靈」飲料，「美味鮮蒜料」食品及大蒜系列保健酒等；還爲雲南文山、普洱制定「三七茶劑」標準（該標準目前還在使用）和雲南大葉茶的降脂，抗癌實驗，爲2005年後的「普洱茶」保健功能提供了實驗依據。

主要論著（以出版物計）：學術論文（21篇）。有6篇（參與工作）論文刊登在學報級刊物上；有15篇（第一作者）論文刊登在省級或全國性刊物上，如「胚胎素的藥理研究及臨床療效初步觀察」《生化藥物雜誌》；「雲南大葉茶抗癌降脂實驗」《食品科學》；「雲南大葉茶降脂實驗觀察」《茶葉科學》；「三七茶劑的研究」《茶葉通報》等。

獲獎學術論文（19篇，均爲第一作者）。有18篇（1993年至2007年）在中國藥學會，中國中醫藥學會、中國中西醫結

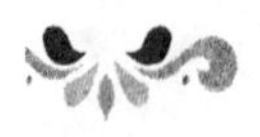

合學會、中華醫學會各有關分會以及《中醫雜誌》社，《中華皮膚病雜誌》、《中華心血管雜誌》與相關制藥企業聯合舉辦的「名牌暢銷藥」基礎和臨床研究的全國徵文中獲獎。其中獲一等獎的有：「古漢養生精」（1993年）；「百年樂」（1995年）；「頸復康顆粒」（2002年）；「六味地黃丸」（2004年）；「桂附地黃丸」（2004年）。獲二等獎的有：「雙黃連注射液與丹參粉針劑」（1996年）；「西瓜霜潤喉片與三金片」（1996年）；「胃乃安膠囊」（1999年）；「迪維霜」（2000年）；「山香圓片」（2002年）；「萬爽力」（2003年）；「當飛利肝寧膠囊」（2007年）獲三等獎的有：「速效救心丸」（1994年）；「斯奇康注射液」（2004年）。所有獲獎論文分別載入《中醫雜誌》、《中國中醫科技雜誌》、《中華心血管雜誌》、《中華皮膚病科雜誌》、《中華醫學臨床新論》、《中西醫結合雜誌》、《中國全科醫學研究》、《中華現代醫學與臨床》、《中國臨床實用醫學雜誌》等刊物中。有的還獲第四、五、六居國際醫藥發展大會（泰國）醫藥學金獎；有的論據被《免疫中藥學》等專業書刊引用。其中一篇在「董建華『胃蘇沖劑』應用研討會」全國徵文中獲唯一的「特別獎」，論文收載入崔月犁主編的《胃蘇沖劑臨床應用論文集》中（人民衛生出版社，1996年版）。

發表醫藥科普作品50多篇，在《昆明衛生報》、《雲南科技報》、《科學之窗》、《科普畫刊》、《春城晚報》（1982年至1987年）連載的有「萬家千方集」，「雙週一方」，「雲南民族醫藥見聞錄」等系列作品。獲獎的有：「時辰藥理學」、「三月街與白族藥」、「傣醫的切脈和『芳雅』」「杜仲」、「春浴」等作品。其代表作「綠色的夢」收載在《醫學科普作家與作品》一書中，（江蘇科學技術出版社、1989年版）。

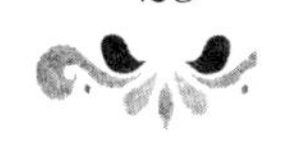

出版社科專著2部：《撥開迷霧》（張力群著，香港金陵書社出版公司，1992年版）；《走向東西亞》（第一主編，雲南人民出版社，1994年版）。醫藥專著8部：《雞肛的藥用》（第一主編，140千字，雲南民族出版社，1987年版）；《中國民族民間秘方大全》（第一主編，986千字，山西科學技術出版社，1991年版，曾獲1995年華北優秀科技圖書一等獎）；《中國獸醫秘方大全》（第二主編、704千字，山西科學技術出版社，1992年版，曾獲1996年華北優秀科技圖書二等獎）；《中國民族民間藥食大全》（第一主編，1400千字，山西科學技術出版社，1993年版）；《中國民族民間藥物外治大全》（第一主編，996千字，山西科學技術出版社，1995年版）；《中西醫臨床用藥正誤大全》（主編，1200千字，山西科學技術出版社，1998年版）；《阿片類物質成癮與依賴的預防與臨床治療》（第三主編，808千字，山西科學技術出版社，1999年版）；《中國民族民間特異療法大全》（主編，1294千字，山西科學技術出版社，2006年版）。

主要業績及成果簡介已載入《中國專家人名辭典》、《中國藥學人物辭典》、《中華創新與發明人物大辭典》、《中華名人大辭典》、《世界優秀專家人才名典》、《世界醫學專家大典》（中華卷）、《中國內地名醫大典》（香港國際交流出版社）。以及《世界名醫大全》（中國卷）、《世界名人錄》（中國國際交流出版社）、《中國當代醫藥界名人錄》、《科技專家名錄》、《中國民間名人錄》、《未名作家詩人名錄》、《當代詩人詩歷》、《中華張氏大典》和《祖國萬歲》全集，《共和國建設者》叢書，《中國著作權人檔案》等傳記中。

2008年春　於昆明

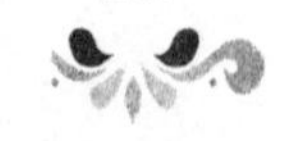

目　錄

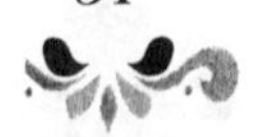

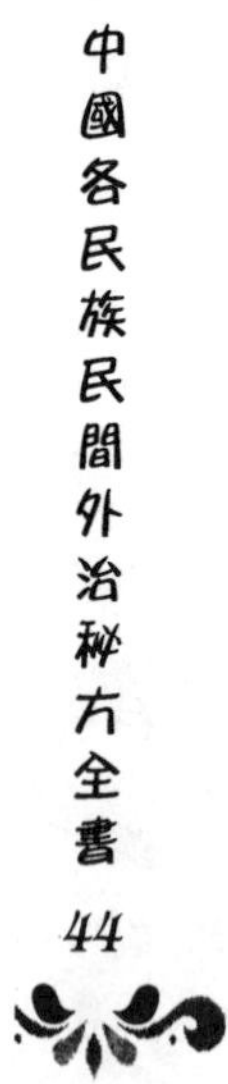

第一章　內科疾病

第一節　傳染性疾病

一、感　冒

處方1　蜘蛛香10克、雄黃5克、冰片2克。（彝族方）

用法　上藥共研細末，放在香包之內，每包 5 克，掛於胸前。

說明　本方法貴州民間最喜歡用，對於預防流感具有一定的治療作用。

來源　獻方人：貴州省大方縣醫院丁詩國。

處方2　防風12克、荊芥12克、白芷2克、夏枯草12克。（仡佬族方）

用法　上藥加入口徑較小的藥罐中煎沸，令患者鼻吸其蒸汽。再用藥液趁熱擦身洗面，用被捂頭身至出汗。1日 2 次。

說明　該方對風寒感冒、頭痛發熱有良效。

來源　獻方人：雲南省澤縣大海衛生院呂朝所。推薦人：雲南省東川礦務局職工醫院張生武。

處方3　鮮大風艾250克、鮮五指風250克、鮮柚子葉250克。（壯族方）

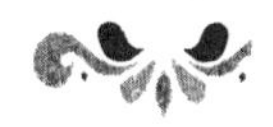

用法　將上藥放入鍋中加水 7000 克煎開後倒入盆中，上放木板一塊，病人坐在其上，然蓋大塑膠布一張，露出頭部約 15 分鐘，使病人大汗淋漓。

說明　此法實際為發汗療法，已治療百餘人均見效，同時在背部大面積拔罐，效果更佳。

來源　獻方人：廣西壯族自治區百色地區民族醫藥研究所楊順發。

處方4　鮮桉樹葉500克、鮮五月艾500克、香茅草100克。（水族方）

用法　切細入鍋，加水 7000 克，煎開後倒入盆中，放一塊木板在盆上，病人坐在上面，外用一張大塑膠布覆蓋，露出頭部，用蒸氣薰蒸全身，約 15 分鐘病人大汗淋漓，一身輕鬆，然後用此藥水洗身。

說明　筆者應用本方在百色衛校治療感冒熱 70 例，均有良效。

來源　根據廣西民間經驗加以改進。推薦人：廣西壯族自治區百色地區民族醫藥研究所楊順發。

處方5　麻黃、艾葉各等量。（民間方）

用法　開水浸漬，須臾熱浴，並敷頭項背部，少頃全身汗出體溫下降。

說明　本方具有達表通裏、祛風燥濕、溫經止痛之功，適用於治療風寒感冒，誠如經云「體若燔炭，汗出而散」。

來源　獻方人：山西省陽高縣城關鎮醫院張志江。推薦人：山西省寧武縣中醫院李藩。

處方6　生麻黃、北細辛各等份。（民間方）

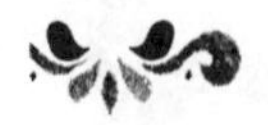

用法　上藥曬乾，研成細粉，裝瓶備用。選取大椎、肺俞穴（兩側），用藥粉0.5～1克撒在7×10公分大小的橡皮膏上，將藥粉固定。也可用麝香虎骨膏。如用橡皮膏必須加溫，以增加橡皮膏黏度，一般48小時取下。

說明　李氏觀察用本方治療風寒感冒咳嗽95例，總有效率為97.9%。

來源　獻方人：江蘇省東啟市呂四中心衛生院費天道。推薦人：山西省寧武縣中醫院李藩。

處方7　丁香花葉30克、臭靈膽葉20克、臭牡丹葉20克、馬鞭草15克。（拉祜族方）

用法　把上藥放入鍋內煮開，待溫後洗全身，1日3次，3～5天即癒。

說明　用此方時先內服後外洗。1次服300毫升。1日3次。

來源　獻方人：雲南省臨滄地區雙江拉祜族佤族布朗族傣族自治縣民族醫藥研究所李付軍。

處方8　鬼針草60克、臭靈丹60克、荆芥40克、薄荷40克。（苗族方）

用法　水煎一盆，外洗全身，1日1～2次。

說明　適用於風熱外感之高熱，療效滿意。

來源　獻方人：雲南省文山州衛生學校楊學況。推薦人：雲南省文山州衛生學校任懷祥、彭雲英。

處方9　蔥白頭100克、生薑100克、食鹽10克、燒白酒100毫升。（白族方）

用法　諸藥搗爛如泥，燒酒拌勻，用布包，反覆塗搽前

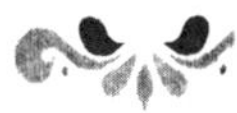

胸、背部、兩手掌心、腳掌心、膕窩等處後，令病人臥床體息。

說明 該方常用於大人及小兒感冒高熱，經治50餘例驗證，療效滿意。

來源 此方廣泛流傳於白族民間。推薦人：雲南省大理市康復醫院八門診楊中梁。

處方10 滴水芋葉500克、熟雞蛋3個、生薑50克、白酒50毫升。（傣族方）

用法 將滴水芋和生薑搗爛，調上燒酒，將煮熟後的3個雞蛋敲破，取蛋白揉碎，與藥拌和，用一塊白淨布將上述藥物包好，在患者全身及頭面反覆滾壓。

說明 本方治療外感高熱。滴水芋，民間栽培的一種蔬菜，似芋，但根莖退化，只食葉、杆。

來源 獻方人：雲南省雙江拉祜族佤族布朗族傣族自治縣猛猛鎮傣族俸忠蘭。推薦人：雲南省雙江縣民族醫藥研究所張文彬。

處方11 野靛葉500克、食鹽5克。（布朗族方）

用法 將野靛葉和食鹽搗爛，包捂在患者額頭上及雙手掌心。

說明 野靛，布朗族常用其葉製作染布的顏料。學名待考證。

來源 獻方人：雲南省雙江拉祜族佤族布朗族傣族自治縣布朗族魏兵。推薦人：雲南省雙江縣民族醫藥研究所張文彬。

處方12 千張紙樹皮300克、柴胡200克。（佤族方）

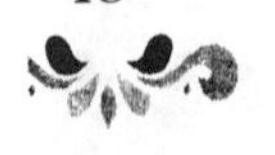

用法　將兩藥混合放鍋內加清水燒開，用藥水擦洗病人頭面及頸、胸部。

說明　本方治療外感高熱。樹皮、柴胡可用鮮品，也可用乾品。可反覆擦浴，無禁忌症。千張紙、紫葳科喬木，佤族叫豹子舌頭樹。

來源　獻方人：雲南省雙江拉祜族佤族傣族自治縣幫內鄉南協村佤族李正明。推薦人：雲南省雙江縣民族醫藥研究所張文彬。

處方13　丁香花樹葉500克。（拉祜族方）

用法　將採來的新鮮丁香花樹葉放入鍋中，加清水用火燒開，待藥水涼後，洗頭面、胸和頸部。

說明　本方治療外感高熱。丁香花，灌木、茜草科，滇丁香花屬。此方使用無禁忌，可反覆擦洗多次。

來源　獻方人：雲南省雙江拉祜族佤族布朗族傣族自治縣猛猛鎮千福村拉祜族畢大。推薦人：雲南省雙江縣民族醫藥研究用張文彬。

處方14　大黃50克、芒硝50克、井底泥150～200克。（苗族方）

用法　將大黃、芒硝研成細末與井底泥調匀成餅狀放在敷頭額兩旁太陽穴。

說明　臨床用後效果滿意。

來源　獻方人：湖南省湘陰縣六壙衛生院魯厚吾。推薦人：湖南省湘西土家族苗族自治州藥檢所羅景方。

二、病毒性肝炎

處方1　新鮮楸樹皮（亦稱山核桃樹樹幹內皮或樹根內

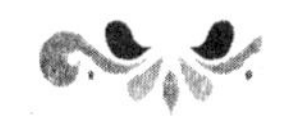

皮）（鄂倫春族方）

用法　取上藥內皮適量切細與煮至八分熟的玉米餷子（為碾去皮的碎包米粒，又稱大餷子）一勻共置於石板上，反覆搗成泥狀，攤於紗布上，將肝區用溫開水洗淨把藥泥敷上。1日1次，每次敷30分鐘，最長不得超過1小時，一般1週內有效。

說明　于氏觀察20例，僅1例無效。本方有降低轉氨酶之作用，治療肝炎轉氨酶升高。

來源　獻方人：黑龍江省雞西市中醫院于宏、李西婷。推薦人：山西省寧武縣中醫院李藩。

處方2　梔子50克、漆樹寄生50克、茵陳50克、大黃50克、田基黃50克、地星宿50克、胡椒草50克。（彝族方）

用法　將上藥共同煎煮3次，把3次的藥水合併，外洗全身。

說明　本方外用治療急黃、陰黃均可，大多數病人只要洗3～5次即可轉陰。是治療黃疸轉陰的最好選擇，目前在本地區較為慣用。田基黃係金絲桃科植物地耳草；地星宿係傘形科植物天胡荽。

來源　獻方人：雲南省大理白族自治州賓縣人民醫院張洪輝。

處方3　鮮毛莨根5克、苦丁香6克。（土家族方）

用法　取鮮毛莨根搗爛，團成丸如黃豆大，縛臂上，夜即起泡，用消毒針刺破放出黃水。再用時用苦丁香研細末如豆大，納鼻中，令病人深吸，鼻中會流出黃水。

說明　用此方治頑固性黃疸型肝炎，經數10例觀察，療效可靠。臂上的起泡處要用消毒敷料覆蓋，以防感染。

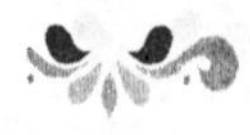

來源　摘自《藥材資料彙編》。推薦人：湖北省來鳳縣翔鳳鎮老虎洞衛生所楊洪興。

處方4　瓜蒂15克、銅綠155克、冰片克。（民間方）

用法　研細末，每次1.5～2克填臍，1週退黃。

說明　本方退黃、降穀丙轉氨酶、改善肝功能有效。周氏曾治一例張姓女孩（9歲），全身發黃，目黃、尿黃赤、納呆、噁心便秘，肝功化驗，黃疸指數20單位，TTT10單位，TFT（+++），GPT950單位，經治1週後化驗，黃疸指數4，TTT5，TFP（+），GPT100，後用清熱利濕健脾藥鞏固療效。

來源　獻方人：山西省陽泉鋼鐵公司醫院周永銳。推薦人：山西省寧武縣中醫院李藩。

處方5　田基黃、十大功勞、黃花倒水蓮、金錢草、甜茶燈盞草、過江龍、少年紅、仰天盅、黃柏、細辛、走馬胎燈心草、山豆根各適量。（瑤族方）

用法　上方共水煎。先喝少許，再用餘下的藥水擦澡，每天1劑，連用15天。

說明　獻方者用本方治療黃疸型肝炎數10例，連用15天後自覺症狀及體徵明顯好轉。肝功能亦好轉。推薦者認為應連續用藥2～3個月。

來源　獻方人：廣西金秀瑤族自治縣趙進仁。推薦人：廣西民族醫藥研究所莫蓮英。

處方6　老虎芋、水中寄生物、岩黃連、十大功勞、美人蕉根各適量。（壯族方）

用法　①將老虎芋洗淨切片煎水洗澡；②水中寄生物水

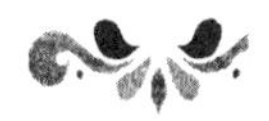

煎後，將藥渣用紗布包好浸藥水刮全身；③岩黃連、十大功勞、美人蕉根水煎服。每日1劑。

說明 用本方治療黃疸型肝炎30餘例，一般用藥10～15天黃疸即可全消。30天左右肝功能大多恢復正常。

來源 獻方人：廣西東蘭縣武篆鎮黃仲信。推薦人：廣西民族醫藥研究甩何最武。

三、流行性腦炎

處方1 黃藤（藤黃連）500克。（仫佬族）

用法 加水2500毫升，煮沸半小時即可滴鼻噴喉。

說明 流行期間觀察761人，用本藥後發病率下降97%，帶菌者陽轉率下降95%。

來源 廣西壯族自治區衛生防疫站。推薦人：廣西壯族自治區黃國珍。

處方2 朱砂15克、黃連10克、冰片3克、麝香3克。（蒙古族方）

用法 研成極細末，用少量燃燒後在鼻孔下薰或吹進鼻孔內。

說明 本方對各類腦炎、腦膜炎有特效。

來源 獻方人：內蒙古科左後旗蒙醫整骨醫院包國林。推薦人：內蒙古科左後旗蒙醫整骨醫院包伶。

四、痢　疾

處方1 巴豆（去油）3粒、綠豆6粒、胡椒6粒、棗肉4枚。（普米族方）

用法 前3味藥用布包好，搗油出再加棗肉拌成泥狀，貼在肚臍眼上，分2次貼完。第12小時更換1次。

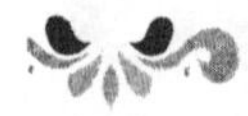

說明　本方用於紅白痢疾。此方止痢快速，治癒率高，無副作用，患者容易接受。

來源　獻方人：雲南省大理白族自治州賓川縣人民醫院張洪輝。

五、結核病

1. 肺結核

處方1　木鱉子仁15克。（彝族方）

用法　上藥研細，包敷湧泉穴上。3日更換1次，連包30次左右後，攝片復查。

說明　木鱉子仁能消腫散結，解毒治癰腫、咳嗽、吐血、氣急、氣逆。

來源　獻方人：四川省涼山彝族自治州張應忠。推薦人：雲南省大理白族自治州賓川縣人民醫院張洪輝。

處方2　紫皮大蒜250克、麝香6～12克。（瑤族方）

用法　將大蒜搗如泥，把2指寬的棉紙用水打濕，貼在第1胸椎到第12胸椎上，再把麝香放在第1胸椎和第12胸椎兩頭，棉紙覆蓋一層，然後用大蒜泥均勻敷滿第1～12胸椎上面，再覆蓋棉紙或紗布，膠布固定。令患者臥床12～24小時後取下。

說明　本方經治1000餘例肺結核患者，療效較好。

來源　獻方人：雲南省文山州衛生學校任懷祥、任雪梅。推薦人：雲南省文山州衛生學校楊學沉、李世昌。

2. 淋巴結結核

處方1　野棉花根15克、人頭髮1.5克。（彝族方）

用法　上 2 藥分別放入桐油內榨片刻後，取出搗爛外搽患處。

說明　主治淋巴結核。

來源　獻方人：貴州省大方縣醫院丁詩國。

處方2　螻蛄7個。（滿族方）

用法　陰陽瓦上焙乾後研細面，香油調敷於患處，反覆敷貼數次便癒。

說明　此方是民間驗方，經用本方治療淋巴腺結核療效滿意。

來源　獻方人：遼寧省阜新蒙古族自治縣蒙醫藥研究所武相閣。推薦人：遼寧省阜新蒙古族自治縣蒙醫藥研究所齊淑琴。

處方3　九月不生適量。（瑤族方）

用法　取九月不生的根（鮮用），用筷條壓爛，擦於患處，每日數次。

說明　獻方者曾經治 2 例均癒。經治癧瘡多例亦有效。

來源　獻方人：廣西金秀瑤族自治縣三角鄉龍圍龐玉芳。推薦人：廣西民族醫藥研究所莫蓮英。

處方4　七葉一枝花、虱天蜈蚣、射香、九龍膽、紅天葵各適量，九龍盤（大葉人字草）50克。（瑤族方）

用法　前 5 味藥共搗取汁外擦患處，每日 3～4 次。九龍盤煨排骨內服，第日 1 劑。分 2～3 次服。內服外用結合使用。

說明　臨床經治數例，均於用藥後 3 個月左右腫大的淋巴結變小或消失，一般應堅持用藥半年以上。

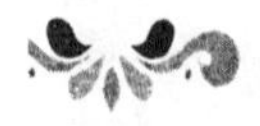

來源　獻方人：廣西金秀瑤族自治縣三江張柘山村黃秀娥。推薦人：廣西民族醫藥研究所莫蓮英。

處方5　重樓150克、酸醋適量。（景頗族方）

用法　將重樓乾品研末，調成糊狀，塗搽於患部，連續5～7天。

說明　景頗族驗方。民間治療均有較好的效果。

來源　摘自《德宏景頗族藥集》。推薦人：雲南德宏州藥檢師段國明。

處方6　木芙蓉葉適量、板栗果殼20克、夏枯草50克。（瑤族方）

用法　取木芙蓉葉搗爛外敷患處，每日換藥1次，1個月為1療程。同時用板栗果殼、夏枯草水煎內服，每日1劑，分3次服。連續用藥半年以上。

說明　獻方者用上法治療數例淋巴結核患者，都獲滿意療效。

來源　獻方人：廣西金秀瑤族自治縣三江鄉拓山村黃秀娥。推薦人：廣西民族醫藥研究所莫蓮英。

六、瘧　疾

處方1　皂礬1克。（白族方）

用法　將皂礬研細，用雙層紗布把藥粉分夯成柱狀，在瘧疾發作前60分鐘，塞入雙鼻孔內，6小時後取出。

說明　用此法治癒20餘例，均1次治癒。

來源　獻方人：雲南省大理市康復醫院八門診楊中梁。

處方2　鮮桃樹葉500克。（苗族方）

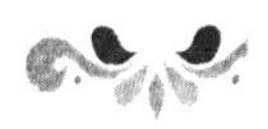

用法 將桃樹葉加冷水 5000 毫升，煎熬 40 分鐘後，用紗布用力擠出汁液，再以微火熬至糊狀。把此膏攤在 3×3 公分大小紗布塊上，於瘧疾發作前 60 分鐘貼在患者肚臍眼上，6 小時後摘除。

說明 苗族民間廣泛流行方。照此法曾治癒 20 餘例，一般 1 次即癒，無副作用。對惡性瘧疾療效尚佳。

來源 苗放民間方。推薦人：雲南省大理市康復醫院八門診楊中梁。

處方3 大蒜、胡椒、白果霜各等份。（仡佬族方）

用法 上藥共搗為丸，敷於內關穴，用膠布固定。

說明 本方中大蒜、胡椒有刺激作用，用後易於起泡，應注意清毒，以防感染。

來源 雲南省硯山縣阿基鄉王安歲。推薦人：雲南省文山州衛生學校張炳富。

處方4 桃仁半片、獨蒜頭1瓣。（彝族方）

用法 將桃仁放在內關穴上（男左女右）。獨蒜頭搗爛敷蓋桃仁上，以繃帶固定。

說明 本方治療瘧疾寒熱往來，於發熱前 2 小時用之，效果良好。

來源 獻方人：貴州省大方縣醫院丁詩國。

處方5 鮮虎掌草 10 克。（白族方）

用法 將鮮虎掌草搗為藥泥，包紮於大手指頭（男左女右）和百會穴。2 小時後取下藥物。

說明 虎掌草對皮膚刺激較大，包藥前應先在貼藥處墊白棉紙或塗一層紅糖保護皮膚。且包藥時間不宜太長。

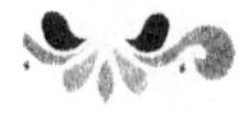

來源　獻方人：雲南省大理市康復醫院許服疇。

處方6　臘腸樹30克、車前草50克、無根藤50克、地膽草40克、木通50克、火草（牙變）50克、斑鳩窩50克。（阿昌族方）

用法　將上7味藥加水製成水煎液薰洗全身，待出汗為止。

說明　本方應於瘧疾發作前半小時使用為宜，令其汗出為佳。

來源　摘自《德宏傣族驗方集（二）》。推薦人：雲南省德宏州藥檢所方茂琴。

處方7　苦葫蘆葉尖適量。（德昂族方）

用法　將上藥搗爛擠汁，用汁塗搽頭部、背部、手、腳掌心等處。1日3 次。

說明　本方治療瘧疾無汗。

來源　摘自《德宏傣藥驗方集（二）》。推薦人：雲南省德宏州藥物檢驗所方茂琴。

處方8　巴豆仁（去油）5克、草果仁15克、白胡椒6克。（彝族方）

用法　共研細末，取藥末一半，加酒調，貼門風穴（即背脊第3腰椎是該穴），每日1換。

說明　在建國前，雲南被稱為疫癘之鄉，在彝家山寨，瘧疾發病率極高，在長期醫療實踐中，發現該方療效顯著，一直流傳至今而不衰。

來源　獻方人：雲南省彌勒縣人民醫院郭維光。

七、流行性腮腺炎

處方1 皂角250克。（鮮皂角500克）

用法 以水1000毫升，煎至500毫升，去渣，濃縮成膏，貼於患處。

說明 本方為當地治療腮炎傳統藥方。臨床觀察500例，3～5日可消腫退燒，7日內90%以上可痊癒。

來源 獻方人：河南省欒川縣人民醫院張紅敏、楊鐵濤。

處方2 生大黃15克、黃連15克、生石膏30克、冰片2克。

用法 上藥共搗細末，用雞蛋清調成糊狀，外敷患處，外用消毒紗布固定。1日換1次。

說明 用此方治療腮腺炎患者70多人，一般連敷2～3日即可痊癒。

來源 獻方人：浙江省溫嶺縣慢性疑難疾病、支氣管哮喘專科門診部趙貴銘、陳飛夫。

處方3 乾芙蓉葉50克、乾重樓30克、清淡醋10毫升。（哈尼族方）

用法 將前2藥研細粉末，用清淡醋調勻，裝入小布袋烘熱，敷貼患處，1日更換1次，連用5～7天。

說明 用此方治療500餘例，治癒率達98%以上。

來源 獻方人：雲南省綠春縣牛也阿谷鄉村醫生李文福。推薦人：雲南省綠春縣衛生局醫政科李榮華。

處方4 鮮馬蘭（野澤蘭、鮮鰍串）30克。（布朗族方）

用法 上藥搗細，加少許淘米水調勻，包患處，1日1～2次，可同時用10～20克水煎服。

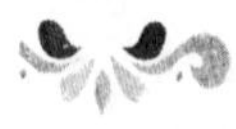

說明　本單方使用20餘年，經治300餘例，治癒率在90%以上。

來源　獻方人：雲南省通海縣藥品檢驗所岳幫濤。

處方5　大青葉10克、忍冬藤葉10克、五香藤葉2克。（哈尼族方）

用法　上藥共搗末，冷開水或醋水（醋、水的比為10：1）調敷患處，1日1次。

說明　使用本方1～3次，疼痛消失，腮腺腫塊漸消散。

來源　獻方人：雲南省馬關縣中醫院徐運鴻。

處方6　蚯蚓數條、白糖適量。（羌族方）

用法　將活蚯蚓去泥（勿用水洗），置碗中，加白糖攪拌。半小時後，將浸出液蘸在紗布上，貼敷患處。4小時換1次，換藥前用淡鹽水洗淨。

說明　敷藥1次後，腫脹疼痛顯著減輕，一般連敷3天即可痊癒。

來源　獻方人：四川省武勝縣勝利鎮衛生院陳作。推薦人：四川省南充市藥品監督檢驗所曹陽。

處方7　柘桑（柘樹）100克，冰片、薄荷腦各適量。（彝族方）

用法　柘桑取鮮品，與餘藥共搗如泥，調敷患處，1日1換。

說明　柘桑係桑科，畏芝屬植物。苦微甘平。有清熱解毒、散瘀活血之效。

來源　獻方人：雲南省彌勒縣人民醫院郭維光。

處方8 山烏龜20克、雞蛋1枚。（仡佬族方）

用法 山烏龜研為細末，用雞蛋清調敷患處，1日1～2次。

說明 該方有解熱清毒、消炎止痛的作用。主治腮腺炎和無名腫毒。

來源 獻方人：雲南省東會民間醫藥研究所李發祥、張生武。

處方9 黃芩50克、大黃50克、黃柏50克、黃連20克、青黛10克、冰片10克、鮮豆腐40克。（水族方）

用法 上藥碾為細末和豆腐調勻，敷貼於腮腺處，1日1～2次。

說明 該方有清熱解毒、消腫止痛之功，敷貼後患者有清涼舒適感。

來源 獻方人：雲南省東會民間醫藥研究所屠榮晶、張生武。

處方10 乳香10克、兒茶10克、青黛20克、冰片1克、食醋適量。（瑤族方）

用法 將上藥碾為細末，用食醋調，敷於患處。1日 2～4 次，可連用 3～6 次即癒。

說明 該方有清熱解毒、消腫定痛之效。

來源 獻方人：雲南省東會民間醫藥研究所舒吉彪、張生武。

處方11 重樓50克、石蓮子3克、黃酒20毫升。（哈尼族方）

用法 前 2 藥研細末，以黃酒調呈現糊狀，裝入布袋，

敷貼患處，1 日更換 1 次。

說明　甲亢患者慎用。

來源　獻方人：雲南省綠春縣防疫站計免科羅解德。推薦人：雲南省綠春縣衛生局醫政科李榮華。

處方12　乾鞭蓉葉50克、鮮夏枯草30克、牛蒡子10克。（哈尼族方）

用法　將上藥搗爛，研細，用雞蛋清調呈漿糊狀，裝入小布袋烘熱，敷貼患處，膠布固定。1 日更換 1 次。

說明　用藥 3～5 天即可見效。

來源　獻方人：雲南省綠春縣防疫站計免科羅解德。推薦人：雲南省要春縣衛生局醫政科李榮華。

處方13　標杆花30克、醋10毫升。（仫佬族方）

用法　上藥共搗爛，用紗布包患部。

說明　去醋，用楊梅糕亦可。

來源　獻方人：雲南省會澤縣者海中心衛生院包崇明。

處方14　香芋15克、蚯蚓15克、水缸底土30克、大蒜15克。（傣族方）

用法　將以上 4 味藥曬乾，研細，拌勻，裝入紗布袋內，包敷患處，1 日 2 次，每次 1 劑。

說明　本法有清熱解毒、消腫止痛之效。

來源　摘自《德宏傣藥驗方集（一）》。推薦人：雲南省德宏州藥物檢驗所方茂琴。

處方15　石蓮子20克、七葉一枝花10克。（阿昌族方）

用法　將上區研細，加蜂蜜適量。調成泥狀敷貼患處。1

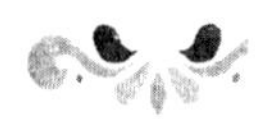

日1劑。

說明 應用本方治療急性腮腺炎。臨床驗證，療效滿意。

來源 獻方人：雲南省保山市高橋趙洪。推薦人：雲南省保山市人民醫院蒲有能。

處方16 蚯蚓10條、白糖10克。（白族方）

用法 將蚯蚓放碗中用清水洗淨後，再加清水適量，待20分鐘後加入白糖不斷攪拌，500分鐘後成糊狀液和消毒紗布蘸蚯蚓浸出液敷腫脹處，約3小時換藥1次，連續塗擦6～10次即癒。

說明 曾經治療100餘例，均顯奇效。

來源 獻方人：雲南省大理市康復醫院楊中梁。

處方17 鮮仙人掌去刺100克、鮮芙蓉花或葉30克、十姊尋葉20克。（土家庭方）

用法 將上3味藥搗爛，加白醋調如泥膏，外敷患處，1日2次，一般敷藥2天逐漸消失。

說明 本方經由100例臨床觀察，有效率在95%以上，病人忌食牛肉、馬肉、雞肉。療效可靠。

來源 獻方人：湖北省來鳳縣翔鳳鎮老虎洞衛生所楊洪興。

處方18 紅根適量。（壯族方）

用法 將紅根置於粗糙的碗底上研磨，邊磨邊加入少量白酒，將此藥直接塗搽患部，每日2～3次，連用數日。

說明 主治流行性腮腺炎，有奇效。此方在壯族民間流傳已久。對乳腺炎療效亦佳。

來源　獻方人：雲南省文山州衛生學校楊學況。推薦人：雲南省文山縣衛生防疫站李芳。

處方19　鱉木子5粒、酸醋100毫升。（仡佬族方）

用法　將木鱉子搗爛，浸在酸醋內，外搽患處，每天搽3次，配合內服板藍根湯更有效。

說明　本方對流行性腮腺炎（病毒引起的）有效。

來源　廣西民間常用方。推薦人：廣西壯族自治區百色地區民族醫藥研究所楊順發。

八、鉤端螺旋體病

處方1　欖茶樹葉、香椿樹葉、香椿樹皮、臭茉莉葉、追山慮葉、酸湯杆全草各500克。

用法　煎液，生天洗澡2次。

說明　酸以金貓頭、岩澤蘭、穿心蓮、岩松各6克，內服療效尤佳。

來源　摘自《全國中草藥資料選》。推薦人：昆明醫學院附一院姚越蘇。

處方2　陳艾、節節寒各250克、良薑杆1000克。

用法　將其搗爛，包敷腓腸肌。

說明　陳艾為菊科植物阿及艾，以葉入區。節節寒以全草入藥。最好同時服用內服中藥，一般7～10天可癒。

來源　獻方人：昆明醫學院附一院姚越芳。

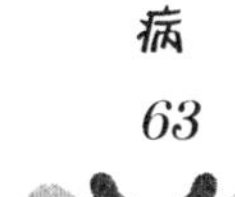

第二節　呼吸系統疾病

一、支氣管炎

處方1　木鱉子3克、炒桃仁、白胡椒各7粒。

用法　上3味藥共研細粉，用白皮雞蛋清調和，貼雙足心。用藥期間內需靜臥休息15小時，兩腳平放1次即癒。

說明　筆者用本方治療支氣管炎患者18例，僅一例無效。

來源　獻方人：山西省寧武縣中醫院李藩。

處方2　木鱉子60克、白古月0.2克、二丑0.5克、杏仁1.5克。

用法　上4味藥研細粉，用當年白雞膽4枚，取汁和藥膏，攤新白布上，令病人洗淨腳，足心貼藥膏，膠豐條固定。男左女右，1晝夜去之。

說明　本病屬內傷咳嗽、痰熱鬱肺型，遵：「上病取下，內病外治」法，方中木鱉子清熱解毒，白古月、二丑、杏仁、雞膽汁合為清熱化痰、止咳平喘。筆者用本方治療支氣管炎60例，均收到滿意療效。使用本方時不沾泥土，不沾水，不吃梨。

來源　獻方人：山西省寧武縣中醫院李藩。

處方3　白芥子20克、元胡20克、甘遂10克、細辛10克、麝香0.6克。

用法　上藥共為細粉，薑汁調膏，分三次選肺俞、膏肓、膈俞雙側6穴待敷貼。貼前用酒精棉球常規消毒，待乾

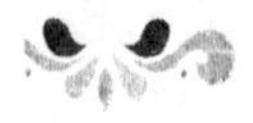

後，將藥膏塗在直徑4～5公分圓形塑膠上，每穴敷貼1張，膠布固定。4～6小時後去掉，如貼後局部有燒灼疼痛，可提前取下。每隔10天貼1次，即每年初、中、末三個伏各貼1次，共貼3次。守方連續治療3年。

說明 方名為冬病夏治貼穴療法/1985年以來，本院用此療法重點觀察2300例支氣管炎患者，總有效率為94%。

來源 由山西省太原市中醫研究所引進。推薦人：山西省寧武縣中醫院李藩。

處方4 川烏、草烏、麻黃、細辛、南星、白附子、白芷、皂角、川椒各150克。（毛南族方）

用法 上藥用香油750克，炸枯去渣。將時油繼續熬開，加入樟丹650克，用木棒攪勻，樟帖腦10克、白砒15克、攔勻，放入冷水內備用。先針刺天突穴，沿胸骨後壁進針1寸，得氣後起針，然後貼膏藥於穴位，3天換藥1次，9天為1療程。每次換帖前都要先針刺天突穴。

說明 本方主治慢性支氣管炎，經治7000餘人次，療效滿意。隨訪問18例，痊癒9例，好轉5例，4例合併肺氣腫、肺心病者無效。

來源 摘自《全國中草藥新醫療法展覽會資料選編》。推薦人：雲南省文山州衛生學校楊學況。

處方5 桃仁10克、杏仁10克、梔子10克、胡椒10克。（普米族方）

用法 上4味藥搗細混勻，用雞蛋清調敷足心（湧泉穴），用布包紮。

說明 用於老年性慢性支氣管炎痰多者，短期療效佳，堅持使用可否根治，尚待驗證。

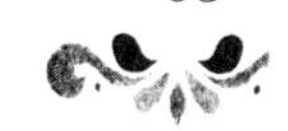

來源 獻方人：雲南省理州賓縣人民醫院張洪輝。

處方6 蒼山水草蒲根粉200克、乾薑粉20克、松香500克。（白族方）

用法 將松香熔化，依次加入蒼山水菖蒲粉及乾薑粉，攪拌調成膏藥，分別貼於肝俞、胃俞、中脘及鳩尾穴。貼前可用生薑片擦紅穴位局部皮膚。一定要夜貼晝揭，每晚換1次，也可在膏藥貼上後，用熱水袋加熱15分鐘，便於藥物滲透吸收。6天為1療程。

說明 為增強膏藥的平喘、消炎、鎮咳作用，將生石膏、生桃仁、生杏仁等量研粉，用雞蛋清適量製成膏藥，貼於一側湧泉穴和手心，兩側可交替使用，經治老年慢性支氣管炎和喘息性氣管炎400餘例，總有效率達98%。

來源 此方在白族民間流傳。推薦人：雲南省大理市康復醫院入門診楊中梁。

二、喘息性支氣管炎

處方1 麻黃2克、杏仁6克、魚腥草6克、甘草6克、枳殼4克、茯苓6克、生石膏12克、川貝母3克、葶藶子3克、法半夏4克、乾薑2克、五味子3克。（苗族方）

上藥為麻黃、杏仁、魚腥草、甘草、枳殼、茯苓為主方。痰熱型加生石膏、川貝母、葶藶子。寒飲型加法半夏、乾薑、五味子。

用法 將上藥熬成湯劑後濃縮為100毫升，每次取10～20毫升霧吸。

說明 以上藥霧吸治療哮喘性支氣管炎，對老年患者，解除支氣管痙攣、止咳、祛痰，有較好療效。配合西藥抗菌素應用療效更顯。

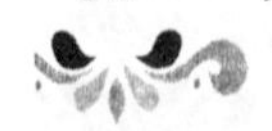

來源　獻方人：雲南中醫院學院直屬醫院劉美珠。

處方2　羊角藤30克、白芥子5克、元胡5克、甘遂5克、鮮薑汁約25毫升、細辛5克。（白族方）

用法　諸藥共研細末，以鮮薑汁調成糊狀。將心、肺、腦俞（雙側）穴位先用75%酒精消毒，取藥糊（2～3歲綠豆大小、4～5歲加倍，16歲以上者杏核大小）壓扁，貼於穴位上，蓋以雙層脫脂棉消毒紗布塊，再用膠布固定。歷時2～4小時後，局部有麻木燒灼感時取下。若皮膚起皰，用酒精棉球輕輕消毒，蓋以消毒紗布固定。以防感染。一般10天貼1次，3次為1療程。

說明　本方具有疏風解痙、溫肺平喘之效。經治喘息性支氣管炎40餘例，效果滿意。但局部皮膚起疱時，酒精棉球消毒後，用消毒針尖刺破水疱，加蓋消毒紗布即可。諸藥隨用隨配，以免影響療效。春、夏季使用較宜，療效更佳。

來源　獻方人：雲南省大理市市郊鄉龍泉村公所下村社程琦美、楊莉波。推薦人：雲南省大理市康復醫院八門診楊中梁。

處方3　生白礬30克、米粉或麵粉少許。

用法　上藥用醋調成餅包足心。

說明　本方出於《幼幼集成》，《理瀹駢文》亦有記載。臨床用於治療咳喘痰鳴，療效滿意。

來源　獻方人：江蘇省南通市中醫院吳震西。

三、支氣管哮喘

處方1　椒目2克、葶藶子3克、艾條1根。（仡佬族方）

用法　將上3味藥碾爛拌勻。先用艾條灸定喘、大椎、

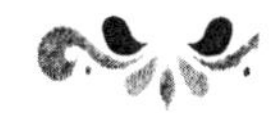

肺俞等穴各 15 分鐘，再將藥末粘在膠布上貼穴位。灸完1個穴位就立即將藥貼上。1 次用完，2 日 1 換。

說明 本法在灸後貼藥效果好。不灸照上方貼亦可，但見效慢。

來源 獻方人：雲南省宣威縣羊場煤礦職工醫院曾正明。

處方2 白芥子10克、甘遂、豬牙皂各8克。

用法 上藥共研細末，黃酒適量調和成膏，分貼於華蓋、膻中、肺俞（雙）、風門（雙）穴，塑膠膜覆蓋，膠布固定。每 10 天敷貼 1 次，共貼 3 次。每逢三伏天、冬至日即可敷貼，要求連用 3 年。

說明 本方具有溫肺平喘之功，用於哮喘 6 例，5 例痊癒，1 例顯效。

來源 獻方人：山西省寧武縣中醫院邵玉寶。

處方3 蘇子、白芥子各3克，細辛0.6克，生薑汁適量 。

用法 以上 4 味藥共研細末。以生薑汁調匀，敷貼肺俞穴，用膠布固定。

說明 曾用於寒喘 100 例觀察治療，療效滿意。1日1次，1週為 1 療程。

來源 獻方人：山西省寧武縣人民醫院李敏、李秀英。

處方4 桃仁6克、杏仁6克、梔子10克、白胡椒3克、糯米4.5克。

用法 上藥共為細末，雞蛋清調糊狀，敷雙足湧泉穴。

說明 筆者用本方治療哮喘 16 例，除 2 例外，效果明顯。

來源 獻方人：山西省寧武縣中醫院李藩。

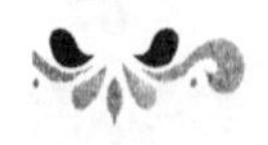

處方5　當歸10克、陳皮10克、五味子10克、法半夏10克、甘草10克、川貝母10克、杏仁10克、茯苓10克、桑螵蛸10克。（白族方）

用法　諸藥加水500毫升，煎至200毫升左右，用鼻吸入蒸氣，由口中呼出。反覆數10次，1日3次，1付藥可使用3天。

說明　蒸氣的溫度要適宜，切勿燙傷鼻黏膜。每日可在早、中、晚進行，無副作用。經治50餘例，屢見奇效。忌食煙、酒、辣椒及燥熱食品。

來源　獻方人：雲南省大理市康復醫院八門診楊中梁。

處方6　杏仁、木通、桃仁各10克，白胡椒25粒，炒扁豆30顆，黑木耳、雞血藤、柴胡各6克，木香4克，木鱉子15克，沉香、巴豆、陳皮、甘草各3克。（德昂族方）

用法　研末混勻，每次6克，用蛋清或凡士林調敷雙側湧泉穴，再用紗布包裹固定。每天換藥1次，7天為1療程。

說明　用本方曾治療支氣管哮喘12例，有效率達91.2%。一般1療程後咳喘症狀減輕，2個療程後臨床症狀消失。

來源　獻方人：雲南省普洱縣人民醫院柳克尊。

處方7　白芥子3克、細辛1克、胡椒1克、白附子1克。（土族方）

用法　上藥混合，研成粉末，用生薑汁調如糊狀，敷貼於肺俞穴上，每於夜間睡前敷上，次晨取下。如局部反應重時，可敷1～2小時取下。隔日用藥1次，7次為1療程。

說明　敷貼處皮膚破損勿用。

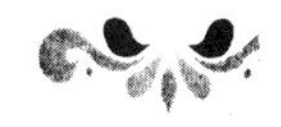

來源　青海地區民間驗方。推薦人：青海省民和縣人民醫院劉啟明。

處方8　指天辣椒10克、白胡椒10克、乾薑10克、冰片5克、薄荷腦5克。（壯族方）

用法　先將辣椒、白胡椒、乾薑曬乾共研成粉過篩後，將冰片薄荷腦混合裝瓶密封。用時取出1克，用粥調成糊狀，做成黃豆大小顆粒，共3粒，分別放在兩側肺俞、哮喘3個穴位上，用傷濕止痛膏固定。3天換藥1次，9天為1療程。

說明　本方所用藥物均有刺激作用，實際是穴位刺激療法，對提高機體抗病能力有一定的作用。筆者經治4例均有效。

來源　獻方人：廣西壯族自治區百色地區民族醫藥研究所楊順發。

四、肺氣腫、肺心病

處方1　冰片6克、白堿15克、松塔粉60克。

用法　上3味，開水沖，趁熱用新毛巾敷患者胸背部，20分鐘後症狀緩解。

說明　松塔《山西中藥》載：「味苦性溫，有祛痰、止咳、平喘之功」；冰片味苦辛涼入心、肺二經，主治熱病神昏；三藥熱敷胸背，使藥力直入病所，故本方對老年肺氣腫臨危，雖不能起死回生，亦可緩解病情，延長生存期限。筆者用此方救治肺氣腫臨危病人23例，均有效。

來源　獻方人：山西省寧武縣中醫院李藩。

處方2　木鱉子9克、巴豆9粒、桃仁6克、白胡椒7粒。

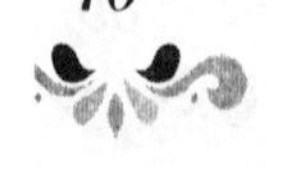

（侗族方）

用法 上藥焙乾碾粉，攤在一小塊布上包紮於腳板底（男左女右），2～3 天換藥 1 次。

說明 本方對肺心病的症狀有緩解作用，一般用藥24小時內起效，且無任何副作用。

來源 獻方人：廣西三江縣八江鄉分水村吳尚超。推薦人：廣西民族醫藥研究所莫蓮英。

五、肺 炎

處方1 鮮大黃、芒硝、大蒜各30克（小兒減半）。（撒拉族方）

用法 將上藥加青鹽少許，搗爛如泥，紗布包，敷貼胸部，1 日 1 次。如皮膚未出現刺激反應，可連用 3～5 天。

說明 胸部皮膚破潰者勿用。

來源 青海地區民間驗方。推薦人：青海省民和縣人民醫院劉啟明。

處方2 丁香、肉桂各10克，白芥子、生大黃、黃芩、黃柏、山梔、杏仁、桃仁各50克。

用法 上藥共研細末，用時取 30 克，以溫開水調成糊狀，攤白布上，約 8 × 10 × 0.5 公分大小，貼於兩肩胛骨內側肺底部或聞及濕囉音處，膠布固定。12 小時取下。

說明 用本方治療小兒支氣管肺炎、喘息性支氣管炎濕囉音難消 50 例，貼藥 1 次，痊癒 42 例，2 次痊癒 6 例，好轉 1 例，無效 1 例，臨床痊癒率 96%。

來源 獻方人：江蘇省啟東市傳染病醫院夏錫昌。推薦人：江蘇省南通市中醫院吳震西。

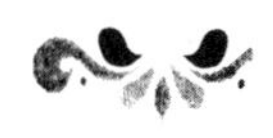

六、咳 嗽

處方1 石菖蒲20克、蔥白20克、生薑20克、艾葉10克。（烏孜別克族方）

用法 切碎搗爛，炒熱，紗布包裹，從胸背向上熨（按擦）。涼後炒熱再熨，1日3次。

說明 適用於風寒所致的咳嗽氣促。

來源 獻方人：馬軍祥新疆麥蓋提縣羊大克鄉。推薦人：雲南省個舊市人民醫院蘇平。

處方2 生白礬30克。（塔吉克族方）

用法 用酸醋調勻，敷雙側足心，外用紗布固定。24小時更換。

說明 本方適用於久咳不癒者。可連用3次，3次無效者改用其他方法治療。

來源 獻方人：馬燕新疆麥蓋提縣土滿堂鄉。推薦人：雲南省個舊市人民醫院蘇平。

處方3 蜈蚣1克、全蠍1克、古月1.5克。（毛南族方）

用法 上藥烤於共研細末，攤在普通膏藥上面，貼背部肺俞穴。每日換藥1次，直至咳嗽好轉或停止。

說明 用藥期間忌食酸、冷、辛、熱燥之食物。

來源 獻方人：廣西桂林中醫院蔣裕光。推薦人：廣西民族醫藥研究所莫蓮英。

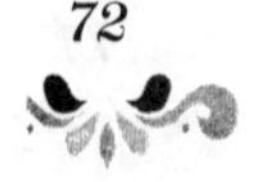

第三節　消化系統疾病

一、胃、十二指腸潰瘍

處方1　胡椒5克、木香10克、肉桂5克、吳茱萸10克、畢橙茄10克。（水族方）

用法　上藥共研細粉，過篩，用米酒調敷肚臍。分 2 次用完，2 天換 1 次，紗布固定。

說明　本方對胃與十二指腸球部潰瘍、嘔酸者特別有效。

來源　獻方人：雲南省宣威縣羊場煤礦職工醫院曾正明。

處方2　鮮毛茛、鮮五香藤葉各適量。（瑤族方）

用法　將鮮毛茛除去葉莖，加入五香藤葉，共搗為泥。取雞眼膏 2 個，去除其中藥物，裝入本藥泥，隨即敷貼於胃俞、腎穴 2 穴位上，膠布固定。約經 20 分鐘後，病人自感局部灼痛，此時即可將藥去除。有些人可局部皮膚起疱，可自行吸收，不必擔憂。

說明　治療消化性潰瘍有奇效，總有效率達 95% 以上。對其他各種上腹疼痛也有療效。

來源　獻方人：雲南省文山州衛生學校楊學況。推薦人：雲南省文山州衛生學校任懷祥。

二、急性胃炎

處方1　擺老西60克（侗語）、美臘60克（侗語）。（侗族方）

用法　上藥洗淨搗爛，用開水浸泡 5 分鐘，取藥液服幾

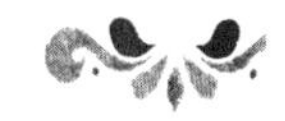

口，其餘藥液擦全身，每日1劑。

說明 用本方治療急性胃炎20餘例，一般1～2劑見效。

來源 獻方人：廣西三江縣八江鄉金竹屯吳仕財。推薦人：廣西民族醫藥研究所莫蓮英。

三、慢性胃炎

處方1 臭參、大葉山桂、焦山楂、馬蹄香、雞屎藤、蛇參、天仙藤、甜絞股藍各等量。（苗族方）

用法 上藥研末，用醋調成糊狀，敷於關元、神闕，外用膠布固定。2日1次。

說明 本方具有溫中益氣、升清降濁。適應於慢性淺表性胃炎。

來源 獻方人：雲南省玉溪地區中醫院王家富。

處方2 臭參、白朮、黃精、蛇參、小黃傘、醃雞尾、木薑子、烏梅、天仙藤、苦絞股藍各等量。（彝族方）

用法 上藥研末，用醋調成糊狀，敷於關元、神闕，外用膠布固定。2日1次。

說明 本方具有益氣養陰、升清降濁，適用於慢性萎縮性胃炎及慢性淺表性胃炎。

來源 獻方人：雲南省玉溪地區中醫院王家富。

四、胃脘痛

處方1 鮮薑30克、蔥白3棵、雞蛋2個。（滿族方）

用法 共搗爛如泥，加入幾滴白酒調勻，塗在胃脘處，鋪上1～2張黃紙，再用乾毛巾覆蓋，用熱水袋熱敷，數分鐘內即可止痛。

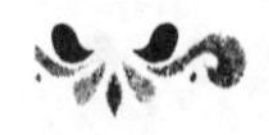

說明　應用本方治療虛寒胃痛，臨床反覆驗證，療效滿意。

來源　獻方人：遼寧省阜新蒙古族自治縣胡明顯。推薦人：遼寧省阜新蒙古族自治縣蒙醫藥研究所齊淑琴。

處方2　生薑50克、胡椒粉15克、華茇粉15克、白酒數滴。（回族方）

用法　生薑搗爛加熱後，放入胡椒粉，華茇粉和白酒數滴，直接熱敷胃痛處，用紗布或毛巾固定。1日2次，若疼痛緩解後仍加熱繼續使用。

說明　本方適用於虛寒性胃痛、肚臍周圍隱痛及一般性腹瀉腹痛，臨床中療效可靠。

來源　獻方人：雲南省昆明市盤龍區衛生工作者協會李玉仙。

處方3　吳茱萸15克、玄胡10克、肉桂8克。（阿昌族方）

用法　將上藥研細，過100目篩，取70%的細粉。每次用0.03克外敷貼神厥穴。每日1次。

說明　應用本方治療胃痛。臨床驗證，以虛寒胃痛療效滿意。

來源　獻方人：雲南省保山市板橋鎮郎義村蒲益富。推薦人、雲南省保山市人民醫院蒲有能。

處方4　鮮五月艾500克。（壯族方）

用法　將五月艾切細放入鍋中加適量白酒，炒熱用布包好熱熨胃痛處。

說明　用藥物熱熨治寒性胃痛效果是顯著的，熱熨疼痛可立即緩解。

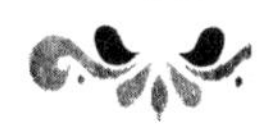

來源 獻方人：廣西壯族自治區百色地區民族醫院研究所楊順發。

處方5 乾薑20克、蓽茇20克、光明鹽20克、胡椒20克。（蒙古族方）

用法 將上4味研成粗粉後加雞蛋清、植物油炒熨，裝入布袋，熱熨胃脘部，藥袋冷即更換。1日2次，每次以疼痛緩解為度。

說明 多年來，使用本方均獲滿意效果。本方適應症為寒性胃脘疾病。

來源 獻方人：內蒙古自治區哲盟蒙醫研究所那順達來。推薦人：內蒙古自治區蒙藥製藥廠賀喜格圖。

處方6 川烏、草烏、蓽茇、丁香各等份。（彝族方）

用法 上藥共研為細末，生薑汁調和做成餅，貼膻中穴。1日1換，分3次敷貼。

說明 本方法是貴州彝族民間用來治療心胃氣痛的有效方劑。具有溫中散寒、行氣止痛之效。適用於胃寒疼痛。

來源 獻方人：貴州省大方縣醫院丁詩國。

處方7 蓽茇、乾薑各30克，肉桂、附片各20克，川椒15克。（水族方）

用法 共為細末，生薑汁調成糊狀，攤於紗布上，火上烤熱，分別趁熱外敷中脘、胃俞穴，綳帶固定，時時以熱水袋熨之。

說明 本方法是貴州彝族民間用來治療胃脘痛的有效方法之一。筆者屢試屢驗，值得推廣。

來源 獻方人：貴州省大方縣醫院丁詩國。

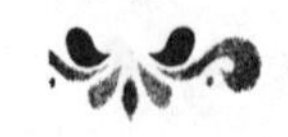

處方8　白菜250克、鴿糞100克、生薑100克。（白族方）

用法　白菜切細炒熱和鴿糞、生薑搗為藥泥貼於肚臍及腹部。用紗布或繃帶包紮。24 小時換藥 1 次。用藥 1～3 次後症狀即可緩解。

說明　此方溫中散寒作用較強，對於兒童和老年人由於寒氣積滯引起的腸胃病，有很好的治療作用。

來源　獻方人：雲南省大理市白族民間醫生楊八蘭。推薦人：雲南省大理市康復醫院許服疇。

處方9　大黃15克、馬蹄香15克、防風10克、冰片3克、酸醋適量。（白族方）

用法　將上藥研為細末，酸醋調勻塗於肚臍上，用紗布或膠布包紮。每日換藥 2 次，連續用藥 5 天。

說明　本方適用於胃熱氣滯胃痛。治療期間，忌食含澱粉較高的食品。

來源　獻方人：雲南省鶴慶縣北衙鄉水井村白族醫生朱文彪。推薦人：雲南省大理市康復醫院許服疇。

處方10　蓽茇15克、乾薑15克、甘松10克、山奈10克、細辛10克、肉桂10克、吳茱萸10克、白芷10克、大茴香6克艾葉30克。（畲族方）

用法　上藥共研末，以柔軟的棉布揩成 20 公分見方的兜肚形，內層鋪少許棉花，將藥末均勻撒上，外層加一塊塑膠薄膜，然後用線密密縫好，日夜兜於胃脘部。

說明　用兜肚治療 2 個月更換新藥，一般用藥 2 次，對胃寒引起的胃痛療效明顯，曾觀察治療 30 例，均獲良效。

來源　獻方人：江蘇省南通市天生港發電廠保健站吳自強。

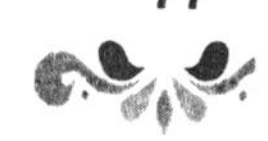

處方11　七葉蓮（又名龍爪樹、七葉加、鴨腳木、西南鵝掌柴）、酒各適量。（哈尼族方）

用法　鮮品搗爛，酒炒熱敷。或乾品10～16克，煎服。

說明　七葉蓮係五加科、鵝掌柴屬。性能微甘苦，溫。祛風除濕、止痛。藥用葉及莖皮。

來源　獻方人：雲南省彌勒縣人民醫院郭維光。

處方12　透明雄黃、火硝各等份，麝香少許。

用法　上3味藥共為極細粉，冷井水調，點眼內睛明穴，男左女右，扶行數步立癒。

說明　古稱心痛，實屬今之胃脘痛或蟲痛，相當於現代醫學胃痙攣、急性胃炎、胃及十二指腸潰瘍，膽道蛔蟲等病。方中火硝、雄黃、麝香皆辛溫，共奏活血、破堅、散結之功，專治心腹痛或蟲痛。筆者用此方治急性胃脘痛30餘例，均取得良效。

來源　獻方人：山西省寧武縣中醫藥李藩。

五、胃下垂

處方1　附子30克、五倍子20克、蓖麻子40、冰片10克。（毛南族方）

用法　將上藥共搗為膏，外貼於百會、鳩尾、中脘等穴位上，每2日換藥1次，連續用藥10次。

說明　對氣虛下陷、胃腸停飲之胃下垂療效顯著。

來源　獻方人：雲南省文山州衛生學校楊學況。推薦人：雲南省文山州衛生學校任懷祥。

處方2　五倍子5克、蓖麻10克。（錫伯族方）

用法　上2藥搗如泥，敷貼百會穴，膠布固定。1日3

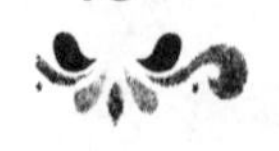

次，每次 7 分鐘，7 天為 1 療程，如效果不明顯可再用 1 療程。

說明 胃下垂中醫認為多屬中氣下陷。頭為諸陽之會，清陽之腑、五腑精華六腑清陽之氣皆聚於此。故取督脈之巔頂百會穴貼敷，使陽氣上升，濁氣下降，從而達到治療目的。《傅青主女科正產腸下門》云：「用蓖麻仁四十九粒，搗塗頂心的提上，腸升即刻洗去」賈士賢據此而化裁為本方治療胃下垂 13 例，1～2 療程僅 1 例無效，總有效率為 92%。

來源 獻方人：內蒙古察左中旗醫院賈士賢。推薦人：山西省寧武縣中醫院李藩。

處方3 蓖麻子仁80克、五倍子15克、胡椒3克、生薑8片。（布朗族方）

用法 將上藥搗爛成糊，製成直徑約 1.5 公分、厚 1 公分的蓖麻五倍餅備用。取患者百會穴，剃去穴位處頭髮，將藥餅緊貼百會穴上，繃帶包紮。每日早、晚各熱熨 10 分鐘左右。連續 5 晝夜不需更換。10～20 天為 1 個療程。

說明 百會穴有皮膚潰破者慎用。

來源 本方為雲南省臨滄地區雙江拉祜族佤族布朗族傣族自治縣民間秘方。推薦人：雲南省雙江縣民族醫藥研究所李付軍。

六、嘔　吐

處方1 生薑50克、半夏50克。（畲族方）

用法 半夏研粗末與生薑共炒熱，布包熨胃脘、臍中及臍下等處。

說明 生薑溫中散寒止嘔，半夏健脾和胃止嘔，兩藥研

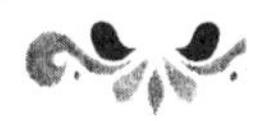

末，採用熨法治療胃寒嘔吐，療效滿意。

來源 獻方人：江蘇省南通市天生港發電廠保健站吳自強。

處方2 乾薑5克、胡椒5克、川椒4克。（傣族方）

用法 將上藥研細，炒熱用布包好。熱敷中脘、中樞穴位。

說明 應用本方治療中寒嘔吐。臨床驗證，療效滿意。

來源 獻方人：雲南省保山市敢頂鄉楊恒斌。推薦人：雲南省保山市人民醫院蒲有能。

處方3 老大蒜10克、山西陳醋15毫升、明礬10克、蓖麻子10克、麵粉適量。（土家族方）

用法 將上藥搗爛調成糊狀，敷於兩足心湧泉穴，外用紗布片包紮固定。1小時內可起到止嘔作用。

說明 本方適用於食物中毒性消化不良，因嘔吐而不能服藥者。經臨床反覆驗證，效果顯著。

來源 獻方人：湖北省來鳳縣翔風鎮老虎洞衛生所楊洪興。

處方4 白礬、生薑、麵粉各20克，陳醋適量。

用法 將白礬、生薑研末與麵粉和勻，陳醋調和如膏狀，敷兩足心，繃帶包紮固定。

說明 本方適用於各種嘔吐不能服藥者，共治13例，全部有效。一般於半小時內見效。

來源 獻方人：山西省寧武縣中醫院邵玉寶。

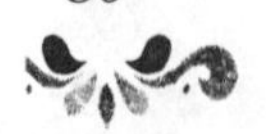

七、消化不良

處方1 鮮鬼針草50克。（蒙古族方）

用法 把藥加水浸泡後，煎取濃汁，連渣置桶內。薰洗兩腳，輕症一日薰洗3～4次，較重者1日薰洗6次。

說明 本方適應症為消化不良，治療期間禁食葷腥及不易消化食物。

來源 獻方人：內蒙古蒙醫學院張祥。推薦人：內蒙古哲里木盟蒙醫研究所齊蘇和。

處方2 高良薑10克、肉桂10克、白胡椒20克、白芷10克、丁香6克、冰片2克。

用法 上藥共研細粉，貯存瓶中備用。每次取藥粉適量，醋調糊狀，於臨睡時外敷中脘穴，用紗布固定。第2天早上取下，可連用2～3天。

說明 經觀察治療消化不良50例，療效顯著。

來源 獻方人：浙江省溫嶺縣慢性疑難疾病支氣管哮喘專科門診部趙貴銘、陳正夫。

處方3 胡椒3克、公丁香3克。（普米族方）

用法 共研細末，用醋調成糊狀，貼臍眼。24小時後，換貼1次。

說明 本方具有溫中散寒之功，主治中焦寒凝、運化失常之單純性消化不良。

來源 本方係流傳於蘭坪縣普米族民間驗方。推薦人：雲南省大理市康復醫院八門診楊中梁。

處方4 鮮吳茱萸葉適量。（壯族方）

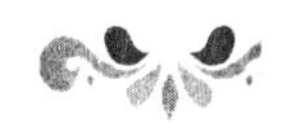

用法　上藥洗淨搗爛，調洗米水，炒熱敷肚臍，每日換藥1次。

說明　獻方者臨床使用多年，療效滿意，對單純性小兒消化不良效果最佳，一般用藥1～2天即癒。

來源　廣西龍州縣水口鄉羅回街黃強。推薦人：廣西民族醫藥研究所何最武。

八、呃　逆

處方1　公丁香10克、官桂10克、鮮竹瀝10毫升、生薑汁6毫升。（仡佬族方）

用法　將前2味碾粉，過篩，再調入竹瀝和生薑汁拌勻成糊狀，填於臍內用紗布固定。分2次用完，2日1換。

說明　本方溫中降逆，化痰和胃。宜用於胃寒氣逆之呃逆症。用藥期間避免情緒刺激。

來源　獻方人：雲南省宣威縣羊場煤礦職工醫院曾正明。

處方2　半夏10克、砂仁8克、乾薑5克、丁香5克。（阿昌族方）

用法　將上藥研細或粗末，炒熱外敷鳩尾、幽門穴位。1日1劑。

說明　應用本方治療胃寒呃逆。臨床驗證，療效滿意。

來源　獻方人：雲南省保山市人民醫院蒲有能。

九、便　秘

處方1　四季蔥30克、蜂蜜50克。（土家族方）

用法　先將四季蔥搗爛取汁，拌入蜂蜜中，採用灌腸器將汁液灌入肛門內。1日換藥1次。

說明　本方為土家族醫生常用於治療便秘的急救方，療

效可靠，值得推廣。

來源 獻方人：湖北省來鳳縣翔鳳鎮老虎洞衛生所錢郝。

處方2 連鬚蔥白3莖、淡豆豉7粒。（布朗族方）

用法 共同搗成泥，將藥泥敷貼在患者臍上，繃帶包紮。

說明 此方廣泛流行於民間。筆者曾用此法治療過20餘例，效果較好。

來源 摘自《民間方》。推薦人：雲南中醫學院直屬醫院謝蘭芬。

處方3 番瀉葉30克、黃柏20克、枳實15克。（阿昌族方）

用法 將上藥放容器內，加水3000毫升。煎20～25分鐘，過濾，涼後備用。1日灌腸3次。

說明 應用本方治療便秘。臨床應用，療效滿意，有痔瘡破潰者和妊娠者慎用。

來源 獻方人：雲南省保山市人民醫院蒲有能。

處方4 牽牛子10克、蘿蔔子10克、淡豆豉15克、蔥莵10根、食鹽2克、米酒適量。（苗族方）

用法 將上藥搗爛調入米酒，外敷臍部。

說明 本方宣通下氣，利水通便。主治大便秘結。孕婦忌用。

來源 獻方人：湖南省湘潭縣裕鎮衛生院唐霞處。推薦人：湖南省湘西土家族苗族自治州藥檢所羅景方。

處方5 牙皂10克、蜂蜜30克、食鹽30克。（土家族方）

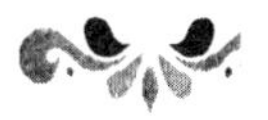

用法　將牙皂切碎略焙，研成細末，另將蜂蜜煉至滴入水中成珠，再加入食鹽和牙皂粉末拌勻。冷後搓成 6.7～10 公分長條插入肛門內。

說明　本方潤腸通便，適用大便燥結難行。

來源　獻方人：湖南省中藥資源普查辦公室張宗玉。推薦人：湖南省湘西土家族苗族自治州藥檢所羅景方。

十、急性胃腸炎

處方1　吳茱萸葉200克。（壯族方）

用法　搗爛用米酒炒熱，敷腹部，1 日 2 次，連用 3 天。

說明　筆者曾用本方治療急性胃腸炎 20 例，均取得很好的療效。本方優點：用藥期短，顯效快，連用 3 天即癒。

來源　獻方人：雲南省西疇縣興街中心衛生院李光員。

處方2　白芥子3克。（彝族方）

用法　用自己的唾液或水將白芥子調成糊狀，貼於臍上，24 小時 1 次。貼藥後膠布固定。

說明　本方具有鎮嘔止瀉之功效。適用於急慢性胃腸炎所致的劇烈吐、瀉。一般無毒副作用。若貼藥後臍部出現灼熱搔癢嚴重者，可去除藥物，患部可自癒。應用時以自己唾液調敷效果尤佳。臨床上驗證數例均獲良效，多數 1 次即收效。

來源　獻方人：雲南省巍山縣計生委米俊偉。推薦人：雲南省個舊市人民醫院蘇平。

十一、腸　炎

1. 急性腸炎

處方1　乾薑10克、精鹽10克。（京族方）

用法　將乾薑研粉，每次用 2 克和精鹽 2 克放入臍中，外用傷濕止痛膏固定，用艾火灸 20 分鐘，腹瀉可止。

說明　乾薑有溫中散寒的作用，配合精鹽進行臍療，加上艾灸，一般腹瀉可立即停止。曾用本方治癒 7 人。

來源　此方為廣西民間常用方。推薦人：廣西壯族自治區百色地區民族醫藥研究所楊順發。

處方2　鮮野艾（或艾葉）250～300克。

用法　洗淨後切碎加水 1500～2000 毫升，煎汁過濾去渣，趁熱置腳盆內洗兩足。每次 10～15 分鐘為宜，水冷再加熱重複薰洗。一般 1 日 3～5 次。

說明　本方適應於急性腹痛腹瀉，或因脾胃虛寒所致的完穀不化，或因飲食積滯所致的腹瀉，效果明顯。

來源　獻方人：江蘇省大豐縣人民醫院楊玉岫。推薦人：山西省寧武縣中醫院李藩。

處方3　車前草、鬼針草、石榴皮、甘草、滑石粉各適量。（瑤族方）

用法　將上藥共搗爛，加入滑石粉調成膏狀，敷貼於臍部，1 日 1 次，7 次為 1 療程。

說明　主治濕熱性腹瀉，療效甚佳。

來源　獻方人：雲南省文山州衛生學校楊學況。推薦人：雲南省文山州衛生學校任懷祥。

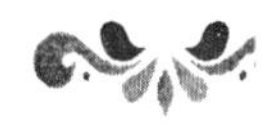

2. 慢性腸炎

處方1 朝天罐50克、艾葉15克。（水族方）

用法 水煎溫熱敷天樞穴、肚臍周圍。

說明 治療慢性腸炎50例，有效率達90%以上。

來源 獻方人：貴州省黔南州民族醫藥研究所文明昌。

處方2 艾葉100克、肉桂30克、木香50克、白胡椒30克。（仡佬族方）

用法 將艾葉搗絨，其他藥碾成細粉，過篩，拌入艾絨做成藥兜肚，兜在小腹上，不取下，並在每晚睡覺時用熱水袋加熱20分鐘。

說明 本方有溫腸止瀉之功，曾與「神功之全袋」同用，其效更優。用藥期間避免情緒刺激，勿食辛辣食物。

來源 獻方人：雲南省宣威縣羊場煤礦職工醫院曾正明。

處方3 苦楝皮9克、黃柏15克、黃芩9克、花椒10克。

用法 上藥水煎煮3～4次，去渣，過濾，保留灌腸，保留半小時，1日1次。

說明 此方為自擬外治方，配合增強免疫功能，西藥轉移因數，丙種球蛋白，人血白蛋白，干擾素治療效果更佳。

來源 獻方人：雲南中醫學院直屬醫院副主任醫師劉美珠。

處方4 胡椒15克、肉桂10克。（景頗族方）

用法 將上藥研細，過100目篩，取70%的細粉。每次用0.3克敷貼神闕穴。1日1次。

說明 應用本方治療慢性腸炎腹瀉。臨床驗證，療效很好。

來源　獻方人：雲南省保山市板橋鎮郎義村蒲益珍。推薦人：雲南省保山市人民醫院蒲有能。

處方5　公丁香5克、花椒5克、肉桂5克、吳茱萸5克。（蒙古族方）

用法　以上藥研細粉，用溫開水調敷肚臍，膠布固定。1日1次。成人可用每次1～2分，小孩酌減。

說明　本方溫中散寒，理氣止痛。適用於中焦虛寒、腹痛、腹瀉。特點是見效快，一般1～2次見效，2～4次即可治癒。

來源　獻方人：內蒙古蒙藥廠張萬林。推薦人：內蒙古蒙藥廠賀喜格圖、徐青。

3. 慢性非特異性潰瘍性結腸炎

處方1　白頭翁20克，苦參、秦皮、赤芍、地榆、丹參炒白芍各10克。（壯族方）

用法　將上藥加水1000毫升，煎熬濃縮至200毫升，紗布過濾，待涼至35℃時，作保留灌腸，每晚1次，10日為1療程。

說明　治療慢性非特異性潰瘍性結腸炎，療效滿意，多數2～3個療程即癒。

來源　獻方人：雲南省文山州衛生學校副主任醫師楊學況。推薦人：雲南省文山州衛生學校任懷祥。

處方2　野菊花50克、地榆30克、白及15克、兒茶15克、白芍20克。（滿族方）

用法　上藥用水煎成200毫升，每晚睡前保留灌腸1次，每次200毫升，灌腸前將湯藥加溫至38～39℃，10天為1療

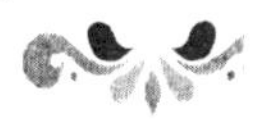

程。

說明 用本方治療潰瘍性結腸炎30例，治癒24例，好轉4例，無效2例，總有效率93%，無任何副作用。

來源 獻方人：遼寧省錦州市解放軍第205醫院楊建英。

處方3 十大功勞50克（考土頂）、青木香20克（公叩育下）、草血竭20克（克蘭弓）、紫京龍10克（亞勒木）。（佤族方）

用法 上4味藥以冷水煎沸20分鐘，雙層紗布過濾2次；取濾液300毫升適溫保留灌腸。1日1次，7次為1療程。

說明 本方臨床應用，療效滿意。方中青木香，又稱楠木香。為馬兜鈴科馬兜鈴屬植物雲南馬兜鈴和青木香藤的根莖入藥。

來源 獻方人：雲南省滄源縣團結衛生所趙不勒泰。推薦人：雲南省滄源縣佤醫佤藥研究所李永明。

4. 慢性結腸炎

處方 蒫草500克。

用法 藥用鮮品，洗淨加水2000毫升，煎至1500毫升，早晚各洗腳1次，1次泡洗20分鐘，15日為1療程。

說明 本方對慢性結腸炎（濕熱型泄瀉）有較好療效。

來源 獻方人：沙培林河南省中醫研究院。推薦人：雲南省個舊市人民醫院蘇平。

十二、膽囊膽道疾病

1. 膽囊炎

處方1 鬱金30克、香附25克、黃柏20克、蒲公英10克

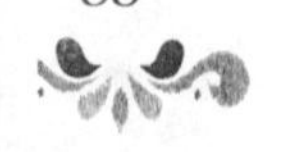

梔子6克。（阿昌族方）

用法　將上藥研細粉，加蛋清1個，蜂蜜、醋適量，調泥狀外敷期門、日月穴位。1日1劑。

說明　應用本方治療膽囊炎。臨床驗證，有行氣泄熱之功，療效滿意。

來源　獻方人：雲南省保山市辛街王明興。推薦人：雲南省保山市人民醫院蒲有能。

處方2　羅裙帶（塊根）鮮品1塊、生鹽50克。（壯族方）

用法　羅裙帶洗淨與鹽共搗爛外敷右上腹，每天換藥1次。

說明　曾治療急性膽囊炎3例，一般於敷藥後1～2小時疼痛可逐步減輕，局部覺清涼舒適感。

來源　獻方人：廣西羅城縣廖太高。推薦人：廣西民族醫藥研究所何最武。

2. 膽絞痛

處方　白芍10克、青皮12克、鬱金10克、花椒15克、苦楝子40克、蔥白20個、白醋40毫升。（仫佬族方）

用法　將上藥共研為細末，調入白醋，使成膏狀，用時敷貼於中脘穴周圍處。1日換藥1次，可連貼2～5次。

說明　治療膽絞痛有奇效，總有效率達95%以上。

來源　獻方人：雲南省文山州衛生學校楊學況。推薦人：雲南省文山州衛生學校任懷祥。

十三、腹　痛

處方1　半夏、皂角等量、麝香少許。

用法　上3味藥研為細末備用，用時取藥1匙，填臍

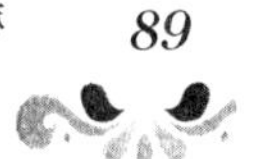

中，用生薑片貼於臍上，關元、氣海各貼 1 片，點艾絨於 3 處，放大火炙之，各 14 壯。此名蒸臍法，熱通於中，逼寒外出，手足溫暖則癒。

說明 半夏、皂角、麝香、生薑四藥辛溫通竅，又以艾火蒸炙，藥火互相為用，逼寒外出，故可速效。筆者用上法救治中寒腹痛病人 11 例，均痊癒。

來源 獻方人：山西省寧武縣中醫院李藩。

處方2 鮮生薑500克。

用法 上藥搗爛去汁，取渣炒熱，熨痛處，冷則加汁再炒，再熨，如此反覆直至痛止。

說明 薑性熱味辛能發散，寒凝腹痛用之則效，此方並治結胸痞氣。筆者用本方治寒凝腹痛 50 餘例皆效。

來源 獻方人：山西省寧武縣中醫院李藩。

處方3 官桂30克、小茴30克、胡椒20克、食鹽15克、生薑30克、大蔥30克。（彝族方）

用法 上藥共搗爛如泥，放鍋內炒熱，敷臍上，外用紗布包好，繃帶固定。

說明 本方法適用於寒凝氣滯型腹痛。

來源 獻方人：貴州省大方縣醫院丁詩國。

處方4 吳茱萸1克、麝香少許（約米粒大）。（藏族方）

用法 將上藥混合研末，調與香油塗搽與臍部。

說明 本方用於虛寒性腹痛，止痛甚捷，有效達 100%。

來源 獻方人：青海省民和縣醫院劉啟明。

處方5 馬蹄香10克、台烏10克、紅莓15克。（哈尼族方）

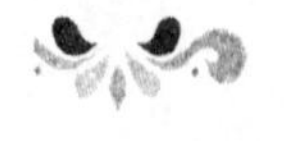

用法　上藥共研粗末炒燙，裝入布袋，熱熨臍周圍。藥袋冷後更換。1日2次，每次20分鐘。

說明　使用本方門診治療觀察250餘例，均獲滿意效果，大多數患者用藥後腹痛明顯緩解。此方多用於脾陽不振、脘腹疼痛屬寒性者。

來源　獻方人：雲南省綠春縣防疫站計免科羅解德。推薦人：雲南省綠春縣衛生局醫政科李榮華。

處方6　乾蟾皮10克、公丁香10克、大草烏10克、小草烏10克、大葉山楂10克、木薑子10克、馬蹄香10克、吳茱萸10克、蛇參10克、臭參10克、法半夏10克。（苗族方）

用法　用麻油熬上藥後，研成細末，黃丹收。藥膏敷貼於神闕穴、關元穴。

說明　本方見有補火暖土、溫中散寒、行氣止痛的作用，適用於中寒腹痛。

來源　獻方人：雲南省玉溪地區中醫院王家福。

處方7　吳茱萸10克、木香10克、白胡椒10克。（壯族方）

用法　將藥共研成粉過篩，用時水調做成指頭大丸，填入臍內，外用傷濕膏固定。用艾火灸10～20分，腹痛可緩解或停止。

說明　本方為民間常用方。筆者試用10餘例均見效（對一般腹痛）。但對腸梗阻、闌尾炎引起腹痛不宜使用。

來源　獻方人：廣西壯族自治區百色地區民族醫藥研究所楊順發。

處方8　烏梅10克、木香5克、馬蹄香（鮮）50克、大蔥白5克、杭白芍5克。（仡佬族方）

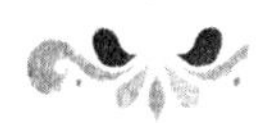

用法 將杭白芍、木香、烏梅研末，加馬蹄香、蔥白同搗如泥，填敷臍部，膠布固定。每日換1次。

說明 本方對慢性腹痛療效甚佳，急性次之。

來源 獻方人：雲南省昭通市科學技術委員會黃代才。

處方9 鮮雞矢藤全草50克、馬蹄香20克。（瑤族方）

用法 將上藥搗絨敷臍窩及中脘，紗布固定。若症狀不緩解再加熱水袋熱熨。

說明 應用本方時忌食豆類、薯類等產氣食物和不易消化之品。

來源 獻方人：雲南省宣威縣羊場煤礦職工醫院曾正明。

處方10 青蒿250克、鹽5克、胡椒粉5克。（布朗族方）

用法 將新鮮青蒿葉和上胡椒粉、鹽揉爛，包捂肚臍。

說明 使用安全，無禁忌。

來源 獻方人：雲南省雙江拉祜族佤族布朗傣族自治縣公安局布朗族魏兵。推薦人：雲南省雙江縣民族醫藥研究所張文彬。

處方11 小雞1隻、胡椒粉5克。（佤族方）

用法 將活雞宰殺，不拔毛，趁熱剖開，扒去五臟，抖上胡椒粉，立即包捂在肚臍上，時間30分鐘～1小時。

說明 雞一般用300～500克大小為宜，使用無禁忌。

來源 獻方人：雲南省雙江拉祜族佤族布朗族傣族自治縣幫丙鄉南協村佤族李正明。推薦人：雲南省雙江縣民族醫院研究所張文彬。

處方12 老鴰酸醃菜20克、韭菜20克、童便5毫升。（拉

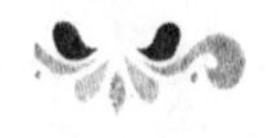

祜族方）

用法 鮮老鴰酸醃菜與鮮韭菜混合搗爛，加童便，包捂肚臍。時間 30 分鐘～1 小時，無禁忌。

說明 老鴰酸醃菜、草本、酢漿草科植物。

來源 獻方人：雲南省雙江拉祜族佤族布朗族傣族自治縣猛猛鎮千福村拉祜族畢大。推薦人：雲南省雙江縣民族醫藥研究所張文彬。

處方13 馬蹄香 10 克、台烏 10 克、紅莓 15 克。（彝族方）

用法 將上藥共研粗末炒熱裝入布袋，滾熨臍周。每日數次。

說明 本方治療常見急腹症疼痛及脾陽不振、胃寒脘痛均有良好的療效。

來源 獻方人：雲南省綠春縣醫院傳染科馬榮。推薦人：雲南省綠春縣衛生局醫政科李榮華。

十四、腹　脹

處方1 吳茱萸15克、蒼朮15克、公丁香2克、白胡椒1克、牙皂2克、九香蟲3克。（土家族方）

用法 將上藥共研為細末，取藥末 1～2 克，直接置於臍窩上，亦可用生香油調成糊狀敷於臍窩上，外用膠布固定，最好用麝香止痛膏固定，療效甚佳，24 小時後取下，如不癒者，再敷第 2 次。

說明 用本方治療腹脹效果確切，值得推廣。敷臍後注意在洗澡時不弄濕。用此方治療，一般停用其他藥物，對單純性消化不良效佳。

來源 獻方人：湖北省來鳳縣翔鳳鎮老虎洞衛生所楊洪興。

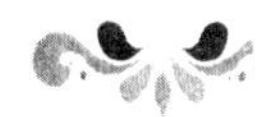

處方2 白蘿蔔籽、玉片各等份。（回族方）

用法 將上藥研成粉末，每次用20～39克，加雞蛋清調藥，塗搽腹部，1日2次。

說明 臨床觀察食積腹脹300餘例，藥用1～2次，即可見效。

來源 推薦人：青海省民和縣人民醫院劉啟明。

處方3 乾薑30克、肉桂20克、香附10克。（苗族方）

用法 將上藥研細粉，炒熱包好。熱敷神闕、關元穴位。1日1劑。

說明 應用本方治療腹脹。臨床驗證，療效滿意。

來源 獻方人：雲南省保山市敢頂鄉楊恒斌。推薦人：雲南省保山市人民醫院蒲有能。

處方4 吳茱萸10克　白胡椒2克　陳皮10克。（壯族方）

用法 將上藥曬乾或炒乾研粉。每次用2～3克，用粥調之做成小餅狀，敷在臍中，外用傷濕止痛膏固定。2～3天除去。

說明 除用臍部敷法外，在腰部大面積拔罐，腹脹可立即解決，臨床觀察數10例均有效。

來源 獻方人：廣西壯族自治區百色地區民族醫藥研究所楊順發根據壯醫經驗而擬定。

處方5 大蒜30克、芒硝30克、陳醋適量。（白族方）

用法 將大蒜芒硝混合搗細，加入陳醋調為糊狀，塗於腹壁，用紗布包紮，外加熱敷數次，1日更換1次。

說明 白族醫師寸汝吉用此方治療飲食積滯、脾胃虛弱等原因引起之腹脹，療效滿意，方法簡便易行。

來源　獻方人：雲南省蘭坪縣醫院寸汝吉。推薦人：雲南省蘭坪縣衛生局和勝。

處方6　廣木香5克、馬蹄香5克、隔山消10克、生薑適量、艾條10公分。（水族方）

用法　先將上3味碾成細粉，並填入肚臍窩內，再加生薑1片，並刺上幾個孔，蓋在肚臍上。然後點燃艾條，薰烤薑片，直到臍上有熱感後再薰15分鐘。

說明　本方溫中散寒，行氣消脹。治療腹脹、腹痛。對腹股溝斜疝亦有效。

來源　獻方人：雲南省宣威縣羊場煤礦職工醫院曾正明。

處方7　肉桂、丁香各30克。（塔塔爾族方）

用法　研細粉，分3次用。

說明　本方治老年功能性腸脹氣，用時以溫水少許混合成餅狀。敷貼於肚臍眼（神闕穴）處，加上數層紗布覆蓋，再用熱水袋加溫約1小時，取下熱水袋，再加以包紮，日1次，3次為1療程。

來源　《民族醫藥采風集》。推薦人：張力群。

處方8　花椒30克、艾葉150克。（羌族方）

用法　上二味加白酒拌勻，置鍋中炒熱，用布包好，趁熱熨腹部。待冷後，拌酒炒燙再熨，反覆數次。

說明　此方有溫中行氣、消脹的功效。適用於消化不良，或受寒腹脹，尤其對小兒消化不良引起的腹脹及蛔蟲性腸梗阻引起的腹脹，效果甚佳。

來源　獻方人：四川省南充市藥品監督檢驗所曹陽。

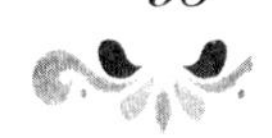

處方9 厚朴、枳實、砂仁、草果、三七各等份。（壯族方）

用法 將上藥共研細末，浸泡於酒精之中，1週後即可使用。用時以棉球取適量敷於臍部，紗布覆蓋，膠布固定。1日1～2次。

說明 主治各種腹脹，療效甚佳。

來源 獻方人：雲南省文山州衛生學校楊學況。推薦人：雲南省文山州衛生學校任懷祥。

十五、腹 瀉

處方1 無花果葉500克（鮮葉）、鮮雈草300克。（壯族方）

用法 上藥洗淨，加水2000毫升，煎至1500毫升左右，過濾去渣，待溫後瀕洗雙足至小腿，1次30～40分鐘，1日2～3次。

說明 應用本方治療濕熱腹瀉，經反覆臨床驗證，療效滿意。注意無花果葉內含呋喃香豆精類物質，洗後近期內應擦乾穿襪不要讓陽光照射，以免局部皮膚對陽光過敏出現日光性皮炎。

來源 獻方人：廣西民族醫藥研究所何最武。

處方2 肉桂、蒼朮、訶子各1克。（瑤族方）

用法 共研細末，鮮薑汁調敷臍眼（紗布墊臍上），膠布固定。1日1劑，次日更換。

說明 本方溫經散寒，消食和中。適用於小兒傷食、風寒所致的腹瀉。上方為1～2歲用量，3～5歲可增加1倍量。藥物包敷後可置熱水袋於臍眼上，增加溫度，以加強療效。

來源 獻方人：雲南省會澤縣醫藥公司虎遵德。推薦人：雲南省個舊市人民醫院蘇平。

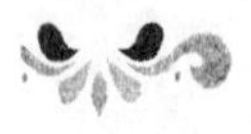

處方3　乾薑10克、精鹽10克。（壯族方）

用法　將乾薑研粉，每次用 2 克和精鹽 2 克放入臍中，外用傷濕止痛膏固定，再用艾條火灸 20 分鐘，腹瀉可止。

說明　乾薑有溫經散寒，配合精鹽、艾灸進行臍療，對一般腹瀉可立即見效。

來源　廣西民間常用方。獻方人：廣西百色地區民族醫藥研究所楊順發。

十六、肝脾疾病

1. 肝硬化

處方1　大麻芋（天南星科）100克、陳小粉300克。（彝族方）

用法　將大麻芋搗細如泥，加適量醋，稍候 5～10 分鐘，再加陳小粉用冷開水調敷肝區。1 日換，連包數日，已硬化的肝臟逐漸變軟，肝功能恢復正常。

說明　本方係文山州皮研所彝族中醫胡延豔 1982 年下鄉時從民間搜集到的。胡醫師在下鄉時曾遇到一肝硬化病人，因初下鄉，深感束手無策，只為他開了幾片肝及樂作了常規處理。下鄉一年後，又發現此病人腹水已消失。肝功能恢復正常。經調查，方知該患者用上藥治癒的。

來源　獻方人：雲南省丘北縣雙龍營彝族醫生張紹林、胡廷豔。推薦人：雲南省文山州衛生學校任懷祥、楊學況。

2. 肝硬化腹水

處方1　甘遂粉3克、當門子2克。

用法　共研細粉，敷神闕穴，外敷阿魏化痞膏一貼。

說明　本方功能消脹利水，軟堅散結。

來源　獻方人：北京護國寺中醫院屠金城。

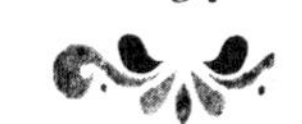

處方2 血三七10克、甘遂10克、麻黃10克、烏梅10克、葫蘆巴10克、葶藶子15克、芫花10克、黑丑10克、細辛3克、土黃芪15克、基拉木蘭10克、土狗10克、蟋蟀6克、灰葉子10克。（彝、苗、哈尼族方）

用法 以上諸藥研細為末。用麻油熬，黃丹收。藥膏貼於神闕穴、氣海穴。每2日換藥1次。

說明 本方具有行氣消積、活血化瘀、利水除脹的功效。用於治療肝硬化腹水。

來源 獻方人：雲南省玉溪地區中醫院王家福。

處方3 肉桂20克、丁香15克、乾薑10克、食鹽250克。（阿昌族方）

用法 將上藥研細，用紗布包，放神闕穴上。將食鹽炒熱放毛巾上包好。在藥上熱敷15分鐘。1日1劑。

說明 應用本方治療腹脹。臨床驗證，療效滿意。

來源 獻方人：雲南省保山市板橋鎮郎義村蒲成明。推薦人：雲南省保山市人民醫院蒲有能。

處方4 鮮七葉一枝花20克、鮮半邊蓮30克、鮮山烏龜20克、鮮山苦瓜30克。（土家族方）

用法 上藥洗淨搗爛如泥，外敷肝區。

說明 山苦瓜為葫蘆科植物黃瓜根。

來源 獻方人：湖南省衡東縣南灣鄉茶望村顏昌芝。推薦人：湖南省湘西土家族苗族自治州藥品檢驗所羅景方。

處方5 馬蹄草、杏葉、防風各適量。（壯族方）

用法 將上藥共搗爛，敷貼於臍部。1日1次，10日為1療程。

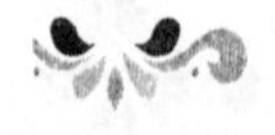

說明 主治膨脹，有一定療效。

來源 獻方人：雲南省文山州衛生學校楊學況。推薦人：雲南省文山州衛生學校任懷祥。

處方6 巴豆研去油12克、水銀6克、硫磺3克、田螺4個、大蒜5瓣、前紅9克。（彝族方）

用法 上藥共研成餅，貼敷臍眼，繃帶固定。

說明 用此法治療水臌病，一般半個小時左右，水即從大小便瀉下，但不可瀉利過度，3～5 次即去其藥，如需再下其水，停數日後再用。

來源 獻方人：貴州省大方縣醫院丁詩國。

處方7 炮山甲、一匹綢葉各等量。（壯族方）

用法 上藥共搗爛敷肚劑，每日換藥1次。

說明 獻方者曾經治 12 例肝硬化引起的腹水，用藥後腹水都有不同程度的減少。注意應用時對肝硬化予以治療。

來源 獻方人：廣西崇左縣新和鄉那顏村凌大富。推薦人：廣西民族醫藥研究所何最武。

處方8 大田螺（去殼）4個、大蒜（去皮）5個、車前子9克。

用法 上藥共搗爛做成餅，貼臍中以紗布束縛（臍上墊紗布），或膠布固定。敷 4～6 小時，並用熱水袋置上面增溫，1 日 1 次。

說明 本方溫經利尿，行水消腫。適用於肝硬化腹水小便不通。一般 3～7 次可明顯減輕症狀。如外敷時間過長，局部皮膚過敏，可暫停敷藥。

來源 獻方人：鄭珊君上海市南浦東市區蓬萊路地段醫

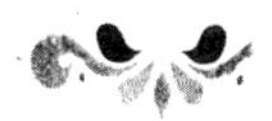

院。推薦人：雲南省個舊市人民醫院蘇平。

處方9 無娘藤、野發冷果樹葉、根各適量。（壯族方）

用法 上方水煎外洗，每天2次，每次30分鐘左右。

說明 上方對肝硬化引起的腹水消除有一定療效。一般洗後小便增多，腹水減輕。應用時對肝硬化予以治療。禁食糯米、鴨肉、糖精。飲食應低鹽。

來源 獻方人：廣西隆林縣農有萬。推薦人：廣西民族醫藥研究所何最武。

第四節 心血管系統疾病

一、心 悸

處方1 苦參15克、丹參15克、冰片4克。

用法 研細末，分次填臍。

說明 本方對心律失常所致心悸、怔忡、眩暈有效。

來源 獻方人：山西省陽泉鋼鐵公司醫院周永銳。推薦人：山西省寧武縣中醫院李藩。

處方2 柏子仁、川烏、天南星各等量。（布依族方）

用法 將上藥共研為細末，用白醋融化，攤貼於手心和足底，1日1次，晚敷晨取，連用10天為1療程。

說明 主治心悸怔忡、夜寐不安，療效甚佳。

來源 獻方人：雲南省文山州衛生學校楊學況。推薦人：雲南省文山州醫院楊忠翠。

處方3 龍骨30克、牡蠣30克、冰片10克、石膏20克。

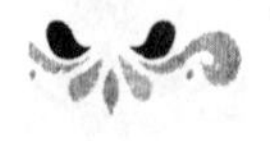

（傈僳族方）

用法 將上藥揀淨，研細，過 100 目篩，拌勻，裝瓶備用。用藥粉約 0.2 克放在每個選定穴位上，甩寬 7.5 公分的膠布呈十字形固定。每隔 4 天換藥 1 次，10 次為 1 療程。

說明 本方適用於受驚嚇所致的竇性心動過速，根據其病因不同，選取不同穴位。如心虛膽怯型，選肝俞、膽俞、心俞為主穴，選內關為輔穴；陽虛火旺型，選心俞、腎俞為主穴，內關為輔穴。

來源 獻方人：雲南省保山市人民醫院蒲有能。推薦人：雲南省保山地區藥檢所衛愛黎。

二、冠心病、心絞痛

處方1 回心草15克、冰片5克、乳香5克、沒藥5克、麝香追風膏3張。

用法 將上藥共研細粉，過篩。粘在麝香追風膏上貼於心俞、厥陰俞、至陽穴和左側乳根穴上，並按揉膏藥5分鐘左右。

說明 本方有宣痹止痛之功，治療心血瘀阻之冠心病心絞痛，效果較好。用藥 1 次後疼痛胸悶明顯減輕。貼藥期間忌食酒類，並控制情緒，睡眠充足。

來源 獻方人：雲南省宣威縣羊場煤礦職工醫院曾正明。

處方2 白檀香製、乳香、川鬱金、醋炒元胡、製沒藥各12克，冰片2克。

用法 將上藥共研細末，另加麝香0.1克，臨床用時取少許，用二甲基亞砜調成軟膏狀，置於膏藥中心，貼膻中、內關（雙穴），每日換藥 1 次。

說明 方名「心舒期」，功效芳香通竅，活血止痛，有

增強從皮膚滲透的能力。

來源 獻方人：江蘇省南通市天生港發電廠保健站吳自強。推薦人：山西省寧武縣中醫院李藩。

處方3 回心草20克、燕尾草15克、冰片5克、麝香1分。（毛南族方）

用法 先將前3味研成細粉過篩，再將麝香兌入拌勻，瓶裝密封備用。疼痛時將藥粉撒一薄層在寬膠布上，藥粉撒的面積約1平方公分，貼於湧泉穴、至陽穴和心俞穴上，並按揉5分鐘。

說明 臨床觀察本方對於胸悶、心痛起效迅速。少數病人貼後會引起局部過敏疹。若發現局部刺痛、發癢即取下，並用淡鹽水洗患處。

來源 獻方人：雲南省宣威縣羊場煤礦職工醫院曾正明。

處方4 蘇木、檀香、木香、降香、丹參、川芎、冰片各等量。（民間方）

用法 研細末填臍，以膠布密封，3日換1次。

說明 本方有回陽救逆、開竅蘇厥作用，故治胸痹有效。周氏曾治一例杜姓患者。某院心電圖檢查：竇性心動過速，ST段下降和T波倒置，診斷為冠心病心絞痛。用本方堅持治療1月，諸症消失，心電圖復查正常。

來源 獻方人：山西省陽泉鋼鐵公司周永銳。推薦人：山西省寧武縣中醫院李藩。

處方5 梔子、桃仁各12克，煉蜜30克。（塔吉克族方）

用法 將二藥研末，加蜜調成糊狀。把糊狀藥攤敷在心前區，紗布敷蓋。

說明　第一週第3日換藥1次，以後每週換藥1次，6次為1療程。

來源　《民族醫藥采風集》。推薦人：張力群。

處方6　細葉黃楊葉6克、射干8克、賽山香10克、細辛6克、川芎8克、小紅參10克、茴心草20克、生藤10克、馬蹄香10克、山雞椒10克、鹿啃木15克、血三七10克、鬱金10克。

用法　以上諸藥研細為末備用。取藥末少許，用二甲基亞礬調成軟膏狀，置於膏藥（或傷濕止痛膏）中心。貼於膻中、內關穴。1日換藥1次。

說明　本方具有活血化瘀、通竅止痛的功效。適用於心絞痛、肋間神經痛等症。

來源　獻方人：雲南省玉溪地區中醫院王家福。

三、高血壓病

處方1　夏枯草30克、鉤藤20克、桑葉15克、菊花20克。（瑤族方）

用法　上藥煎水浸洗雙足。1日2～3次，每次30分鐘。

說明　本方具有清熱涼肝、熄風止痙之功。治療高血壓屬肝陽上亢，陽亢化火動風者為宜。

來源　獻方人：雲南省硯山縣阿基王安歲。推薦人：雲南省文山州衛生學校張炳富。

處方2　吳茱萸5克。（維吾爾族方）

用法　把吳茱萸研成細末，用陳醋調成糊狀，攤在一塊膠布上，貼於患者雙側湧泉穴。

說明　此方對上實下虛、上熱下寒的患者療效100%。貼

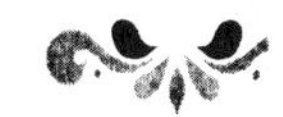

藥前最好先把腳用熱水洗乾淨。

來源 獻方人：新疆維吾爾自治區烏魯木齊市中醫院劉培合。推薦人：新疆維吾爾自治區烏魯木齊市中醫院王輝。

處方3 鉤藤50克、冰片5克。（壯族方）

用法 共搗爛，用紗布包好。每天晨起與晚睡前放入盆內，加溫水洗浴雙腳，並保持水溫。1日1劑，每次20～40分鐘。

說明 本方是民間流傳的驗方，在民間曾治癒不少的高血壓病。

來源 獻方人：雲南省西疇縣興街中心衛生院李光員。

處方4 紅花夾竹桃葉（瓦片焙黃）3克、羅芙木20克、羅布麻葉30克、吳茱萸10克、龍膽草20克、杉羅樹皮30克、朱砂6克、豆腐渣果30克、淮牛膝20克。（傣族方）

用法 將上藥混合研末，過100目篩。用時取少許藥末，加雞蛋清調成糊狀，於每晚睡前敷貼於神闕穴及湧泉穴，晨起除去不用，每夜1次，每次敷一足，兩足交替敷貼。6次為1療程。

說明 本方具有清肝化痰、降壓平眩的功效，適應於高血壓眩暈症屬肝陽上亢、風痰上擾者。

來源 獻方人：雲南省玉溪地區中醫院王家福。

處方5 紅蓖麻子20粒、鮮川牛膝10克、珍珠母粉5克、雷公高樹葉3克。（土家族方）

用法 和勻共研細末，加米醋調餅，敷於湧泉穴。1日換藥1次。

說明 此方藥治高血壓病。經臨床反覆驗證，效果滿意。

來源　獻方人：湖北省來鳳縣翔鳳鎮老虎洞衛生所楊洪興。

處方6　鉤藤30克、野芹菜30克、夏枯草30克、冰片適量。（毛南傣族方）

用法　將上述前3味藥切碎，加入2000毫升，煎煮10分鐘，除去藥渣，待水溫下降後，再放入冰片，趁熱浸洗雙腳，每日早、晚各1次，每次30～40分鐘，連用10日為1療程。

說明　治療高血壓病有一定療效，總有效率達80%以上。

來源　獻方人：雲南省文山州衛生學校楊學況。推薦人：雲南省文山縣衛生防疫站李芳。

處方7　蓖麻子仁50克、鉤藤50克、吳茱萸30克、附子20克、生薑150克、冰片10克、陳小粉5克。（苗族方）

用法　將上藥碾碎，共搗為泥，混勻，調成膏狀。用時取適量，每晚睡前敷貼雙足湧泉穴，7～10日為1療程。

說明　主治高血壓病，療效滿意。一般連用3～5個療程，血壓可穩定於正常。

來源　獻方人：雲南省文山州衛生學校楊學況。推薦人：雲南省富寧縣醫院趙靜芬。

處方8　回心草3克、麝香追風膏1張。（水族方）

用法　將回心草研成極細粉，兌酒拌勻。先用指壓揉湧泉穴15分鐘後，將拌好的藥粉攤於麝香追風膏中央，貼在湧泉穴上，3天換藥1次。

說明　貼藥期間禁止喝酒，控制情緒，勿生氣發怒。

來源　獻方人：雲南省宣威縣羊場煤礦職工醫院曾正明。

處方9 樹頭菜葉尖3個、蔓荊子葉尖3個、毛桃葉尖3個、高良薑50克、豬板油適量。（傣族方）

用法 將上前4味藥搗爛和剁細的豬板油混勻，用芭蕉葉包好焐火至熱，再分成2份，用其包在頭部1份，包在脖頸上1份。1日包1次。

說明 此方降壓效果很好。

來源 摘自《德宏傣藥驗方集（二）》。推薦人：雲南省德宏州藥物檢驗所方茂琴。

處方10 生薑150克、蓖麻仁50克、吳茱萸20克、附子20克、冰片10克。（布依族方）

用法 蓖麻仁、吳茱萸、附子共研末，加生薑共搗如泥，再如冰片和勻，調成膏狀，每晚貼兩足心，7日為1個療程，連用3至4個療程。

說明 敷藥期間停用一切降壓藥。

來源 《民族醫藥采風集》。推薦人：張力群。

第五節　泌尿系統疾病

一、尿路感染

處方1 地龍1條、蝸牛1個、陳小粉20克。（仫佬族方）

用法 將上藥搗爛，捏成小圓餅，敷貼於臍部，每晚換藥1次，紗布覆蓋，膠固定。連用10～15天為1療程。

說明 主治血淋、膏淋，療效頗佳。

來源 獻方人：雲南省文山州衛生學校楊學況。推薦人：雲南省文山州衛生學校任懷祥。

處方2　肉桂粉0.5克。（傈僳族方）

用法　把上述藥粉置於患者關元穴，用膠布呈十字形固定。2天換藥1次。

說明　本方適用於腎、膀胱虛寒所致小便清長，尿頻尿急的小便頻數。小兒酌減量。膀胱實熱者禁用。

來源　獻方人：雲南省保山市人民醫院蒲有能。推薦人：雲南省保山地區醫藥檢驗所衛愛黎。

二、腎　炎

處方1　燈盞花5000克。（白族方）

用法　將燈盞花置於大鍋中煮30～60分鐘後倒入澡池中，令患者入藥中泡洗，自己適當按摩足三里穴和湧泉穴。

說明　本方主治腎炎水腫。藥後，患者自覺全身輕鬆，腫脹緩解。如能配合內服中西藥療效更佳。

來源　獻方人：雲南省鶴慶縣白族醫生朱文彪。推薦人：雲南省大理市康復醫院許服疇。

處方2　白芥子15克、丁香10克、肉桂10克、白胡椒10克、車前子10克。

用法　研細粉，分次醋調敷臍，2小時1次。

說明　本方治療急慢性腎炎水腫腹脹有較好療效。

來源　獻方人：山西省陽泉鋼鐵公司醫院周永銳。推薦人：山西省寧武縣中醫院李藩。

處方3　萊菔子梗葉、大蔥鬚適量。

用法　揉爛外敷神闕穴。

說明　本方具有清熱利尿之功，主治腎病腹水。

來源　獻方人：北京護國寺中醫院屠金城。

三、水　腫

處方1　大將軍（棉芽大戟）15克、甘遂5克、雄黃3克、田螺1個、元寸0.3克。（苗族方）

用法　將上藥共搗為泥。用時先將元寸明粉 0.1 克放入臍部，再將藥泥分為 3 份，每次用 1 份蓋貼於臍部，紗布覆蓋，膠布固定。1 日換藥 1 次，共用 3 次即可。

說明　主治各種水腫，經臨床反覆驗證，療效可靠。

來源　獻方人：雲南省文山州衛生學校楊學沉。推薦人：雲南省文山州醫院楊忠翠。

處方2　梔子10克、杏仁10克、桃仁10克、神麴10克、芒硝10克、發麵10克、大棗7枚、雙苗大蔥白6公分、蜂蜜80克、白皮雞蛋清1個。（回族方）

用法　梔子、杏仁、桃仁、神麴、芒硝、大棗（去核）、發麵均研細末，把蔥白砸成泥狀，再與蜂蜜、蛋清拌和均勻，攤在乾淨布上，一次貼於患者神闕穴（肚臍）上。

說明　藥起作用後，患者肛門排氣，小便利。先馬尿色，後淡黃色。身體瘦弱排小便量大者，可酌清靜注 10% 的葡萄糖注射液。如用此法 2 次病不癒者，可連用 10 次。36 小時換藥 1 次。用此方法治療 30 餘人次，療效滿意。本方也可治於癃閉。發麵即是蒸饃饃用的發麵曬後使用。

來源　獻方人：新疆維吾爾自治區烏魯木齊市中醫院劉培合。推薦人：新疆維吾爾自治區烏魯木齊市中醫院王輝。

處方3　鮮胡椒草500克。（彝族方）

用法　將上藥置鍋內煎煮 3 次，合併藥水，外洗水腫處。

說明　本法用於全身性水腫效果顯著，特別是用於下肢

水腫，同樣有立竿見影之功，請君不妨一試。注意要趁熱洗，禁忌內服。

來源 獻方人：雲南省大理白族自治州賓川縣人民醫院張洪輝。

處方4 花椒50克、車前子50克、食鹽20克。（蒙古族方）

用法 將花椒等加適量水，用文火熬開後取渣敷患處，用熱湯洗患處。1日洗2次，5天為1個療程。

說明 此方具有利水消腫之效。治療期間飲食清淡為佳。

來源 內蒙古哲里木盟紮魯特旗蒙醫院朝克圖。推薦人：內蒙古哲里木盟蒙醫研究聽格日樂。

處方5 蔓陀羅根15克、杏薑15克、白花矮陀羅15克、魚腥草15克、西瓜藤15克。（傣族方）

用法 將上藥加水煎煮後，取煎汁擦洗患部。1日2次。此法亦可內服，1日服3次，每次30毫升。

說明 本方具有清熱利水之功，主治水腫。

來源 摘自《德宏傣藥驗方集（二）》。推薦人：雲南省德宏州藥檢所方茂琴。

處方6 小功勞50克、板藍根50克、明豪50克、白糖50克。（傣族方）

用法 將上藥的鮮品洗淨擠出汁，然後取汁擦洗患部。1日2次。每次20分鐘。此方還可內服，1日3次，每次30毫升。

說明 本方清熱解毒，利水消腫。主治水腫。

來源 摘自《德宏傣藥檢方集（二）》。推薦人：雲南

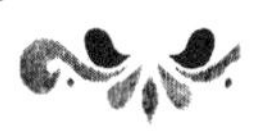

省德宏州藥檢所方茂琴。

處方7 莪朮50克、紅球薑50克、岩薑50克、閉鞘薑50克、天冬50克。（傣族方）

用法 將上藥用水煎煮後，取其煎塗擦洗患部。1日2～3次，每次20～30分鐘。此方可以外洗，還可內服，1日服3次，每次30毫升。

說明 本方具有活血利水消腫作用，主治水腫。

來源 摘自《德宏傣藥驗方集（二）》。推薦人：雲南省德宏州藥撿所方茂琴。

處方8 黃皮果樹葉、柚子果樹葉、小葉榕根皮、九牛藤各5000克，生鹽100克。（壯族方）

用法 上方水煎洗澡，每日1劑，每次40～50分鐘。

說明 本方對消腫作用較好，一般用2劑後小便開始增多，水腫開始消退，但應對腎炎同時予以積極治療。

來源 獻方人：廣西羅城縣喬善鄉岩口村八照屯唐振剛。推薦人：廣西民族醫藥研究所何最武。

處方9 番木瓜、熊膽、胡椒、野薑、荊芥、小薑、大蒜大蔥、水香蓼、薑黃、高良薑各適量。（傣族方）

用法 各藥切碎曬乾，混合研為細末，另取芝麻油適量，加酒調藥外塗，內服，每日2～3次。

說明 本方主要用於治療腎炎所引起的水腫，臨床反覆驗證，療效滿意。

來源 摘自《傣醫中專班臨床課試用教材》。推薦人：雲南省個舊市人民醫院蘇平。

處方10　蔓荊葉、鴨咀花、黑心樹葉、燈檯含羞雲實各等量。（傣族方）

用法　各藥切碎拌勻加水適量煎煮，取藥液外洗，每日2～3次，同時服少量煎液。

說明　本方主要用於治療急性腎炎引起的面目，四肢悉腫。

來源　摘自《傣醫中專班臨床課試用教材》。推薦人：雲南省個舊市人民醫院蘇平。

處方11　野桃樹、辣蓼、虱機菜、空心木、痧藥花五爪金龍、大紅鑽、木仔蒙各適量。（瑤族方）

用法　上方各藥，春夏季用葉，秋冬季用根，水煎60分鐘，取藥液擦洗全身，每日1次，每次30分鐘。

說明　本方對許多原因引起的水腫均有消腫作用。但消腫僅為治標，應同時針對引起水腫的原因予以治療。

來源　獻方人：廣西金秀瑤族自治縣黃元林。推薦人：廣西民族醫藥研究所莫蓮英。

四、慢性腎功能衰竭

處方1　生大黃30克、桂枝20克、炙附子15克、半支蓮30克、煅牡蠣30克、元胡粉15克。

用法　上藥1劑煎2次，取汁30毫升，每日1次灌腸以1小時為宜。治療期間控制蛋白質攝入，必要時應用西藥抗感染，糾正酸中毒、電解質紊亂等治療。

說明　劉氏等治療慢性腎功能衰竭56例，結果痊癒23例，有效19例，無效14例。

來源　獻方人：河北省張家口市中醫研究所附屬醫院劉明琴、王一民。推薦人：山西省寧武縣中醫院李藩。

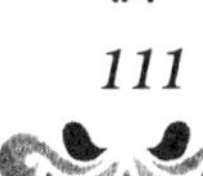

處方2　炮附子15克、生大黃30克、煅牡蠣60克、蒲公英30克、銀花30克、紅花20克、當歸20克。

用法　上方1日1劑，取2次煎液濃縮為150毫升行高位保留灌腸，一般肛管插入深度為20～25公分，藥液溫度為27℃左右為宜，1次藥液25分鐘左右灌完，保留時間約2小時。一般1日灌1次，10次為1療程，輕症可連續治療2～3療程，重症4～5療程。

說明　劉氏用本方治療15例，經1～4療程，結果顯效9例，好轉4例，無效2例，總有效率為86.6%。

來源　獻方人：山西晉城礦務局醫院劉天錫、王小華。推薦人：山西省寧武縣中醫院南樹林。

處方3　炮附子15克、雙花30克、紅花20克、當歸20克、生大黃30克、煅牡蠣60克、蒲公英30克。

用法　上方1日1劑，取2次煎液濃縮為150毫升，為1次保留灌腸量。每晚睡前行低壓高位保留灌腸。肛管托入深度為20～25公分，藥液溫度37℃左右，1次藥液25分鐘左右灌完，保留時間約兩小時，1日1次，10日為1療程，輕症2～3療程，重症4～5療程。

說明　本方對早、中期療效明顯，晚期較差。慢性腎衰屬中醫關格範圍，臨床以閉尿吐逆為特點，病機以腎虛為本，濕濁瘀熱為標。治以溫陽益腎，通腑泄濁，清熱解毒，活血化瘀。附子益腎，大黃泄濁，二花公英清熱解毒，當歸紅花活血化瘀。現代醫學證實，附子溫陽通脈，有腎上腺皮質激素樣作用，可促進腎功能恢復；牡蠣性澀收斂，可吸附氮質進入腸道；大黃解熱毒瀉下，使尿素氮從腸道排出；紅花、當歸、大黃合用，可改善腎血流；大黃、紅花、公英合用可抑制腎小管萎縮和纖維組織增生，促進廢用的腎單位逆

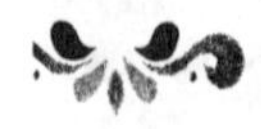

轉，故有效。劉、王氏治療 15 例。有效率 86.6%。

來源 獻方人：山西省晉城礦務局醫院劉天錫、王小華。推薦人：山西省寧武縣中醫院李藩。

處方4 車前草、黃芪、白朮、木香、柴胡、滑石、檳榔各適量。（壯族方）

用法 將上藥共研為末，裝入布袋。用時將藥袋置於神闕穴上，再加蓋厚布 1 塊，以普通熨燙之。1 日 2 次，每次 30 分鐘，連用 5～7 日。

說明 主治腎功能衰竭所致的尿閉、嘔吐等，療效甚好。

來源 獻方人：雲南省文山州衛生學校楊學況。推薦人：雲南省富寧縣醫院趙靜芬。

五、尿瀦留

處方1 生牡蠣30克、槐花30克、大黃10克。

用法 將上藥水煎，濃縮成 150 毫升，作保留灌腸，1 日 1 次。

說明 此法治療急慢性腎衰均有一定效果，大部分患者用藥後腎功能可明顯改善。

來源 獻方人：江蘇省南通市天生港發電廠保健站吳自強。

處方2 火硝15克、連鬚蔥1根。

用法 上 2 味藥共搗如泥，用青布攤以膏藥，貼臍上，用布帛縛定，熱瓦熨之即通。

說明 方中 2 藥辛溫，熱瓦熨之以助藥力，故小便自通。在未備導尿管或不宜導尿情況下，可用本方急救。

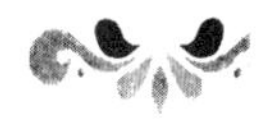

來源 獻方人：山西省寧武縣中醫院李藩。

處方3 麝香少許、半夏適量。

用法 上2味藥為細末填臍中，上用蔥白、螺螄二味搗成膏為餅，封臍上，用布帛縛定，下用皂角燒煙，薰入陰中自通。

說明 小便不通今謂癃閉，此型因痰塞上竅，下竅不通。方中五藥合用開痰通竅，故小便自利。本方適用於女性患者上敷下薰雙管齊下，實屬救急之良方。

來源 獻方人：山西省寧武縣中醫院李藩。

處方4 大蔥白500克、白茅根50克、陳醋適量。

用法 將蔥白切成細絲，白茅根剪碎，調醋炒至蔥白漸熟，分裝兩個紗布小袋中，熱敷於肚臍上，涼後更換。

說明 癃閉是以小便量少，排出困難，甚至小便不通等症狀為主。大多出現在大病以後，或老年氣虛；產後體虛；腠理不密，復感外邪。選用肚臍上熱敷，因肚臍即中闕穴，為沖任二脈的經氣彙集之地，且滲透性較強，能迅速散入血中，使藥物直達病所，收到溫經通絡，溫陽化水之功。

來源 獻方人：山西省壺關縣衛生防疫站張子淵。推薦人：山西省寧武縣中醫院李藩。

處方5 蔥白、肉桂、食鹽各適量。

用法 三藥搗如泥敷臍，並用熱毛巾敷之。

說明 三藥助陽溫中，溫則通，癃閉自癒。

來源 獻方人：山西省陽泉鋼鐵公司醫院周永銳。推薦人：山西省寧武縣中醫院李藩。

處方6　小皂莢10克、香蔥30克。（土家族方）

用法　將皂莢研細為末，香蔥搗爛調拌炒熱，外敷臍部。

說明　本方具有通關開竅之功，用於治療癃閉症。

來源　獻方人：湖南省瀏陽縣文家市鄉劉衍吾。推薦人：湖南省湘西土家族苗族自治州藥檢所羅景方。

處方7　豆豉20克、生薑7片、香蔥7克、食鹽3克。（苗族方）

用法　將上藥共搗爛，炒熱外敷臍下氣海或關元穴。

說明　本方具有辛通宣竅之功，治療癃閉症。

來源　獻方人：湖南省沅江藥材公司周永貴。推薦人：湖南省湘西土家族苗族自治州藥品檢驗所羅景方。

處方8　田螺3～4個、食鹽5克。（哈尼族方）

用法　將田螺去殼取肉與食鹽混合搗爛外敷臍部，以塑膠薄膜或新鮮菜葉覆蓋，膠布固定。1 日 1 次。

說明　一般敷後 1～2 小時，即可排尿 800 毫升以上。敷2日排尿如常。

來源　獻方人：雲南省普洱縣人民醫院柳克尊。

處方9　紅芽大戟10克、商陸10克、田螺10克、蟋蟀6克、山雞椒6克、馬蹄香6克、假鳳梨10克、腎茶10克、巴戟天10克、金葉子2克。（哈尼族、彝族方）

用法　將以上諸藥研細為末備用。取藥末 3～5 克攤放於神闕穴、氣海穴和關元穴，在上面覆蓋膠布，1 日換 1 次。

說明　本方有活血通竅，化氣利水之功。適用於分娩、外傷、腦膜炎、腎炎等所致的尿瀦留。

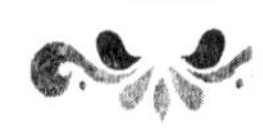

來源 獻方人：雲南省玉溪地區中醫院王家福。

處方10 鮮豬殃殃50克、鮮蔥白50克、鮮青蒿200克。（土家族方）

用法 上藥攪細碎（勿讓汁水流掉），敷於臍部，藥面覆蓋 25 × 30 公分塑膠薄膜及棉墊各 1 塊，膠布固定。待尿排後即去藥。

說明 本方藥對急性尿瀦留效佳，老年性前列腺肥大所致的梗阻性尿瀦留無效。

來源 獻方人：湖北省來鳳縣翔鳳鎮老虎洞衛生所楊洪興。

處方11 獨頭蒜 1 個、梔子 3 個、鹽少許。（彝族方）

用法 將上藥搗爛，攤於紙上，女性貼臍上，男性貼陰囊上。1 日 1 次。

說明 此方對男女尿閉，小便點滴頻數，澀痛難忍，少腹脹痛者最靈。

來源 獻方人：雲南省大理白族自治州賓川縣人民醫院張洪輝。

處方12 蔥白1根（約9公分）、白胡椒7粒。（德昂族方）

用法 共搗爛如泥，填敷在肚臍上，蓋上塑膠薄膜，膠布固定。

說明 一般敷藥 3～4 小時後見效，所治 10 例皆獲痊癒。

來源 獻方人：雲南省普洱縣人民醫院柳克尊。

六、尿頻

處方1 桑螵蛸、丁香、肉桂、夜關門各等份，黃酒適量。（毛南族方）

用法 將上藥焙乾，共研為細末，加入黃酒調成糊狀。用時取適量以紗布包好，放於臍部，膠布固定。1日換藥1次，連用5～7天為1療程。

說明 本方具有溫補命門，縮尿止遺之功，治療腎陽不足，膀胱失約之尿頻症有一定療效。但濕熱下注之症，不宜使用。

來源 獻方人：雲南省文山州衛生學校楊學況。推薦人：雲南省文山州檢察院楊敏。

處方2 細果角茴香、公丁香各3克。（藏族方）

用法 將上藥研成粉末，以雞蛋清調藥，塗搽臍部周圍。1日用藥1次。

說明 一般用藥5～7天見效。臨床觀察200餘例，總有效率為85%。

來源 藏族民間驗方。推薦人：青海省民和縣人民醫院劉啟明。

處方3 煅龍骨3～5克、煅牡蠣3～5克、五味子3～5克。

用法 上藥共研粗末，充分混勻，每晨起用患者唾液，取藥末少許調成糊狀，先用熱的濕毛巾擦臍，然後將藥敷上，紗布覆蓋，膠布固定。如皮膚過敏可換膚疾寧固定。

說明 此病多由精神因素所致，臍為神闕，是先天之結蒂，後天之氣舍，內通五臟，用本散治之，事半功倍。

來源 獻方人：山西中醫學院中醫系扈曉宇。推薦人：

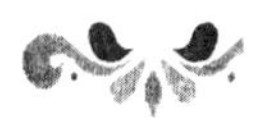

山西省寧武縣中醫院李藩。

七、遺　尿

處方1 鮮桑螵蛸1個、鮮五倍子1個。（普米族方）

用法 將上2味藥共研成泥狀，加上5滴白酒拌勻，塞入臍眼上，包24小時更換1次。一般2次可徹底根治，多數患者1次即癒。

說明 如在24小時內，有的患者感到臍癢時，可清除掉，待第2天再包上；如24小時內沒有癢痛感，而見藥物乾燥不適者，可睡平加上適量白酒至濕潤為止。

來源 獻方人：雲南省大理白族自治州賓川縣人民醫院張洪輝。

第六節　代謝、內分泌系統疾病

一、糖尿病

處方1 降糖木60克、荔枝核60克、木檳榔100克、苦瓜100克、菱角殼60克、麥冬30克、梔子20克、樹黃連20克、天花粉60克、甘草10克、生地60克、蒲黃15克、基拉木蘭30克、黃芪60克、羅盤刺根100克。（哈尼族，彝族方）

用法 上藥研末，用開水和酸醋調膏，敷在勞宮、神闕和湧泉穴上，外用膠布固定覆蓋。也可內服，1日3次，每次10克。

說明 本方具有清瀉三焦火熱之功效。適用於上、中、下三消及五淋、崩漏等。

來源 獻方人：雲南省玉溪地區中醫院王家福。

處方2　菖蒲、麻葉野胡椒各50克。（德昂族方）

用法　上藥切碎，加水適量煎煮，用藥液擦洗，每日2～3次。

說明　本方主治糖尿病所致的癰疽、瘡瘍，臨床反覆驗證，療效滿意。

來源　獻方人：雲南省個舊市人民醫院蘇平。

處方3　牛苦膽1個、蕎麥麵100克 。

用法　取膽汁調和蕎麥麵，分做 20 個藥餅（直徑 2 公分）。敷於臍部，2 小時更換，敷完為止。敷後過乾者，用膽汁潤濕。

說明　本方對糖尿病初起有較好的治療作用。對久病者，可作為輔助治療。

來源　獻方人：沙培林河南省中醫研究院。推薦人：雲南省個舊市人民醫院蘇平。

處方4　滑石粉70克，朱砂、煅粉各5克，冰片2克。（畲族方）

用法　共研細末，用香油調成膏敷患處。每日 1 次。

說明　本方對糖尿病壞疽有一定療效。

來源　《民族醫藥采風集》。推薦人：張力群。

處方5　生黃芪30克、太子參30克、黃精15克、桃仁12克、丹參30克、地龍12克。（滿族方）

用法　水煎服，每日 1 劑，分早晚 2 次服。

說明　外洗方：薄荷、花椒、艾葉各 25 克，連根生蔥10 棵，鮮薑 100 克，煎濃汁，每日先薰後洗患處，對糖尿病皮膚潰瘍有一定療效。

來源　《民族醫藥采風集》。推薦人：張力群。

二、痛　風

處方1　桂皮油10毫升、樟樹油10毫升、花椒油10毫升。（阿昌族方）

用法　將上藥混勻，裝瓶備用。每次用棉球蘸藥外擦患處，使局部烘熱為度。1日用2～3次。

說明　應用本方治痛風。臨床上療效滿意。

來源　獻方人：雲南省保山市人民醫院蒲有能。

處方2　生草烏20克、燕飛草20克、柴金絡20克、虎杖30克、金雞馬藤10克、土茯苓30克、川草薢30克、山慈茹20克、百步還陽20克、青香葉30克、彬羅樹皮30克。（彝族方）

用法　將上藥（除青香葉外）加水3000毫升煎煮取汁1500毫升，濾藥渣再加水達3000毫升，濃縮為1500毫升。兩次煎汁共得3000毫升，再加60度燒酒1000毫升，將青香葉研末放入其內，冷卻備用。外敷患部，隔日1次。

說明　本方具有祛風除濕，化濁通絡止痛的功效。適用於痛風症。

來源　獻方人：雲南省玉溪地區中醫院王家福。

處方3　蒼朮、黃柏各10克，川牛膝15克，薏米20克，銀花藤20克，延胡縈、當歸尾各10克，蒲公英15克，滑石20克。（錫伯族方）

用法　水煎服，並用鮮野菊花，鮮芙蓉葉等份，搗爛如泥，如生大黃粉20克，調勻敷於患處，每日1換。

說明　本方對痛風急性發作有一定療效。

來源　《民族醫藥采風集》。推薦人：張力群。

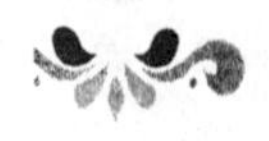

處方4 臭藥50克、犁頭草30克、三爪金龍30克、三分三30克。（白族方）

用法 以上藥粉碎為末，土罐裝備用，酸醋調，將藥調為糊狀，外敷於痛風性關節炎和急性風濕炎患者病灶處，每日換藥1次，連包3天。

說明 此方治療痛風性關節炎，急性風濕關節炎，效果明顯，用藥當日即可消除紅腫熱痛。

來源 雲南鶴慶縣民間醫楊洪富獻方，推薦人：許服疇。

第七節　精神神經系統疾病

一、三叉神經痛

處方1 鉤藤35克、當歸30克、地龍25克、桂枝10克、冰片10克。（德昂族方）

用法 將上藥除冰片外，各研粗末。同放容器內，加米酒浸過藥面，浸泡1～2週。用時以棉籤蘸藥液，外搽患處，並揉熱局部。1日2～5次。

說明 應用本方治療三叉神經痛。臨床驗證，療效滿意。注意勿使藥液入目。

來源 獻方人：雲南省保山市人民醫院蒲有能。

處方2 細辛6克、花椒12克、透骨香12克、冰片1克。（普米族方）

用法 諸藥混合，研粉後加入酥油20克，調勻外敷患處。

說明 本方疏風通絡，止痛，適用於三叉神經痛。

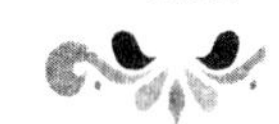

來源　摘自《普米族單方治療雜病手冊》。推薦人：雲南省物局吳世東。

處方3　白附子3克、桃仁3克、蔥白6克。（回族方）

用法　白附子、桃仁研細末與蔥白搗碎如泥，攤止痛膏上，貼雙側太陽穴。1日1次。

說明　本方活絡止痛。對三叉神經痛有明顯療效。太陽穴在眉梢與目眥之間旁開1寸處。

來源　獻方人：馬應乖雲南省會澤縣者海中心衛生院。推薦人：雲南省個舊市人民醫院蘇平。

處方4　鵝不食草10克、石菖蒲10克、細辛6克、冰片3克。（塔吉克族方）

用法　研細末裝入瓶中封蓋，每日打開鼻嗅數次，1次1～2分鐘。10日為1個療程。

說明　木方醒腦通竅。適用於三叉神經痛。

來源　獻方人：馬軍祥新疆麥蓋提縣羊大克鄉。推薦人雲南省個舊市人民醫院蘇平。

二、面神經痛

處方1　全蠍30克、蜈蚣15克、地龍25克、大血藤15克。（傈傈族方）

用法　將上藥研粗末，放容器內，加米醋浸過藥面，浸泡1～2週，外搽患處。使局部烘熱即可。1日搽3～8次。

說明　應用本方治療面神經痛，有祛風止痛之效。注意勿使藥液入目。

來源　獻方人：雲南省保山市人民醫院蒲有能。

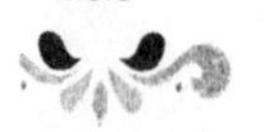

處方2 牛角蟲500克、當歸500克、黃連500克、麻油2500克、雙參200克。（布朗族方）

用法 把上藥製成藥膏，分別貼於患側下關、頰車、太陽及健側合谷穴。每5天換1次藥，並用75%酒精擦洗患處，總療程30天。

說明 用此方治療37例周圍性面神經疼痛，治癒32例，好轉2例，無效3例。

來源 獻方人：雲南省臨滄地區雙江拉祜族布朗族傣族自治縣民族醫藥研究所李付軍。

處方3 大皂角6克、食用米醋30克。（京族方）

用法 將皂角去皮，乾後研末，過500目篩。置銅鍋或銅勺（忌鐵器）中微火炒至焦黃色，每加食用米醋30毫升攪勻成膏。用時將藥膏平攤於敷料上，厚度3毫米左右，貼於口角處。左歪貼右，右歪貼左，每天1次，2天後改為隔天1次。

說明 若用藥後局部出現皮疹，可暫停敷藥，待皮疹癒後再用藥。

來源 《食族醫藥采風集》。推薦人：張力群。

三、面神經麻痺

處方1 老松香30克、大紅麻子10個、巴豆仁10個、全青12克、生杏仁10個、全蠍15克。

用法 共搗為泥，將藥攤布上，左歪貼右，右歪貼左。

說明 口眼正時急去藥。

來源 獻方人：山西省寧武縣人民醫院李敏。

處方2 鮮活鱔魚1條、肉桂10克、胡椒10粒、冰片1克。

用法　上藥共搗碎，加入少量白酒調為糊狀，先取針灸針速刺患側頰車、下關穴，然後外敷此藥，紗布固定。2日換藥1次。

說明　經用本方治療面神經麻痹患者11例，時間最短者2天，最長者7天，全部治癒。

來源　獻方人：浙江省溫嶺縣慢性疑難疾病支氣管哮喘專科門診部趙貴銘、林應傲。

處方3　冰片3克、蓖麻仁15克、蔥白5克、全蟲3克、土蜂房15克。（佤族民間秘方）

用法　把以上藥物搗爛如泥，攤於敷料上，貼於面部下關穴，向左歪貼於右下關，向右歪貼於左下關。1日1次，4～8次為1個療程。

說明　面部下關穴處潰破者禁用。

來源　獻方人：雲南省臨滄地區雙江拉祜族佤族布朗族傣族自治縣佤族民醫岩保。推薦人：雲南省雙江縣民族醫藥研究所李付軍。

處方4　牙皂20克、麝香1克、陳醋100毫升。

用法　將豬牙皂置陳醋中，浸泡1天後倒取陳醋，去牙皂；麝香研細入此陳醋中攪勻備用。用時以棉棒蘸藥醋塗搽患側地倉與頰車間（包括地倉與頰車2穴），1日3次，癒為止。

說明　用此法治療5例，均在7天治癒，快者1～2天內即癒。

來源　獻方人：山西省寧武縣中醫院邵玉寶。

處方5　白蔥頭1把、紅棗1個、生薑1塊、苦杏仁2粒、巴豆1粒、籽棉1個。（白族方）

用法　諸藥研成糊狀包在巴豆上，再剝下籽棉上的絮，包裹上藥，塞在患側鼻孔中，30 分鐘即漸矯正。

說明　經治面神經麻痹 3 例均癒，無不良副作用。

來源　獻方人：雲南省大理市康復醫院八門診楊中梁。

處方6　鮮骨碎補50克、糯米50克、鮮鱔魚血適量。（畲族方）

用法　先將糯米煮成乾飯，鮮骨碎補切碎，二種攪勻搗爛如泥，根據患部面積做成餅狀，取鮮鱔魚血均勻地塗在餅上，貼敷患部。

說明　獻方者介紹治癒 10 餘例，筆者隨訪患者林依弟，男，50 歲，2 年前在水庫做工，口眼歪斜，經多方治療未癒，22 天後用本方，僅敷一貼而癒，至今未復發。應用本方應避免風露。

來源　獻方人：福建省霞浦縣溪南鎮白露坑村半月里衛生所雷國勝。推薦人：福建省寧德地區醫藥研究所陳澤遠。

處方7　香油150克、松香150克、銅綠3克。

用法　將香油熬成滴水成珠，用槐枝攪拌，徐徐放入松香末熬成膏。離火後再放入銅綠，攪至煙盡即成（加松香的量根據天氣冷、熱以成膏為度）。用時將藥膏攤在布上，左歪貼右側，右歪貼左側，拉正後止用。

說明　此方係祖傳二世秘方，經治 30 餘例均痊癒。

來源　獻方人：河北省平泉縣岳清澤。推薦人：承德醫學院符景春。

處方8　牙皂末30克。

用法　上藥用醋調糊狀塗於患側頰車、地倉穴之間，1

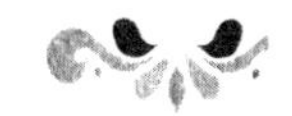

日換藥 2 次，一般 1 週即癒。

說明 本方出自《本草綱目》，原書云：「貼頰車、地倉間，皂角末醋調貼。」經臨床應用效果滿意。

來源 獻方人：江蘇南通市天生港發電廠保健站吳自強。推薦人：山西省寧武縣中醫院李藩。

處方9 皂角100克。（黎族方）

用法 去皮，研為細末，用陳醋少許調成膏。嘴眼往右斜塗於左面頰。向左斜塗於右面頰。

說明 每日2次，連用5天（嚴防藥膏抹入眼內）。

來源 《民族醫藥采風集》。推薦人：張力群。

處方10 白及3克、雄黃2克、朱砂2克。（土家族方）

用法 將上藥一起研為細末，用公雞雞冠血拌上藥敷面部（左斜敷右，右斜敷左）。一般 5 次即癒。

說明 敷前針灸效果更佳。

來源 《民族醫藥集》。推薦人：劉紅梅。

處方11 荊芥穗、白僵蠶（炒）、天麻、炙甘草各30克，羌活、細辛（去葉）、川芎、生白附子、生川烏頭、蠍梢（去毒，炒），藿香葉各15克，薄荷90克，防風30克。

用法 上藥研細末，入煉蜜為丸，如彈子大。每用 1 丸，溫酒化開，塗於患處，1 日 2 次。

說明 本方治療面癱。藥塗面部後，若再用熱水袋熱敷半小時則取效更捷。

來源 摘自《御藥院方》。推薦人：南京中醫學院華浩明。

處方12　生南星（大者）1個、白及3克、生草烏（大者）1個、僵蠶7個。

用法　上藥研細末，用生鱔血調成膏，敷患側臉部。病癒即洗去。

說明　本方可祛風消痰，通絡止痙，適用於風痰阻絡的面癱。

來源　摘自《世醫得效方》。推薦人：南京中醫學院華浩明。

四、面肌痙攣

處方1　荊芥穗6克、杭菊花4.5克、川芎6克、明天麻4.5克、香白芷4.5克、霜桑葉12克。

用法　上藥同雞蛋 2 個同煮，蛋熟去殼，再與藥同煮，令藥味入裏。用熱雞蛋熱熨患處，稍涼即換一個熨之。

說明　此屬外治面神經痙攣、面部肌肉不時不由自主抽動的方劑，雖然奏效較緩，但療效穩定，絕無不良反應。

來源　摘自《慈禧光緒醫方精選》。推薦人：南京中醫學院華浩明。

處方2　當歸35克、紅花30克、鱔魚血30毫升、土蜂子20克、竹茹10克。（怒族方）

用法　將上藥加75%乙醇浸過藥面，浸泡 1～2 週後，外搽患處。使局部烘熱即可。1 日用藥 3～6 次。

說明　應用本方治療面肌痙攣，療效滿意。注意切勿入目。

來源　獻方人：雲南省保山市人民醫院蒲有能。

處方3　五爪龍100克。（布依族方）

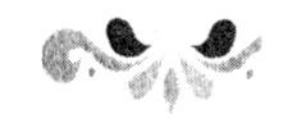

用法　上藥搗爛，外敷面部。1 日 1 次，每 次2 小時。

說明　本方治療面肌痙攣 60 例，均有良效。

來源　獻方人：貴州省黔南州民族醫藥研究所文明昌。

處方4　僵蠶15克、全蠍5克、香皂30克。（蒙古族方）

用法　以上 2 味藥研細粉後和香皂調成糊狀敷於患處。1 日 1 次，5 天為 1 療程。

說明　作者在臨床中，使用本方達 50 餘年，證明療效是顯著的，一般 2～3 次見效，1 療程即能治癒。

來源　獻方人：內蒙古蒙藥廠張萬林。推薦人：內蒙古蒙藥廠賀喜格圖、徐青。

處方5　五月艾20克、大風艾20克、薄荷葉20克。（瑤族方）

用法　將上藥搗碎，用紗布包成圓球狀，每天用此藥球按摩痙攣部位 3～5 次，連續按摩 5～7 天為 1 療程。

說明　本方三種藥均有芳香通竅解痙作用，透過按摩，既發生藥理作用又發揮物理作用，對痙攣有一定效果。

來源　獻方人：廣西壯族自治區百色地區民族醫藥研究所楊順發。

處方6　蘇木20克、白附子10克、川烏6克、牙皂4克、製馬錢子3克、扣子七20克、米醋適量。（土家族方）

用法　上 6 味藥共研細末，用米醋調和為稀糊，文火熬成膏，攤在白布上，趁溫貼患處，3～6 天揭去，再貼第 2 天，一般 1～2 次即癒。

說明　用本方治療 50 人次，療效可靠。本方有毒，嚴禁入口。

來源 獻方人：湖北省來風縣翔鳳鎮老虎洞衛生所楊洪興。

處方7 鱔魚血15毫升、麵粉5克、冰片0.5克。（佤族方）

用法 將鮮鱔魚血和麵粉，調成糊狀，加冰片拌勻後，敷貼患處。1日1次，3～5次見效。

說明 本方臨床運用治療面肌痙攣7例，療效滿意。

來源 摘自《鄉村醫生之友》。推薦人：雲南省滄源縣佤醫佤藥研究所李永明。

處方8 蜈蚣6條、防風50克、土千年健50克。

用法 將藥研細末，加500克酒精泡1週，外搽患部，每日2～6次。加溫效果更好。注意不要入眼。

說明 土千年健係昆明民間常用草藥，別名鳥飯果，祛風濕、舒經絡、鎮靜、益智清神。本方簡單易行，對面部皮膚不損傷，有一定療效。

來源 獻方人：雲南省昆明市盤龍區衛生工作者協會李玉仙。

處方9 鮮曼陀羅葉或花300克。

用法 將藥搗爛，加適量酒在鍋炒熱，裝入小布袋外敷患處。

說明 本方藥有解痙作用，配合艾條隔薑片灸，可提高療效。

來源 筆者經驗方。推薦人：廣西百色地區民族醫藥研究所楊順發。

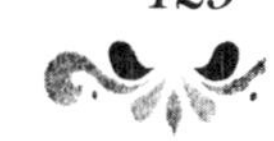

五、肋間神經痛

處方1 元胡、白芷、薤白各適量。

用法 研細末醋調敷臍，1日1次，5次而癒。

說明 據臍局部解剖，佈有第10肋間神經前支的內側皮支。只要痛在該部即有效。

來源 獻方人：山西省陽泉鋼鐵公司醫院周永銳。推薦人：山西省寧武縣中醫院李藩。

處方2 白芥子適量。

用法 上藥水研，外敷痛處，1日1次，連敷7日即癒。

說明 白芥子利氣散結，外敷可治胸肋刺痛及輕症寒痰喘咳。個別病人對本品有過敏，敷後局部起水疱，禁用。筆者曾用本方治肋間神經痛8例顯效。

來源 獻方人、山西省寧武縣中醫院李藩。

處方3 柴胡、元胡、川楝子、蒲黃各30克。（回族方）

用法 將上藥混合研成粗末，放入鍋內加酒炒熱，裝入紗布袋熱敷痛處。每次30分鐘，1日2次。

說明 用藥期間避免怒氣。本方用於肋間神經痛有顯著效果。

來源 我院已故名醫羅子寬驗方。推薦人：青海省民和縣人民醫院劉啟明。

六、眩　暈

處方1 仙鶴草60克、桑枝25克、桑葉25克、茺蔚子25克。（水族方）

用法 將上藥加水1500毫升，煎熬至1000毫升，待水

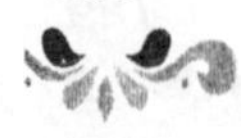

溫降至病人能耐受時，趁熱浸泡雙腳，每晚浸泡 1 次，每次半小時，洗畢即就寢。

說明 主治眩暈眼花，一般連用數次即見良效。

來源 獻方人：雲南省文山州衛生學校楊學況。推薦人：雲南省文山縣衛生防疫站李芳。

處方2 菊花500克、丹皮300克、白芷300克、川芎300克、白朮300克、澤瀉300克。（納西族方）

用法 將上藥同放入布袋中，睡時用作枕頭。

說明 此為藥枕療法，對眩暈、心悸、嘔吐、乏力有特殊療效。如頭痛較劇者，可加細辛 300 克，另用小袋裝入藥枕裏，痛止時可拿出。

來源 獻方人：雲南省大理白族自治州賓川縣人民醫院張洪輝。

處方3 明天麻6克、薄荷6克、甘菊花6克、川芎6克、藁本6克、桑葉3克、炒蔓荊子3克。

用法 上藥水煎，去渣，用藥液洗頭。1 日 1 劑，洗 2 次。

說明 此方宜於治療眩暈屬肝腎陰虛、風陽上擾者，可潛陽定眩。

來源 摘自《慈禧光緒醫方選儀》。推薦人：南京中醫學院華浩明。

處方4 鳳凰木根15克、紅花丹15克、胡椒5克、黑種草15克、平當15克、番木瓜15克、臘腸樹15克、紅球薑15克、辣椒1個、刺天茄25克、鹽5克。（傣族方）

用法 將以上各藥曬乾混勻研成粉末，用紙將藥粉捲成

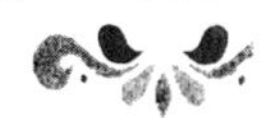

捲煙樣（每支捲藥0.75克），用火點燃後，抽吸並聞其味。或取適量藥粉用紗布包裹後，用鼻吸聞。1日數次。

說明 注意吸煙時不要用力過猛，以免引發咳嗽。

來源 摘自《德宏傣藥驗方集（二）》。推薦人：雲南省德宏州藥物檢驗所方茂琴。

處方5 曼陀羅葉10克。（景頗族方）

用法 取曼陀羅葉，最好用鮮花葉，搗碎，加白酒數滴。包於左手掌心，每日換藥2次。

說明 對肝陽上擾引起的眩暈效果較好。本品有毒，慎勿內服。

來源 《雲南民族醫藥見聞錄》。推薦人：張力群。

七、頭　痛

處方1 生薑159克、蔓荊子葉尖180克。（傣族方）

用法 將以上2味藥，製成熱敷劑。即將上2味藥研細加米酒30毫升，用芭蕉葉包好埋入火灰中燒熱後取出，包前額部。1日1次。

說明 此方除對頭疼有較好療效外，對腰痛、胃痛、風濕痛、跌打損傷等均有一定止痛效果。

來源 摘自《德宏傣藥驗方集（二）》。推薦人：雲南省德宏州藥物檢驗所方茂琴。

處方2 白芷18克、川芎9克、細辛6克、升麻6克、冰片3克、薄荷6克、藁本6克、辛夷3克。

用法 共研細末，藥棉蘸藥麵，塞入鼻孔，每2小時1次。

說明 本方治療血管神經性頭痛、偏頭痛、三叉神經

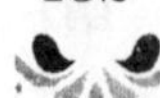

痛、牙痛。

來源 獻方人：南京中醫學院劉學華。

處方3 北細辛10克、白芷30克、川芎20克、冰片5克。（瑤族方）

用法 上藥4味藥共研細粉，過120日篩，瓶裝備用。頭痛時把藥粉撒在脫脂棉球上，塞於1側鼻腔內。左痛塞右，右痛塞左，全頭痛兩個側鼻孔交替塞，取噴嚏後頭痛即可減輕。1日1～2次。

說明 本方主治頭痛，亦可治療三叉神經痛，止痛迅速，得嚏止。有鼻出血者禁用。

來源 獻方人：雲南省宣威縣羊場煤礦職工醫院曾正明。

處方4 白附子10克、全蠍5克、白芷30克、川芎15克。（仡佬族方）

用法 上藥共研細粉，過篩。每次65克撒在麝香追風膏上，貼於太陽穴和風池穴上。2日1換。

說明 本方有明顯止痛作用，主治頭痛，對於三叉神經痛亦可貼患側太陽穴、下關穴、四白穴處。

來源 獻方人：雲南省宣威縣羊場煤礦職工醫院曾正明。

處方5 披麻草5克、細辛10克、川芎10克、徐長卿10克、蜈蚣6克、麻黃5克、山奈6克、冰片0.5克。（苗族方）

用法 將上藥共研為末。用時取藥末少許，用綢布包好，塞入鼻腔中。右側頭痛塞左側鼻孔，左側頭痛塞右側鼻孔。1日換藥1次，連續用完上述1劑為1療程。

說明 治療血管神經性頭痛有良效，多數只用1個療程即癒。

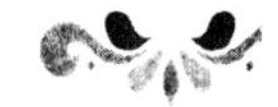

來源　獻方人：雲南省文山州衛生學校楊學況。推薦人：雲南省文山州檢察院楊敏。

處方6　白附子3克、蔥白15克。（撒拉族方）

用法　先將白附子研成粉末，再與蔥白混合搗爛如泥狀，取出5克，分別敷貼於雙側太陽穴，用膠布固定，1小時後去掉。

說明　本方治神經性頭痛有顯著療效。

來源　獻方人：青海省民和縣人民醫院劉啟明。

處方7　全蟲5克、薑蟲5克、川芎9克、冰片2克。（彝族方）

用法　上藥共研細末，加糯米麵9克，放少許醋，開水調成餅狀，貼兩側太陽穴上。

說明　本方對於神經性頭痛、血管性頭痛、外傷性頭痛均有明顯療效。

來源　獻方人：貴州省大方縣醫院丁詩國。

處方8　瓜蒂末3克、地龍末3克、苦瓠末3克、硝石末3克、麝香末1.5克。

用法　上藥研為細末，再和研均勻，瓶貯。先含水灌口，後吸藥末0.15克於鼻腔深處。

說明　使用本方治療血管神經性頭痛，可即刻止痛；但顱內腫瘤、青光眼等引起的頭痛不宜使用。

來源　摘自《太平聖惠方》。推薦人：南京中醫學院華浩明。

處方9　川芎、白芷、炙遠志各50克、冰片7克。（土族

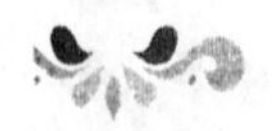

方）

用法　共研為細末，用瓶裝密封備用。痛時以紗布兩層包少許藥末塞入鼻孔。左側頭痛塞右鼻，右側頭痛塞左鼻。

說明　一般塞鼻後 3 至 5 分鐘，頭痛即逐漸消失，復發時再用此法仍有效。

來源　《民族醫藥集》。推薦人：劉紅梅。

處方10　潑控樹葉500克。（傣族方）

用法　新鮮潑控樹葉用火烤熱，包捂額頭，每次 30 分鐘～1 小時。

說明　潑控是傣語名詞，為百花菜科高大喬木，傣族多在園中種植，用嫩葉製酸菜，當地漢族稱雞爪菜。本方主治頭痛。

來源　獻方人：雲南省雙江拉祜族佤族布朗族傣族自治縣城關鎮傣族俸忠蘭。推薦人：雲南省雙江縣民族醫藥研究所張文彬。

處方11　蓖麻葉500克。（布朗族方）

用法　新鮮蓖麻葉用火烤熱，包捂額頭，外纏布巾。每次30 分鐘～1 小時。

說明　雙江一帶蓖麻有 3 種，任何一種鮮葉都可以用。高血壓、腦血管意外禁用。

來源　獻方人：雲南省雙江拉祜族佤族布朗族傣族自治縣公安局布朗族魏兵。推薦人：雲南省雙江縣民族醫藥研究所張文彬。

處方12　臭牡丹葉500克。（佤族方）

用法　新鮮臭牡丹葉用火烤熱，包捂額頭，外用布巾纏緊。每次30分鐘～1小時。

說明 臭牡丹屬馬鞭草科植物。主治頭痛。

來源 獻方人：雲南省雙江拉祜族佤族布朗族傣族自治縣幫丙鄉南協村佤族李正明。推薦人：雲南省雙江縣民族醫藥研究所張文彬。

處方13 苦葫蘆葉250克、蔓陀羅葉250克。（拉祜族方）

用法 將新鮮蔓陀羅葉、苦葫蘆葉用火烤熱，包捂在額頭上，外用布帶或頭巾纏緊。每次30分鐘～1小時。

說明 高血壓、腦血管意外頭痛禁用。

來源 獻方人：雲南省雙江拉祜族佤族布朗族傣族自治縣猛猛鎮千福村拉祜族畢大。推薦人：雲南省雙江縣民族醫藥研究所張文彬。

處方14 寧麻根30克、老生薑30克、岩防風30克、川芎20克、鮮柳丁葉適量。（土家族方）

用法 將上藥研成泥狀，加酒調勻外敷痛處。

說明 曾用本法治療40餘例，止痛效果良好。

來源 獻方人：湖北省來鳳縣藥品檢驗所錢楨。推薦人：湖北省來鳳縣翔鳳鎮老虎洞衛生所楊洪興。

處方15 野豌豆（又名跌打藥、豌豆七、山豌豆、紫金龍攀援指葉紫繭）適量。（彝族方）

用法 頭痛、胃痛、跌打腫痛用鮮品加白酒搗敷患處。外傷出血，用粉末外敷，1日1換。

說明 野豌豆為紫薹科，指葉紫薹屬。味苦性溫，有小毒，能止血止痛。一般2～3天病情即顯著好轉，在彝族地區應用很廣泛。

來源　獻方人：雲南省彌勒縣人民醫院郭維光。

處方16　川芎、白芷、乳香、沒藥、雄黃各10克，火硝0.5克。（彝族方）

用法　共研末，取少許，鼻中吸之。

說明　此方除治頭痛外，對痘疹出不透、風寒咳嗽、中暑、噁心、目腫、咽痛、牙痛和腹痛等有較好療效。

來源　獻方人：雲南省彌勒縣人民醫院郭維光。

處方17　黑牛糞10克、金雞乾豆葉10克、蘿蔔葉10克。（白族方）

用法　將金雞乾豆葉、蘿蔔葉共搗為泥，黑牛糞調勻，塗於額頭及太陽穴，紗布包紮。24 小時換藥 1 次，連續用藥7 天。

說明　此方經臨床觀察 10 餘例不明原因的頭痛患者，均收到良效。

來源　獻方人：雲南省鶴床縣王玉清。推薦人：雲南省大理市康復醫院許服疇。

處方18　川芭30克、防風25克、桂枝20克、藍按油1毫升。（獨龍族方）

用法　將上藥加米酒浸泡 1～2 週後，外搽患處，並用藥揉太陽、足三里、合谷、風池等穴位。以局部發熱為度。1日搽 4 次。

說明　應用本方治療頭痛。臨床上效果滿意。切勿使藥入目。

來源　獻方人：雲南省保山市人民醫院蒲有能。

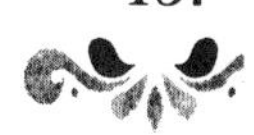

處方19　透骨草（又名芳香草、火炭樹、滿山香、滇白珠樹）、酒各適量。（彝族方）

用法　鮮品搗敷太陽穴，1日1次。

說明　透骨草係杜鵑花科，白珠樹屬。性能苦澀，溫，氣香。能祛風除溫、活絡止痛。孕婦忌服。

來源　獻方人：雲南省彌勒縣人民醫院郭維光。

處方20　黃柏15克（厚者）、自然銅15克、細辛（去葉、土）7.5克、胡椒49粒。

用法　上藥生研為散。先含水口中，後用藥0.5克吸入鼻內，左疼左吸，右疼右吸，吸畢吐去水，口咬筷頭，瀝涎出為度。

說明　本方治療血管神經性頭痛，有活血、祛風、止痛之效。

來源　摘自《楊氏家藏方》。推薦人：南京中醫學院華浩明。

處方21　薄荷（去梗、不見火）120克、羌活30克、川芎60克、甘草30克、細辛（去蘆）15克、防風（去蘆）15克、白芷30克、荊芥（去梗）60克。

用法　上藥研為細末，收貯。每用6克許，搗生蔥汁和勻做藥餅，貼兩側太陽穴，1日1次。

說明　應用本方治療外感頭痛，危赤林謂：「除痛，甚者特效」，實經驗之談。本方即《和劑局方》「川芎茶調散」改內服為外用。

來源　摘自《世醫得效方》。推薦人：南京中醫學院華浩明。

處方22 人中白10克、硝石10克、冰片適量。（普米族方）

用法 人中白用瓦片烤乾，和硝石共為細末，和冰片少許混勻。1 日 3 次，1 次用量 0.1 克，放置於鼻孔前輕輕吸入即可。

說明 該方對風邪犯腦之頭痛有良效。吸入即可止痛。

來源 獻方人：雲南省東川市東會民間醫藥研究所李發祥、張生武。

處方23 白芷30克、生南星3克、冰片1克。（羌族方）

用法 白芷、南星焙微黃研細，再入冰片，研極細粉末，貯存密封。使用時，用噴粉器吹入雙側鼻孔，若偏頭痛，右痛吹左側，左痛吹右側。每次吹藥少許（約 0.2 克）。1 日1～2次，吹後約 1 分鐘疼痛消失。

說明 方名吹鼻散，方中白芷重在鎮痛解痙，辛溫解表；南星解痙，鎮痛活痰；冰片清熱止痛。3 味皆辛散芳香走竄之品，吹入鼻腔。故鎮痛迅速。

來源 獻方人：四川省眉山縣思蒙中醫骨傷科醫院黃字康。推薦人：山西省寧武縣中醫院李藩。

處方24 川芎500克、止痛草100克、毛莨200克、荆芥300克、蒼耳子500克、白金條鬚根100克、細辛100克、牙皂1500克、防風100克、雞血藤50克。（土家族方）

用法 將上藥曬乾共研細末，用無色綢布包成枕頭，口用線縫緊，裝於枕套內，用治頑固性寒濕頭風疼痛患者。用時要求患者常食苡米粥以助健脾化濕。

說明 枕藥期間要忌行房事，以防腎氣耗散。用本方治療寒濕性頭痛，患者反映良好。

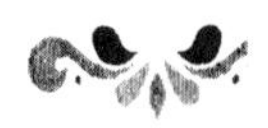

來源　獻方人：湖北省來鳳縣翔風鎮老虎洞衛生所楊洪興。

處方25　川芎30克、白芷30克、細辛30克、冰片5克。（回族方）

用法　將上藥共研細末後，裝入密閉瓶中，用時以薄軟布1小塊，包少許藥末塞於鼻孔，左側頭痛塞於右鼻孔，右側頭痛塞於左鼻孔。

說明　一般用藥後10分鐘內頭痛逐漸消失。復發時反覆應用仍有效。

來源　獻方人：雲南省會澤縣者海中心衛生院孫成芳。

處方26　鮮毛茛根15克、食鹽2克。（布朗族方）

用法　將上藥搗爛，敷貼患側太陽穴處，有銅錢孔大的範圍即可，外用膠布固定。敷2小時左右，俟起泡即取下，不可久敷。

說明　如起泡，不宜弄破，可用消毒紗布覆蓋。多為1次見效。

來源　獻方人：雲南省臨滄地區雙江拉祜族佤族布朗族傣族自治縣民族醫藥研究所李付軍。

處方27　蕎麵100克、白芷粉5克、酸醋適量。（彝族方）

用法　先將蕎麵、白芷粉放鍋內炒熱，然後放入醋適量，拌勻趁熱攤於紗布上包痛側，冷後焙熱再包，可反覆使用3次。用時煎服川芎茶調敷，1日1劑，血虛加當歸，氣虛加黃芪。

說明　使用本方治療30餘例，均獲顯著療效。注意溫度以防燙傷。

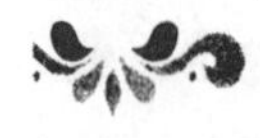

來源　獻方人：雲南省通海縣藥品檢驗所岳邦濤。

處方28　鬧羊花、川芎各等份。

用法　上藥共為細粉，右痛吹左鼻，左痛吹右鼻。

說明　「左病取右，右病取左」法。方中川芎活血行氣，祛風止痛，《本經》謂：「主中風入腦，頭痛。」鬧羊花祛風止痛，又為中藥麻醉劑，故二藥伍用對經久不癒偏頭痛確有良效。筆者用本方治療頑固性偏頭痛64例均有效。

來源　獻方人：山西省寧武縣中醫院李藩。

處方29　白芷、細辛、藁本、辛夷花、川芎、皂角各等份。（彝族方）

用法　上藥共研細末，用時吹少許於鼻內，左痛吹右，右痛吹左，得嚏則效。1日3次。

說明　筆者用此法治療23例偏頭痛，效果極佳，80%用藥2～3次後痛止，20%均有不同程度的緩解。

來源　獻方人：貴州省大方縣醫院丁詩國。

處方30　澤蘭根、防風、白酒各適量。（彝族方）

用法　搗成泥（鮮品佳），炒雞蛋外敷患處。1日1換。

說明　澤蘭，菊科澤蘭屬，別名飛機草、香澤蘭。主產雲南、廣東、廣西。全草入藥。味辛溫，氣香。功能舒筋活絡、殺蟲、止血。

來源　獻方人：雲南省彌勒縣人民醫院郭維光。

處方31　閹雞尾36克、龍膽草20克、薄荷腦2克。（彝族方）

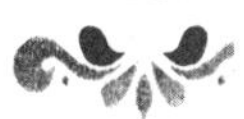

用法　共研末，白酒調。適量外敷兩側太陽穴。每日1換。

說明　闍雞尾、水龍骨科、弗蕨屬，別名七星劍、金雞腳、小爬山虎、風尾金星、雞腳爪、鵝掌金星草。藥用全草，鮮用或曬乾備用。

來源　獻方人：雲南省彌勒縣人民醫院郭維光。

處方32　水蘿蔔汁、冰片各適量。（彝族方）

用法　將冰片溶於水蘿蔔汁中。右側頭痛，滴右耳；左側偏頭痛，滴左耳。1日1～2次。

說明　一般偏頭痛，用藥點後疼痛即止，療效卓著。在彝族地區流傳應用廣泛。

來源　獻方人：雲南省彌勒縣人民醫院郭維光。

處方33　冰片3克、細辛20克、雄黃20克。

用法　上3味藥，共為細末，裝瓶密封，用時以2～3層紗布包藥末少許，塞入頭痛對側鼻孔內，疼痛緩解後取下。

說明　曾用本方治療150人次，均獲滿意療效，大部分患者用藥3～5分鐘後頭痛漸減輕，而後消失。

來源　獻方人：河南省鞏義市衛生學校附屬醫院宋當山。推薦人：遼寧省錦州解放軍205醫院楊腸。

處方34　艾葉6克、生石膏30克、生薑3片。（苗族方）

用法　將上藥共搗爛加雞蛋清調勻敷貼患處。

說明　主治頭痛。

來源　獻方人：湖南省漣源市藍田鎮衛生院李傑祥。推薦人：湖南省湘西土家族苗族自治州藥檢所羅景方。

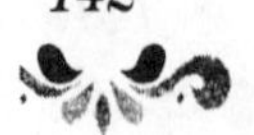

處方35 穀精草30克、麵粉20克。（苗族方）

用法 將穀精草切碎研末加麵粉與水調成糊狀，敷貼患處。

說明 主治頭痛。

來源 獻方人：湖南省平江縣長壽鎮衛生院鄭洵罶。推薦人：湖南省湘西土家族苗族自治州藥品檢驗所羅景方。

處方36 大蒜頭2瓣、雄黃3克、酒藥子10克。（土家族方）

用法 將上藥搗爛拌勻，敷貼兩腳心湧泉穴。每次 30～60 分鐘。

說明 主治頭痛。

來源 獻方人：湖南省雙牌縣茶林醫院蔣錦濤。推薦人：湖南省湘西土家族苗族自治州藥檢所羅景方。

處方37 刺桐皮、萬麻稈、糯秕穀、文殊蘭。（傣族方）

用法 將上 4 味藥各取適量混勻研細成末，包敷頭部。每 2 日換藥 1 次。

說明 主治頭痛。

來源 摘自《德宏傣藥驗方集（二）》。推薦人：雲南省德宏州藥物檢驗所方茂琴。

處方38 老槐米20克、艾葉10克、皂角（煅）10～20克、食醋適量。（苗族方）

用法 將上藥研細末用醋調勻，敷貼痛處。

說明 主治頭痛。

來源 獻方人：湖南省藍山縣大麻醫院。推薦人：湖南省湘西土家族苗族自治州藥檢所羅景方。

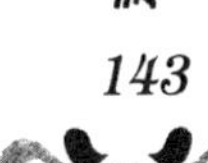

處方39 鮮日本鼠麴草50～100克。（苗族方）

用法 將上藥洗淨搗爛，敷貼前額。每日更換1～2次，連用5～7天。

說明 主治頭痛。

來源 獻方人：湖南省城步苗族自治縣長安營鄉蘭桂村李德祥。推薦人：湖南省湘西自治州藥品檢驗所羅景方。

處方40 螻蛄3隻、全蠍2隻、食醋適量。（土家族方）

用法 將前2藥研成細末加醋調勻，敷貼痛處。

說明 主治頭痛。

來源 獻方人：湖南省瀏陽縣中藥資源普查辦公室唐仁生。推薦人：湖南省湘西自治州藥檢所羅景方。

八、腦血管意外（中風、偏癱）

處方1 燈盞細辛、青洋參、基拉木蘭、大紅袍、血三七、大麻芋、滴水半夏、白芷、熟地、炙豪豬毛、木鱉子仁、地麻根、金絲桃、化肉藤、莪朮、牛膝、肉桂、玄參、馬蹄香、木薑乾各20克，阿魏60克。（哈尼族、彝族方）

用法 上藥研末，麻油煎，黃丹收。貼於腎俞。如屬遺精、白帶則貼丹田穴。

說明 本方具有行氣血、消痰溫的功效。適用於諸風、癱瘓、濕痰、流注、各樣惡瘡、少寐多夢、婦人赤白帶下、男女精寒血冷不育等。

來源 獻方人：雲南省玉溪地區中醫院王家福。

處方2 麝香0.3克、生薑3000克、艾葉2000克、酒適量。（彝族方）

用法 剃光頭髮後，用75%的酒精常規消毒，用三棱針

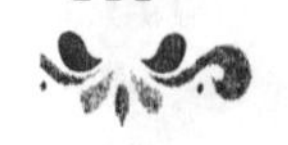

順序均勻地刺破頭皮，再用麝香泡酒外搽，搽至頭皮發紅為度。然後把生薑切片均勻在鋪蓋在頭面上，把艾葉燒燃隔生薑灸。每次灸 30 分鐘左右（以頭面全身大汗淋漓為止），每日早、晚各 1 次。

說明 應用本方治療「腦血栓形成」11 例，均在近期內痊癒，且無偏癱後遺症，療效滿意。本方適應「腦血栓形成」患者，凡氣虛血瘀中風偏癱者均可應用。脫險後用補中益氣湯加味以鞏固療效。

外治的同時，尚需配合內服藥，內外合治。

內服方：黃芪50克，當歸20克，瘋猴皮（焙黃研末）、白果（研泥）、馬蹄香根、草決明、鉤藤、伸筋草、丹參、牛膝各15克，象牙（磨水）、菊花、僵蠶、砂仁（後下）各10克，川芎、木香、地龍、甘草各6克。

來源 獻方人：雲南省普洱縣人民醫院柳克尊。

處方3 披麻草30克、冰片10克。（哈尼族方）

用法 將上藥研極細裝瓶備用。用時取少許吸入鼻內即醒，可見打噴嚏不斷。

說明 本方即任懷祥經驗方「通關散」。經反覆臨床驗證，效果頗佳。凡口噤不開、鼻塞不通，吸進鼻內少許，立即口開鼻通。

來源 獻方人：雲南省文山州衛生學校任懷祥。推薦人：雲南省文山州衛生學校楊學況、李世昌。

處方4 五月艾500克、大風艾500克。（壯族方）

用法 將上藥搗爛，裝個 2 個布袋內，敷在頭部和足部湧泉穴處（男左女右），外加冰塊冷敷。

說明 五月艾、大風艾有芳香通竅，冰塊冷敷有收縮血

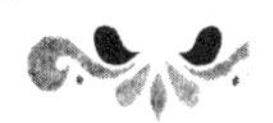

管，減少腦出血量的作用。如果同在太陽穴、十宣穴放血效果更好。用本法治 2 例均有效。

來源 獻方人：廣西壯族自治區百色地區民族醫藥研究所楊順發。

處方5 生附子40克、羌活60克、遠志20克、威靈仙90克、乳香30克、沒藥50克、琥珀30克、當歸40克、蒜頭適量。（民間方）

用法 上藥研末備用。用時上肢取勞宮穴，下肢取湧泉穴。均取病側。先洗淨兩穴部位，每穴取藥粉 5 克，用醋調成糊狀，炒熱，用藥膏敷穴，麝香風濕膏固定，次日晨取下。首次連用 10 天 1 日 1 次，以後隔日敷藥 1 次，1 個月為 1 療程。

說明 穴位外貼法既有穴位刺激作用，又通過經絡傳導使藥物充分發揮其功效。朱氏透過 1～3 個療程治療觀察中風 100 例，僅 3 例無效，總有效率為 97%。

來源 獻方人：江蘇省句容縣中醫院李躍平、朱慶平。推薦人：山西省寧武縣中醫院李藩。

處方6 皂角、細辛、半夏、藜蘆各等份，麝香少許。

用法 上藥 5 味藥，共研細粉。患者不省人事，用時將藥適量以小管吹入鼻中，有嚏則生，無嚏難治。如配合針灸效果更好。

說明 中風之證，開竅醒神是當務之急。方中 5 藥合用有祛風痰、散瘀結、開竅醒神之功。筆者用本方救治中風病人甚多，有 26 例獲效。

來源 獻方人：山西省寧武縣中醫院李藩。

處方7 豬牙皂角300克、青香葉100克、馬蹄香150克、彬羅樹皮100克、燈盞細辛150克、木薑子100克、高腳蟲20克、豬或牛苦膽汁100毫升、醋200毫升。（傣族方）

用法 將米醋、苦膽汁放入銅鍋煮沸，其他藥研末納入其內。邊加熱邊攪動，約10分鐘即成糊狀藥膏即可。用7～8層紗布1塊，大小視患處範圍而定，攤上藥膏，藥膏上撒麝香，趁熱敷於患側面部，並用膠布固定。1日1換。

說明 本方具有溫經散寒、祛風通絡作用。適用於腦血管意外引起的口眼歪斜，證屬風寒外邪、阻滯經絡型。

來源 獻方人：雲南省玉溪地區中醫院王家福。

處方8 菖蒲15克，埋麻嗄、旱蓮草各等量。（傣族方）

用法 上藥研末，加酒適量拌勻，包敷頭部。1日1次。

說明 本方用於風中經絡者。

來源 摘自《傣醫中專班臨床課試用教材》。推薦人：新疆維吾爾自治區烏魯木齊市中醫院王輝。

處方9 牙皂、細辛各等份。（哈尼族方）

用法 上藥研細粉，拌勻，取少許吹入鼻內。

說明 牙皂又叫豬牙皂，為豆科金合歡屬植物的果實。臨床還用於中暑、昏迷不醒以及感冒鼻阻。

來源 獻方人：雲南省通海縣藥檢所岳邦濤。推薦人：雲南省玉溪地區藥檢所周明康。

處方10 胡桃肉、龍眼肉各120克，枸杞、首烏、熟地各30克，白朮、當歸、白芍、川芎、杜仲、豨薟草、丹皮、茯苓、牛膝各15克，烏藥8克，砂仁5克。（黎族方）

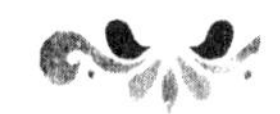

用法　諸藥用米酒 7500 毫升，浸泡 2 個月後可用。

說明　隨量飲用，亦可外搽患側肢體。

來源　《民族醫藥采風集》。推薦人：張力群。

處方11　夜交藤50克，桑枝、雞血藤、威靈仙各40克。（瑤族方）

用法　水煎服，趁熱薰洗，每日 2 次，每次 15 分鐘，1 個月為 1 個療程。

說明　本方對中風後偏癱的功能恢復有一定效果。

來源　《民族醫藥采風集》。推薦人：張力群。

處方12　蓖麻子5粒。（土家族方）

用法　去殼搗爛，置放於膠布中敷貼。歪右貼左，歪左貼右。

說明　主治偏癱。

來源　獻方人：湖南省耒陽市大和鄉餘治雲。推薦人：湖南省湘西土家族苗族自治州藥檢所羅景方。

處方13　皂莢子15克、醋適量。（苗族方）

用法　炒黃搗碎，研細末加醋調勻塗敷面部。歪左塗右，歪右塗左。

說明　主治偏癱。

來源　獻方人：湖南省耒陽市中藥資源普查辦公室。推薦人：湖南省湘西自治州藥品檢驗所羅景方。

九、肢體麻木

處方1　艾蒿25克、冬青葉20克、麻黃20克、刺柏15克、杠柳15克。（滿族方）

用法　將諸藥水煎後，浸浴全身，如此幾次便癒。

說明　應用本方治療肢體麻木100例，療效滿意。

來源　獻方人：遼寧省阜新蒙醫藥研究所白風鳴。推薦人：遼寧省阜新蒙醫藥研究所齊淑琴。

處方2　大麻藥30克、七星草20克、海風藤20克、威靈仙15克。（阿昌族方）

用法　將上藥研細，加蛋清1個，蜂蜜、米酒適量。調泥狀敷貼患處。1日1劑。

說明　應用本方治療麻木。臨床驗證，療效滿意。外傷破口者慎用。

來源　獻方人：雲南省保山市河圖鄉長領崗張連科。推薦人：雲南省保山市人民醫院蒲有能。

處方3　生薑50克、蔥白50克、七葉蓮50克、過江龍30克、九節茶30克、陳醋10毫升。（壯族方）

用法　煎水外洗或薰洗患部，1日3次，15天為1療程。

說明　用本方治療手足麻木，效果良好。

來源　獻方人：雲南省西疇縣興街中心衛生院李光員。

處方4　小黑牛30克（弓牛西）、大麻藥20克（圓杯）、紫京龍10克（亞勒木）、小銅錘10克（麻幹奴）。（佤族方）

用法　將上藥以75%酒精500毫升浸泡1週後，用藥酒外搽患處，1日2次。禁內服。

說明　門診應用本方治療60餘人次（上肢或下肢麻木），均獲滿意療效。

來源　獻方人：雲南省滄源縣佤醫藥門診部趙正榮、趙

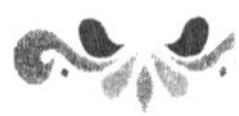

賽保。推薦人：雲南省滄源佤族自治縣人民醫院李永明。

處方5　雞血藤50克。（土族方）

用法　將上藥切成絲條狀，浸漬於1000克60度白酒中，3天後啟用。用手蘸藥酒洗搽患處，1日3～4次，每次30分鐘。

說明　本方治四肢麻木300餘例，其他軀幹、胸腹部麻木50餘例，總有效率92%。

來源　獻方人：青海省民和縣人民醫院劉啟明。

處方6　香艾300克。（壯族方）

用法　將藥放入鍋中加水7千克煎開倒入盆中，待水溫降到40度左右洗患處。

說明　本方藥有通經活絡，由多次溫洗麻木可消除，也可配合局部按摩，提高療效。

來源　廣西、田陽縣壯醫蘇有芳介紹，推薦人：廣西百色地區民族醫藥研究所楊順發。

十、神經衰弱

處方1　菊花20克、黃芩20克、夜交藤20克、磁石20克。（壯族方）

用法　煎水洗雙足。每晚睡前洗1次。

說明　筆者採用本方洗腳治療失眠患者50例，取得滿意效果。

來源　獻方人：雲南省西疇縣興街中心衛生院李光員。

處方2　蜘蛛香花30克、黃茉莉花30克、合歡花50克。（彝族方）

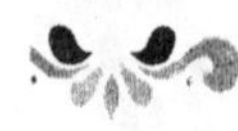

用法　共碾細粉，裝入布袋內縫好，臨睡前墊在枕頭上。

說明　蜘蛛香為馬兜鈴科細辛屬土細辛。本藥枕療效在於有香氣散出，時間久了無香氣散發時，可用火烤後再用。

來源　獻方人：雲南省宣威縣羊場煤礦職工醫院曾正明。

處方3　沉香25克、公丁香10克、山奈15克、肉豆蔻10克、光明鹽15克、蓽撥10克、花椒10克。（鄂溫克族方）

用法　上藥共研細末，用香油調成泥狀，敷貼於臍穴，1日1換，7日為1療程。

說明　該藥有息風補氣，交通心腎，對精神恍惚，胸悶憋氣，氣喘不平均有良效。

來源　經驗方。推薦人：哲盟紮旗蒙醫院朝克圖。

十一、癔　病

處方　棗仁皮120克、麻油120毫升、芝麻120克、冰糖120克、蜂蜜120克、核桃仁120克、鮮牛奶120毫升、大茴香12克、小茴香12克。（納西族方）

用法　將芝麻、核桃、小茴香、棗仁皮研成細末。加入麻油、冰糖、蜂蜜、鮮牛奶放在文火上，燉90分鐘，使之成膏狀收藏備用。1日服3次，每次如杏子大小，一般使用兩料即可。

說明　本方具有安心神、潤五臟、理氣疏肝之功。經治癔病5例，皆癒。

來源　獻方人：雲南省大理市康復醫院楊中梁。

十二、癲　癇

處方1　青洋參12克、松寄生30克、馬蹄香10克、石菖蒲

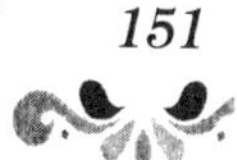

12克、石英12克、金果欖10克、豆腐渣果15克、高腳蟲10克、蟬蛻10克、山雞椒6克。（哈尼族方）

用法 諸藥共研細末，過100目篩，裝瓶備用。急救時用棉籤蘸藥末少許，搐於鼻中。平時用麻油調成糊狀，包勞宮穴、神闕穴或胸口。

說明 本方具有芳香開竅、安神鎮驚、息風平癇之功效。治療癲癇。

來源 獻方人：雲南省玉溪地區中醫院王家福。

處方2 陳艾50克、麝香2克、雄黃10克。（藏族方）

用法 將陳艾研為細絨狀，去掉較長的纖維；再將雄黃研細，混合麝香末；然後與艾絨混勻。取混勻的艾絨約麥粒大，置百會穴灸之。在剛發病時，或預感將發病時灸之為宜。

說明 此方治癲癇有良效，其芳香開竅、鎮靜安神。對預防及治療均具功效。

來源 獻方人：楊忠榮四川省康定縣城鎮。推薦人：雲南省個舊市人民醫院蘇平。

處方3 白毛雞1隻，舊草席（切碎）、犁田大繩（切碎）各適量。（壯族方）

用法 將雞殺淨。取雞毛和燙雞水合方煎水洗澡。洗澡前如癲癇發作，先急用手指按壓患者手拇指指甲根後1分處令其蘇醒。如不醒，重按足大趾趾甲根後1分處，均按男左女右。再不醒則按長強穴，待醒後再行洗澡。每週洗1～2次。

說明 獻方者臨床治療數例，均有效。

來源 獻方人：廣西東蘭縣大同鄉覃秀章。推薦人：廣

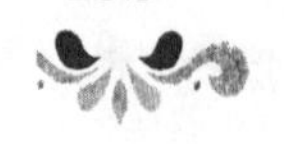

西民族醫藥研究所何最武。

處方4 龍膽草、腎炎草、白火草各15克、胡椒3粒。（拉祜族方）

用法 上藥水煎內服。然後將藥渣搗爛包肚臍。

說明 臨床反覆驗證，效果確實。

來源 摘自《拉祜族常用藥》。推薦人：雲南省個舊市人民醫院蘇平。

十三、坐骨神經痛

處方1 當歸、白朮、白芍、伸筋草、黃柏、鹿銜草、岩辣英各20克。（土家族方）

用法 將上藥共粗末，用布袋裝好紮緊口，放入缸煮沸20分鐘，趁熱熨貼患處和遠端壓痛點，冷後又加溫，1次需堅持30分鐘以上，1天1次，10天為1療程，一般3個療程痊癒。

說明 本方以養血、舒筋通絡，祛濕止痛，恢復功能障礙。臨床以本方法治療104人，痊癒89人，療效可靠。對個別患者，可選針灸和拔罐，取穴：胃俞、腎俞、大腸俞、腰2～5夾脊、秩邊、環跳、委中、殷門、承山、陽陵泉等穴。

來源 推薦人：鄂西花坪區衛生院向宏憲。

處方2 青凡木適量。（瑤族方）

用法 青凡木（枝及葉）煎水，取藥液外洗熱敷患側下肢，每日2次，每次60分鐘。每日同時取青凡木（根）6～9克，水煎40分鐘，分2～3次內服。

說明 獻方者以此方治療坐骨神經病患者幾十例，一般10天左右即癒。

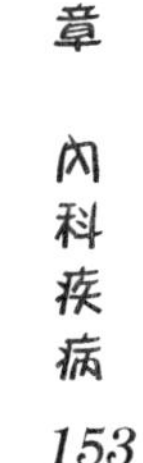

來源 獻方人：廣西金秀瑤族自治縣常鴻鳴。推薦人：廣西民族醫藥研究所莫蓮英。

處方3 九節風、大鑽、小鑽、松筋藤、土牛七、兩面針麻風草各適量。（瑤族方）

用法 上藥水煎40分鐘，取藥液外洗熱敷患肢，每日2次，每次60分鐘。每天換新藥1劑。

說明 每次外洗熱敷之後，如能用馬尾千斤草15克地龍蜂 30隻，好酒500毫升浸泡10天以上的藥酒外擦，效果更佳。獻方者本人曾患此病，多方求治無效，左下肢已開始萎縮變小，後用上法治癒。

來源 獻方人：廣西金秀瑤族自治縣瑤醫門診馮春香。推薦人：廣西民族醫藥研究所莫蓮英。

處方4 五色花葉500克。（壯族方）

用法 用鮮品藥搗爛，加適量酸醋在鍋頭炒熱裝布袋外敷痛處。

說明 本方藥有引氣止痛作用，配合針灸放血，拔罐治療效果更佳。

來源 獻方人：廣西百色地區民族醫藥研究所楊順發。

第八節　結締組織病及變態反應性疾病

一、風濕性關節炎

1. 風濕性關節炎（48方）

處方1 松香、沒藥、乳香、血竭、樟腦、銀珠、海浮散各適量。

用法　上藥共研細末，用凡士林適量，調如膏，貼患處。

說明　本方治療風濕性關節炎、類風濕性關節炎，關節腫痛。經治多例，效果滿意。

來源　獻方人：南京中醫學院劉學華。

處方2　辣椒麵50克、50度白酒100毫升。（普米族方）

用法　將辣椒麵投入白酒內浸泡12小時後，過濾，裝入瓶內備用。用藥棉塗搽關節疼痛處。止痛消腫特強，塗後在1分鐘內自感灼熱感，待關節痛止時，灼熱感消失。

說明　本法只限成人使用，小兒不宜使用，因對皮膚有一定灼傷。用75%乙醇浸泡也可。

來源　獻方人：雲南省大理市賓川縣人民醫院張洪輝。

處方3　膠孜木卡替力（木腰子）適量。（維吾爾族方）

用法　上藥水煎外洗，1日1次。

說明　本方對關節痛效佳，另可用於癱瘓、手足痙攣等。

來源　獻方人：新疆維吾爾自治區烏魯木齊市中醫院李文富。推薦人：新疆維吾爾自治區烏魯木齊市中醫院王輝。

處方4　白芥子30克、延胡索30克、甘遂15克、細辛5克。（白族方）

用法　諸藥共研細末，入麝香1克、薑汁調如膏備用，取藥膏1～3克塗於3×3公分大小的少林膏藥或麝香虎骨膏上，貼於阿是穴或有關穴位上，貼6小時取棄，2週1次，共貼3次，一般即痊癒。

說明　曾治15例均癒，無任何副作用。

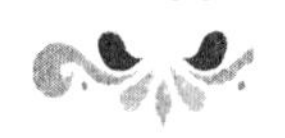

來源　獻方人：雲南省大理市康復醫院八門診楊中梁。

處方5　芥菜麵 50 克。（錫伯族方）

用法　用雞蛋清將上藥調成糊狀，塗膝關節處，中間留出 5 分硬幣的面積，每次 4 小時，每日 1 次，輕者 1 次，重者 3～4 次。

說明　使用本方門診觀察 100 人次，均獲滿意效果。用藥後關節中央及周圍出汗。要求患者塗藥前，取舒適體位，夏季入伏後應用效果更佳。老年及體弱者可適當縮短時間。此方適用於虛寒性及久病關節腫痛者。

來源　獻方人：遼寧省大連市解放軍 210 醫院季梅琴。推薦人：遼寧省錦州市解放軍 205 醫院楊曄。

處方6　剛出窩的熱酒糟10000克、鮮透骨草500克。（白族方）

用法　將酒糟根據關節大小裝入布袋內紮口，然後用布袋裹住關節，至關節處發熱出汗後取下，再將關節置於敷有透骨草的熱藥液內浸泡 20 分鐘，拭乾並戴上護膝、護腕等以保暖。

說明　此法在雲南民間運用廣泛。如果直接將患肢埋入剛出窩的熱酒糟內薰蒸，效果也好。以上方法是筆者在此基礎上改進的，療效更為理想。酒糟冷後可蒸熱用。

來源　獻方人：雲南省宣威縣羊場煤礦職工醫院曾正明。

處方7　麻黃100克、老艾葉60克、生薑60克。

用法　水煎，趁熱洗擦全身。

說明　本方適用於風寒濕痹，注意洗擦後不要當風受涼。

來源　獻方人：山西省寧武縣人民醫院李秀英。

處方8　杜仲30克、牛膝25克、胡椒25克、茜草10克。（苗族方）

用法　將上藥研細，加蛋清1個，蜂蜜適量。調泥狀敷貼患處。1日1劑。

說明　本方治療痹症。臨床驗證，療效滿意。皮膚有破潰者慎用。

來源　獻方人：雲南省保山市丙麻鄉楊曉明。推薦人：雲南省保山市人民醫院蒲有能。

處方9　馬錢子（尿浸49天）、生川烏、生草烏、梔子各15克，製乳香、製沒藥、細辛、血竭各10克，梅片5克。

用法　共為細末（為一包藥用量）。藥末用麻袋布包裹二層，成扁平圓形，比跟底手掌稍大，約2公分厚，置章使中浸濕，青磚一塊放灶中燒紅後取出，將尿浸濕的藥包蓋於燒紅的磚上，此時蒸氣上沖，趁熱用患跟掌部踩壓藥包，待熱量消失，此時痛感即明顯緩解。1包藥量1日薰灼6次，翌日更換藥，每天使用1包。

說明　本方適用於足底、手掌堅韌的皮層深處損傷腫瘍、痹痛。董氏治療跟底腫痛15例，手掌腫痛10例，除1例化膿外，其餘治療2～9天獲癒，治癒率96%。本方加南星、白芷、大黃、皂刺、花粉，共為細末，黃酒調敷，為傷、外科較為顯效的外敷藥。

來源　獻方人：江西省樂安縣中醫傷、外科診所董國良。推薦人：山西省寧武縣中醫院李藩。

處方10　川烏15克、草烏15克、雞血藤30克、當歸15

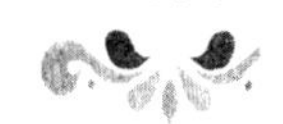

克、川芎15克、麻黃15克、青風藤15克、防風15克、桂枝15克、細辛15克、海風藤15克、生馬錢子10克。

用法 上藥水煎3次，每次加水500毫升，煎30～50分鐘即可，最後把3次藥液混合一起，濃縮至500毫升，裝入瓶中備用。治療時將外用中藥浸濕兩塊紗布墊（長8～10公分，寬7公分，厚0.5公分），然後將其中一塊藥墊放置關節疼痛或酸困不適等較甚之處，另一塊藥墊放置患病關節鄰近之穴位處，各外加通電磁片（正負極），最後加蓋塑膠墊各一塊，用長帶紮縛固定好，將通電磁片插入風濕治療儀之插座內，打開電源，調節電流強度，至患者有風吹或刺痛、跳動等感覺為度。每次20～30分鐘，1日1次，10天為1療程。

說明 風、寒、濕痹症多發生於人體大、小關節處。採用外用中藥川烏湯煎液浸濕紗布墊，放置患處和鄰近穴位，使藥力直達病所，方法簡便，無痛苦，療效尚可。

來源 獻方人：山西省長治市中醫研究所王玉英、王建忠。推薦人：山西省寧武縣中醫院李藩。

處方11 透骨草60克、紅花30克、荊芥15克、防風15克、艾葉30克、丹參30克、川椒15克。（民間方）

用法 上7味搗為散，白酒調為糊狀，敷患處，1日1次，半月痊癒。

說明 本方具祛風散寒、活血止痛之功。治療痹症經久不癒，正虛邪戀，瘀阻經絡，故腫痛不移，時輕時重。筆者用本方治療痹症100餘例，均獲良效。

來源 獻方人：山西省寧武縣中醫院李藩。

處方12 梁王茶（又名小白雞骨頭、細葉五加、雞骨頭

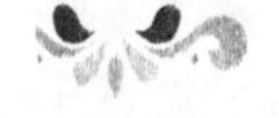

葉、三葉樹、小五加皮、金剛尖、良旺頭、闊葉假參)、雞蛋清各適量。(彝族方)

用法 鮮梁王茶皮、葉搗敷患處。

說明 梁王茶係五加科假參屬。性能甘微苦,涼,藥用根皮。祛風濕、通經止痛、生津止渴。主治風濕性關節炎。

來源 獻方人:雲南省彌勒縣人民醫院郭維光。

處方13 綠葡萄(又名野葡萄、金剛散、德氏蛇葡萄)、冰片、薄荷腦各適量。(彝族方)

用法 共搗為泥,外敷患處,1日換藥1次。

說明 綠葡萄係葡萄科蛇葡鐵屬。性能辛澀微苦,溫,藥用根皮。散瘀消腫,舒筋活絡,止血止痛。

來源 獻方人:雲南省彌勒縣人民醫院郭維光。

處方14 生草烏頭20克(搗碎)、鮮松明油100克。(普米族方)

用法 上2味藥混合攪拌,外包疼痛關節。

說明 本方有疏風清熱,除濕止痛之功。用時切忌入口。皮膚破損者不宜使用。

來源 獻方人:雲南省物資局吳世東。

處方15 葫蘆葉100克、蘿蔔葉100克、埋筍100克。(德昂族方)

用法 將上3味藥的乾品沖細拌酒適量,用芭蕉葉包好焐火熱後,將藥包敷於手掌心和腳掌心。

說明 該方治療風濕熱,療效較好,用藥4～5劑以後即可見效。

來源 摘自德宏《德昂族藥集》。推薦人:雲南省德宏

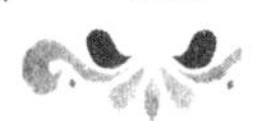

州藥物檢驗所方茂琴。

處方16 鐵屑1000克、食醋100毫升。（蒙古族方）

用法 將鐵屑和醋拌勻，起反應時用布袋包紮好敷於患處。1日2次

說明 鐵屑可多次應用，10天為1個療程，一般1個療程見效。無毒副作用。

來源 獻方人：內蒙古哲裏木盟紮魯特旗蒙醫院朝克圖。推薦人：內蒙古哲里木盟蒙醫研究所包光華。

處方17 新鮮烏蘞梅500～1000克、白酒60毫升。

用法 將上藥布包蒸熱，趁熱敷於腫痛處，冷則易之。1日2～3次。令其局部汗出尤妙。

說明 本方治療急性風濕性關節炎，原因不明的關節疼痛、腰腿痛。用本方治療多例有效。

來源 獻方人：南京中醫學院劉學華。

處方18 生草烏20克、燕飛草20克、紫金絡20克、雷公藤30克、虎杖30克、九子30克、地片30克、滿山香30克、土黃芪30克、防己30克、桂枝30克、細辛10克、麻疙瘩30克、金雞馬藤10克、高腳蟲20克、金葉子20克、青香葉60克。（哈尼族、彝族方）

用法 將上藥（除青香葉外）加水4000毫升煎煮取汁2000毫升。再加水達3000毫升，膿縮取汁1500毫升。兩次煎汁得3500毫升，再加60度燒酒1000毫升，將青香葉研末放入其內，冷卻後備用。外敷患部，隔日1次。

說明 本方具有散寒祛風除濕、通經活絡止痛的功效。玉溪地區衛校及玉溪地區中醫院曾用此方治療數千例風濕及

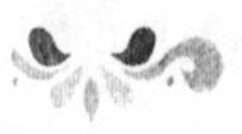

類風濕患者，一般 1～3 次後即可達到消腫止痛目的。

來源 獻方人：雲南省玉溪地區中醫院王家福。

處方19 水菖蒲120克、乾薑粉12克、樟腦90克、松香300克。

用法 先將松香熔化，加入樟腦，後入水菖蒲根及乾薑粉，攪拌均勻製成膏藥。用時將膏藥烤軟揭開，貼於患處。每天在膏藥處熱敷 1 次。

說明 本方治療風濕性關節炎、關節疼痛明顯。治療 107 例，有效 104 例，占 97.2%。

來源 獻方：安徽省臨泉縣中醫藥科學研究所。推薦人：南京中醫學院劉學華。

處方20 鮮蒼耳子適量。

用法 水煎服。令病人汗出則癒。渣再煎，趁熱濕敷患處。

說明 本方治療急性風濕性關節炎，關節紅腫熱痛，不能屈伸。但本品有毒，內服者用量可從小量服，無效漸增，外敷量不拘。曾用本法治癒4例，追訪迄今未發。

來源 獻方人：江蘇南京中醫學院劉學華。

處方21 桑枝適量、艾杆、柳枝各60克。（哈爾濱市薩克族方）

用法 水煮片刻，先薰蒸，後泡洗。1 日 1 次。

說明 適用於多年筋骨疼痛或腰腿痛，受冷風而發者。

來源 摘自《常見病驗方選編》。推薦人：新疆維吾爾自治區烏魯木齊市中醫院王輝。

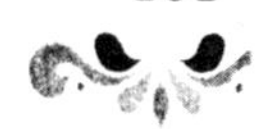

處方22 馬鞭梢10克、松節10克、馬錢子3克、草烏5克、薑黃5克。（哈尼族方）

用法 將上藥切碎浸泡500毫升酒精15天以上。用棉球塗搽關節周圍疼痛部位，1日早、晚各1次。每次10分鐘。

說明 本方治療風濕性關節炎為常規用藥。注意勿使藥液進入眼睛和口服。

來源 獻方人：雲南省綠春縣中醫科按摩主治醫師李建華。推薦人：雲南省綠春縣衛生局醫政科李榮華。

處方23 猴子背帶（毛巾草、爬山龍、獅子草、伸筋草、舒筋草、鋪地旲蚣）100～150克。（彝族方）

用法 煎水洗或用鮮品搗敷，1日換藥1次。

說明 猴子背帶，石松科石鬆屬，主產雲南，性微苦辛，微溫。功能祛風除濕、舒筋活絡。

來源 獻方人：雲南省彌勒縣人民醫院郭維光。

處方24 訶子1克、梔子1克、五靈脂5克、川楝子2克、苦參4克、水300克。（蒙古族方）

用法 1. 以上幾種藥研成粗末煮湯澄清藥液，用藥水洗患處；2. 以上藥物研成細末用雞蛋清調成藥膏貼於患處。

說明 應用本方治療急慢性風濕性關節炎、類風濕引起的關節畸形均有效。

來源 蒙醫傳統驗方。推薦人：內蒙古哲里木盟蒙醫研究所色音其木格。

處方25 鮮桃樹葉15000克、羊角藤1000克。（白族方）

用法 上藥加水適量，煎至桃葉呈暗褐色，過濾去渣，再用微火熬成膏狀，加入樟腦25克、冰片3克，用此膏適量貼敷風濕關節疼痛處，療效滿意。

說明 經治70餘例，藥到痛除，破皮者忌用。

來源 此方在白族民間流傳。推薦人：雲南省大理市康復醫院八門診楊中梁。

處方26 紅花12克、桃仁20克、川芎50克、當歸50克、草烏20克、花椒50克、60%酒精1000毫升。（普米族方）

用法 將桃仁、草烏搗碎，混合浸泡2日，用棉球塗搽患處，1日數次。皮膚破損者忌用，切勿入口。

說明 普米族用此法治療風濕熱之關節腫痛、類風濕性關節炎、跌打損傷、挫傷等軟組織損傷。

來源 摘自《普米族單方治療雜病手冊》。推薦人：雲南省蘭坪縣衛生局和勝。

處方27 草烏10克（研細粉）、松明油100克、60%酒精1000毫升。（普米族方）

用法 將上藥混合，浸泡數日，塗搽患處。1日3～4次，皮膚破損者不能使用。切禁入口。

說明 普米族用此方治療風濕熱之關節腫脹、類風濕性關節炎、神經痛、跌打損傷、挫傷等軟組織損傷。

來源 摘自《普米族單方治療雜病手冊》內治分冊。推薦人：雲南省蘭坪縣衛生局和勝。

處方28 白龍鬚30克、朱砂根30克、八角風30克。（苗族方）

用法 水煎外洗，溫薰痛處。1日2次。

說明 收治300例，均收到良效，有效率達90%以上。

來源 獻方人：貴州省黔南州民族醫藥研究所文明昌。

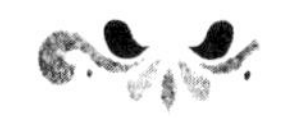

處方29　岩馬桑300克、食醋500毫升。（民間方）

用法　加水適量先將岩石馬桑煎沸10分鐘，後加入食醋薰於患處，1日3次。

說明　治療100例，均有效，特別是急性風濕關節痛尤佳，有效率達95%以上。

來源　貴州省黔南州民族民間醫獻方。貴州省黔南州民族醫藥研究所提供。

處方30　威靈仙全草適量。（白族方）

用法　洗淨切碎後，加適量木瓜酒，搗成糊狀，置牙膏墊內。若上肢關節疼痛則敷曲池穴；下肢關節痛敷雙膝眼或阿是穴。病人感到局部有酸脹、灼刺感時即可取掉。若皮膚起泡，用消毒針尖刺破水泡放出泡液，再用無菌紗布覆蓋，隔日換藥1次。

說明　經治152例，療效滿意。

來源　獻方人：雲南省大理市康復醫院八門診楊中梁。

處方31　老牆土坯1塊、醋500毫升、青松柴3000～5000克。（獨龍族方）

用法　將老牆土坯用青松柴火燒至熱燙，取出熱土坯將醋澆於熱土坯上，待醋的熱蒸氣上升，即將疼痛部位移於熱土坯上10～20公分，用厚浴巾覆蓋上，四面儘量少漏蒸氣。

說明　筆者曾用此法治療5例，療效顯著。

來源　此係民間方。推薦人：雲南省民族民間醫藥研究會段琨。

處方32　鮮黑蒿嫩尖300～500克、生薑30～60克、白酒60毫升。（怒族方）

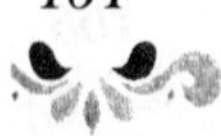

用法　將鮮黑蒿放在石臼內搗絨，放在鍋內炒熱。加上薑汁和白酒，再炒5～10分鐘左右。取出熱敷於關節疼痛部位，用紗布覆蓋，並用布帶包紮好。

說明　曾治6例，療效滿意。

來源　獻方人：雲南省民族民間醫藥研究所段琨。

處方33　桔樹葉、老薑、蔥頭各等量。（毛南族方）

用法　上藥和酒炒熱，布包熨患處30分鐘。1日1～2次。

說明　適用於慢性關節炎。

來源　獻方人：雲南省現山縣阿基吳成高。推薦人：雲南省文山州衛生學校張炳富。

處方34　麝香25克、薯豆樹皮50克、嘉蘭根50克、巴豆25克、石黃5克、檸檬水適量。（傣族方）

用法　除檸檬水外，將上5味藥研成粉再和檸檬水拌勻過濾，蘸過濾藥水塗搽患處。用梅花針輕輕刺打皮膚，直到微出血為止。

說明　本方治療風濕性關節炎。

來源　摘自《德宏傣族驗方集（二）》。推薦人：雲南省德宏州藥物檢驗所方茂琴。

處方35　葉子煙根200克、大蒜50克、生薑50克。（彝族方）

用法　上藥共搗爛，攤於紗布上，火上烤熱後敷在關節疼痛處。

說明　本方法係貴州省彝族民間用來治療風濕性關節炎的土辦法。

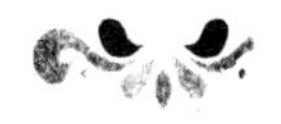

來源　獻方人：貴州省大方縣醫院丁詩國。

處方36　黑紫藜蘆（畲語水裏良兵）、山雞椒（畲語臭籽葉）1粒珠、白麴各味適量。（畲族方）

用法　上藥與酒糟少許共搗爛，外敷患處。

說明　黑紫藜蘆係百合科植物，山雞椒係樟科植物。本方適用於風濕熱痹、膝關節紅腫熱痛明顯者。

來源　摘自《福安縣畲族單驗方彙編》。推薦人：福建省中醫藥研究院林恩燕。

處方37　水馬桑寄生500克。（白族方）

用法　上藥水煎1小時，取藥液反覆泡洗疼痛部位。1日2～3次。

說明　此藥劇毒，嚴禁內服。經臨床觀察，該藥有明顯的消腫、止痛作用。

來源　獻方人：雲南省大理市康復醫院許服疇。

處方38　豺狗骨頭1000克、透骨草100克、竹葉500克、桃葉100克。（白族方）

用法　上藥水煎1～2小時後薰洗患處，並將患部放於藥水中浸泡、按摩、拍打。1日2次，連用20～30天。

說明　此方有祛風濕、通經絡之效，且收效快，無副作用。

來源　獻方人：雲南省大理市康復醫院許服疇。

處方39　防風、白芷、甲珠、皂角各10克，薄荷3克。（蒙古族方）

用法　以上各味藥共研細粉，用黃、白酒各一半和勻，

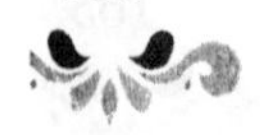

裝入布袋內，蒸後熨關節疼痛處，涼後蒸之，隨時換熨局部。1 天 2 次，每次 30 分鐘或以疼痛緩解為度。

說明 使用本方治療多例。患者用藥後感到疼痛緩解，關節有溫熱感。

來源 獻方人：內蒙古自治區蒙藥廠張萬林。推薦人：內蒙古自治區蒙藥廠賀喜格圖、徐青。

處方40 防風10克、白芷10克、白附子10克、僵蠶15克細辛3克、天麻6克、菊花10克、天南星10克、薄荷5克。（蒙古族方）

用法 上藥水煎，燙時先薰，溫後坐浴，每次 30 分鐘左右，每劑藥可用 3～4 次，1 天 1～2 次。

說明 本方有祛風通絡之效。對面神經麻痹也有效。

來源 獻方人：內蒙古自治區蒙藥廠張萬林。推薦人：內蒙古自治區蒙藥廠賀喜格圖、徐青。

處方41 生半夏30克、生南星30克、生川烏30克、生草烏30克、細辛10克、徐長卿10克。

用法 用 75% 的酒精 500 毫升浸泡 1 週後，外搽患處。

說明 本方治療風濕性關節炎、類風濕性關節炎，屢用屢效。其止痛效果良好。

來源 獻方人：南京中醫學院劉學華。

處方42 接骨木皮60克、路路通100克、草烏20克、川烏20克、小茴香120克、食鹽500克。（土家族方）

用法 將上 6 味藥共研細炒熱，布包熨患處，1 日 3 次，每次 30 分鐘。

說明 用本方治療寒濕痹痛，經臨床反覆驗證 200 例，

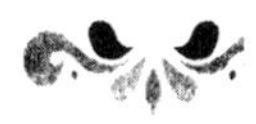

效果甚佳。

來源 獻方人：湖北省來鳳縣翔鳳鎮老虎洞衛生所楊洪興。

處方43 九里香100克、水澤蘭100克、田七鬚30克、草烏10克、七葉蓮100克、生玉蘭花100克、蘇木50克。（壯族方）

用法 將上藥放入瓶子內，用白酒浸泡（酒浸過藥面即可），浸15～30天過濾外搽痛處。每天搽2～3次，如配合放血和拔罐效果更佳。

說明 痹症為慢性病，目前尚無特效藥根治，如長期服中西藥卻有一定副作用，外搽藥方便、經濟，副作用少。

來源 獻方人：廣西壯族自治區百色地區民族醫藥研究所楊順發。

處方44 鮮透骨草葉50克、鳳仙花全草50克、肥嫩寧麻根60克、米酒50毫升。（彝族方）

用法 將上藥共搗成糊狀，攤於紗布上包在疼痛之關節上，外加塑膠薄膜覆蓋並包紮，3 天 1 換。

說明 用藥後 20 分鐘左右局部即有溫熱感，隨之疼痛減輕。亦可用於類風濕性關節炎、關節腫脹而不發紅者。

來源 獻方人：雲南省宣威縣羊場煤礦職工醫院曾正明。

處方45 鮮透骨草100克、鮮三角楓100克、鮮伸筋草60克。（仡佬族方）

用法 將上藥置於盆內水煎，讓熱氣薰蒸關節，同時用棉毯蓋住關節，勿使蒸氣洩漏，直到關節處出汗為止。待水溫適宜後，將藥水再薰洗關節，洗後注意保暖，勿被冷風

吹。

說明　本方在宣威縣民間應用廣泛。用後能迅速改善症狀。

來源　烏蒙山區民間。推薦人：雲南省宣威縣羊場煤礦職工醫院曾正明。

處方46　透骨草30克、千年健15克、追地風15克、當歸30克、紅花15克、赤芍15克。

用法　上6味藥加水1500毫升，煎至1000毫升。趁熱洗患處。每日2次，7天為1療程，一般3個療程即癒。

說明　本方祛風溫經，行瘀止痛，臨床上關節炎、坐骨神經痛洗之屢驗屢效。

來源　獻方人：山西省寧武縣中醫院李藩。

處方47　生川烏30克、生麻黃15克、白芍15克、炙甘草9克、黃芪15克、艾葉18克、全蟲6克，或加入羌活、乳香沒藥適量。（撒拉族方）

用法　上藥水煎，先薰後浸泡，每次30～50分鐘，1日2次，10天即效。

說明　類風濕關節炎多由寒濕留滯經脈痹阻不通，氣血運行不暢而致。本方外洗可直接改變局部血液循環，增進機體新陳代謝，使患處經絡關節，肌肉組織得到修復。故可收到良好的止痛效果。盛氏曾治7例，均基本痊癒。

來源　獻方人：青海省剛察縣人民醫院盛光寬。推薦人：山西省寧武縣中醫院李藩。

處方48　樹上大螞蟻窩50克、樟樹皮50克、五月艾100克。（毛南族方）

用法　將此方藥放入鍋中加 5000 克水，煎開後過濾，外洗痛處。

說明　此方藥有疏通經絡，行氣止痛功效，對痹症疼痛有一定止痛作用，病人普遍反映洗後有舒服感，疼痛減輕，但無法根治。

來源　獻方人：廣西壯族自治區百色地區民族醫藥研究所楊順發。

2. 類風濕性關節炎

處方1　雷公藤50克、松節20克、三分三9克、狀元紅30克、草烏5克、兩面針15克、搜山虎15克。（仫佬族方）

用法　上藥切碎，投入 800 毫升的酒精或三花酒中浸泡 20 天即可使用。本法以藥酒浸透草紙、布片或藥棉貼於患處，點燃使藥力透入，從而達到治療疾病的目的。患者感到太熱時，可及時將火焰熄滅。

說明　此種療法，在民間運用頗廣，對治療風濕、類風濕性關節疼痛、肌肉酸痛、跌打損傷和風濕痹痛收效甚速。

來源　獻方人：廣西柳州市磨灘路 7 號唐漢章。推薦人：雲南省楚雄州中醫院王敏。

處方2　鮮鼻牡丹葉2000克、鮮洗藻葉3000克、鮮血管草2000克。（白族方）

用法　挖一個地灶，地灶內用炭火或柴火，把上鮮藥烤熱，類風濕患者手擺在鮮藥上，蓋上棉被，蒸烤，出汗為佳，注意溫度，千萬不能為度蒸烤，每月 2 次，連施術 3 月。

說明　此辦法為白族民間治療類濕性關節炎古老的方法。

來源　雲南鶴慶縣民間醫楊洪富獻方。推薦人：許服疇。

處方3　沙薑10克、薑黃20克、生薑30克、高良薑40克山薑50克。（壯族方）

用法　將上藥搗爛，用醋炒熱，裝入袋中，外敷患處，1天3～5次，也可配合放血加拔罐。

說明　曾用本法治癒7人。

來源　此為廣西壯族醫常用方藥。獻方人：廣西壯族自治區百色地區民族醫藥研究所楊順發。

處方4　95%酒精適量、新鮮馬齒莧250克。

用法　先將95%的酒精點燃，然後快速用手蘸著火的酒精塗於患處，越快越好，以患部溫熱發紅不疼為度。後用齒莧搗爛如泥，敷於患處，1日1換。

說明　本方治療膝關節紅腫、積液，屈伸不利，以早期效果尤佳。手撩酒火塗患處時應注意速度要快，否則會灼傷操作者或患者的皮膚。

來源　獻方人：江蘇省南京中醫學院劉學華。

處方5　小茴香根、雞蛋清適量。（壯族方）

用法　將小茴香根搗爛，與雞蛋清拌勻，包患處。1日1劑，3劑見效。

說明　本方尚可用於腱鞘炎、腱鞘囊腫。

來源　獻方人：雲南省文山州醫院鄭卜中。

處方6　毛莨根20克、蔥白2根。（佤族方）

用法　將上藥搗成泥，為丸如黃豆大，敷雙內外膝眼，至產生水泡，用消毒針刺破，放出黃水，以消毒紗布覆之。

說明　此方一次見效。注意局部消毒，勿使感染。

來源　獻方人：雲南省臨滄地區雙江拉祜族佤族布朗族

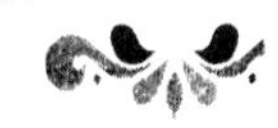

傣族自治縣民族醫藥研究所李富軍。

處方7 蜂房30克、大風艾250克、五月艾250克。（壯族方）

用法 將上藥入鍋，加水5000毫升煎煮，薰洗患部。

說明 本方有疏通經絡，消腫止痛、祛風除濕作用。

來源 推薦人：廣西壯族自治區百色地區民族醫藥研究所楊順發。

處方8 蜜桶花50克、犁頭草50克、土三七50克。

用法 上藥研細末，調蛋清或蜂蜜塗搽患處。1日1次。

說明 土三七係昆明民間常用草藥，有小毒，可散瘀止血、解毒消腫。此方適用於關節膿腫。

來源 獻方人：雲南省昆明市盤龍區衛生工作者協會李玉仙。

處方9 生石膏250克、生桐油250克、冰片10克。（侗族方）

用法 將生石膏研成粉，再配生桐油、冰片共調成糊，外敷關節腫處，1天換藥1次，5～7天為1療程。

說明 此法主治關節膿腫，但需先切開排膿，放引流條，待膿液排盡後再用本方。

來源 獻方人：廣西壯族自治區百色地區民族醫藥研究楊順發。

二、雷諾氏病

處方1 全當歸30克，元參、紅花、赤芍、桃仁、桂枝各15克，甘草6克。（回族方）

用法　先將上藥研成粗末，浸漬於60度白酒1500克，3天後啟用。用於蘸藥酒擦洗兩上肢，每次擦洗30分鐘，擦洗要用力。

說明　本方治療26例，用藥2個療程治癒。

來源　獻方人：青海省民和縣人民醫院劉啟明。

第九節　雜　病

一、自汗症

處方　五倍子、五味子、浮小麥各適量。

用法　將上藥共研為細末，調水使成糊狀，敷於臍部，蓋以紗布，膠布固定。1日1次，連用3～5次。

說明　本方收斂止汗。主治自汗、盜汗。

來源　獻方人：雲南省文山州衛生學校楊學況。推薦人：雲南省文山州政府楊林。

二、盜　汗

處方1　五倍子、香白芷等量。

用法　共研細粉，米湯調敷臍部。

說明　白芷芒香透竄，五倍子收斂，故治盜汗有效。

來源　獻方人：山西省陽泉鋼鐵公司醫院周永銳。推薦人：山西省寧武縣中醫院李藩。

處方2　鬱金適量、蜂蜜少許。（畲族方）

用法　上藥磨蜜，每晚睡前塗於雙側乳暈上，膠布固定，連續外塗3次。

說明　用上藥治癒盜汗100餘例，不需服藥，效果明

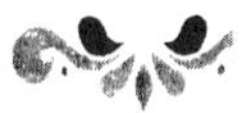

顯，一般 3 天即癒。

來源 獻方人：福建省霞浦縣沙江衛生院蘇偉庭。推薦人：福建省中醫藥研究院林恩燕。

處方3 煅龍骨 30 克、煅牡蠣 30 克、糯米 30 克。

用法 將上藥共研極細末，布包或裝入絹袋內撲之，1 日撲數次。

說明 此法屬中醫外治法中的撲法，曾運用此法治療 10 餘例患者，療效滿意。

來源 獻方人：江蘇省南通市天生港發電廠保健站吳自強。

處方4 五倍子1.5克、飛辰砂0.3克。

用法 共研細末，將粉末用涼開水或溫水調成糊狀，臨睡時敷填肚臍窩（神闕穴），上蓋紗布，膠布固定，次晨除掉。

說明 治療 15 例，其中痊癒 13 例，無效 2 例。臍部濕疹或破損者不用。

來源 獻方人：山東省國營黃河農場醫院田中動等。推薦人雲南省個舊市人民醫院蘇平。

三、凍　瘡

處方1 肉桂、冰片、樟腦各2克，製乳香、製沒藥各10克，凡士林適量。（鄂溫克族方）

用法 將上藥分別研末後合在一起調勻，加入適量凡士林調成軟膏，先以淡鹽水洗凍瘡潰瘍面，面將此藥膏塗於患處。2 至 3 天塗 1 次。

說明 本方對凍瘡久治不癒有一定效果。

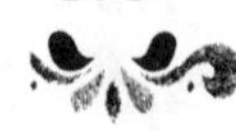

來源　《民族醫藥采風集》。推薦人：張力群。

處方2　生大黃50克。（鄂倫春族方）

用法　水煎，薰洗患處，每日 2 次，5 天為 1 個療程。

說明　主治手腳凍瘡，腫脹疼痛，甚至皮膚潰瘍等。

來源　《民族醫藥采風集》。推薦人：張力群。

四、肌肉腫痛

處方1　鮮柚果葉250克。（德昂族方）

用法　水煎 20 分鐘，待水溫 38 度左右薰洗硬結部位，每次 10 至 15 分鐘，上、中、下午各 1 次，薰洗完後則以搗爛了的新鮮節薈溫敷患處，輕的 3 至 4 天痊癒，重者 5 至 7 天見效。

說明　本方治肌注部位硬結。由於新鮮果葉有行氣活血，消腫止痛之功效，加之藥液薰洗，其行氣活血，消腫散結之作用更強；而蘆薈含分子量小的阿勞埃丁（蘆薈中的一種活性成分）具有很強的滲透力，蘆薈的異枸櫞酸具有促進血液循環、擴張毛細血管之功效，蘆薈中的活性水，蘆薈素能軟化血管、恢復肌肉彈性，其茅香成分還有很好的鎮痛作用，蘆薈中含有的植物凝血素可附在人體細胞上，刺激細胞內部反應，促進肌細胞生長和分裂，加快受傷組織康復和軟化，使硬結部位很快腫消，結散、痛止。

來源　《雲南民族醫藥見聞錄》。推薦人：張力群。

處方2　透骨草30克，紅花10克，乳香、沒藥各10克，桂枝、蘇木各10克，蔥白2莖，生薑3片。（彝族方）

用法　布包，水煎。煎後稍涼，待溫度降至適宜時將布包敷於患處，並趁熱以藥水薰洗患處。每日 1 劑，反覆多次

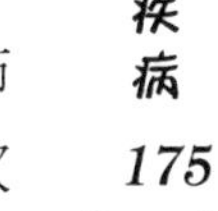

使用，5劑為1個療程。

說明 本方功在溫經通經絡，活血止痛。適用於氣滯血瘀所致諸痛症，如肌肉疼痛等。

來源 《民族醫藥集》：推薦人：劉紅梅。

五、過　敏

處方1 雞毛1把。（傈僳族方）

用法 加水1000毫升，煮沸之後再煮15分鐘，去渣取液，候溫，洗擦患處15分至20分鐘，一次告癒。

說明 皮膚過敏的人觸摸生漆小時極易誘發漆木性皮炎。先是局部紅腫，後是全身紅腫，奇癢；心情煩躁，悶悶不樂。傈僳族民間有吃「漆油」「燉雞補身子」的習俗，據說，用此法亦可解「漆油」過敏的症狀。

來源 採自傈僳族民間。推薦人：張力群。

處方2 苦參30克、地膚子360克、白鮮皮30克、蛇床子30克、蒲公英30克、鶴虱20克、黃柏15克、枯礬15克。（瑤族方）

用法 加水煎至1000毫升，待藥液稍涼後洗患處，每日1次，每次持續洗40分鐘。

說明 本方對染髮劑過敏反應有一定療效。

來源 《雲南民族醫藥見聞錄》。推薦人：張力群。

六、汗　臭

處方 夜交藤30克、遠志10克、石菖蒲15克、葛根20克。（哈尼族方）

用法 先用溫水3000毫升浸泡2至3小時後，煮沸30分鐘，取汁沐足，持續20至30分鐘。

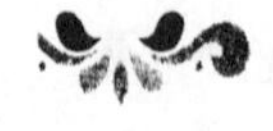

說明　《雲南民族醫藥見聞錄》推薦人：張力群。

七、陽　強

處方1　黃柏30克、梔子20克、龍骨20克、牡蠣15克、冰片5克。（阿昌族方）

用法　將上藥放容器內，加米酒浸過藥面，浸泡1～2週後，取藥液外搽。1日2～4次。

說明　應用本方治療陽強。臨床驗證，療效滿意。

來源　獻方人：雲南省保山市王民春。推薦人：雲南省保山市人民醫院蒲有能。

處方2　麝干30克、朴硝10克、糯米飯1小團。（畲族方）

用法　將麝干搗細，再加入朴硝再搗，最後加入適量糯米飯作餅，貼於關元穴。

來源　獻方人：福建省霞浦縣柏祥鄉鐘阿細，推薦人：福建省霞浦縣醫藥公司劉熾榮。

八、腳　臭

處方1　匹阿斯林片10片。

用法　將阿司匹林片碾成粉，塗抹在腳上，穿上襪子即可。7天為1療程。

說明　除腳汗臭，效果良好。

來源　獻方人：雲南省潞西市目瑙路健民醫藥店上官烽；推薦人：雲南省德宏州食品藥品監督管理局陶建兵。

處方2　五倍子10克、枯礬5克。（景頗族方）

用法　將以上兩味藥碾成粉，用100毫升的涼開水調和，取上層清液塗抹患處。1日3次，3天為1療程。

說明　去汗收斂，治療狐臭效果良好。

來源　獻方人：雲南省潞西市目瑙路健民醫藥店上官明烽；推薦人：雲南省德宏州食品藥品監督管理局陶建兵。

九、縮陽症

處方1　韭菜子20克。（壯族方）

用法　研末後敷於臍中，用艾條溫灸 20 分鐘，7～17 天為 1 療程。

說明　縮陽症是指陰莖收縮，少腹疼痛，以寒證多見，多因腎陽虛衰引起。同時內服壯陽補腎藥效果更好。曾用本方治癒 1 例。

來源　獻方人：廣西壯族自治區百色地區民族醫藥研究所楊順發。

處方2　胡蘿蔔（中等大者）1根。（納西族方）

用法　胡蘿蔔在火灰中炮，取出後燙熱程度以手能握為度，速塗少許化油或凡士林，趁熱插入肛中。

說明　縮陽為陰莖向腹內攣縮伴腹痛的一種罕見病，為寒主收引之一種特殊表現。往往使患者恐懼不安，旁觀者無措手足。肛門靠近會陰，此法以直接導熱祛寒，效果最快。

來源　為已故納西族中草醫李學義驗方。推薦人：雲南省麗江地區醫院和建清。

處方3　艾捲（苦滲少許麝香更佳）。（納西族方）

用法　點燃滲麝香之艾捲，炙會陰、命門二穴位。急用無艾捲，草紙捲點燃炙也可。

說明　本地民間視該病為男科急症，治法廣為口授相傳。

來源　獻方人：雲南省麗江地區人民醫院和建清。

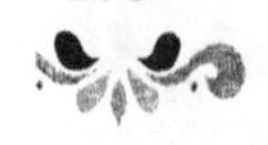

十、房事後中寒

處方　小白蒿30克、水柏枝20克、麻黃20克、刺柏葉10克、文冠木10克、酒麴30克、堿面20克、苦參30克、五靈脂15克、甘松10克、玉竹5克、黃精5克、天門冬5克、天花粉5克、蒺藜5克、紫檀香5克、鉤藤5克、山奈5克、華茇5克、寒水石5克。（蒙古族方）

用法　將上述藥粉碎，用開水浸泡後坐浴，每日1次，每次用 245 克。

說明　坐治療法是蒙醫傳統療法之一。此方對腎寒引起的腰痛有明顯的療效。

來源　獻方人：內蒙古鄂托克旗蒙醫院蘇日肯。推薦人：內蒙古科左後旗蒙醫整骨醫院明根。

十一、牙齒污垢

處方　生花生適量。（阿昌族方）

用法　把幾粒生花生米放在嘴裏嚼啐成糊狀，不要咽下去，用此花生糊充當牙膏，像平常刷牙一樣清潔牙齒。

說明　經常喝茶或咖啡的人，牙齒上容易遺留黃色污垢，難以清除。用此法，只需幾次即可使牙齒潔白發亮。

來源　《民族醫藥集》；推薦人：劉紅梅。

十二、遺　精

處方　甘遂、甘草各5克。（拉祜族方）

用法　研為細末，醋調敷肚臍，膠布固定。2 天換藥 1 次，5 次為 1 個療程。

說明　清火安神，治青少年頻繁遺精。治療期間，宜放鬆身心，勿看刺激性影視節目。

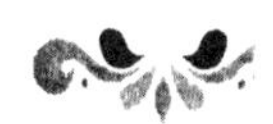

來源　《雲南民族醫藥見聞錄》。推薦人：張力群。

十三、蟯蟲病

處方1　生百部300克。

用法　加水250毫升，煎成1小杯，晚上臨睡前作保留灌腸。連用5晚。

說明　本方門診治療觀察38人，療效可靠。

來源　獻方人：山西省寧武縣人民醫院李秀英。

處方2　蔓荊子15克，大蒜、茼麻子、馬蘭子、鐵杆蒿灰、麝香各5克。（蒙古族方）

用法　除麝香外，其餘藥物研細，再加麝香，以芝麻油調和，做栓劑，塞肛門內，每日換1次，一般7日為1療程。

說明　本方的大蒜應獨頭紫皮蒜為佳。

來源　摘自《高喜醫師驗方》。推薦人：內蒙古科左後旗蒙醫整骨醫院明根。

處方3　榧子50克、大米50克、棉子油適量。（回族方）

用法　榧子、大米同炒黃，加水煮粥。1日1劑，分2次服，3劑為1療程。每晚用棉球1個，蘸棉子油塞入肛門，次日取出，連用3日。

說明　本方殺蟲緩瀉。適用於蟯蟲病肛門奇癢，夜臥不安，或食慾不振，噁心等症。

來源　獻方人：馬應乖雲南省會澤縣恴海中心衛生院。推薦人：雲南省個舊市人民醫院蘇平。

十四、瘧　疾

處方　鮮虎掌草15克。（白族方）

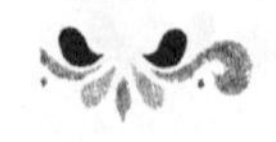

用法　鮮藥搗細為藥泥，外包大拇指（男左女右及百會穴）。

說明　此法治療瘧疾，迅速緩解高熱寒戰，但外包時注意不能損傷皮膚。

來源　大理市阿佳米白族醫藥研究所許服疇獻方。

十五、陽　痿

處方　三股筋15克、小通經10克、麻藤根10克、小羅傘15克。（白族方）

用法　先將上藥分別樁碎，混勻，用白布包裹，置200毫升沸水中煎煮約10～15分鐘，取煎液，濾過。當溫度降至30℃左右時，迅速蘸洗陰部，5分鐘後，在維持煎液溫度的前提下，用小毛巾蘸煎液沿肛門內側向陰囊基底部挖搓，手法要輕，要快，反覆進行，每次約10～15分鐘，每日2～3次（注意：不要逆行挖搓）。

說明　本方用於30～45歲患者效果十分明顯，療程和每日治療次數視病情而定。對其他男性性功能障礙疾病如房事不舉，舉而不堅，早洩等亦有明顯效果，宜在行房事前實施治療。

來源　雲南省玉溪地區藥品檢驗所王正坤獻方。

第十節　中毒與急救

一、休　克

處方1　皂角25克、辛夷花10克、冰片5克、薄荷腦5克。（傈傈族方）

用法　將上藥研細，過100目篩，裝瓶。每次用少許吹

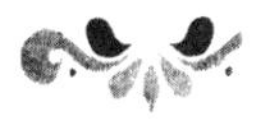

鼻，催嚏開竅。1日1次。

說明　本方具有辛涼通竅之功，治療休克。臨床驗證，療效滿意。注意勿使藥末入目。

來源　獻方人：雲南省保山市板橋鎮郎義村蒲成明。推薦人：雲南省保山市人民醫院蒲有能。

處方2　薄荷油2毫升　冰片1克　涼開水50毫升。（傈僳族方）

用法　將上藥加50毫升涼開水溶解後，每次用棉球蘸藥擦牙。每日2～3次。

說明　本方辛涼宣竅，治療休克。臨床反覆驗證，療效滿意。

來源　獻方人：雲南省保山市板橋鎮郎義村蒲有明。推薦人雲南省保山市人民醫院蒲有能。

處方3　艾條大蒜各適量。（土家族方）

用法　取百會穴、膻中穴、合谷穴、大墩穴、肚臍眼等穴，將大蒜切為薄片，放在穴位上，然後點燃艾條，在大蒜片上灸烤穴位。

說明　灸穴位時，注意火候；以熱暫停，反覆灸烤，以回陽救逆為目的。在不俱備艾條的情況下，可使用銀針，在上述穴位上強刺激。急救簡便，療效滿意。

來源　家傳。推薦人：湖北省建始縣花坪區衛生院向良憲。

二、昏　迷

處方1　四季蔥（鮮品）20克、鮮石菖蒲20克、鮮生薑20克、豬牙皂粉5克、北細辛粉3克。（土家族方）

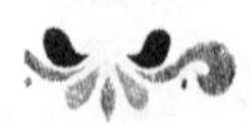

用法　上方前3味鮮藥搗爛取汁，後2種研細末拌入。每次用少許點入患者鼻孔內。

說明　本方具有通竅醒神之功，主治昏迷不醒。經臨床驗證，確有其效。

來源　獻方人：湖北省來鳳縣翔鳳鎮老虎洞衛生所楊洪興。推薦人：湖北省來風縣藥檢所錢楨。

處方2　梔子10克、冰片0.3克。（阿昌族方）

用法　將梔子放容器內，加水浸過藥面，用文火煎4～5分鐘，過濾加冰片攪勻，浸至3分鐘，過濾，裝瓶備用。每次滴鼻3～8滴，1日3次。

說明　本方具有清熱開竅之功，治療神志昏迷。

來源　獻方人：雲南省保山市板橋鎮郎義村趙鴻勳。推薦人雲南省保山市人民醫院蒲有能。

處方3　百會穴、人中穴、膻中穴、合谷穴、足三里、燈芯草、麻油適量。（土家族方）

用法　醫用燈芯草蘸麻油，點燃，照穴位燒，即為爆燈火，上穴燒後，不蘇醒，加燒印堂穴、太陽穴、天突穴、肚臍穴。

說明　燈火是強刺激穴位，臨床中，以燈火抱救昏迷病人療效奇特。

來源　家傳。推薦人：湖北省建始縣花坪區衛生院向宏憲。

處方4　沉香、肉蔻、白檀香刺柏葉、小白蒿、小茴香、丁香、黑雲香、白雲香、阿魏、當歸各等量，麝香適量。（蒙古族方）

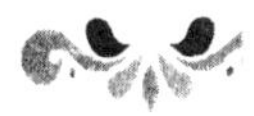

用法　研細，放在無煙火上，用煙薰鼻。一般薰至醒為度。

說明　此方對任何病因所致的昏迷都有效。具有保持體溫，改善血液循環之作用。

來源　獻方人：內蒙古蒙醫學院巴·阿古拉。推薦人：內蒙古科左後旗蒙醫整骨醫院明根。

三、中　暑

處方1　附子、乾薑備30克。（瑤族方）

用法　烘乾研為細末，過篩，溫水調成糊膏。敷貼兩足湧泉穴1～2小時。

說明　本法適用於中暑，許多虛脫，四肢不溫，有回陽救逆之功效。

來源　獻方人：雲南省硯山縣阿基吳成高。推薦人：雲南省文山州衛生學校張炳富。

處方2　皂角30克、細辛10克、冰片3克。

用法　本方上3味藥，共研細末，裝瓶備用。用時每取少許，吹入鼻中。

說明　本方具有通關開竅醒神之功，臨床常用於治療中暑昏厥，不省人事。

來源　獻方人：山西省寧武縣人民醫院李敏、李秀英。

處方3　鮮薄荷草200克、50度白酒50毫升。（瑤族方）

用法　將薄荷草搗碎，放入碗中，倒入白酒，用紗布包，藥塗搽全身。

說明　把病人抬到陰涼處，解開衣服，讓病人安靜平臥，用鮮薄荷草加酒擦全身。使體溫很快下降，神志恢復正

常。如無薄荷草，用紫蘇、生薑、柚子葉、柑果葉（任選一種）均可。已用本方治療3例均獲癒。

來源 獻方人：廣西壯族自治區百色地區民族醫藥研究所楊順發。

處方4 附子、乾薑30克。（壯族方）

用法 將上藥烘乾，研為細末，過篩。溫水調成糊膏。敷於兩足心1～2小時。

說明 本方有回陽救逆之效。適用於中暑、虛脫、四肢不溫等症。

來源 獻方人：雲南省硯山縣阿基吳成高。推薦人：雲南省文山州衛生學校張炳富。

處方5 川黃連1克、薄荷油0.5克、桉油0.1毫升、蒸餾水100毫升。（傈僳族方）

用法 將川黃連放容器內，加蒸餾水2～4分鐘。過濾，加薄荷油、楠桉油攪勻，每次滴鼻1～6滴，1日滴3次。

說明 本方具有清心祛暑作用，治療中暑，臨床反覆驗證，療效很好。

來源 獻方人：雲南省保山市板橋鎮郎義村蒲益富。推薦人：雲南省保山市人民醫院蒲有能。

第十一節　腫　瘤

一、癌症疼痛

處方1 冰片50克、白酒500毫升。（蒙古族方）

用法 冰片加入白酒，混合溶解後即可用。備用的溶液

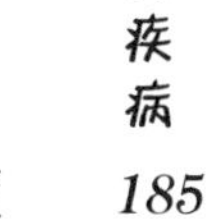

塗搽癌症放射痛劇烈處。開始用藥時，1 日可搽 10 次以上，以後隨著疼痛減輕，1 日搽數次。

說明 此方用於晚期癌症止痛均有效，傷口潰爛處禁用。

來源 內蒙古蒙醫學院附屬醫院朴美榮。推薦人：內蒙古哲里木盟蒙醫研究所齊蘇和。

處方2 于蟾皮10克、竹鼠皮10克、高腳蟲10克、花姑娘10克、大黃藤20克、三葉樹根皮30克、芒硝10克、賽素草30克、芙蓉葉30克、冰片3克、金葉子10克、蛇參10克、小紅參30克、雄黃10克、天花粉20克、半支蓮20克、白花蛇舌草20克、菌芋15克、木棯20克、黃藥子30克。（哈尼族方）

用法 將以上諸藥研細為末。加水調成糊狀，攤於油紙上，厚 5 公分，周徑略大於腫塊。敷貼腫塊，隔日 1 次。

說明 本方有止痛作用。能抑制癌細胞、腫瘤細胞的增生，減輕癌、瘤感染和壞死。

來源 獻方人：雲南省玉溪地區中醫院王家福。

處方3 急性子、六軸子、天仙子各適量。（布依族方）

用法 以上三子各用 5 粒打爛粘在麝香追風膏上，肝癌敷貼肝俞穴、背俞穴和耳穴上，並隨時加以按揉。另外再用三子各 1 克研成細粉拌米酒填於肚臍上，用麝香追風膏覆蓋固定。

說明 曾用此方治 3 例癌症患者，止痛作用明顯。

來源 獻方人：雲南省宣威縣羊場煤礦職工醫院曾正明。

處方4 鮮石榴寄生葉100克、鮮透骨草葉100克、鮮鳳仙花全草200克（布依族方）

用法 將以上 3 種鮮品搗絨，兌入米酒調勻，攤於紗布

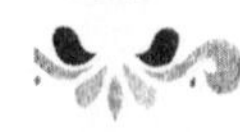

上敷於腫塊處，外加塑膠薄膜覆蓋包紮好。

說明 用治1例肺癌轉移疼痛患者，1小時後疼痛消失。

來源 獻方人：雲南省宣威縣羊場煤礦職工醫院曾正明。

處方5 熊膽粉適量、酸醋少許。（佤族方）

用法 以酸醋調熊膽粉適量，搽敷患處。

說明 應用本方於鼻咽癌、直腸癌患者，具有緩解疼痛之效。

來源 獻方人：雲南省滄源佤族自治縣人民醫院李永明。

處方6 蟾酥1隻（100克）、雄黃20克。（壯族方）

用法 蟾酥除去內臟，將研細後的雄黃放入蟾酥腹內，並加溫熱水把雄黃調成糊狀，把蟾酥腹部敷在癌性疼痛處，然後固定。每次30分鐘即可。

說明 本方是治療癌性疼痛的驗方，敷藥後15～20分鐘即可產生鎮痛作用。無毒副作用。此方在壯族民間流傳較廣。

來源 獻方人：雲南省西疇縣興街中心衛生院李光員。

處方7 柚子果皮50克、柑果皮30克、黃瓜果葉100克、七葉蓮100克。（京族方）

用法 水煎外洗痛處。

說明 本方對肝癌、肺癌、胃癌疼痛外洗有一定效果。乳腺癌已潰爛有惡臭味，除用本方藥外加桉樹葉500克共煎洗，除有減輕疼痛外，尚有除臭效果。

來源 獻方人：廣西壯族自治區百色地區民族醫藥研究所楊順發。

處方8 冰片15克、白芥子20克（打）、白酒適量。（土家族方）

用法 將冰片、白芥子溶泡於白酒中，裝瓶備用。需要時用棉簽蘸上酒汁塗搽疼痛部位。

說明 本方治肝癌疼痛，反覆運用，效果滿意。

來源 獻方人：湖北省來鳳縣翔鳳鎮老虎洞衛生所楊洪興。

處方9 雄黃、明礬、青黛、血竭、皮硝、乳香、沒藥各10克，冰片2克。為1劑量。（土家族方）

用法 將上藥共研成細末，用米醋調成膏糊狀，取適量攤於紗布上敷貼痛點或貼與罹癌臟器有關的穴位上。每日1次，乾則可再用米醋打濕。1劑量可1次用完，也可分次使用。

說明 本方可用於癌症，亦可用於臟器其他疾病引起的疼痛。且對癌症有輔助治療作用。曾用於慢性胰腺炎、胰腺癌、肝癌、肺癌、乳腺癌、胃腸癌等病例，反應良好。不可內服。

來源 湘西自治州民族中醫院內科劉文傑。推薦人：州民族中醫院馬伯元。

處方10 見腫消50克、獼猴桃根40克、魚星草40克、小草葉20克、七葉一枝花20克、冰片3克、硇砂40克、蜂糖200克。（土家族方）

用法 將上藥分別細末，過120目篩，拌勻，在消毒的敷料缸中加蜂糖調為膏，備用。使用中，將藥膏塗在消毒的紗布塊上，再貼在患處，1次有效作用24小時。

說明　本方功效止痛、消腫、軟堅散結。臨床外敷 17 例患者，止痛率為 647%。外敷部位；在癌變周圍。

來源　臨床驗方，推薦人：湖北省建始縣花坪區衛生院向宏憲。

二、乳腺癌

處方　桉樹葉200克、千里光200克。（毛南族方）

方法　將上藥入鍋加水 2500 毫升，煎開 10 分鐘後過濾外洗患處。

說明　本方治療晚期乳腺癌出現癌瘤破潰流出黃水並有惡臭者。本方具有消炎、去腐除臭的作用。成本低非常適合農村病人使用。

來源　獻方人：廣西壯族自治區百色地區民族醫藥研究所楊順發。

三、肝　癌

處方　甘遂、丹參、鱉甲、鬱金、白芍、薑黃、蠍子、乳香、沒藥、蘇木、蜈蚣、冰片、獨角蓮、馬錢子、松節油等量研末，麝香少量。

用法　將上藥研成細麵，加入松節油調成糊狀，待用時將麝香、冰片 3 克加入拌勻，敷貼時一般以期門穴為中心，向四周及肝腫塊上敷貼。或者以劇痛點為中心向四周敷貼。3 個月換藥 1 次，10 次為 1 個療程。

說明　肝癌疼痛的性質，臨床以氣滯血瘀為主，持續性鑽心樣痛，患者多不能忍受。胸脇脹滿痛，選期門穴貼敷，使藥力循肝經達病所，迅速發揮止痛作用。

來源　獻方人：山西省崗縣中醫院李智。推薦人：山西省寧武縣中醫院李藩。

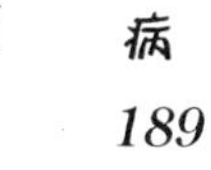

四、皮膚癌

處方1 蟾皮炭、五倍子、木耳炭各30克，麝香2克。（民間方）

用法 研末分15包，每取1包撒瘡面上，1日1次。

說明 瘡面暗紅，膿水稀白者有效。曾用於治療陰部皮膚癌，用藥2週痊癒。

來源 獻方人：山西省太原鋼鐵公司迎新街醫院石明山。推薦人：山西省寧武縣中醫院李藩。

處方2 臭角蟲100克、重樓6克、紫草皮30克、麝香3分、60度白酒500毫升。（仫佬族方）

用法 先將前3味藥用熱水浸透，再與麝香一起加入白酒內浸泡，每天搖動2次，10天以後用擦腫瘤處。每日至少3次，連用1個月以上。

說明 本方可用於乳房纖維瘤、粉瘤、各種囊腫及皮下腫瘤，長期運用有效。

來源 雲南省宣威縣羊場煤礦職工醫院曾正明。

五、唇 癌

處方 生蒲黃15克、土大黃15克、半支蓮15克、麥冬15克。

用法 共研細末，加雞蛋清或蜂蜜，外敷雙唇，每日1次。同時用生甘草泡淘米水含漱。

說明 口唇屬脾，脾與胃相表裏，心脾熱毒偏盛，七情過極可致本病。或過食煎炒炙薰食物，毒火內結，口腔潰破，唇部外傷，也能引起。若能同時內服清胃火、散熱毒、養陰益氣的知柏地黃丸和滋陰降火丸，療效更佳。

來源 獻方人：雲南省昆明市盤龍區衛生工作者協會李玉仙。

六、結腸癌

處方1 紅藤50克、敗醬草50克、桑寄生50克、白頭翁50克、馬蹄香50克、白花蛇舌草50克。

用法 用酒精1000克浸泡1週，每次25～50毫升加熱後外搽腹部兩側、腹溝、肛門、小腹。同時上方煎水坐浴浸洗，加苦參、生黃柏各15克，每日2次，要先洗後搽。內服紅藤、敗醬草、馬蹄香、桑寄生、白花蛇舌草、薏苡仁各15克，加適量紅糖煎服，每日2次。

說明 此症在《外科正宗》臟毒論中指出：「蘊毒結於臟腑，火熱流注肛門，結而為腫，其痛連小腹，肛門墜重，二便不暢，或瀉或秘，肛門內蝕，患爛經絡，污水流通……」用此保守療法，因紅藤、敗醬草為腸部疾患要藥，故對結腸癌、直腸癌、肛管癌均有一定效果。體虛中晚期患者要扶正固本，加生黃芪、黨參、百合各50克，每日2次。

來源 獻方人：雲南省昆明市盤龍區衛生工作者協會李玉仙。

處方2 乳香、紅花各6克，赤芍、桃仁、生香附各12克，阿魏4.5克。

用法 共研細末。用蜂蜜調成糊狀敷痛處，外用紗布固定，24小時換藥1次。

說明 應用本方治療結腸癌，有一定療效。

來源 上海中醫學院吳聖農老中醫。推薦人：雲南省個舊市人民醫院蘇平。

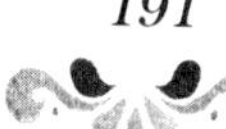

七、甲狀腺癌

處方 鮮魔芋300克，海藻15克，蒲黃根15克，貫衆30克，蒼耳草30克。（哈尼族方）

用法 上藥共研末，炒熱裝入布袋。熱敷雙側甲狀腺周圍，用膠布封固，每日2次。

說明 曾用此方治療本病患者5例，均獲得滿意療效。再配合本方內服每日2次，療效甚佳。

來源 獻方人：雲南省綠春縣大水溝中寨老草醫羅雲初。推薦人：雲南省綠春縣衛生局醫政科李榮華。

八、胃 癌

處方 白花丹50克、五月艾200克。（壯族方）

用法 將上藥搗爛，放入鍋加少許醋炒熱裝入布袋，敷在胃部（要配合其他藥物治療）。

說明 本方有行氣止痛作用，延緩胃癌發展，但要配合其他療法。

來源 獻方人：廣西壯族自治區百色地區民族醫藥所楊順發。

九、骨 癌

處方 靈芝3克、鹿草30克、鹿仙草根核10克、岩陀30克、過山龍0.3克。（哈呢族方）

用法 將上藥共裝入約1000克廣口瓶內，加入95%酒精1000克浸泡2週後使用，疼痛時用棉球浸濕塗搽患部，每日數次。

說明 此方對骨癌疼痛可迅速緩解，使用方便，不受用藥時間限制。臨床觀察50例骨癌病人，緩解疼痛的作用明顯。

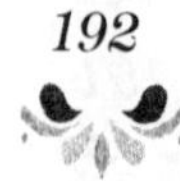

來源　獻方人：雲南省綠春縣大水溝鄉中寨村老草醫羅雲初。推薦人：雲南省綠春縣衛生局醫政科李榮華。

十、直腸癌

處方　半支連15克、苦參15克、黃連15克、木香9克、赤芍15克、白花蛇舌草15克。

用法　輸液管一條，導尿管一條。將上藥用溫水適量浸泡1小時，煎煮半小時，倒出藥液；再加水煎煮20分鐘，將2次藥汁濃縮至300毫升，紗布過濾，液溫保持在36℃～38℃為宜，灌入瓶內，接輸液管（去針頭），接導尿管，管端塗少許油劑，患者左側臥位，臀部略抬高，將管插入肛門，深10～15公分為宜，膠布固定，然後滴藥液，每分鐘50滴，藥液滴完後，平躺休息半小時。

說明　直腸點滴的特點為：減少藥物對胃腸道的刺激，減輕藥物引起的不良反應；避免胃酸對藥物有效成分的破壞；有時藥物能直接作用於瘤體本身，持續時間長，發揮作用快。本方具有清熱解毒、破瘀行積之功，治療中可根據病情配服補中益氣湯加炒黃芩、焦山梔、阿膠、五穀蟲、地榆炭、炒白芍、灶心土效果更佳。

來源　獻方人：山西省定襄縣中醫院班養蜂。推薦人：山西省寧武縣中醫院李藩。

十一、宮頸癌

處方　一予一盾50克、紫花地丁50克、十大功勞根50克、苦參25克、白花蛇舌草25克、銀花25克。

用法　煮沸待溫坐浴。每日2次。

說明　一予一盾係《雲南中草藥選》，別名瓶爾小草，清熱解毒，止痛。內服可用紫花地丁、十大功勞根、白花蛇

舌草、銀花各15克，加適量紅糖煎水服，每日2次。

來源 獻方人：雲南省昆明市盤龍區衛生工作者協會李玉仙。

十二、淋巴肉瘤

處方1 重樓15克、黃藥子15克、天葵子15克、紅木香15克、魔芋豆腐300克。（哈尼族方）

用法 將上藥細研末，用適量白酒調勻，裝入布袋烘烤，熱敷淋巴肉瘤處。每日1次，連用1週。

說明 本方治療局部淋巴肉瘤顯效良好。連用2週後肉瘤即消失。

來源 獻方人：雲南省綠春縣防疫站計免科羅解德。推薦人：雲南省綠春縣衛生局醫政科李榮華。

處方2 貓爪根草50克、夏枯草花30克、黃藥子30克、麝香風濕油適量、老陳醋適量。（瑤族方）

用法 先將前3味搗成極細粉，過篩，再過麝香風濕油2分、老陳醋5分兌入藥粉內調成糊狀（要先拌勻），敷於瘤子上，紗布固定。5～7天1換，中間休息1～2天，連用3～5天。

說明 貓爪草屬毛茛科小毛莨的根。本藥敷患處，部分患者會引起過敏性皮炎、局部熱辣刺痛時應取下藥，用冷開水洗後搽以麝香風濕油，然後再把麝香風濕油的量與陳醋相等兌入，就能減輕皮膚刺激。

來源 獻方人：雲南省宣威縣羊場煤礦職工醫院曾正明。

十三、血管瘤

處方1 小香蟲若干隻。（白族方）

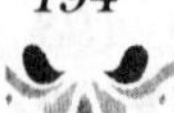

用法　取小香蟲若干隻，量瓶中備用。使用時用兩把鑷子，一把夾其前半部，一把夾其尾部，稍用力擠出腹內容物，塗在血管瘤表皮。每日 3～4 次，連用 10 餘日即消退。

說明　係祖傳秘方。經治 50 餘例，血管瘤消失，膚色正常，最長治療時間為 30 天，無毒副作用。

來源　獻方人：雲南省大理市康復醫院八門診楊中梁。

處方2　鮮山茨茹塊根適量、三花酒適量。

用法　將鮮山茨茹塊根（土半夏）磨溶於三花酒中，外塗患處，每天 3～4 次。

說明　對小兒血管瘤與皮下小脂肪瘤有效，一般1週左右開始縮小，1月後漸消失。

來源　獻方人：昆明醫學院附一院姚越蘇。

處方3　千年桐樹皮、金錢草各鮮用 200 克，兩面針根 30 克，穿山甲油適量。（瑤族方）

用法　前 2 味藥水煎，取藥液洗患處，每日 2 次，每次 60 分鐘，洗後以穿山甲油外塗，可連續使用

說明　本方為獻方者祖傳方，臨床治療觀察對面積不大的血管瘤有效。一般需用藥 20～30 天。

來源　獻方人：廣西金秀瑤族自治縣金秀鎮劉村劉婆典。推薦人：廣西民族醫藥研究所莫連英。

處方4　鐵秤砣、土生地、流泯茹、半邊蓮、半支蓮、一枝黃花、生首烏、白花蛇舌草、紫珠草、旱三七各適量。（瑤族方）

用法　上藥共搗爛外敷患處，每日換藥 1 次。直至痊癒。

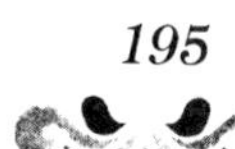

說明　本方對面積不大的血管瘤治療有效，對面積較大的血管瘤可以適當使其縮小。

來源　獻方人：廣西富川縣朝東鎮秀水毛建祿。推薦人：何最武。

十四、鼻咽癌

處方　鵝不食草20克、麝香0.3克、蟾酥5克、白芷15克、冰片5克。（回族方）

用法　先將鵝不食草、白芷研為細末，再加入麝香、蟾酥、冰片混勻備用。用時取少許藥末搽於鼻孔中輕輕吸入鼻腔中，稍時即打噴嚏，鼻竅便之通暢，頭腦清爽，頭痛隨之解除。

說明　本方具有清熱解毒，通關開竅，活血消腫作用。適用於鼻咽癌症見鼻塞頭痛，涕帶膿血、氣味腥臭者。例如周××，患鼻咽癌經常劇烈頭痛，鼻塞不通，涕中帶血，應用本方後諸症悉減，再配合抗鼻咽癌方，病情未再惡化，6年後隨訪仍然健在。

來源　獻方人：雲南省昆明中藥廠王汝俊、昆明市藥材公司王汝生。推薦人：雲南省個舊市人民醫院蘇平。

十五、地方性甲狀腺腫

處方　柳葉若干。

用法　切碎加水浸泡1天，過濾。濾液加熱濃縮成膏，敷患處，每隔3～5天換藥1次。

說明　經吉林省地方病防治所測定，每千克鮮柳葉含碘10000微克，高於一般食物數千倍。

來源　摘自《全國中草藥資料選》。推薦人：昆明醫學院一院姚越芳。

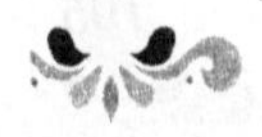

第二章　婦產科疾病

第一節　月經病

一、月經過多

處方1　生梔子、地榆炭、茜草各20克。

用法　將上藥共碾細粉，過篩，醋調敷湧泉穴，紗布固定。每2日1次，分3次用完。

說明　本方用2天後若經量不減，可將紗布固緊用拇指按揉足心。

來源　此為雲南省巧家縣民間方。推薦人：雲南省宣威縣羊場煤礦職工醫院曾正明。

處方2　當歸50克、大薊25克、血竭25克、柏葉25克、冬蟲夏草3克。（蒙古族方）

用法　共為細末。每日2次，每次5克，溫開水或相應「藥引子」送服。又取藥粉10克，香油和成泥狀，外敷於臍穴，2日1換，10日為1療程。

說明　對月經不調，血瘀成塊者用紅花水引服；對經血不調，血稀水樣者，用良薑水引服。

來源　經驗方。推薦人：哲盟紮魯特旗蒙醫院朝克圖。

二、痛　經

處方1　當歸尾30克、益母草30克、紅花10克、桃仁10

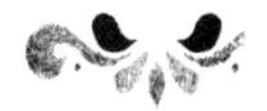

克、拔毒散30克。（普米族方）

用法 將以上藥物研為細粉，過篩，用松明油或松草油調為糊狀，分別貼於氣海穴、關元穴、腰部尾骶骨處，用膠布貼緊固定，爾後熱敷致皮膚微紅。

說明 用此治療方法，具有通經絡、活血化瘀之作用。原為普米族醫師楊夢芬治療閉經、痛經的方法。獻出後，經廣大鄉醫重複應用於臨床，療效滿意，方法簡便，很受歡迎。

來源 獻方人：雲南省蘭坪縣河西鄉楊夢芬。推薦人：雲南省蘭坪縣衛生局和勝。

處方2 八角楓鮮葉250克、胡椒10粒、生薑3片。（拉祜族方）

用法 上藥共搗成泥，用醋炒熱包敷患者小腹關元穴。每日換藥1次，2～3日痊癒。

說明 在每月經期，連續用3～4個月即可，不再復發。

來源 獻方人：雲南省臨滄地區雙江拉祜族佤族布朗族傣族自治縣民族醫藥研究所李富軍。

處方3 白芷、五靈脂、元胡、青鹽各3克。（土族方）

用法 將上藥共研成細末，將臍部用濕布擦淨後，放藥末1～2克於臍上。上蓋生薑1片，用艾灸，以自覺臍內有溫暖感為度，去薑片，紗布覆蓋，膠布固定。1日1次，連用3次。

說明 臨床治療100餘例，效果明顯。

來源 獻方人：青海省民和縣人民醫院劉啟明。

處方4 青鹽500克、蔥白1握、生薑150克。（土族方）

用法 將青鹽研成細末，生薑切碎，蔥白切成3公分長，

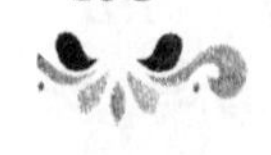

共炒熱，用紗布包熱敷痛處。每月 2～3 次，每次 15 分鐘。

說明 亦可熱敷於小腹。不要燙傷皮膚。

來源 土族民間驗方。推薦人：青海省民和縣人民醫院劉良明。

處方5 女貞子20克、益母草20克、當歸20克、土牛膝20克。（壯族方）

用法 共搗爛加酒適量炒熱後，放入紗布袋內，趁熱敷下腹，每日 2 次。

說明 本方曾介紹給 10 位患者使用，均取得良好效果，患者不妨一試。

來源 獻方人：雲南省西疇縣興街中心衛生院李光員。

處方6 白芷20克、川烏10克、草烏10克、花椒20克、蔥白20克、生薑20克。（壯族方）

用法 上藥放在鍋內炒熱，裝入紗布袋內，反覆熱熨小腹和腰骶部，每次 20 分鐘，每天 2 次。

說明 本方治療痛經 20 例，均獲滿意效果。此方是壯族民間治療痛經驗方，深受壯族人民的喜愛。

來源 獻方人：雲南省西疇縣興街中心衛生院李光員。

處方7 紫丹參100克、高粱酒糟100克。（白族方）

用法 上藥共搗細，再用文火炒熱，包在臍眼上，3 分鐘見效。

說明 本方治療痛經，可算一個通用方，從未失效，深受患者喜愛，特別對未婚少女痛經效捷。

來源 獻方人：雲南省大理白族自治州賓川縣人民醫院張洪輝。

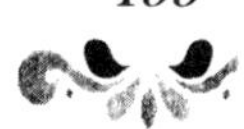

處方8　艾葉150克、白胡椒30克、桂丁30克。（瑤族方）

用法　先把艾葉搗絨，再把後兩種藥碾成細粉拌入艾絨裝入布袋內縫好，固定在小腹部用熱水袋熱熨，痛止後半小時取下。

說明　本方適用於虛寒性痛經，對於氣滯疼痛者亦較適宜。

來源　獻方人：雲南省宣威縣羊場煤礦職工醫院曾正明。

處方9　當歸10克、益母草10克、胡椒5克。（白族方）

用法　將以上 3 味藥加工為細末，用時取少許填入肚臍眼中，再填入棉球，上蓋紗布，用膠布包紮，24 小時換藥 1 次，經前 3 天用藥至經後 3 天。

說明　此方有行氣活血、溫中散寒之功，特別對於寒凝氣滯和血瘀所致的痛經有顯著的療效。

來源　獻方人：雲南省大理市康復醫院許服疇。

處方10　艾葉、小茴香、蒲黃、丹參、乾薑、食鹽各適量。

用法　共研細末，白酒調敷臍上，1 週換藥 1 次。

說明　本方主治寒邪鬱滯，血瘀不暢所致的婦女痛經有顯著療效。

來源　獻方人：山西省陽泉鋼鐵公司醫院周永銳。推薦人：山西省寧武縣中醫院楊富寬。

處方11　鮮五月艾葉500克。（壯族方）

用法　搗爛酒炒熱裝入小布袋敷在下腹部，每天 2～3 次。

說明　本方有溫通月經作用，月經流暢疼痛即減輕或消失，已用本方治癒痛經者14人，效果極佳。

來源 獻方人：廣西壯族自治區百色地區民族醫藥研究所楊順發。

處方12 當歸50克、吳茱萸50克、乳香50克、沒藥50克、細辛50克、肉桂50克、附子10克、樟腦3克。（蒙古族方）

用法 經前3天取藥3克，用黃酒數滴拌成糊狀，外敷在臍中，用護傷膏或膠布固定，藥乾後則換1次，經行3天後取下，每月1次，連續使用。

說明 首先，當歸、吳茱萸、肉桂、細辛、附子共水煎2次，煎液濃縮成稠狀後混入溶於95%乙醇的乳香和沒藥液，烘乾後研細末加樟腦備用。

來源 內蒙古阿托善盟蒙醫藥研究所婦產科烏圖雅。推薦人：內蒙古阿拉善盟蒙醫藥研究所臨床科賀巴依爾。

三、閉　經

處方1 南五味子（畲語土木香）、老生薑、蒜頭各適量。（畲族方）

用法 將方藥共搗爛敷在症瘕腹壁上，每日1次。

說明 本方適宜於腹有症瘕者。南五味子係木蘭科植物。

來源 摘自《福安縣畲族單驗方彙編》。推薦人：福建省中醫藥研究院林恩燕。

處方2 綠礬15克。（回族方）

用法 將綠礬炒熱，涼後研成粉末，取3克放入臍部，後用麝香膏膠布固定。1日1次。最好於入睡前用藥，次晨除去。

說明 本法用於育齡婦女繼發性經閉而兼有小腹疼痛者

有良效。

來源 青海省民和縣人民醫院劉啟明。

四、經期腹痛

處方 透骨草25克、赤芍15克、歸尾15克、三棱15克、莪朮15克、昆布25克、海藻25克、經藤25克、大黃10克、黃柏10克、木香10克、乳香10克、沒藥10克。

用法 上藥研粗麵，邊拌藥，邊灑水，小口袋包紮，用瓷盆蒸，開鍋蒸20分鐘後，藥包放少腹上（腹上直接放藥包），藥包上覆蓋塑膠布，塑膠布上再蓋暖水袋，暖水袋上蓋棉袋。熱敷每次40分鐘以上，1付藥可用4～5天。

說明 中醫認為「通則不痛」「痛則不通」，本方具有活血化瘀，軟堅止痛之作用，施行熱敷，藥達病所，使瘀血通暢，疼痛自止。

來源 獻方人：山西省大寧縣人民醫院宋國宏、山西省陽泉礦務局四礦醫院郭有全。推薦人：山西省寧武縣中醫院楊富寬。

第二節　帶下病與陰癢

一、帶下病

處方1 刺黃柏30克、苦參60克、蛇床子30克、薏苡仁30克、蒼朮15克。（傣族方）

用法 上方加冷水1500毫升煮30分鐘，然後用2層紗布過濾，沖洗陰道，連用15天左右。

說明 本方應用於陰道炎所致的帶下病。

來源 獻方人：雲南省玉溪地區衛生學校門診部儲從凱。

處方2　鮮火炭母100克、鮮野艾葉100克。（壯族方）

用法　將上藥入鍋加水5000克煎開後過濾坐盆，每天1次，5次為1療程，配合腰部大面積撥罐（5～10個）效果更佳。

說明　有幾個衛校中專生，白帶過多，黃黏而臭，經用本法治療而癒。

來源　獻方人：廣西壯族自治區百色地區民族醫藥研究所楊順發。

處方3　馬蹄香50克、肉桂25克、公丁香25克、冰片0.5克。（傈僳族方）

用法　將上藥研細，裝入縫好的兜肚袋，對準關元、中極穴後繫腰上。用藥50天換藥。

說明　應用本方治療帶下病。臨床驗證，療效滿意。

來源　獻方人：雲南省保山市板橋鎮郎義村蒲益珍。推薦人：雲南省保山市人民醫院蒲有能。

處方4　烏賊骨20克、煅牡蠣50克、艾條20公分。（布依族方）

用法　前2藥共研細粉，令患者仰臥，將藥粉填於肚臍眼內和撒在關元穴上，再用艾條薰烤藥粉，每穴灸烤15～20分鐘，使皮膚（藥下皮膚）有濕熱感。

說明　本方尤適用於老年體虛白帶。

來源　獻方人：雲南省宣威縣羊場煤礦職工醫院曾正明。

處方5　明礬15克、白鮮皮20克、蛇床子30克、苦參30克、黃柏20克、大血藤30克、地膚子20克。（土家族方）

用法　將上藥加水同煎，濾渣取汁倒入盆中先薰後浴，

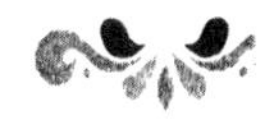

每日 2 次，每劑藥可用 3～5 天。

說明 用本方治療白帶過多症，經臨床驗證，效果甚佳。但患者應注意少食辛辣刺激之品。

來源 獻方人：湖北省來鳳縣翔鳳鎮老虎洞衛生所楊洪興。

處方6 苦參30克，艾葉、川椒各15克，雄黃10克。

用法 上方共煎取汁 2000 毫升，置乾淨痰盂中，患者趁熱坐於痰盂之上讓熱氣薰蒸陰部，待溫度適宜時，再以紗布蘸藥液洗陰部，每日 1 次。

說明 本法主要用於各種致病菌感染引起的帶下增多。以此法治療數百例，一般在 2～3 天後帶下減少或痊癒。

來源 獻方人：山西省寧武縣中醫院邵玉寶。

處方7 千里光50克、桉樹葉50克、鳳尾草30克、金銀花30克、車前草30克、野菊花30克。（壯族方）

用法 煎水外洗陰部，每天 2 次，隔日 1 劑。

說明 用本方治療多例帶下病，不但療效確實可靠，而且經濟易得，藥源豐富，適合城鄉患者使用。

來源 獻方人：雲南省西疇縣興街中心衛生院李光員。

處方8 苦參、百部、蛇床子、地膚子各20克，馬齒莧、白鮮皮各15克。（維吾爾族方）

用法 上藥置盆中，加涼水 3000 毫升，浸泡 10 分鐘，然後用火煮沸 5 分鐘，先薰後洗。待溫後坐浴，每次 20 分鐘左右，早晚各 1 次。每付藥可反覆使用 2～3 天，以不酸敗變質為度。每次用時需煮沸。

說明 月經期及皮膚破潰者慎用。

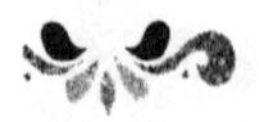

來源 獻方人：新疆維吾爾自治區烏魯木齊市中醫院李文富。推薦人：新疆維吾爾自治區烏魯木齊市中醫院王輝。

處方9 醋炙雞冠花、酒炒紅花、荷葉炭、白朮、茯苓、車前子各3克。

用法 酒或米湯調敷臍部。

說明 白帶因脾虛濕盛，濕邪下注，帶脈鬆弛所致。白朮、茯苓、車前子能健脾除濕，紅花能興奮子宮，酒炒能增強通絡之力；茶葉升陽利濕，外敷臍部增強帶脈約束之功；醋炙雞冠花功在舒肝健脾，為治白帶之要藥，諸藥合用健脾利濕止帶之力尤佳。

來源 獻方人：山西省大寧縣人民醫院宋國宏、山西省陽泉礦務局四礦醫院郭有全。推薦人：山西省寧武縣中醫院楊富寬。

二、陰 癢

處方1 苦參50克、蛇床子30克、艾葉30克、百部40克、明礬40克、龍膽草30克。（瑤族方）

用法 將上藥煎水洗陰部每日 2～3 次，並於每晚坐浴 30 分鐘。

說明 本方有明顯止癢作用，亦可用於陰部濕疹。

來源 獻方人：雲南省宣威縣羊場煤礦職工醫院曾正明。

處方2 淫羊藿、紫草、蛇床子、鶴虱各15克，荊芥、黃柏、川椒各12克，枯礬、五倍子各10克。（土家族方）

用法 將上藥煎汁 500 毫升，每次以其汁兌開水（其濃度以對皮膚稍有刺激為宜）倒入乾淨盆中，先薰後洗，待水溫適宜時坐浴 15 分鐘，早晚各 1 次，10 日為 1 療程。

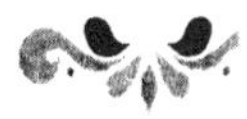

說明　本方具有清熱燥濕、涼血祛風、殺蟲止癢、溫腎壯陽作用。

來源　獻方人：湖南省湘西龍山縣人民醫院李金枝。推薦人：湖南省湘西自治州田華詠、曾憲平。

處方3　苦參30克、黃柏30克、蛇床子30克、花椒10克。（土家族方）

用法　將上藥加水至3000毫升，煎至2000毫升。用溫藥水坐浴，每次15分鐘，早晚各1次。

說明　本方具有清熱燥濕、止癢等功效。

來源　獻方人：湖南省瀘溪縣人民醫院周剛。推薦人：湖南省湘西自治州人民醫院曾憲平、田華詠。

處方4　桃樹葉200克、蛇床子50克。（彝族方）

用法　桃樹葉洗淨與蛇床子同煎，薰洗患處

說明　本方法是貴州彝族用來治療婦人外陰瘙癢的有效偏方。

來源　獻方人：貴州省大方縣醫院丁詩國。

處方5　苦參30克、川椒15克、蛇床子30克、蛇倒退30克、白礬15克、雄黃15克。（彝族方）

用法　上藥共煎，趁熱坐煎藥盆上，令熱氣薰蒸患部，待溫後以紗布蘸洗陰部。

說明　本方還可治子宮頸發炎。

來源　獻方人：貴州省大方縣醫院丁詩國。

處方6　雄黃15克，花椒10克，香蔥、豬肝適量。（土家族方）

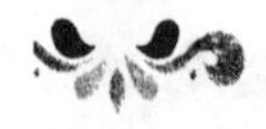

用法 先用豬油將豬肝煎香，待豬肝稍冷後放入陰戶上半個小時後去肝，再以雄黃、花椒、蔥水煎洗患處，1日2次。

說明 本方用後效果尚佳。

來源 獻方人：四川省秀山縣陳玉書。推薦人：湖南省湘西自治州民族醫藥研究所田華詠。

處方7 蛇床子適量。（土家族方）

用法 將蛇床子研末，撒於陰道內或煎水外洗患處。1日2次。

說明 本方用後效果尚佳。

來源 獻方人：四川省秀山縣汪群。推薦人：湖南省湘西自治州民族醫藥研究所田華詠。

處方8 蛇床子250克、冰硼散2支。（瑤族方）

用法 先取蛇床子水煎薰洗外陰20至30分鐘，然後取冰硼散2支同100毫升冷開水混勻，用注射器抽注入陰道內，每晚1次（經期後用）。

說明 連用5至7次可癒。用藥期間忌房事。

來源 《民族醫藥集》。推薦人：劉紅梅。

處方9 七葉蓮50克、黃柏15克、小寧麻15克、地膚子10克。（民間方）

用法 把上藥洗淨，加水煎煮，過濾，取藥液溫洗外陰，每日1劑，日洗2次。

說明 本方經臨床驗證，療效可靠。

來源 獻方人：雲南省保山市人民醫院蒲有能。推薦人：雲南省保山地區藥檢所衛愛黎。

處方10 十大功勞30克、桃樹葉30克、苦參30克、蛇床子30克、白鮮皮30克、龍膽草20克。（傣族方）

用法 上方加冷水2000毫升，待藥水溫度適宜沖洗陰部，每日2～3次，7天為1療程。

說明 應用本方治療250多例陰癢患者，效果顯著。一般3～5劑癢止。

來源 獻方人：雲南省玉溪衛生學校門診部儲從凱。

處方11 鴉膽子15克。（苗族方）

用法 將上藥加水濃煎，薰洗患處。每晚各1次。

說明 治療陰癢效果滿意。

來源 獻方人：雲南省硯山縣阿基鄉吳成雲。推薦人：雲南省文山州衛生學校張炳富。

處方12 人中自（尿腳子）15克、冰片3克。（土家族方）

用法 將上藥研末，用棉簽蘸藥搽患處。1日數次。

說明 治療陰癢效果滿意。

來源 獻方人：四川省秀山縣餘輔臣。推薦人：湖南省湘西自治州民族醫藥研究所田華詠。

處方13 小麥30克、皮硝12克、五倍子15克、白礬10克、蔥白7根。（土家族方）

用法 用水煎待藥水溫（與體溫相同）洗患處，1日2次。

說明 治療陰癢數例有效。

來源 獻方人：四川省秀山縣餘輔臣。推薦人：雲南省湘西自治州民族醫藥研究所田華詠。

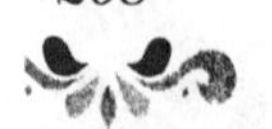

處方14 訶子15克、川楝子15克、梔子30克，上藥煮沸，熱敷患處，再用石榴皮35克、肉桂5克、肉豆蔻5克、紅花20克、蓽茇5克共研細末。（蒙古族方）

用法 用黃油拌好塗搽於患處。

說明 用上述方法治療外陰瘙癢等症具有很好的療效。

來源 摘自《名老蒙醫經驗選編》。以上方劑由趙宇明、劉斯日古冷、包哈斯、趙志峰等四位醫師供稿。

處方15 烏梅60克、蛇床子15克。（土家族方）

用法 水煎坐浴，每日 1 劑，7 天為 1 療程。

說明 治療陰癢，堅持用藥。

來源 獻方人：湖南省瀏陽縣中醫院王玉芝。推薦人：湖南省湘西自治州藥檢所羅景方。

處方16 花椒葉30克、射干20克、苦參20克。（怒族方）

用法 將以上藥物混合研為細粉，加水 10000 毫升，煎湯濃縮為 800 毫升，八層紗布濾過 3 次，沖洗陰道或坐浴，1 日 1 次。

說明 此方具有清熱、解毒、殺蟲、止癢之功能，怒族民間醫用此方治療黴菌性、滴蟲性陰道炎或陰道瘙癢，療效滿意。

來源 獻方人：雲南省三坪縣衛生局生勝。推薦人：湖南省湘西民族醫研究所田華詠。

處方17 杜仲葉20克、丁香花葉30克、香椿葉15克、龍膽草葉20克、蛇床子10克。（拉古族方）

用法 將上藥共放入鍋內，加入 10000 毫升水，煎煮 5 分鐘左右，待溫先薰後洗陰部。每日 2～4 次，5～7 天痊

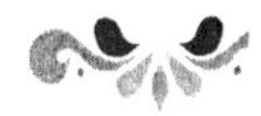

癒。

說明　本方適用於外陰濕疹或陰道瘙癢，用藥期間禁止同房。

來源　此方為雲南省臨滄地區雙江拉祜族佤族布朗族傣族自治縣民族醫藥研究所拉祜族驗方。推薦人：雙江縣民族醫藥研究所李富軍。

處方18　蛇床子、地膚子、苦參、黃柏、花椒、硫磺冰片、龍膽草、紫草各適量。（土家族方）

用法　上藥布包水煎，待溫涼後於臉盆內坐浴。1日2次，連洗7日。

說明　本方對滴蟲性陰道炎亦有效，但須將藥塞入陰道內。

來源　獻方人：湖南省花垣縣吳氏診所吳言發。

處方19　蒼耳草250克、地膚子20克、桉樹葉250克、苦楝皮250克。（壯族方）

用法　加水7000克煎開過濾，待溫度降至40度左右時給病人坐浴。

說明　陰癢多由感染、滴蟲、炎症引起，本方具有較強的殺蟲、消炎、止癢功效。

來源　獻方人：廣西百色地區民族醫藥研究所楊順發。

處方20　大蒜2頭。（彝族方）

用法　大蒜去皮，搗爛，加水熬湯，每日局部浸洗2～3次。

說明　此方法易行，在殺菌、消炎、止癢作用，對治療婦女陰癢及滴蟲病有效。

來源 獻方人：雲南省大理白族自治州賓川縣人民醫院經洪輝。

處方21 蛇床子20克、麻黃10克、木耳花20克、金雀花、根50克。（彝族方）

用法 上藥共煎濾液外洗，每日2次。

說明 本方解毒害止癢殺蟲之力尤強，對各種類炎症引起之陰癢均有效。

來源 獻方人：雲南省昭通市科學技術委員會黃代才。

處方22 桃樹嫩枝葉、鳳仙花全株各120克。（土族方）

用法 將上藥加水2500毫升煎煮10分鐘，倒入盆內，先薰後洗，每日2次，每次20分鐘。

說明 治滴蟲性陰癢亦有效。一般用藥3～5次見效。

來源 此為土族民間驗方。推薦人：青海省民和縣人民醫院劉啟明。

處方23 土大黃葉50克、鬼葉草50克。（德昂族方）

用法 取上述鮮品洗淨，加水煮沸約30分鐘後，過濾，取濾液薰洗洗陰，若能灌洗效果更顯。

說明 本方適用於濕熱下注型外陰痛癢。

來源 獻方人：雲南省保山地區藥檢所衛愛黎。

處方24 三丫苦100克、鬼針草50克。（阿昌族方）

用法 將上藥洗淨，加水煎煮30分鐘，用藥液溫洗患部，每日1劑，日用3次。

說明 本方適應於濕熱下注型外陰瘙癢。

來源 獻方人：雲南省保山市人民醫院蒲有能。推薦人：

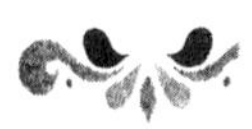

雲南省保山地區藥檢所衛愛黎。

處方25 苦參30克，雄黃10克，蟬衣、蛇床子、百部各15克。

用法 上方共煎取藥汁1500毫升，置於於淨痰盂中，患者趁熱坐於痰盂上讓熱氣薰蒸陰部，待溫度適宜時，以紗布蘸洗陰部，每日1次。

說明 主要用於滴蟲、黴菌及一般細菌感染引起的陰部瘙癢症。對神經性瘙癢及外陰白斑之瘙癢症無效。

來源 獻方人：山西省寧武縣中醫院邵玉寶。

處方26 百部250克、六神丸適量。（苗族方）

用法 先用百部水煎清洗外陰，繼取六神丸15至20粒，納入陰道深處，每晚1次，7次為1個療程（經期忌陰）。

說明 輕者1個療程可癒，重者2至3個療程收效。用藥期間忌者房事。

來源 《民族醫藥集》。推薦人：劉紅梅。

處方27 苦參、地膚子、蛇床子各30克，百部、龍膽草黃柏各20克，共椒10克。（布朗族方）

用法 用3000克水煎藥30分鐘左右，取濾液倒入淨盆內，待溫度適宜坐入盆內，每日2次，每次20分鐘左右。

說明 經用上法治療陰癢患者56例，療效滿意，無副作用。

來源 獻方人：雲南省普洱縣人民醫院柳克尊。

處方28 千里光50克、天門冬50克。（彝族方）

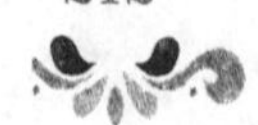

用法　上藥加水 1000～1500 毫升水煎煮 30 分鐘，棄渣，用藥液沖洗或坐浴。每天 1～2 次。

說明　該方對婦女因滴蟲、濕疹引起之瘙癢症有較好的治療作用。臨床驗證，2～4 次即可治癒。

來源　獻方人：雲南省會澤縣大海鄉字發祥、東川新村矽肺病治療院張生武。

處方29　蔓荊子30克、蛇床子30克、黃柏20克、草烏葉15克、官桂10克。（蒙古族方）

用法　上藥煎湯，熱薰溫洗陰部，每日 1～3 次，連續薰洗 2～3 日便癒。

說明　使用本方臨床治療陰癢症 450 例，均有滿意效果。

來源　獻方人：遼寧省阜新蒙醫藥研究所齊波琴。

處方30　雄黃5克、雞肝1個。（蒙古族方）

用法　將藥研細，製成栓劑。放入陰道，每日 1 次，每次 15～20 分鐘後取出。

說明　共治 20 例，治癒率達 100%，一般用藥 2～3 天即癒。

來源　獻方人：內蒙古呼盟蒙醫學校吳石榴。推薦人：內蒙古蒙藥廠徐青、蒙根。

處方31　蛇床子20克、苦參20克、黃柏10克、黃連10克、土茯苓20克、蘆薈15克、鶴虱30克、明礬5克、白鮮皮20克、蒼耳子60公分截成3公分節、烏豆（黑豆）1撮、另加豬膽汁2個。

用法　諸藥加水 1500 毫升，煎煮 15 分鐘，將藥液倒入所用盆內，再加水 1000 毫升，煎熬 15 分鐘，去渣，二次混

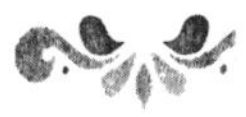

合。若藥液量少，加白開水和豬膽汁適量，趁熱先薰，至適溫時坐浴 10 分鐘，用淨紗布洗陰道，每日 1～2 次。每劑藥液可用 2 天。夏季洗完放陰涼處，以防變質，用時加溫。

說明 本方具有清熱燥濕，祛風殺蟲止癢的功效。外陰皮膚潰破，外陰白斑者勿用。

來源 獻方人：山西省大同醫專中醫係鞏玉堂。推薦人：山西省寧武縣中醫院楊富寬。

處方32 磺胺10克（有過敏史者勿用）、黃柏20克、兒茶5克、雄黃5克、黃丹10克、青黛5克、爐甘石5克、枯礬15克、冰片2克。

用法 諸藥菜研末，貯瓶封好備用。用時先將患處洗淨，流水多者撒乾粉；流水少者，用香油或凡士林將藥末調成糊狀，敷於患處，用衛生帶襯乾淨細紗布紮好以防污染衣被。

說明 本方名「一掃光」，具有清熱解毒、收濕斂瘡、殺蟲止癢之作用，故對外陰局部起紅疹奇癢、皮膚潰破、流黏水者有效。

來源 獻方人：山西省大同醫專中醫係鞏玉堂。推薦人：山西省寧武縣中醫院楊富寬。

第三節　女性生殖系統炎症

一、下陰熱痛

處方1 土大黃葉50克、鬼針草50克。（獨龍族方）

用法 取上述鮮品洗淨，加水煮沸 30 分鐘過濾，取濾液洗外陰，每日 1～3 次。

說明　本方適用於濕熱下注型外陰紅腫熱痛。若能灌洗則效果更顯。

來源　獻方人：雲南省保山地區藥檢所衛愛黎。

處方2　蛇床子30克、蒼朮30克、白鮮皮30克、黃柏30克、苦參10克、花椒10克。（壯族方）

用法　水煎外洗或薰洗，每日1次。

說明　本方療效顯著，方法簡便，患者不妨一試。

來源　獻方人：雲南省西疇縣興街中心衛生院李光員。

二、陰　瘡

處方1　桃仁、桃葉等份。

用法　上藥先洗淨後搗爛，絲綿包，納入患處，每日換3～4次。

說明　本病可見痛如蟲咬，作癢難忍，多為風濕熱毒瘀滯不暢所致。桃仁活血祛瘀止痛，桃葉除風濕熱毒，2藥合用能祛風止癢，清熱活血治陰瘡有明顯療效。

來源　獻方人：山西省大寧縣人民醫院宋國宏、山西省陽泉礦務局四礦醫院郭有全。推薦人：山西寧武縣中醫院楊富寬。

處方2　鱉甲20克。（土家族方）

用法　將鱉甲燒成灰備用。用時將藥灰直接塗在瘡面上，或用香油調成膏狀搽患處。1日2次，處用紗布和膠布固定。

說明　本方具有收斂、止癢、祛濕功效。經用治療陰瘡患者多例，療效奇特。

來源　獻方人：湖南省湘西土家族自治州民族醫藥研究所

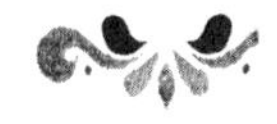

田華詠。推薦人：湖南省湘西土家族自治州人民醫院曾憲平。

處方3 鮮桃葉5克、鹽10克。（土家族方）

用法 先將鹽倒入50毫升水中，用一塊乾淨紗布先泡在鹽水中，取出將桃樹葉包好，放入陰道內，1日1次。

說明 本方具有消炎止癢功效。

來源 本方為湖南省湘西土家族民間方。推薦人：湖南省湘西土家族自治州民族醫藥研究所田華詠、曾憲平。

三、外陰血腫

處方1 鮮鯽魚膽1個、黃連素眼藥水1支。（白族方）

用法 將鯽魚膽汁與黃連素眼藥水混合，用消毒棉球蘸混合液塗外陰腫痛處。

說明 經治10餘例，一般3次即癒，療效極滿意。

來源 獻方人：雲南省大理市市郊鄉龍泉村公所下村新43號程琦美。推薦人：雲南省大理市康復醫院楊中梁。

四、附件炎

處方1 敗醬草、薏苡仁各30克，元胡、柴胡、桃仁各15克，沒藥10克。

用法 上藥共煎取汁100毫升，溫度取37～38°C左右，裝無污染鹽水瓶中，加膠蓋。將一次性輸液器插在膠蓋上，去掉針頭，用導尿管，並在導尿管末端塗液體石蠟，插入患者肛門內15公分左右，將滴數調到60～80滴／分鐘。左側附件炎取左側臥位，右側附件炎取右側臥位，雙側取左右更替臥位。藥液滴完後根據病變部位臥床半小時，每日1次。

說明 用本方法治療26例，療效滿意。

來源 獻方人：中國中醫研究院西苑醫院婦科蔡香蓮。

推薦人：山西省寧武縣中醫院邵玉寶。

處方2 紫茉莉60克。（侗族方）

用法 取一半搗爛外敷小腹部病側，每天換藥1次，另取一半水煎分2次服，每天1劑。

說明 據獻方者介紹，以本方治療婦女附件炎30餘例，均獲良效。

來源 獻方人：廣西三江縣獨峒鄉幹沖屯覃漢林。推薦人：廣西民族醫藥研究所莫蓮英。

五、陰道潰爛

處方 迎春花（又名迎春柳、金腰帶、金梅）適量。（哈尼族方）

用法 鮮葉適量煎水沖洗，或搗汁滴入陰道。次數不拘。

說明 迎春花係木犀科、素馨屬。性能苦澀，能消腫殺蟲，拔膿生肌，清熱解毒。本方藥用葉、花。

來源 獻方人：雲南省彌勒縣人民醫院郭維光。

六、陰中冰冷

處方 硫磺、母丁香、吳茱萸各1克，麝香少許。

用法 前3味藥研為細末，加入麝香粉，用小包（每袋如食指　大小）每晚放入陰道中，3～7次即痊癒。

說明 此為脾腎虛寒，相火衰微所致的陰中冰冷。運用本法溫通散寒，藥力直達病所，故效果迅速。

來源 獻方人：山西省太原市鋼鐵公司迎新街醫院石朋山。推薦人：山西省寧武縣中醫院楊富寬。

七、陰唇潰瘍

處方 苦參15克、甘草15克、豬板油適量。

用法 先用苦參、甘草煎洗，再用香油調甘草粉搽患處，豬板油（或肥豬肉）敷貼。

說明 此病多為濕熱大毒，曾用本方醫治數人療效很好。

來源 摘自《蒲輔周醫療經驗》。推薦人：四川省甘孜州藥檢所楊國英、張家亮。

八、陰道炎

處方1 虎杖100～150克、鵝不食草適量。（彝族方）

用法 虎杖加水500毫升，煎成300毫或，待溫後沖洗陰道，再用鵝不食草焙乾研粉裝入膠囊，每粒膠囊0.3克藥，填入陰道內。每日1次，2週為1療程。

說明 虎杖清熱利濕，解毒，活血定痛。幾年來用此法治療念珠菌陰道炎療效顯著。

來源 獻方人：湖南省懷化地區精神病院王在興。推薦人：雲南省楚雄州中醫院王敏。

處方2 蛇床子、苦參各30克，明雄黃15克，鮮豬肝100克。（德昂族方）

用法 將前3味藥研末撒在經過消毒的豬肝上，於夜間臨睡時先將外陰洗乾淨，然後放入陰道內，次晨取出棄掉。

說明 病程短，感染輕者放藥2次，間隔2～3天即可痊癒。病程長，感染重的患者可間隔治4～5次。未婚女性和孕婦忌用。本對滴蟲性陰道炎療效頗佳。

來源 獻方人：雲南省普洱縣人民醫院柳克尊。

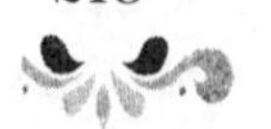

處方3 黃柏、百部、膽草各15克，苦參30克，雄黃10克。（癢加蟬衣、川椒各15克）。

用法 上藥煎取藥汁2000毫升，倒入乾淨痰盂中，趁熱坐於痰盂上讓熱氣薰蒸，待藥溫適宜時，用注射器抽取藥液，沖洗陰道（或用陰道沖洗器亦可），每日1次。

說明 用於各種致病菌感染所致之陰道炎有良效；老年性陰道炎療效不佳。

來源 獻方人：山西省寧武縣中醫院邵玉寶。

處方4 苦參15克、蛇床子15克、黃柏10克、紅藤15克、扛板歸15克、三葉季陵菜15克、水楊梅20克、紫皮大蒜60克。（土家族方）

用法 將苦參、蛇床子、黃柏、紅藤、扛板歸、三葉季陵菜、水楊梅水煎去渣，沖外陰道及外陰部，每日2次。大蒜去皮搗爛如泥用白綢包好，一頭固定粗白線一條，晚上將包好的蒜泥塞於陰道內，粗線頭留在陰道外以便取出。每晚1次。

說明 已用本方治療陰道炎、陰癢近100例，一般1個療程有顯著效果。注意：用藥期間忌房事及食辛辣厚味，有潰瘍面者慎用。

來源 獻方人：湖北省來鳳縣翔鳳鎮老虎洞衛生所楊洪興。

處方5 黃柏30克、土茯苓60克、百部10克、明礬10克。（水族方）

用法 前3味藥同煎取汁加入明礬末攪勻坐浴，每日2次。

說明 本方還可用於白帶黃赤、陰癢。筆者曾用本方治

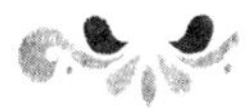

癒30餘例，療效明顯。

來源 獻方人：雲南省昭通市科學技術委員會黃代才。

處方6 大將暈20克、雷公藤20克、虎杖20克、木薑子20克、鹿仙草20克、菟絲子20克、大黃藤20克、賽索草20克、蛇床子20克、雞冠花20克。（哈尼族方）

用法 加水3000毫升，煎至1000毫升，加入冰片1克。過濾後用溫藥汁沖洗陰道。

說明 本方具有清熱解毒燥濕殺蟲止癢的功效。適用於老年性、滴蟲性和黴菌性陰道炎所致的帶下黃稠、陰癢等。

來源 獻方人：雲南省玉溪地區中醫院王家福。

處方7 百部30克、鮮杜仲葉25克、田基黃15克、小黃散10克、青蒿15克。（傣族方）

用法 把上藥裝入鍋內加水1000毫升煮開，待溫後沖洗陰道。每日3～4次，6～7天即可治癒。

說明 用藥期間禁止同房。

來源 本方為雲南省臨滄地區雙江拉祜族佤族布朗族傣族自治縣民族醫藥研究所驗方。推薦人：本所人員李富軍。

處方8 白花蛇舌草60～90克、冰片3克、黃柏15克、苦參15克、木槿皮15克、蛇床子50克、花椒9克。

用法 將上藥切碎，共煎水1盆，去渣，再加入冰片，坐浴。每日2次，連用數日。

說明 主治老年性陰道炎、滴蟲性陰道炎、黴菌性陰道炎、外陰炎、外陰白斑等。若皮膚有破損者去花椒。曾治93例，有效91例。

來源 獻方人：山東中醫學院附屬醫院孟慶。推薦人：

雲南省文山州衛生學校楊學況、陳遠瓏。

處方9 紫草100克、蛇床子20克、冰片6克、菜籽油250克。（納西族方）

用法 上藥碾為粗粉，菜籽油溫火煉沸稍冷浸藥過面，浸泡1週後紗布過濾即得。每日2～3次。

說明 該方對男女生殖器如外陰濕診、潰瘍等炎症有較好的消炎止痛作用，對女性陰道炎也有較好療效，如在性交時使用可預防性病的感染。

來源 獻方人：雲南省東川市東會民間醫藥研究所舒吉彪、張生武。

處方10 桃樹葉30克、黃柏30克、馬尾連30克、苦參20克。（傈僳族方）

用法 將以上4味藥混合搗碎，加水2000毫升，取汁1600毫升，用8層紗布濾過3次。如用於治療滴蟲性陰道炎、老年性陰道炎，在使用時需加醋10毫升；如用於治療黴菌性陰道炎，需加碳酸氫鈉2克，用作沖洗陰道或坐浴，每日1次。

說明 傈僳族民間醫生和正同專用此方治療婦女陰道炎。經在蘭坪縣鄉村醫生中廣泛交流試用，療效滿意。

來源 獻方人：雲南省蘭坪縣衛生局和勝。推薦人：湖南省湘西民族醫藥研究所田華詠。

處方11 蛇床子30克、黃柏30克、三棵針30克、苦參30克、大百部30克、川椒10克、明礬15克、白鮮皮30克。（合尼族方）

用法 將上藥加冷水2000毫升煮20分鐘，用2層紗布

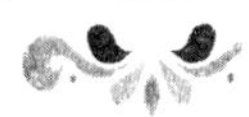

過濾，然後薰洗患處，每日薰洗 2～3 次。

說明 應用本方治療黴菌性陰道炎及滴蟲性陰道炎 264 例，治癒 232 例，顯效 2 例，好轉 6 例。一般 5～10 劑即可。

來源 獻方人：雲南省玉溪衛生學校門診部儲從凱。

處方12 烏梅25克、鴉膽子25克、白頭翁25克。

用法 上藥加水 600 毫升，文火煎至 500 毫升，先薰後洗，或沖洗陰道。嚴重者，用帶線棉球浸藥液後塞入陰道，12 小時後取出，每日 1 次，10 次為 1 療程。為了鞏固療效，以每次經淨後反覆用 1 療程。

說明 滴蟲性陰道炎中醫稱帶下（濕毒型），由脾虛濕盛，土反侮木，木鬱生熱，濕熱下注而致，故治之以清熱解毒為主。白頭翁性味苦寒，有清熱解毒、殺滅滴蟲之效；烏梅、鴉膽子均為酸性，不利於滴蟲生存，故能增強陰道的抵抗力。三藥合用，防治結合，標本兼治，且無副作用。

來源 獻方人：山西省長治市中醫研究所附屬醫院李素珍、張忠蘭。推薦人：山西省寧武縣中醫院楊富寬。

處方13 苦參50克，蛇床子、地膚子各30克，百部10克，防風10克，土茯苓10克，黃柏15克，川椒6克。（拉祜族方）

用法 水煎取藥液外洗。先以清水沖洗外陰及陰道內，再以煎液外洗。每劑用 2 天，每日 2 次，5 天為 1 個療程。

說明 治療婦女滴蟲性和黴菌性陰道炎。

來源 《民族醫藥集》。推薦人：劉紅梅。

處方14 蛇床子15克、明礬5克、川椒10克、黃柏15克、透骨草15克、淫羊藿15克、地膚子15克、草決明30克。

用法 水煎薰洗每日 1～2 次，7 日為 1 療程。

說明　曾治療老年性陰道炎 12 例，用藥 1～2 療程，治癒10 例，好轉 2 例，總有效率為 100%。

來源　獻方人：山西省陽泉礦務局醫院中醫科魏萍。推薦人：山西省寧武縣中醫院南樹林。

處方15　冬花10克。（白族方）

用法　冬花曬乾為細末，裝入瓶中，用時取出撒入陰道中。每日用藥 2 次，連續用藥 15 天。

說明　此方安全可靠，經治療 20 餘例陰道炎患者，均收到良好的效果。

來源　獻方人：雲南省鶴慶縣北衙鄉白族民間醫生朱文彪。推薦人：雲南省大理市康復醫院許服疇。

方16　紫草100克、水3000毫升。（基諾族方）

用法　共置入砂鍋內，武火煎沸改文火煎 30 分鐘，濾取藥降溫後坐浴。每次 30 分鐘，每日 2 次，每天 1 劑。

說明　一般連用 5 至 7 劑，本方主治婦女陰道炎。

來源　《民族醫藥集》。推薦人：劉藥梅。

九、黴菌性陰道炎

處方1　硼砂、冰片適量。

用法　取 97% 硼砂與 3% 冰片混合後再加入約占總藥量 50%～60% 的冷霜調勻備用。用時取窺陰器擴張陰道，然後將冰硼霜均勻敷於陰道壁四周及外陰，每天 1 次，5 天為 1 個療程。

說明　硼砂外用清熱解毒，冰片芳香之氣能避邪惡，散風濕，二藥相合能清除風濕邪惡之毒。黴菌性陰道炎，中醫認為屬個焦風濕熱毒所引起，故專用此方治療。

來源　獻方人：山西省大寧縣人民醫院宋國宏、山西省陽泉礦務局四礦醫院郭有全。推薦人：山西省寧武縣中醫院富寬。

處方2　火炭母適量。（瑤族方）

用法　上藥水煎坐浴或沖洗陰道，每日 1～2 次，另取適量研細末於每次坐浴或沖洗後直接噴入陰道內。

說明　獻方者臨床驗證數 10 例，療效滿意。坐浴或沖洗以鮮藥水煎效果好。

來源　獻方人：廣西都安瑤族自治縣韋寶綠。推薦人：廣西民族醫研所莫蓮英。

十、滴蟲性陰道炎

處方1　5～10%鴉膽子煎劑500～1000毫升。（哈尼族方）

用法　將上煎劑用 25 毫升注射器抽取。用塑膠軟管插入陰道沖洗 2～3 次，剩餘藥液倒入盆中坐浴 30 分鐘，每日 1 次。

說明　連續 5～7 天後治癒。

來源　獻方人：雲南省綠春縣醫院婦產科李穎娜。推薦人：雲南省綠春縣衛生局醫政科李榮華。

處方2　蛇床子9克、蒲公英3克。

用法　煮水外薰洗。

說明　清熱化濕，解毒殺蟲。

來源　北京護國寺中醫院屠金城教授經驗方。

處方3　紫皮大蒜50～100克。（哈尼族方）

用法　上藥洗淨搗爛取汁液。浸濕無菌紗布數條。每日睡

前放入陰道深部，置留 20～30 分鐘取出，每晚 1 次，連用 7 天。

說明 治療期禁止房事。

來源 獻方人：雲南省綠春縣防疫站計免科羅解德。推薦人：雲南省綠春縣衛生局醫政科李榮華。

處方4 鮮桃樹葉50克、青蘿蔔100克。（普米族方）

用法 用水1000 毫升，將上述 2 味藥煮沸 20 分鐘，待稍溫後用此藥液沖洗陰道。每日 1～2 次，連續沖洗 3 天即可見效。

說明 本法能殺滴蟲，止陰癢。特別適用於治療滴蟲性陰道炎。曾用此方治療本病 68 例，治癒 62 例。

來源 獻方人：雲南省大理白族自治州賓川縣人民醫院張洪輝。

處方5 迎春柳葉50克、苦參50克、千針眼（芸香科）100克、地膚子30克、蒼朮50克、苦楝根皮50克、黃精60克、遍地金100克。（壯族方）

用法 將此藥水煎先薰後坐浴，每日 1 次，連用數次。

說明 經臨床使用，此方具有消腫、止癢、殺蟲和清熱解毒之功效。

來源 獻方人：雲南省文山州衛生學校任懷舉、任雪梅。推薦人：雲南省文山州衛生學校楊學況、黃延德。

處方6 黃連13克、黃柏20克、硼酸100克、葡萄糖粉100克。（瑤族方）

用法 將 4 種藥充分混合，分成 90 包，洗沖洗陰道後，再將藥粉撒入陰道內。每次 1 包，連用 7 天。

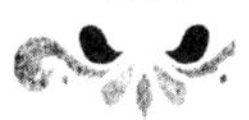

說明　本方具有清熱解毒，殺蟲止癢的功效，治療陰道滴蟲效果頗佳。

來源　獻方人：雲南省文山州衛生學校任懷舉、任雪梅。推薦人：雲南省文山州衛生學校楊學況、李世昌。

處方7　蛇床子15克、地膚子20克、苦參30克、黃柏15克、明礬10克、硼砂10克。（哈尼族方）

用法　上藥煎水坐浴，薰洗。

說明　本方具有清熱解毒、殺蟲止癢功效。對於滴蟲性陰道炎、黴性陰道炎、白帶增多症、淋病和痔瘡均有明顯療效。

來源　獻方人：雲南省文山州醫院鄭蔔中。

處方8　捕落回（三錢三）50克、花椒10克（後下）、苦參20克、黃柏20克、青黛10克。（普米族方）

用法　用搏落回、花椒水煎取汁沖洗陰道後，苦參、黃柏、青黛混合研細粉塗搽陰道。

說明　本方有清熱滲濕、止癢的功能。凡白帶增多，或呈豆腐渣樣，或呈軟膏樣，或外陰及陰道瘙癢灼熱疼痛者均可使用。

來源　雲南省中醫學院是世東推薦人。

處方9　燈盞花15克、青蒿9克、苦參15克、花椒葉20克、蛇床子6克、雄黃2克。（普族族方）

用法　燈盞花、青蒿、苦參、花椒葉煎湯坐浴或陰道沖洗後，蛇床子與雄黃研細粉，紗布包棉球1個外塗甘油及藥粉塞入陰道。1日1次。

說明　本方功能清熱滲濕，殺蟲止癢。凡白帶多外陰瘙癢難忍者用後效果可靠。

來源　雲南省中醫學院吳世東整理推薦人。

處方10　苦參50克、蛇床子25克、花椒5克、食醋3毫升。（蒙古族方）

用法　將苦參、蛇床子、花椒置於1000毫升水中，用文火煎。離火後加入食醋，洗陰部。

說明　止方係外用方，配合內服藥療效更佳。有配偶者同時治療。7天為1個療程。一般1個療程即可顯效。

來源　獻方人：內蒙古自治區哲裏木盟蒙醫研究所陳海傑。推薦人：內蒙古自治區哲裏木盟蒙醫研究所格日樂。

處方11　苦參粉、硼酸粉、枯礬粉、葡萄糖各0.5克。

用法　上藥調勻備用。用時先以1：5000高錳酸鉀溶液灌洗陰道，擦乾後，撒入藥粉，每日1次，連續3次。

說明　本方清熱燥濕，祛風殺蟲，既能清除下焦濕熱，又能清除滴蟲滋生環境，加之高錳酸鉀清潔局部還可止癢，故治本病有效。

來源　獻方人：山西省大寧縣人民醫院宋國宏、山西省陽泉礦務局四礦醫院郭有全。推薦人：山西省寧武縣中醫院楊富寬。

處方12　大蒜、桃仁、苦參、一枝黃花、艾葉各適量。

用法　上藥水煎沖洗陰道。

說明　上藥殺蟲止癢，水煎沖洗陰道，使藥力直達病所，故治本病效果尤佳。

來源　獻方人：江蘇省銅山縣柳新鄉衛生院李學聲。推薦人：山西省寧武縣中醫院楊富寬。

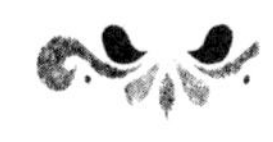

十一、宮頸炎

處方1 艾葉18克、馬鞭草18克、金銀花30克、千里光30克。（布依族方）

用法 水煎薰洗，每日 3 次。

說明 治療 60 例患者，有效率達 90% 以上。

來源 獻方人：貴州黔南州民族醫藥研究所主治醫師文明昌。

處方2 豬苦膽5～10個（吹乾約30克）、石榴皮9克。

用法 上 2 藥研細粉，用適量花生油或菜籽油調成糊狀，裝瓶備用。先用桑葉煎清水洗患部，擦乾宮頸分泌物，再用尾棉球蘸藥糊敷患處，每日 1 次。

說明 中醫認為宮頸糜爛為濕熱毒邪浸淫所致。方中豬苦膽能清熱解毒潤燥，石榴皮有澀腸止瀉治帶之作用，故對宮頸糜爛有效。

來源 獻方人：山西省大寧縣人民醫院宋國宏、山西省陽泉礦務局四礦醫院郭有全。推薦人：山西省寧武縣中醫院楊富寬。

處方3 山豆根500克。

用法 將山豆根研成細粉高壓消毒，先以1：1000新潔爾滅宮頸消毒後，用棉球蘸山豆根塗於宮頸糜爛處，1～3 天 1 次，10 次為 1 療程。

說明 山豆根有清熱解毒，消腫止痛之作用。據現代藥學研究，山豆根中含紫檀素，對宮頸癌有抑制作用。

來源 獻方人：山西省大寧縣人民醫院宋國宏、山西省陽泉礦務四礦醫院郭有全。推薦人：山西省武縣中醫院楊富寬。

處方4 水黃連100克、凡士林適量。（土家族方）

用法 將水黃連研成末或敷成浸膏，用凡士林配成 30% 的水黃連軟膏備用。直接陰道放藥，每日 1 次，睡前給藥為宜。7 日為 1 療程。

說明 水黃連為龍膽科獐牙菜屬植物川東獐牙菜。具有清熱解毒、消炎、止痛功效。

來源 獻方人：湖南省湘西土家族苗族自治州民族醫藥研究所田華詠。推薦人：湖南省湘西土家族苗族自治州人民醫院曾憲平。

處方5 野菜花50克、蒲公英50克、苦參25克、紫花地丁25克、十大功勞根25克。

用法 煮沸後，趁溫坐浴患部。每日 2 次。

說明 野菊花能清熱解毒，對盆腔炎、陰道炎、宮頸炎、陰癢均有療效。注意坐浴後，不能再用清水洗患部，方能保持藥效持久。

來源 獻方人：雲南省昆明市盤龍區衛生工作者協會李玉仙。

處方6 銀朱3克、寒水石12克、麝香0.5克、朱砂3克、雄黃3在、冰片15克、石決明3克。（蒙古族方）

用法 上幾味藥共為細末，塗敷於糜爛之處。連續 3～5 次便癒。

說明 應用此方治療宮頸糜爛350例，臨床驗證效果滿意。

來源 獻方人：遼寧省阜新蒙古族自治縣王鳳春。推薦人：遼寧省阜新蒙醫藥研究所齊淑琴。

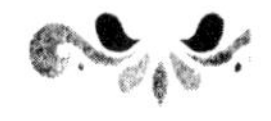

處方7　枯礬2.4克、雄黃0.6克。（民間方）

用法　上藥研極細粉裝瓶備用。患者取截石位，用擴陰器使宮頸暴露，以一帶線棉餅一面撒上藥粉適量，將有藥粉的一面朝宮頸置入陰道，使藥棉餅緊貼宮頸，每日 1 換，待癒為止。

說明　用本方治療各度宮頸糜爛 27 例，全部治癒。如重度糜爛伴有出血者，可用雲南白藥適量止血後，再施本法。

來源　獻方人：山西省寧武縣中醫院邵玉寶。

處方8　大血藤50克、蒲公英20克、白頭翁20克、忍冬藤20克、生地榆30克、龍芽草20克、赤芍藥15克、黃柏10克、生地黃30克、土茯苓20克、魚腥草25克。（土家族方）

用法　將以上 12 味中草藥放於大鍋內煎煮，濾液 500～700 毫升置於盆中，適其寒濕，患者坐於盆中浴洗，讓藥汁徐徐浸入陰道，每次 20～30 分鐘。病輕者每日 1 次，病重者每日 2 次，5 次為 1 療程。

說明　本方治療宮頸糜爛，經驗證效果良好，一般 1 個療程炎症消炎，糜爛面完全癒合，宮頸光滑呈粉紅色，陰道有較少白色分泌物，自覺症狀消失。

來源　獻方人：湖北來鳳縣翔風鎮老虎洞衛生所楊洪興。

處方9　無花果葉100克（鮮品加倍）。（白族方）

用法　以一盆水煎至半盆水，用此湯趁熱坐浴，每日1次。

說明　此法簡便易行，效果較好，具有清熱、解毒、防腐之功效。是治療慢性宮頸炎的又一單方。

來源　獻方人：雲南省大理白族自治州賓川縣人民醫院張洪輝。

處方10 活的蛤蟆（中等大）3隻、冰片5克、茶油100毫升。（壯族方）

用法 將蛤蟆和茶油放入鍋內文火煉到蛤蟆焦黑，過濾將油裝入瓶內趁熱將冰片放入，待冷後用此油塗搽宮頸。每天 1～2 次，15 天為 1療程。

說明 蛤蟆煉出的油有毒，能殺菌消炎。

來源 獻方人：廣西百色地區民族醫藥研究所楊順發。

處方11 桉樹葉500克（鮮品）。（壯族方）

用法 將藥放入鍋內加水 7000 克開煎後過濾，待溫度降到約 40 度時倒入盆中給病人坐浴。每天 1 次，7～10 天為 1 療程。

說明 本方有殺菌、消炎、除臭作用，對子宮糜爛坐浴療效可靠。

來源 獻方人：廣西百色地區民族醫藥研究所楊順發。

處方12 白花蛇舌草、半支蓮、蒲公英、白英藤、苦參、黃柏、七葉一枝花、龍葵、皂角刺、黃芩、百部、冰片各適量。（土家族方）

用法 上藥水煎濃縮後，加入冰片溶化，以消毒脫脂棉蘸藥液後，塞入陰道內，以白線繫住藥棉，線頭留在陰戶外。未用此法前，先以白線繫住藥棉，線頭留在陰戶外。未用此法前，先以乾淨面盆裝藥液，坐入盆內清洗陰道半小時後再塞藥。每日 2 次，5 日為 1 療程。

說明 使用本方治療子宮頸炎期間，必須禁止房事。

來源 獻方人：湖南省花垣縣吳氏診所吳言發。

處方13 黃藤適量。

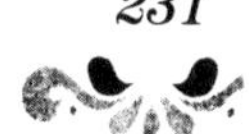

用法　將上藥切細、烘乾，研成細粉，過 120～200 目篩，再加入硼砂、冰片少許，調成糊狀備用。用時以乾棉球蘸取藥糊塗搽於宮頸糜爛處，每日 1 次，連用病癒為止。

說明　主治子宮頸炎，療效可靠。經治 478 例，痊癒 237 例，轉 221 例，總有效率 95.8%。

來源　獻方人：江西省南昌市第三醫院雷秋模。推薦人：雲南省文山州衛生學校楊學況、陳遠瓏。

處方14　將蛇床子6克、雄黃0.5克、苦參6克。（普米族方）

用法　用藥前縫製拇子大紗布球數個，留牽線，常規消毒備用。將以上 3 味藥混合研為細粉，過篩，消毒。同時取藥粉 1 克，加水 5 毫升溶化，放入紗布球浸泡，睡前放入陰道深處，留線在外，第 2 天早上取出。每日 1 次，7～10 日 1 療程；或塗乾粉在宮頸口。

說明　普米族民間醫生常用此法醫治宮頸炎、宮頸糜爛、滴蟲性或黴菌性陰道炎，療效可靠。

來源　獻方人：雲南省蘭坪縣衛生局和勝。推薦人：湖南省湘西民族醫藥研究所田華詠。

處方15　五倍子50克、枯礬50克、金銀花50克、甘草50克。（鄂溫克族方）

用法　上藥共研末撲藥粉於宮頸糜爛部位，每日 1 次，每個療程為 5 天。

說明　本方適用於子宮頸糜爛。

來源　獻方人：內蒙古哲里木盟結防所張紅霞。推薦人：內蒙古哲里木盟蒙醫研究所齊蘇和。

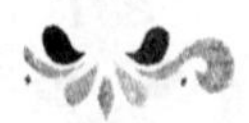

處方16 苦參100克、重樓100克、蒲公英100克、野菊花100克。（布依族方）

用法 上藥加水1500毫升煎取500毫升，如此反覆煎3次，合併煎液濃縮成1000毫升沖洗陰道及宮頸，每日1次。另外還可將藥液再濃縮成500毫升，用消毒過的脫脂棉蘸溫開水擦洗宮頸，再將棉球用線拴好浸入濃縮之藥液塞入宮頸處，線頭留在外。每2日1換，3次為1個療程，連用2～3個療程。

說明 陰道內直接給藥是一種直接而簡單的方法，比內服藥效果好得多，值得推廣。

來源 獻方人：雲南省宣威縣羊場煤礦職工醫院曾正明。

處方17 桃葉3500克、苦參500克、蛇床子60克、野菊花500克、虎杖500克。

用法 上藥加水15000毫升。先將桃葉煎汁、去渣，用桃葉汁加上述4味藥再煎成糊狀濃縮為1500毫升，供30人用1療程（6天），將藥塗在帶尾棉球正面，用擴陰器將陰道及宮頸分泌物擦乾淨後，以藥面緊貼宮頸，留線端於陰道口外，12小時後取出。

說明 主治宮頸炎，效果滿意。

來源 獻方人：南京海軍電子工程學院門診部郭麗霞。

處方18 石榴皮15克、烏梅（去核）15克、白芷6克、白及9克、枯礬9克、野菊花9克。

用法 將上藥碾成細粉調和均勻，用甘油調成糊狀。將藥塗在帶尾棉球正面，用擴陰器將陰道及宮頸分泌物擦乾淨後，以藥面緊貼宮頸，留線端於陰道口外，12小時後取出。

說明 主治宮頸炎，效果滿意。

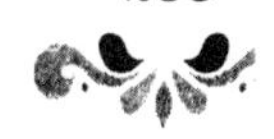

來源 獻方人：南京海軍電子工程學院門診部郭麗霞。

十二、宮頸糜爛

處方1 鮮苦楝樹2層皮、鮮大葉桉樹葉各300克。（瑤族方）

用法 上藥洗淨共搗爛，取汁加米醋50毫升混勻，用消毒藥棉（用線紮好）蘸藥汁塞入陰道內，每天換藥2～3次。

說明 用本方治療Ⅰ～Ⅱ度宮頸糜爛90餘例，均取得滿意效果。

來源 獻方人：廣西民族醫藥研究所莫蓮英。

處方2 雄黃25克、寒水石35克、朱砂5克、硼砂5克、石決明5克、冰片25克、麝香0.5克。（蒙古族方）

用法 研細，患處直接吹粉，每日1次，14日為1療程。

說明 獻方者報導用此方治療宮頸糜爛，有效率達100%（240例）。注：用本方前，以三子湯（訶子、楝子、梔子各等量煮沸）沖洗宮頸。

來源 獻方人：內蒙古伊盟蒙醫研究所達布喜拉圖等。推薦人：內蒙古科左後旗蒙醫整骨醫院明根。

處方3 雞蛋黃5個、冰片10克、茶油100克。

用法 先將5個雞蛋煮熟，取出蛋黃放入鍋中加入茶油用文火煎至蛋黃焦黑，取出過濾，去渣，將蛋黃裝入瓶內趁熱加入冰片密封瓶口備用。用時先用桉樹500克煎水1000毫升沖洗陰道。然後用此油搽在宮頸糜爛處，每日1次，連治10～15天為1療程。

說明 桉樹葉水煎洗陰道，有清潔、消炎、殺菌作用。蛋黃油則有去腐生肌作用，曾用本方治癒三人（用此法要在

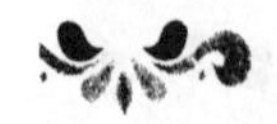

醫院婦產科才能進行）。

來源 筆者經驗方。推薦人：廣西百色地區民族醫藥研究所楊順發。

處方4 ① 蛇床子15克、硼砂10克、川椒10克、白鮮皮10克、蒼耳子10克、白礬5克。

②黃柏10克、青黛10克、冰片0.3克、雄黃2克、蜈蚣6克。

用法 上藥烘乾後，將方①、方②分別碾為極細末，外陰局部沖洗後，用窺器暴露宮頸，將方①或方②粉劑上子糜爛面，後用帶線棉球堵塞陰道以防藥末隨道分泌物流出，第2天囑患者將棉球自行取出，每週上藥2次，3次為1療程。

說明 治1242例，總有效率達90%。

來源 山西省中醫院研究所方。推薦人：武漢市中醫院程龍。

處方5 冰片10克、血竭20克、紅花20克、禹糧土20克、馬糞包10克。（蒙古族方）

用法 上藥共研細粉，治療時取藥粉5克，窺器擴陰道，將藥置於宮頸病變處，每日1換，7日為1療程。

說明 該藥有清熱、收斂，對慢性糜爛之損傷，有祛腐生肌之作用。對陰道瘙癢，糜爛也有良效。

來源 獻方人：哈順高娃。推薦人：哲盟紮旗蒙醫院朝格圖。

十三、盆腔炎

處方1 側柏葉、大黃、黃柏各50克，薄荷、澤瀉各30克。（壯族方）

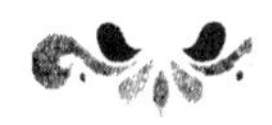

用法 將上藥共研末，用水或蜜調，外敷患部。

說明 本方適用於急性盆腔炎局部發熱較甚者。

來源 獻方人：雲南省文山州硯山縣阿基、吳成雲。推薦人：雲南省文山州衛生學校張炳富。

處方2 白花蛇舌草30克、半支蓮20克、蒲公英15克、白芷15克、桃仁10克、皂角刺10克、紅花5克、龍葵25克、連翹15克、黃柏15克。（土家族方）

用法 上藥研細末，白酒調成糊狀，敷於子宮穴，2日換1次，7日為1療程，共需3個療程。

說明 此法治療子宮內膜炎療效較好。

來源 獻方人：湖南省花垣縣吳氏診所吳言發。

處方3 桂枝30克、茯苓20克、桃仁20克、赤芍20克、丹皮15克、烏頭10克、艾葉40克、雞血藤60克、透骨草30克、追地風30克、五加皮20克、山甲10克。（民間方）

用法 紗布包後水蒸使其發熱後再外敷。每日2次，每包可用1週。10日為1療程。

說明 使用本方治療炎性包塊及子宮肌瘤56例，痊癒35例，有效率達93.2%。

來源 獻方人：陝西省中醫研究院李惠芳。推薦人：江蘇省南通市中醫院姚石安。

十四、同房後陰道出血

處方 青布一小塊如手掌大、頭髮1團。（壯族方）

用法 共燒存性，納入陰道內。

說明 獻方者曾介紹給數例患者使用，均獲效。注意如為宮頸炎，腫瘤引起的陰道出血，應及時到醫院檢查治療。

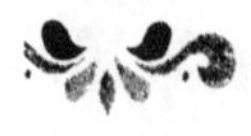

來源 獻方人：廣西環江縣譚族昌。推薦人：廣西民族醫藥研究所何最武。

第四節 雜 病

一、婦女性功能障礙

處方 淫羊藿20克。（壯族方）

用法 研末敷臍，外用艾火溫灸 20 分鐘，連用 7～15 天為 1 療程。

說明 婦女性慾減退，不思交媾，或厭煩房事，毫無快感者適用。除上方外加服用鹿角霜10克、菟絲子10克、熟地15克、黨參15克、當歸15克、仙茅15克、白朮10克、艾葉5克蛇床子3克，另囑其丈夫經常按摩患者乳房。

來源 獻方人：廣西壯族自治區百色地區民族醫藥研究所楊順發。

二、子宮脫垂

處方1 蓖麻子30～50粒、陳醋5～10毫升。（彝族方）

用法 蓖麻子搗爛研細粉，用陳醋調成膏狀，塗攤在白布上，薄貼臍下約 3 公分處，每日更換 1 次。7 天 1 個療程，2～3 個療程見效。

說明 此方常用於Ⅰ度～Ⅲ度子宮脫垂婦女效果較好。療程必須足夠。

來源 獻方人：雲南省綠春縣防疫站計免科羅解德。推薦人：雲南省綠春縣衛生局醫政科李榮華。

處方2 蓖麻仁50克、雄黃5克。（壯族方）

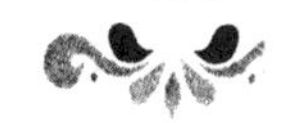

用法　共搗爛成膏狀，一半貼於百會（頭頂，兩耳連線中點）穴，另一半敷於神闕（肚臍眼）上，用紗布固定，連用3天以上。

說明　或用鬧羊花15克，搗爛熱敷於百會穴上。

來源　《民族醫藥集》。推薦人：劉紅梅。

處方3　五倍子150克、苦參30克、枯礬3克、黃柏15克、水2000毫升。（維吾爾族方）

用法　上藥煎煮15分鐘，先薰後洗。每日早晚各1次，每劑可用2～3天。

說明　一般連用1週即可見效。

來源　獻方人：新疆維吾爾自治區烏魯木齊市中醫院李文富。推薦人：新疆維吾爾自治區烏魯木齊市中醫院王輝。

處方4　升麻30克、茄根30克。

用法　上藥燒成灰，研末，香油調勻，塗於紙上，捲成筒狀，送入陰道，晨起取出，1日1次。

說明　升麻具有升提作用，茄根色黃入脾，能補益中氣，兩藥合用，對中氣下陷之子宮脫垂有效。

來源　獻方人：山西省大寧縣人民醫院宋國宏、山西省陽泉礦務局四礦醫院郭有全。推薦人：山西省寧武縣中醫院楊富寬。

處方5　明礬50克，矮楊梅根50克，烏梅30克，五倍子50克草魚湯、金芥麥根各30克。（仡佬族方）

用法　將上藥加水1000毫升煎成300毫升，紗布過濾後用棉籤搽洗脫垂部位，然後用手把脫垂部位推回原位。再用艾條灸百會穴、關元穴、中極穴各15分鐘，連用7天，若不

好可再用 7 天。

說明 治療期間應避免重體力勞動，體倦乏力者可加服補中益氣丸。

來源 獻方人：雲南省宣威縣羊場煤礦職工醫院曾正明。

處方6 靠根棕樹莖心90克、明礬18克。（布依族方）

用法 將明礬研細粉，煎棕樹莖心，去渣留汁 2000 克，加入明礬粉外洗。

說明 臨床治療 50 例患者，均獲良效。

來源 獻方人：貴州省黔南州民族醫藥研究所文明昌。

處方7 訶子、川楝子、梔子等量，芒硝5克。（蒙古族方）

用法 將上藥熬成湯，加入芒硝，然後倒入小器皿裏，用熱氣先薰後洗患部，連續薰洗 3～5 次便癒。

說明 使用本方治療子宮脫垂，臨床驗證有滿意效果。

來源 獻方人：遼寧省阜新蒙古族自治縣王風春。推薦人：了遼寧省阜新蒙醫藥研究所齊淑琴。

處方8 蓖麻子100克、米飯20克。（畲族方）

用法 將蓖麻種仁同米飯搗爛敷臍部，子宮收縮後去藥。

說明 蓖麻仁搗爛敷百會穴治療子宮脫垂、脫肛有資料可查，畲醫敷臍部治子宮脫垂有其特殊之處，患者蘭××患 1 度子宮脫垂，敷臍部 1 次收縮後不久又脫出，再敷，並隔 1 週敷1 次，連敷 4 週，至今 3 年未脫出。

來源 獻方人：福建省霞浦縣牙城衛生院雷建霖。推薦人：福建省寧德地區醫藥研究所陳澤遠。

處方9 炒枳殼15克。（蒙古族方）

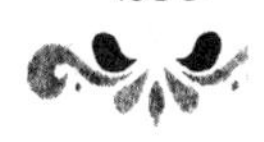

用法　水煎，取上清液擦洗子宮脫出部位，每日3次，每日1劑，9天為1療程。

說明　本方外用的同時，還可口服。

來源　獻方人：內蒙古哲裏木盟蒙醫研究所陳海傑。推薦人：內蒙古蒙藥廠賀喜格圖、徐青。

處方10　筆筒草20克。（土家族方）

用法　將鮮品洗淨用水煎沸，去渣用藥水洗患部。1日2次。

說明　主治子宮脫垂。

來源　此方為四川省川東土家族民間方。推薦人：湖南省湘西自治州民族醫藥研究所田華詠。

處方11　蓖麻子9克。（土家族方）

用法　將蓖麻子搗爛成泥狀，貼百會穴或臍下穴位。1日1次。

說明　主治子宮脫垂。

來源　獻方人：四川省秀山土家族自治縣餘輔臣。推薦人：湖南省湘西自治州民族醫藥研究所田華詠。

處方12　嫩前胡、馬鞭草梢、薄荷葉、陳艾葉各等量。（土家族方）

用法　將上述藥物共搗成泥狀加黃酒調勻，包貼於百會穴。1日換1次。

說明　主治子宮脫垂。

來源　推薦人：湖南省湘西自治州民族醫藥研究所田華詠。

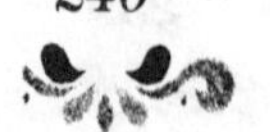

處方13　苦蕎頭100克。（土家族方）

用法　水煎外洗患部，1日2次。

說明　主治子宮脫垂。

來源　獻方人：四川省秀山縣沈紹雲。推薦人：湖南省湘西自治州民族醫藥研究所田華詠。

處方14　蓖麻子20粒、洋藿根2根。（土家族方）

用法　將上述藥搗爛用酒炒熱，然後放入陰戶上熨。1日2次。

說明　主治子宮脫垂。

來源　獻方人：四川省秀山縣陳興仲。推薦人：湖南省湘西自治州民族醫藥研究所田華詠。

三、不孕症

處方1　當歸15克、赤芍15克、川芎9克、紅花9克、桃仁9克、丹參15克、三棱12克、莪朮12克、皂刺13克、路路通15克、柴胡9克、昆布9克、海藻9克、炮甲珠15克、王不留行15克、生牡蠣15克。

用法　上藥加水500毫升，濃煎至200毫升，藥液溫度38～39℃，排便後保留灌腸，灌後側臥15分鐘，經期停灌，第2煎分早、晚2次口服，10天為1療程，並在月經乾淨後3～7天宮腔注射1～2次。

說明　全方活血散瘀，軟堅散結，灌腸加強下腹部的破瘀通閉之功，使輸卵管通暢。

來源　獻方人：山西省離石縣中醫院常秀平、陳玉娥。推薦人：山西省寧武縣中醫院楊富寬。

處方2　水蛭、三棱、莪朮、當歸、丹參、山藥、黨參、

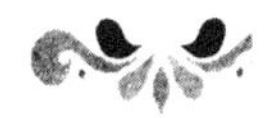

白朮、薏苡仁、陳皮、川楝子、蟅蟲各等量。

用法　每劑加水500毫升，濃煎至150毫升左右，涼至50℃，排便後保留灌腸，每日1次，每10天1療程，根據月經週期在排卵前11天開始用藥。

說明　方中首選破血逐瘀、消症散結之水蛭、蟅蟲、棱莪歸丹活血消積行滯；參朮苡米健脾祛濕。使濕無內生；川楝陳皮理氣行滯，氣行津布。痰濕瘀滯俱去，輸卵管即可通暢。

來源　獻方人：山西省運城地區中醫院婦產科張科梅、侯留霞、岳英。推薦人：山西省寧武縣中醫院楊富寬。

處方3　中極、三陰交、氣門、子宮穴（中極旁開3寸）、湧泉。（壯族方）

用法　於每月月經乾淨後第7天用燈芯油燒灸各穴1次。氣門和子宮穴隔月輪流使用，一般連灸30天。

說明　據獻方者介紹，應用本法治療婚後4年以上不孕症6例，4例有效。

來源　獻方人：廣西都安縣七百弄鄉唐奇甫。推薦人：廣西民族醫藥研究所莫蓮英。

四、避　孕

處方　桃樹根皮、苦楝樹皮、榕樹根皮各15克，走馬胎根12克槐樹根皮，椰樹根皮、梧桐樹根皮、桐油樹根皮各9克，花椒木根3克。（瑤族方）

用法　上藥均去粗皮，用鹽水泡炒，加入水銀9克共研粉，再入冰片6克，麝香1.5克和勻，用棉紙包成片狀，於月經乾淨後敷臍下，膠布固定。連敷3天可避孕1年。如敷藥期間腹痛可以取下，換敷酒炒艾葉，仍然止痛，半日或1

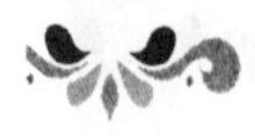

日後再敷原藥。如須再孕服「人參鹿茸復孕方」。

說明 此方為獻方者經驗方。

來源 廣西富鐘縣甘鳳楚。推薦人：廣西民族醫藥研究所莫蓮英。

五、乳腺炎

處方 砂仁20克。（苗族方）

用法 研細末貯瓶備用。用時，取少許糯米飯與砂仁末拌勻，搓成條索狀如花生仁大小，外裹以消毒紗布須是棉織品塞鼻孔。左側乳腺炎塞右鼻孔，右側乳脈炎塞左鼻孔，亦可左右交替塞。

說明 每隔12小時更換藥1次，直至炎症消失而癒為止。

來源 《民族醫藥集》。推薦人：劉紅梅。

六、乳腺增生

處方 公丁香末2克。（瑤族方）

用法 研細末，用薄層藥棉包裹，做成紡錘形，塞入一側鼻腔嗅聞。

說明 日3次，每次半小時，雙側鼻腔炎替使用。經期停用。

來源 《民族醫藥集》。推薦人：劉紅梅。

七、乳房結塊

處方 鮮鞭蓉花1把。（怒族方）

用法 去粗梗，搗成泥狀，加適量蜂蜜調勻，攤紗布上敷患處，夏日應加適量冰片，每秋天可採用嫩葉代替，製法同上。

說明 凡乳房有硬結，按之微疼，皮色不變者，此方有效。

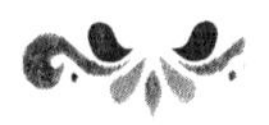

來源　《雲南民族醫藥見聞錄》。推薦人：張力群。

八、更年期綜合徵

處方　蘇木40克、血竭25克、紅花25克。（蒙古族方）

用法　共為細末，每次5克，日2次，口服。又加花椒10克，以上藥末10克，用香油調成泥狀敷於臍穴，日1換，7日為1療程。

說明　該藥有通經活絡，祛瘀止痛之功，對更年期綜合徵和經前期綜合徵均有良效外，對痛經、月經閉止有奇效。

來源　獻方人：朝克圖。推薦人：哲盟紮魯特旗蒙醫院哈順高娃。

九、乳房下垂

處方　當歸60克、川芎50克。（彝族方）

用法　2味藥燒煙薰之，每日1～2次。

說明　某產婦分娩後，兩乳下垂，長過小腹，形細如牛筋，疼痛異常。經煙薰15天後，久而兩乳縮痛止。這是彝醫之精華，屢用屢驗，有千金不傳之說，今發掘整理，造福人類。

來源　獻方人：雲南省彌勒縣人民醫院郭維光。

第五節　妊娠病

一、妊娠嘔吐

處方　鮮芫荽30克，蘇葉、藿香、陳皮各15克，砂仁10克。（瑤族方）

用法　加水適量煮沸，患者坐在旁邊用鼻吸聞藥物之氣味，每天早晚各一次，每次20至30分鐘。

說明　藥汁可溫服。

來源　《雲南民族醫藥見聞錄》。推薦人：張力群。

二、引　產

處方　天花粉1克、豬牙皂粉0.5克。

用法　上藥加水調成糊狀，紗布包紮，放於陰道後穹窿處，經24小時使中期妊娠、死胎、過期流產、葡萄胎等自然排出。

說明　根據現代醫學研究，天花粉能使胎盤絨毛滋養細胞變性壞死，而引起流產，臨床多用於妊娠中期引產。豬牙皂，根據《本草別錄》記載：「療腹脹滿……婦人脆……」二藥合用對中期引產效果顯著。

來源　獻方人：山西省大寧縣人民醫院宋國宏、山西省陽泉礦務局四礦醫院郭有全。推薦人：山西省寧武縣中醫院李致仁。

三、胎動不安

處方　玉米嫩衣（緊貼米粒之嫩衣）。（普米族方）

用法　將玉米嫩衣放入熱土灰中炮熱。質變得更軟時，繫腰帶處1圈。1日更換1次，3次見效。

說明　本方有固攝安胎，用於治療習慣性流產，先兆流產，漏血症均有效。

來源　獻方人：雲南省大理白族自治州賓川縣人民醫院張洪輝。

四、胎位不正

處方　香嫻2支。（回族方）

用法　囑孕婦治療前排空小便，鬆解腰帶，坐位，點燃

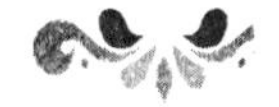

香煙2支，自行灸雙側至陰穴，或取臥位讓別人灸。每日早晚各1次，1次15～20分鐘，溫度適宜，5～7日為1療程，7日後到婦產科復查。

說明 採用此方治療3例，均在7日內收穫。至陰穴在足小趾外側，距趾甲旁開0.1寸處，是糾正胎位不正的經驗穴，香煙灸比針刺、艾條灸、鐳射照射、溫針等方法簡單方便，且療效顯著。

來源 獻方人：雲南省會澤縣者海中心衛生院馬應乖。

五、難　產

處方1 蓖麻葉100克、胡椒10粒。（拉祜族方）

用法 蓖麻葉與胡椒混合搗爛，包雙足掌心。

說明 蓖麻葉需用鮮品，包捂時間必須半小時以上。

來源 獻方人：雲南省雙江拉祜族佤族布朗族傣族自治縣公安局魏兵。推薦人：雲南省雙江縣民族醫藥研究所張文彬。

處方2 大麻子30克。

用法 將大麻子剝去皮，搗爛成泥狀，敷白布上，貼於產婦足心處。

說明 大麻子善瀉下通滯，《本草衍義補遺》云：「能去有形之滯物，以取胎產，胞衣……用之。」足心屬少陰腎經，可開合，故貼此穴效果良好。

來源 獻方人：山西省大寧縣人民醫院宋國宏、陽泉礦務局四礦醫院郭有全。推薦人：山西省寧武縣中醫院李致仁。

處方3 蓖麻葉25克。（阿昌族方）

用法 將上藥加紅糖搗爛，敷貼產婦腳底湧泉穴。小孩

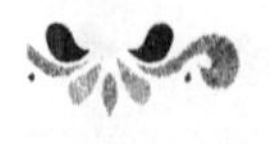

出生後，馬上去藥，以免子宮下墜。

說明 應用本方治療難產。臨床驗證，療效滿意。

來源 獻方人：雲南省保山市瓦房施永仁。推薦人：雲南省保山市人民醫院蒲有能。

處方4 鮮白花丹根適量。（壯族方）

用法 上藥洗淨搗爛炒熱，若胎兒頭部先露者，敷產婦腰部，若腳先露者敷內庭穴，每次敷 30～60 分鐘。

說明 獻方者介紹，臨床曾治癒難產 2 例，均效。注意如因橫位或產道異常引起的難產，應及時送醫院治療。

來源 獻方者：廣西隆林縣韋世傳。推薦人：廣西民族醫藥研究所何最武。

處方5 蓖麻子6克。（壯、漢族方）

用法 蓖麻子去殼搗爛，用蓖麻葉包好放入熱火灰內煨熱敷足心，至胎兒及胎衣下後即去藥。

說明 獻方者臨床治療多例均獲效。本方適用於難產（宮縮無力引起）及胎盤不下。如胎位異常引起的難產，應送醫院治療。

來源 獻方人：廣西田林縣羅家韶、廣西富鐘縣周應超、甘鳳楚、唐增養。推薦人：廣西民族醫藥研究所莫蓮英。

處方6 蓖麻葉3片。（白族方）

用法 將蓖麻葉用文火烤熱搗爛，外包手三陰交穴上 20 分鐘。

說明 用於宮口開全，宮縮無力滯產者。

來源 雲南省大理白族自治州白族民間用方。推薦人：大理白族自治州衛生學校馬東科。

第六節　產後病

一、產後出血

處方1　醋1000毫升、韭菜500克。（土家族方）

用法　將醋倒入瓷盆內，撒入切成寸狀長的韭菜入盆內，用燒紅的鐵塊或石頭放入藥盆內，扶產婦聞及升騰之蒸氣。

說明　主治產後出血。

來源　獻方人：四川省秀山縣鐘訓典。推薦人：湖南省湘西自治州民族醫藥研究所田華詠。

處方2　硫磺適量。（土家族方）

用法　將硫磺放入碗中，用火燒燃。讓產婦聞其煙霧。

說明　主治產後出血。

來源　獻方人：四川省秀山縣葛禮陶。推薦人：湖南省湘西自治州民族醫藥研究所田華詠。

處方3　鮮韭菜250克、米醋250克。（畲族方）

用法　韭菜洗淨絞汁與醋同倒入酒壺內，塞緊壺口，置小炭火爐上燒熱，去壺嘴塞，移近患者鼻孔薰之。

說明　主治產後出血。

來源　獻方人：福建省霞浦縣牙城鄉衛生院吳木春。推薦人、福建省寧德地區醫藥研究所陳澤遠。

處方4　蔓荊子葉尖7個、胡椒7粒、檀香水適量、蘇子油適量。（傣族方）

用法　將蔓荊子葉尖和胡椒共研細併勻，分2份，1份

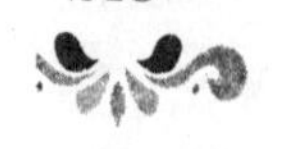

用檀香水液口服，另 1 份用蘇子油調勻搽或敷於頭頂上。每日 1 劑，每劑 1 次。

說明 檀香水需加熱後再口服藥粉。

來源 摘自《德宏傣藥檢驗方集（二）》。推薦人：雲南省德宏州藥物檢驗所方茂琴。

處方5 煙葉或煙絲適量、生鹽少許。（瑤族方）

用法 上藥共搗爛，敷於肚臍上，外加紗布敷蓋，膠布固定。

說明 獻方人曾親手治療 10 餘例，均於用藥後 5～20 分鐘內起效，出血逐漸減少而停止。注意如出血時間已較長或出現休克早期症狀體徵時，應及時送醫院搶救，出血減少或停止後，要針對病因予以治療。

來源 獻方人：廣西金秀瑤族自治縣三角鄉趙有安。推薦人：廣西民族醫藥研究所何最武。

二、產後感染

處方1 千里光150克、土香薷80克、小葶麻20克、血滿草50克。（哈尼族方）

用法 將上藥置鍋裏煮沸 1 小時，倒入盆內薰洗，待冷至35°C時坐浴。每日 2 次，每次 20～30 分鐘。

說明 本方用於產後感染有較好的療效。農村婦女產後第2天就常用煎劑沖洗外陰部。可預防產後感染。

來源 獻方人：雲南省綠春大水溝衛生院李庭福。推薦人：雲南綠春縣衛局醫政科李榮華。

三、產後暈厥

處方1 新磚 1 塊，或生銹鐵片 1 塊。（土族方）

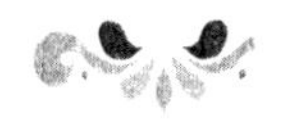

用法　將新磚或鐵片燒紅，立即入醋薰鼻。

說明　此法見效快，可使產婦及時蘇醒。

來源　獻方人：青海民和縣人民醫院劉啟明。

處方2　韭菜200克、食醋250毫升。（土族方）

用法　先將韭菜搗爛放入茶壺內，再把煮開的食醋迅速倒茶壺中，加蓋，用茶嘴對準鼻孔薰。

說明　注意燙傷。

來源　推薦人：青海省民和縣人民醫院劉啟用。

處方3　米醋250毫升、紅糖120克。（瑤族方）

用法　先將紅糖深解於米醋，澆在燒紅的鐵鍬上，讓產婦吸入藥氣。

說明　本方對產婦虛弱而暈或見血而暈有急救作用。蘇醒後應對虛弱而暈的病因予以治療。

來源　廣西陸川縣潘樹照。推薦人：廣西民族醫藥研究所莫蓮英。

四、產後身痛

處方1　千里光200克、土香薷80克、小蕁麻20克、血滿草80克、辣蓼60克、透骨草60克。（傈僳族方）

用法　把上藥洗淨，加水浸過藥面，共煮3次，每次煮沸15分鐘，煎煮液併入浴盆內，趁熱薰浴。

說明　本方具有活血祛瘀，疏風通絡之功效。適用於風濕疼痛、麻木者。

來源　獻方人：雲南省保山地區新華工廠退休工人楊自芳。推薦人：雲南省保山地區藥檢所衛愛黎。

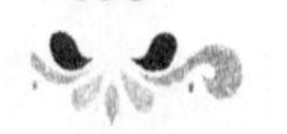

處方2 楓木葉、五脂風、牛耳楓各適量。（壯族方）

用法 上藥水煎擦澡，每日 1 劑。

說明 此方壯族地區許多群眾都懂得應用。對婦女產後身體虛弱，感受風寒引起的全身骨頭疼痛有明顯治療效果。

來源 獻方人：柳州地區衛生局、軍分區。推薦人：廣西民族醫藥研究所莫蓮英。

處方3 過山龍（伸筋草）500克、透骨草（透骨草）500克、千里光（九里光）500克。（彝族方）

用法 水煎趁熱薰洗。2 日 1 劑，分 4 次用。3 劑為 1 療程。

說明 產後出現肢體關節酸楚、疼痛、麻木等症者，稱「產後身痛」，或稱「產後關節痛」，亦稱「產後遍身疼痛」。本方具有除風毒，祛風濕，舒筋絡，止疼痛之功，對產後肢體關節疼痛有顯著療效。

來源 獻方人：馬有春雲南省會澤具新街回族鄉花魚村。推薦人：雲南省個舊市人民醫院蘇平。

處方4 鮮薑黃適量。（瑤族方）

用法 上藥洗淨搗爛，調酒敷肚臍，每天換藥 1 次。如遇冷天，上藥加熱後熱敷。

說明 獻方者用此方治療婦女產後腹痛 20 餘例均癒。推薦人臨床實踐 2 例，一般於敷藥後 24 小時內痛止。

來源 獻方人：廣西金秀瑤族自治縣陳有漢。推薦人：廣西民族醫藥研究所莫蓮英。

處方5 菖蒲、大鑽、小鑽、四方鑽、獨腳風茱、白紙扇穿破石、刺鴨鴨水、松筋藤各適量。（瑤族方）

用法　上藥水煎，取藥液外洗，每2天1劑。

說明　民間認為產後引起的一些症狀如頭痛、全身關節疼痛等都稱為產後風。用上方治療往往收到滿意效果。

來源　獻方人：廣西金秀金瑤族自治縣潘興佳。推薦人：廣西族醫藥研究所莫蓮英。

五、產後風濕痛

處方　土瓜皮50克、芒蒙哩50克、五味子50克、朽順50克、哩妥順50克、埋賀哩50克。（傣族方）

用法　將以上6味藥的鮮品加水適量製成薰蒸外洗劑，先薰後洗全身，每天1次，每次30～40分鐘，1劑1次，15天為1療程。

說明　薰蒸外洗劑，又稱沐浴劑，即將配方之藥物加水煮數分鐘後去渣所得的水煎液。用此水煎液薰洗全身，傣族稱之為洗藥水澡，此方對一般風濕疼痛、全身或下肢水腫及小兒出疹、水痘等療效較為顯著。

來源　摘自《德宏傣藥驗方集》。推薦人：雲南省德宏州藥物檢驗所方茂琴。

六、產後虛汗不止

處方1　何首烏30克。

用法　上藥研粉，水調成糊狀貼於臍中。

說明　何首烏補益精血對因精血虧虛所致的各種自汗、盜汗均有良效。

來源　獻方人：山西省大寧縣人民醫院宋國宏、山西省陽泉礦務局四礦醫院郭有全。推薦人：山西省寧武縣中醫院李致仁。

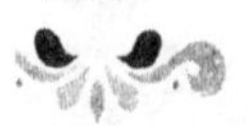

七、胞衣不下

處方1 大紅牛膝6公分、蓮蓬100克。（土家族方）

用法 將大紅牛膝用刀削光，用消毒液消毒或用蓮蓬煎水將大紅牛膝放入藥水中煮5～10分鐘，然後將牛膝放入陰道內。並用蓮蓬藥水坐浴。

說明 從陰道直接給藥治療胞衣不下，利用藥物作用，促使子宮收縮取下胞衣有較好的療效。

來源 此方為湖南省湘西土家族民間方。推薦人：湖南省湘西自治州民族醫藥研究所田華詠。

處方2 天青地白10克。（土家族方）

用法 將鮮天青地白洗淨搗爛成泥狀，外敷湧泉穴。

說明 天青地白為菊科植物白背鼠麴草。性味甘、涼，有清熱解毒功效。土家族民間用鮮藥外敷治療燒、燙傷、腫毒、毒蛇咬傷療效好，特別是外敷湧泉穴能促使胎盤外出。

來源 獻方人：四川省秀山縣民族醫張宗坤。推薦人：湖南省湘西自治州民族醫藥研究所華詠。

處方3 白朮30克、茯苓30克、黃芩30克。（壯族方）

用法 水煎後，用藥液浸泡雙足，每次30分鐘。

說明 本方是壯族民間流傳的驗方，使用本方產婦產程可以縮短，減少痛苦。

來源 獻方人：雲南省西疇縣興街中心衛生院李光員。

處方4 水澤蘭250克。（瑤族方）

用法 將水澤蘭搗爛，放入鍋內加酒炒熱用布包好，用這藥包在下臍部慢慢按摩，用另隻手向外牽拉臍帶，邊拉邊

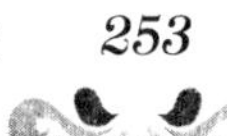

轉臍帶，不能用力過猛。

說明　本人用此法處理6例胞衣不下者，均成功。

來源　獻方人：廣西百色地區民族醫藥研究所楊順發。

處方5　倒棘草葉100克。（壯族方）

用法　先搗爛如泥，煨熱敷右腳湧泉穴10分鐘，胎盤下後即把藥除去。

說明　本法在壯族民間廣為流傳和使用。治療胞衣不下，用藥10分鐘，胎盤即可下來，值得推廣使用。

來源　獻方人：雲南省西疇縣興街中心衛院李光員。

處方6　蜣螂10克、蓖麻子20克。（土家族方）

用法　將蓖麻子、蜣螂搗爛成泥狀，用酒精調和，外敷雙足湧泉穴。直至胎兒降生或胎衣脫離母體前取下。

說明　應用本方時應囑咐病人保持樂觀，減少思慮，靜心用力方可達到全效。經臨床驗證，效果滿意。

來源　獻方人：湖北省來鳳縣翔鳳鎮老虎洞衛生所楊洪興。

處方7　蓖麻子10克、寸香3克。（彝族方）

用法　共搗泥，貼肚臍眼上。

說明　產後胎盤滯留不下或胎死腹中者，均可用此方治療。

來源　獻方人：雲南省大理白族自治州賓川縣人民醫院張洪輝。

處方8　蓖麻子7枚、生薑3片、川胡椒7粒。（布朗族方）

用法　將以上幾種藥共搗成泥，塗雙腳湧泉穴。

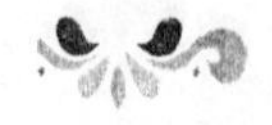

說明　胎位不正者禁用。

來源　此方為雲南省臨滄地區雙江拉祜族佤族布郎族傣族自治縣民間專用方。推薦人：雲南省雙江縣民族醫藥研究所李富軍。

處方9　紅花3克、桃仁7枚、益母草3克、蓖麻葉7片。（傈僳族方）

用法　前3味藥研為細粉，加酒適量調為糊狀，將藥糊放於臍孔內，貼上蓖麻葉，用灶心土熱敷，3～5分鐘更換1次，然後按摩宮底數分鐘，輕輕牽拉臍帶娩出胎盤。

說明　本地區傈僳族民間醫多用此法治療胞衣不下，療效滿意。植入性胎盤不宜用此治胎盤。

來源　獻方人：雲南省蘭坪縣衛生局和勝。推薦人：湖南湘西民族醫藥研究所田華詠。

處方10　紅蓖麻籽14粒。（土家族方）

用法　連殼搗爛成泥狀，敷婦人足心湧泉穴，1日1次，生男孩敷左足湧泉穴，生女孩貼右湧泉穴。

說明　施用穴位外敷藥物，加強子宮收縮使用，使胎衣脫出。

來源　此方為湖南省湘西土家族民間方。推薦人：湖南省湘西土家族自治州人民醫院曾憲平。

處方11　蓖麻子10克。（彝族方）

用法　上藥兌冷飯搗爛，包右腳心。

說明　本方還可以治療產後子宮不收，上藥包頭頂。

來源　獻方人：貴州省大方縣醫院丁詩國。

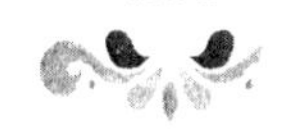

處方12　蓖麻仁100克。（土家族方）

用法　將上藥搗爛，敷貼雙腳湧泉穴。

說明　用於治療胞衣不下。

來源　獻方者：湖南省瀏陽縣中藥資源普查辦。推薦人：湖南省湘西自治州藥檢所羅景方。

處方13　石榴花150克。（土家族方）

用法　水煎洗陰部，每日1劑，分2次洗，連用5天。

說明　用於治療胞衣不下。

來源　獻方人：湖南省能縣洪塘營鄉衛生院李蓮春。推薦人：湖南湘西自治州藥檢所羅景方。

處方14　老莧菜蔸30克、蛇床子10克。（土家族方）

用法　將上藥研末調凡士林，做成指頭大條形塞陰道，12小時取出，連用5天。

說明　用於治療胞衣不下。

來源　獻方者：湖南省婁底市萬寶鄉衛生院劉光甫。推薦人：湖南省湘西自治州藥檢所羅景方。

處方15　桃樹葉150～200克。（土家族方）

用法　水煎坐浴。每日1劑，連用7天。

說明　用於治療胞衣不下。

來源　獻方者：湖南省南瀏陽縣中醫院蕭沐英。推薦人：湖南省湘西自治州藥檢所羅景方。

處方16　生薑120克、大蔥120克。（土家族方）

用法　將鮮藥洗淨搗成泥狀，水煎或開水沖配後裝於提桶內，產婦坐於桶上薰蒸，並用浴巾泡藥水熱敷小腹。

說明　本方為土家族民間驗方，屢用屢效。

來源　獻方人：四川省秀山縣土家族民間方。推薦人：湖南省湘西自治州民族醫藥研究所田華詠。

八、產後尿閉

處方1　青鹽20克、蔥白250克。

用法　蔥洗淨切碎，加鹽搗爛如糊狀，紗布包敷臍、少腹部。外加熱水袋熨之，直到小便通利為止。

說明　曾治療多例效果顯著。

來源　獻方人：沙培林河南省中醫研究院。推薦人：雲南省個舊市人民醫院蘇平。

處方2　磁石5克、商陸5克、麝香0.1克。

用法　上述藥物研成粉末，分為2份，分別攤患於臍眼、關元穴，覆蓋膠布（比藥範圍要大一點）。

說明　一般數小時即見效，能自行排尿，即取去，若無數，次日更換敷。倘能配合針灸後外敷則效果更佳。

來源　獻方人：係已故老中醫陸善之家傳外治秘方。推薦人雲南省個舊市人民醫院蘇平。

九、產後保健

處方　散風寒、威靈仙、金銀花、上樹蜈蚣、五爪龍、金耳環、楓樹葉、半楓荷、杉樹葉各適量。（瑤族方）

用法　上藥鮮採或乾品均可，加水煎煮30分鐘，取藥液洗全身，於分娩後的第2天開始每隔3天洗1次，每天洗3～5次。

說明　瑤族地區婦女有產後藥浴的習俗，藥浴時產後子宮復舊，體力恢復都有很大的促進作用，往往產後8～10天

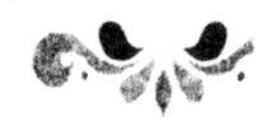

就能上山參加體力勞動。瑤族對產後藥浴的方藥較多，此方為較普遍應用之一，門診應用觀察確有療效。

來源 獻方人：廣西金秀瑤區調查搜集的群眾喜用方之一。推薦人：廣西民族醫藥研究所莫蓮英。

第三章　兒科疾病

第一節　小兒常見病

一、小兒感冒發熱

處方1　桑葉、薄荷、藿香、升麻各等量。

用法　共研細末，鹽水、薑汁調敷臍上。

說明　本方解表散邪，祛風清熱，小兒輕症風熱感冒有效。

來源　獻方人：山西省陽泉鋼鐵公司醫院周永銳。推薦人：山西省寧武縣中醫院李藩。

處方2　生薑10克、大蔥白10克、芫荽10克、雞蛋2個（煮熟後去黃）。（水族方）

用法　上藥混勻蒸熟，乾淨紗布包裹後熨擦全身，取微汗為廣。

說明　本方對風寒感冒效果尤佳。民間廣泛運用，屢用皆效。

來源　獻方人：雲南省昭通市科學技術委員會黃代才。

處方3　野香穗100克。（瑤族方）

用法　將上藥沖細藥入紗布袋內縫好佩戴於胸前。

說明　本方對小兒外感風寒見頭痛、鼻塞、流涕等症狀者有效。

來源　獻方人：雲南省宣威縣羊腸煤礦子弟中學段國卿。推薦人：雲南省宣威風縣羊場礦職工醫院曾正明。

處方4　鮮大蔥白、鮮荊芥葉各適量。（苗族方）

用法　將蔥白與荊芥葉共搗成泥擦於鼻尖上。每日2次。

說明　用此法時，小兒因藥物刺激眼睛會流淚，這是有效的反應。另外本方只宜用於小兒風寒感冒、流涕、流淚、鼻塞、咳嗽等輕症，若風熱外感發熱則效不明顯。

來源　獻方人：雲南省昭通市永安街128號蕭慶華。推薦人：雲南省宣威縣羊場煤礦職工醫院曾正明。

處方5　黑蒿10克、蔥頭3個、生薑10克、蚯蚓7條。（白族方）

用法　將以上4味藥搗為細漿，加 75% 酒精調為糊狀，貼於前囟門處，5～10 分鐘更換 1 次。

說明　白族民間醫生專用此方法治療半歲前嬰兒幼兒感冒、發熱或高熱引起之驚闕。

來源　獻方人：雲南省蘭坪縣衛生局和勝。推薦人：江蘇省南通市中醫院吳震西。

處方6　鮮蔥10克、生薑10克、鮮荊芥10克、雞蛋2個。（哈尼族方）

用法　將上藥入鍋煮沸 20 分鐘。取出裝入布袋，雞蛋剝殼搗碎一同裝入布袋，浸濕燙藥液稍撚乾熱熨胸、腰、背、腹、頸、腹股溝等部。每日 2 次。每次 30 分鐘。

說明　滾熨時注意保溫，本方療效可靠，2 劑治癒，成人老年人均可用。

來源　獻方人：雲南省綠春縣防疫站計免科羅解德。推

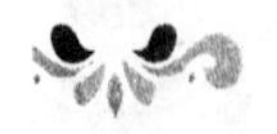

薦人：雲南省綠春縣衛生局醫院醫政科李榮華。

處方7 白芥子10克、山梔10克、桃仁10克、杏仁10克、吳茱萸5克、樟腦5克。

用法 上藥共研細末，取一半與適量雞蛋清、麵粉調成餅狀，分貼於雙側湧泉穴，用布包紮，再用熱水袋加溫片刻，24 小時取下，如不效，再續貼 1 次。

說明 本方除治小兒感冒發熱外，對腮腺炎、風疹等病引起的發熱及夏季熱也有療效。發熱兼抽搐者，可加敷內關穴。

來源 獻方人：江蘇省南通市中醫院吳震西。

處方8 生石膏20克、生大黃10克。（回族方）

用法 研細為末，酸醋調敷臍部，紗布蓋上後膠布固定。1 日 1 次。

說明 本方適用於小兒傷風發熱。亦可用於小兒腮腺炎（敷患處）。

來源 獻方人：雲南省會澤縣新街回族鄉花魚村馬有春。推薦人：雲南省個舊市人民醫院蘇平。

處方9 十宣穴、耳穴心、神門、肺。（土家族方）

用法 用三棱針點刺十根指頭，以放血點滴為宜，針刺耳穴：心、肺、神門，強刺激，留針 20 分鐘，高熱即退。

說明 外感高熱，由正邪交熾，邪無透達之處，以十宣穴放血，使邪熱以血外瀉，本方法適用於大人小兒的實證，虛證禁用。臨床中，以防抽搐和血衄急救中的最佳方法。

來源 推薦人：湖北省建始縣花坪區衛生院向宏憲。

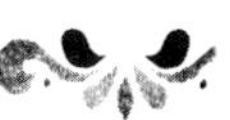

二、小兒肺炎

處方1 白芥子粉30克。

用法 外敷胸前部。

說明 本方功能清熱解毒，宣肺定喘。

來源 獻方人：北京市護國寺中醫院屠金城。

處方2 鵝不食草5克。（白族方）

用法 將鵝不食草研為細末，裝入瓶中密封，用時取出少許，用麥稈吹入患兒鼻中，每日 2 次。

說明 小兒肺炎嚴重時可出現呼吸困難、鼻塞、張嘴呼吸、高熱不退。採用鵝不食草吹鼻通竅法，用藥後連打噴嚏數個，呼吸得以緩解，再對症下藥，療效極佳。

來源 獻方人：雲南省大理市康復醫院許服疇。

處方3 三台皮15克、大黃藤10克、天花粉15克、蘇子20克、葶藶子20克、天竺黃10克、白芷10克、小紅參15克、通氣香10克、馬蹄香10克。（哈尼族方）

用法 上藥均研為細末，用食醋調和成膏狀，置於紗布上貼胸部，上至胸骨上窩，下至劍突，左右以鎖骨中線為界。每 12～14 小時更換 1 次。

說明 本方具有清熱瀉火，宣肺平喘止咳化痰的作用。適用於小兒肺炎。

來源 獻方人：雲南省玉溪地區中醫院王家福。

處方4 冰片0.5克、蘇打6克。

用法 上藥開水沖，以新毛巾蘸之熱敷患兒胸背部即可。

說明 冰片、蘇打伍用。主熱病神昏，開竅散鬱，治痰厥、驚癇，故對小兒肺炎危急期有良效。

來源 獻方人：山西省寧武縣中醫院李藩。

處方5 大蒜、大黃、芒硝各15克。

用法 上藥搗碎，用紗布包敷胸部，如皮膚未出現刺激反應可連用3～5天。

說明 本方適用於肺炎後期千延不癒，或痰多兩肺濕囉音經久不消者。

來源 獻方人：江蘇省銅山縣柳新鄉衛生院李學聲。推薦人：山西省寧武縣中醫院李藩。

處方6 黃芩10克、黃連10克、大黃10克。

用法 上藥共研細為末，熱酒調敷劍突下（鳩尾穴）。2小時去藥，若重症可換藥再敷。

說明 適用於小兒肺炎（高熱期）。有較好的退熱效果。臨床觀察數例，收效較佳。

來源 獻方人：河南省中醫研究院沙培林。推薦人：雲南省個舊市人民醫院蘇平。

處方7 訶子10克、川楝子30克、梔子30克。（蒙古族方）

用法 研末後用酒、醋、雞蛋清調拌塗敷於胸脯或疼痛處。

說明 本方能夠消除肺炎。消腫止痛，並對扁桃體炎有特殊療效。

來源 內蒙古巴彥淖爾盟蒙醫醫院其其格獻方。推薦人：內蒙古阿拉善盟蒙醫藥研究所賀巴依爾。

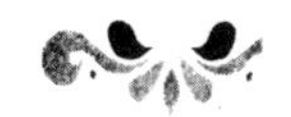

三、小兒喘咳

處方1 白芥子31克、細辛0.5克、胡椒1克、白附子1克。

用法 上藥共為細末，薑汁凋後敷於肺俞穴上，每於夜間睡時敷上，次晨取下。如局部反應重時亦可敷1～2小時取下。1～2日進行1次。7次為1療程。

說明 本方適用於哮喘緩解期。

來源 獻方人：山西省大寧縣婦幼保健站郭潤平等。推薦人：山西省寧武縣中醫院南樹林。

處方2 杏仁3克、枇杷葉6克。

用法 搗爛外敷臍部。

說明 本方適應於肺熱咳嗽。

來源 獻方人：山西省大寧縣婦幼保健站郭潤平。推薦人：山西省寧武縣中醫院南樹林。

處方3 白芥子、麵粉各30克。

用法 白芥子研細末入麵粉，用水調和，紗布包，敷貼背部。每天1次，每次15分鐘，出現皮膚發紅為止，連敷2日。

說明 本方適用於肺炎後期遷延不癒或痰多者。

來源 獻方人：山西省大寧縣婦幼保健站郭潤平、山西省大寧縣人民醫院宋國宏。推薦人：山西省寧武縣中醫院南樹林。

處方4 白胡椒2克、吳茱萸10克、膽南星10克、白芥子10克、桃仁10克、巴豆8克。（土家族方）

用法 將白胡椒粉，放於普通膏藥或膠布中，貼在小兒的兩肺俞穴上。再將餘藥研粉，每次取12克，用陳醋調成

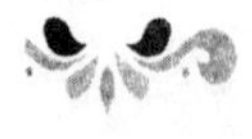

餅，外敷在雙側湧泉穴，12 小時去掉。

說明 本方適用於治療小兒因風寒引起的咳喘。如屬痰熱壅肺引起的咳喘慎用。

來源 此為民間方。推薦人：湖北省來鳳縣翔鳳鎮老虎洞衛生所楊洪興。

處方5 杏仁2粒、傷濕膏1張（2片）。（土家族方）

用法 撕開膏藥，將杏仁放入膏藥正中，杏仁對準肺俞穴貼穩，左右各 1 張。每天按揉於杏仁 200 下，1 日 2 次，直至痊癒。

說明 本方法治療小兒支氣管炎療效很好，若用於治療肺炎時可配以抗菌藥。

來源 獻方人：湖南省花垣縣吳氏診所吳言發。

四、小兒口瘡

處方1 苦葛根100克、冰片12克、硼砂15克。（納西族方）

用法 用大小相差一寸的兩口小鐵鍋，大的架在三角上，裝上苦葛，蓋上小鍋，周圍用黃泥巴封口，以免漏氣。文火烤 30～60 分鐘，使苦葛燒焦成灰。待鍋冷後開鍋，刮下鍋蓋上的苦葛霜。再把冰片、硼砂分別研細，又將 3 味藥混勻即可使用。1 日 2～3 次撒於口腔創面。

說明 用本方治療鵝口瘡，療效滿意。

來源 獻方人：雲南省麗江納西族自治縣巨甸鎮金河辦事處鄧文基。推薦人：雲南省麗江納西族自治縣第二人民醫院和尚禮。

處方2 洗碗葉尖、羅望子、紫甘蔗各適量。（景頗族方）

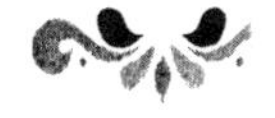

用法　將上 3 味藥鮮品共搗爛，取其汁搽患部，每日 3～5 次。

說明　本方用於小兒口瘡。

來源　摘自《德宏傣藥驗方集（一）》。推薦人：雲南省德宏州藥物檢驗所方茂琴。

處方3　月石粉30克、朱砂3克、冰片3克、西瓜霜6克、青黛粉3克。（彝族方）

用法　將月石放鐵鍋內煅成粉後，加入其他藥共研極細末，瓷瓶收裝備用，用時以藥粉撒敷口腔患處，每日 1 欠。

說明　本方法治療小兒鵝口瘡，一般用藥 2～3 次則癒。忌油，忌甜食。

來源　獻方人：貴州省大方縣醫院丁詩國。

處方4　黃柏600克、硼砂400克、苦參200克、蕎葉綫陀（虎杖）300克。（拉祜族方）

用法　將上藥共研細混勻，取少許撒布患處，1 日 2～3 次，療程 4～6 天。

說明　本方適用於慢性口腔潰瘍、口舌潰瘍，用此方時禁吃酸辣等刺激性食物。

來源　獻方人：雲南省臨滄地區雙江拉祜族佤族布朗族傣族自治縣民族醫藥研究所李富軍。

處方5　硼砂0.6克、煅人中白0.6克、甘中黃0.3克。

用法　將上藥研成極細粉末，裝瓶密封備用。入睡前先清潔口腔，後用消毒棉蘸上藥末適量，使藥粉直接黏附於瘡面上，漸漸吸收。

說明　口瘡為兒科常見病之一，多由上焦積熱，熱毒熾盛

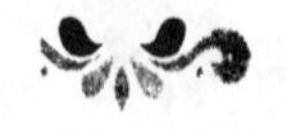

引起。3 藥合用，具有清熱解毒，防腐消腫，斂瘡止痛作用。

來源　獻方人：山西省中陽縣人民醫院中醫科張潤秀。推薦人：山西省寧武縣中醫院南樹林。

處方6　吳茱萸10克、米醋適量。（壯族方）

用法　將吳茱萸研為細末，用米醋調勻，處敷於雙足心痛泉穴，每晚 1 次。

說明　連用3至5日可痊癒。

來源　《雲南民族醫藥見聞錄》。推薦人：張力群。

處方7　五倍子5克（炒黃）、枯礬4克、冰片3克、鍋煙子2克。（白族方）

用法　上藥研細為末，調勻塗於潰瘍面，若口腔潰瘍面較大，可用生香油調後再塗。每日用藥 3～4 次。

說明　用藥期間，忌食燥熱及刺激性較大的食物。

來源　獻方人：雲南省大理市康復醫院許服疇。

處方8　鵝不食草50克、蟬衣20克。（傣族方）

用法　將上藥用菜籽油浸泡 1～2 週，過濾。外搽患處，使局部發熱，每日用 2～4 次。

說明　應用本方治療鵝口瘡。臨床驗證，療效滿意。

來源　獻方人：雲南省保山市潞江鄉楊文。推薦人：雲南省保山市人民醫院蒲有能。

處方9　糯稻草60克、車前草30克、魯地菊20克、白茅根10克。（壯族方）

用法　水煎後，用藥水漱口，每日 2 次。

說明　此方在壯族民間較為常用。

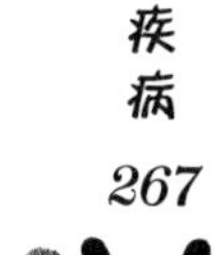

來源　獻方人：雲南省西疇縣興街中心衛生院李光員。

處方10　青黛10克、冰片0.5克、硼砂1克、生玳瑁2克。（回族方）

用法　研末和勻，直接外用口腔瘡面上。每日3次。

說明　本方治療口腔潰瘍（鵝口瘡），臨床反覆驗證，療效滿意。

來源　獻方人：雲南省會澤縣者海中心衛生院包崇明。

處方11　五倍子12克、冰片3克。（德昂族方）

用法　共研細末，用竹筒或紙筒把藥末吹於患處。每日早晚各吹1次。

說明　該方用於治療口腔潰瘍症。

來源　推薦人：雲南省普洱縣人民醫院柳克尊。

五、小兒吐乳

處方　綠豆粉10克、雞蛋清1個。（彝族方）

用法　共調和為餅，嘔吐者貼於囟門，腹瀉者貼足心（涌泉穴），均收良效。

說明　此方功能為清熱解毒，清暑利水，用於治夏天小兒吐乳及上吐下瀉症尤佳。

來源　獻方人：雲南省大理白族自治州賓川縣人民醫院張洪輝。

六、小兒腹痛

處方1　豆豉、食鹽適量，生薑數片，蔥白數莖。

用法　上藥搗爛，同炒至熱，用紗布包裹溫熨臍腹部，同時輕輕揉按，冷後炒熱再熨，直至痛止。

說明　本方適用於寒性腹痛。

來源　獻方人：山西省大寧縣婦幼保健站郭潤平等。推薦人：山西省寧武縣中醫院南樹林。

處方2　鮮蔥10克、生薑10克、鮮蘇梗10克、鮮藿香10克馬蹄香10克、紅糖10克。（哈尼族方）

用法　將上藥與紅糖煮沸30分鐘，取出裝入布袋滾熨小兒腹部，藥袋冷即更換。

說明　治療小兒冷氣腹痛有良好功效。

來源　獻方人：雲南省綠春縣大水溝衛生院李庭福。推薦人：雲南省綠春縣衛生局醫政科李榮華。

處方3　茶葉、生鹽、酒各適量。（壯族方）

用法　上藥共搗爛加入銀器敷肚臍，每日換藥1次。

說明　本方對小兒一般腹痛有效，如因器質性病變引起，應送醫院及時治療。

來源　獻方人：廣西富鐘縣李木發。推薦人：廣西民族醫藥研究所何最武。

處方4　柑子皮1個、楓樹葉1把、潰菜籽1杓、四季蔥頭2個、香附子1杓。（壯族方）

用法　上藥共搗爛調鹽水炒熱敷肚臍，每日換藥數次。

說明　本方對一般腹痛有效，如為腸梗阻，腸套疊引起，應送醫院治療。

來源　獻方人：廣西富鐘縣療永然。推薦人：廣西民族醫藥研究所何最武。

處方5　食鹽300～500克。（土家族方）

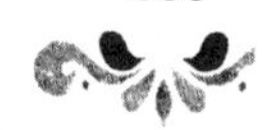

用法　將食鹽放在鍋中炒熱（50～60 ℃）後，立即布包好敷肚臍部，若炒得溫度偏高則需再隔一層毛巾，以不發生燙傷為度。

說明　用於小兒受寒後腹痛 50 餘例，效果良好。用本方前須認真檢查，排除外科急腹症。

來源　湘西土家族民間驗方。整理推薦人：湘西自治州民族中醫院馬伯元。

處方6　細米糖200～300克。（苗族方）

用法　將米糠放在鍋中炒熱（50～60℃）後，立即布包好敷在肚臍部，若溫度偏高可再隔一層毛巾，以不發生燙傷為度。

說明　用於虛寒腹痛 70 餘例，效果良好。用前需認真檢查，排除外科急腹症。

來源　湘西苗族民間驗方。整理推薦人：湘西自治州民族中醫院馬伯元。

處方7　吳茱萸3克、白胡椒1克。

用法　將上藥研粉過篩，用粥調之做成指頭大丸，填入臍內，外用傷濕膏固定，再用艾條火灸 10～20 分鐘，腹痛可緩解或停止。

說明　筆者試用13例，對一般腹痛均見效，對腸梗阻、闌尾炎引起腹痛不宜用。

來源　筆者經驗方。獻方人：廣西百色地區民族醫藥研究所楊順發。

七、小兒泄瀉

處方1　白胡椒5克、砂仁5克、吳茱萸5克。（壯族方）

用法　將上藥共研粉裝瓶備用，每次用 2～3 克藥粉，用粥調均勻敷在臍上，外用傷濕止痛膏固定。再用艾火溫灸 10 分鐘，每天艾灸 2～3 次，2～3 天即癒。

說明　在治療期間患兒以流質或半流質飲食為主。

來源　廣西民間常用方。推薦人：廣西壯族自治區百色地區民族醫藥研究所楊順發。

處方2　黑胡椒7克、肉桂3克。（苗族方）

用法　共研細末，用紗布包裹後置於患兒臍窩處，以膠布固定，3日取下。

說明　治小兒寒瀉，一般 3 日可以治癒。

來源　《雲南民族醫藥見聞錄》。推薦人：張力群。

處方3　韭菜根50克、木香10克、胡椒5克、生薑2片。（拉祜族方）

用法　將上藥共搗成泥，裝入紗布袋內，睡前包患兒臍部，每日更換 1 次，3～4 次痊癒。

說明　臍部有破潰者慎用。

來源　獻方人：雲南省臨滄地區雙江拉祜族佤族布朗族傣族自治縣民族醫藥研究所李富軍。

處方4　吳茱萸10克、連鬚蔥頭2枚、陳醋少許。（佤族方）

用法　先將吳茱萸研細末，與搗爛的蔥頭及陳醋共攪拌如泥，分別敷貼患兒湧泉穴，固定。

說明　本方對小兒泄瀉，尤其是經內服藥而效果欠佳者，貼敷 1～2 次即可獲效。

來源　獻方人：雲南省滄源佤族自治縣人民醫院李永明。

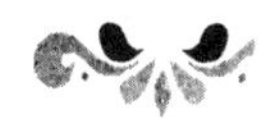

處方5　胡椒粉0.2～0.5克。（怒族方）

用法　把上藥粉置於患兒臍部，用膠布呈十字固定。每2天換藥1次，以瀉止為度。

說明　本方適用於腸胃虛寒性腹瀉。對膠布過敏者慎用，或改用繃帶固定。

來源　獻方人：雲南省保山市人民醫院蒲有能。推薦人：雲南省保山地區藥檢所衛愛黎。

處方6　白芷　乾薑各10克。（彝族方）

用法　上藥研末，蜂蜜調成膏，貼臍上。

說明　此方專治小兒脾胃虛寒、腹瀉便溏、腸鳴腹痛、面色蒼白、四肢不溫者。

來源　獻方人：雲南省大理白族自治州賓川縣人民醫院張洪輝。

處方7　五倍子20克、乾薑20克、丁香10克、肉桂10克。

用法　將上藥共研細末裝瓶備用。用時取2克以白酒調後敷臍，再以傷濕止痛膏貼封，每日更換1次。

說明　本方對小兒秋季腹瀉效果明顯，大部分患兒用藥2～3次後腹瀉即止。對重症者可配合其他治療效果更佳。

來源　獻方人：河南省鞏義市衛生學校附屬醫院宋當山。推薦人：遼寧省錦州解放軍第205醫院楊暘。

處方8　艾葉100克、肉桂30克、吳茱萸30克、胡椒30克。（布依族方）

用法　將艾葉搗絨，其他藥研成細粉拌入艾絨內，再用紗布做成兜肚兜於肚臍上，並於睡前用熱水袋熱熨兜肚20分鐘。

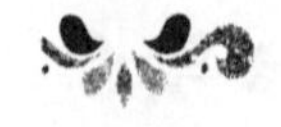

說明　本方對小兒虛寒性腹瀉有效。

來源　獻方人：雲南省宣威縣羊場煤礦職工子弟中學段國卿。推薦人：雲南省宣威縣羊場煤礦職工醫院曾正明。

處方9　肉桂5克，乾薑5克，杏仁、防風、萬靈丹（又名矮陀陀、萬年青）各3克。（白族方）

用法　上藥加工為細末，取少許填入肚臍眼中，每日換藥2次。

說明　此方治療小兒泄瀉顯效快，同時具有溫中散寒除濕的作用。

來源　獻方人：雲南省大理市康復醫院許服疇。

處方10　黑白胡椒、黑白二丑各1份，肉桂、丁香、藿香葉各2份研末備用。（撒拉族方）

用法　每次用藥粉1～2克，用藥棉包裹敷貼肚臍，膠布固定。每日用藥1次。

說明　本方有溫中散寒止瀉之功效。臨床觀察400人次，有效率達88.5%。一般用藥3～5次治癒。

來源　獻方人：青海省民和縣人民醫院劉啟明。

處方11　五倍子9克、生薑6克、吳茱萸6克、白胡椒7粒、蔥白一段。（民間方）

用法　將蔥白、生薑搗爛如泥狀，餘藥研成細粉，食醋20～25毫升加熱50～60℃與上藥攪拌如稀糊狀，以手試不甚熱燙，臍部先用凡士林塗搽一遍，趁熱敷肚臍部約6平方公分，外蓋塑膠紙，紗布，繃帶包紮，每日換藥1次。

說明　治療中要少食。不適用於重型濕熱腹瀉。

來源　獻方人：南京海軍電子工程學院門診部郭麗霞。

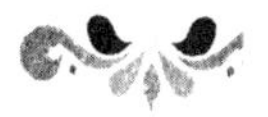

處方12 木香10克、雞屎藤10克、砂仁10克、白朮10克、酒麴20克。（彝族方）

用法 上藥混合研細粉，用陳醋調為糊狀，洗淨臍孔後，將藥糊貼於臍孔內，膠布固定，外加熱敷，每日1次。

說明 彝族民間用此法治療2歲以內嬰兒泄瀉、腹脹、消化不良等，療效滿意。

來源 獻方人：雲南省蘭坪縣衛生局和勝。推薦人：江蘇省南通市中醫院吳震西。

處方13 生魔芋1片、煙焦油（煙斗焦油）0.5克。（怒族方）

用法 切下生魔芋1片，將煙焦油塗於魔芋片中央，貼於患兒肚臍，表面用爛心土布袋熱熨，至臍周圍皮膚微紅，每次30分鐘。

說明 怒族使用本法治療受寒腹痛、嬰幼兒泄瀉、食積腹痛、腹脹、氣滯血瘀腹痛，效果較好。

來源 摘自《普米族單方治療雜病手冊》外治分冊手稿。推薦人：雲南省蘭坪縣衛生局和勝。

處方14 麻黃10克、人參30克、扁豆20克、陳皮10克、土炒白朮20克、山藥20克、砂仁10克、薏苡仁20克、黃芪20克、桔梗10克、蒼朮10克、茯苓15克、甘草10克。（達斡爾族方）

用法 將上藥在1500克香油中浸3日後，文火煎50分鐘去渣。入黃丹400克收膏，將膏藥入冷水中拔去火毒後攤於厚紙上，每塊紙約8公分大小。用時將膏藥加熱軟化後，貼於小兒臍部，外用膠布將膏藥固定。每次貼敷3天，3次為1療程。

說明　用本法敷貼治療腹瀉患兒多以脾虛型為主；另外對預防感冒、肺炎也有顯著療效。

來源　獻方人：黑龍江省蘭西縣蘭郊醫院閻洪才、于仁峰。推薦人江蘇省南通市中醫院趙孝明。

處方15　公丁香5克、吳茱萸5克、炒五倍子10克、乾薑10。（羌族方）

用法　上藥共研細末，每次取10克，白酒調勻做成直徑約5公分藥餅，外敷臍部，晚敷晨揭，連用3～7次。

說明　本法對於2歲以下患兒夏秋季久治不癒的泄瀉效果尤著。

來源　獻方人：四川省德陽市中區中醫院。推薦人：江蘇省南通市中醫院趙孝明。

處方16　吳茱萸2克，丁香、木香各1.5克，肉桂、蒼朮各3克。（民間方）

用法　上藥研末，食醋調糊狀，敷臍，用膠布或傷濕止痛膏固定。每隔2日換藥1次。

說明　本方適應於脾胃虛寒泄瀉。

來源　獻方人：山西省大寧縣婦幼保健站郭潤平、山西省大寧縣人民醫院宋國宏。推薦人：山西省寧武縣中醫院南樹林。

處方17　煨河子3克、木香2克、黃連6克、鮮薑30克。（民間方）

用法　前3藥共為末，鮮薑搗泥狀與藥末搗成膏，填入臍中，每日換1次，3～5次為1療程。

說明　本方對久瀉久痢症屬濕熱蘊結者最為適宜。

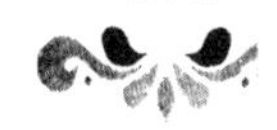

來源　獻方人：山西省中陽縣人民醫院中醫科張潤秀。推薦人：山西省寧武縣中醫院南樹林。

處方18　木鱉子15克、松脂5克。（蒙古族方）

用法　2味共研細麵，放在鍋裏倒入1酒杯陳醋，熬至黏稠為止，塗在乾淨布上貼臍眼即可止瀉。

說明　使用本方治療小兒腹瀉，療效滿意。

來源　獻方人：遼寧省阜新蒙醫藥研究所趙淑清。推薦人：遼寧省阜新蒙醫藥研究所齊淑琴。

處方19　魚串草葉、石榴葉、蚊荊樹子各1杓，蔥頭3個。（瑤族方）

用法　上藥共搗爛酒調敷肚臍。如大便色黃加車前草3根，用時炒熱敷肚臍。每天換藥1～2次。

說明　獻方者介紹，對小兒消化不良引起的吐瀉治療多例，大多能治癒，少部分如合併發燒，應予以口服藥物治療。

來源　獻方人：廣西富鐘縣胡行生。推薦人：廣西民族醫藥研究所莫蓮英。

八、小兒疳積

處方1　雞內金10克、白胡椒10克、陳皮10克、砂仁10克。（壯族方）

用法　將上藥研粉，用粥調成糊做成小藥餅敷在臍上，外用傷濕止痛膏固定，艾火炙10分鐘，配合針挑四縫效果更佳。

說明　本方對小兒疳積、厭食均有效，是本人多年常用於治療小兒疳積的方法之一，效果是肯定的。

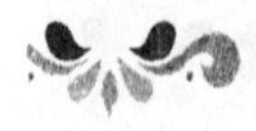

來源　自擬方。獻方人：廣西壯族自治區百色地區人民醫院醫藥研究所楊順發。

處方2　梔子10克、皮硝10克、杏仁10克、大蔥1棵（長約9公分）。

用法　把上藥研細用米酒調勻後敷肚臍眼，外用紗布包紮，1天換藥1次，一般2～4次可癒。

來源　獻方人：南京江浦海軍電子工程學院門診部郭麗霞。

處方3　葉下珠15克、胡黃連6克、使君子6克、蒼朮10克、黨參10克、茯苓6克、白朮6克、雲木香3克。（土家族方）

用法　上藥研細末，裝入布袋內，捆於臍上，1月後取下。

說明　本方最適宜不能服藥的小兒，一般用藥後一星期開始見效。

來源　獻方人：湖南省花垣縣吳氏診所吳言發。

處方4　茅膏菜根1～2個。（布依族方）

用法　將其根用白布包好，再貼於雙手內關穴。每7天換藥1次，連貼2～3次

說明　此方對皮膚有較強的刺激性，必須用白布包1～2層再貼於患處，否則會使該處皮膚起疱。或在內關穴上塗上薄薄的1層凡士林，再貼藥。如果起泡破潰，必須採用消炎膏藥。

來源　獻方人：雲南省宣威縣中醫院符光利。

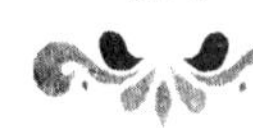

處方5 石椒草15克、馬蹄香15克、杏葉防風15克、小茴香10克、良薑15克、炙艾葉10克、香薷10克、炒香附10克、益智仁10克、菊花參10克、倒提壺10克、地石榴15克。（民間方）

用法 共研細末，用布兜肚固定在肚臍、小腹部位。每1～2日換藥1次，每月為1療程。

說明 石椒草別名石芫菜，溫中行氣，溫暖下元，消積健胃。本方適用於脾胃虛弱、消化不良、食少便溏、腹脹隱痛和患疳積的兒童。

來源 獻方人：雲南省昆明市盤龍區衛生工作者協會李玉仙。

處方6 桃仁10克、杏仁10克、生山梔10克、冰片1克、樟腦1克。（白族方）

用法 諸藥曬乾後研末，貯藏備用。用時取藥5～10克，用雞蛋清調成糊狀，外敷內關穴，然後用紗布包紮，鬆緊要適宜，24小時後解除，隔3日可繼用。

說明 凡面色黃萎瘦弱，煩躁易怒，胃納欠佳，偏食香甜，大便稀溏，舌苔白膩的小兒疳積症者均適用。

來源 獻方人：雲南省大理白族自治州康復醫院楊中梁。

處方7 桃仁10克、梔子10克、皮硝10克、大黃10克、杏仁10克。（普米族方）

用法 將上藥共研細末，以雞蛋清加麵粉，調敷於肚臍部。

說明 小兒疳積，肚腹膨大，腹露青筋者，使用此方治療，效果滿意。

來源 獻方人：雲南省大理白族自治州賓川縣人民醫院

張洪輝。

處方8　青葉膽15克、桃仁15克、臭参15克、山雞椒15克、隔山消15克、白朮15克、川楝子15克、吳茱萸15克、檳榔15克。（哈尼族方）

用法　諸藥研細為末，用麻油熬，黃丹收，朱砂3克攪拌。藥膏貼於神闕穴和湧泉穴。每日換1次藥。

說明　本方具有清熱消積，行滯化瘀，健脾理腸之功。適用於腹脹腹瀉，久病成疳者。

來源　獻方人：雲南省玉溪地區中醫院王家福。

處方9　巴子10克、孔雀毛2根、豪豬毛2根、大蒜1個、阿魏5克、穿山甲殼2片、蜘蛛脫殼3個、山茶2個。（傣族方）

用法　先將巴子、孔雀毛、豪豬毛、穿山甲殼烤焦，再與其他4味藥混勻研成粉末，並把藥粉裝入小布袋內，掛於患兒脖頸上，同時取其適量藥末加水少許調拌均勻擦洗患兒全身。

說明　上方經臨床多次使用，療效可靠。

來源　摘自《德宏傣藥驗方集（二）》。推薦人：雲南省德宏州藥物檢驗所方茂琴。

處方10　阿魏10克、肉豆蔻20克、丁香30克、蚱蜢15克、龍膽草20克、蛇蘿夫30克、並亞浪嘎30克、黃漆30克、鴿子屎適量、白雞毛適量。（傣族方）

用法　先將鴿子屎和白雞毛燒成灰，再將其餘8種藥物混勻研成粉末，口服藥粉適量，同時取適量藥粉用水調勻搽眼部。每日3次。

說明　上方經治數人，療效明顯。

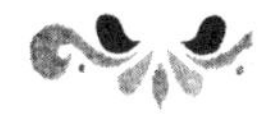

來源 摘自《德宏傣族藥驗方集（二）》。推薦人：雲南省德宏州藥物檢驗所方茂琴。

處方11 蜘蛛草適量、人乳汁少許。（壯族方）

用法 上藥洗淨搗爛與人乳汁調勻，敷患處，每日1次，每次約燒1支香的時間（15～20分鐘左右）。不可久敷。

說明 疳積上眼即重度營養不良引起的眼角膜病變，同時予以補充營養，各種維生素等，以防失明。

來源 獻方人：廣西賀縣太平鄉鐘聲。推薦人：廣西民族醫藥研究所何最武。

九、小兒腎炎

處方 蔥頭5個、田螺5粒。（畲族方）

用法 上藥共搗爛敷臍部。

說明 本方用於小兒腎炎。

來源 獻方人：福建省霞浦縣水門鄉吳立木。推薦人：福建省中醫藥研究所林恩燕。

十、遺　尿

處方1 煅龍骨、五倍子各等份。

用法 上藥共研細末，每晚取少許以適量溫水調成糊狀，塗滿臍孔，以「膚疾寧」貼膏貼緊，2天換藥1次。

說明 本方係由治療遺精的「龍骨散」和「獨聖散」2張古方複合而成，臨床治療小兒遺尿86例，有效率80%。

來源 獻方人：江蘇省南通市中醫院吳震西。

處方2 桑螵蛸30克、生薑30克、金櫻子15克、補骨脂15克、炮附子5克。（瑤族方）

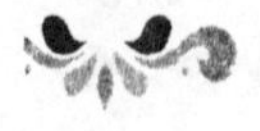

用法　先將生薑搗爛如泥，再將其他各藥研成細末，混合調成膏狀，外敷於臍部，紗布覆蓋，膠布固定。每晚換藥1次，連用數日。

說明　對下元虛寒型遺尿療效特佳，經臨床反覆驗證，無不應驗。

來源　獻方人：雲南省文山州衛生學校楊學況。推薦人：雲南省文山州醫院楊忠翠。

處方3　五倍子30克、肉桂5克。（壯族方）

用法　共研成末，後用涼開水調勻，睡上床前敷於患於兒臍部，次日晨起去掉。每日1次敷。

說明　如果是由器質性病變所引起的小兒遺尿，應及時去醫院對病治療。

來源　《民族醫藥集》。推薦人：劉紅梅。

處方4　鮮蔥白10段（2寸長）、硫礦12克。（苗族方）

用法　共搗爛做成餅狀。在小兒睡前敷於臍部，紗布覆蓋後固定。兩日換藥1次，連用半月左右可癒。

說明　每晚睡前黑胡椒粉填滿患兒肚臍眼，用傷濕止痛蓋住，24小時後取掉。7次為1個療程。

來源　來源《民族醫藥集》。推薦人：劉紅梅。

處方5　附子、補骨脂、益智仁、覆盆子各等量。

用法　上藥研細粉，生薑汁調勻敷臍，半月即癒。

說明　本方對腎陽不足者有效。

來源　獻方人：山西省陽泉鋼鐵公司醫院周永銳。推薦人：山西省寧武縣中醫院李藩。

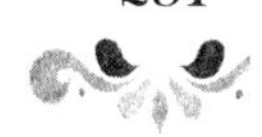

處方6 肉桂、益智仁、五倍子各等量，生薑汁適量。

用法 上3藥共為細末，薑汁調之敷臍，紗布覆蓋，每日換藥1次，5次為1療程。

說明 凡下元虛寒，腎氣不固之遺尿均可用之。

來源 獻方人：山西省中陽縣人民醫院中醫科張潤秀。推薦人：山西省寧武縣中醫院南樹林。

處方7 薑黃30克、公丁香30克、胡椒20克。（阿昌族方）

用法 將上藥研細，放進縫好的兜肚袋裏面封口。繫於患兒的關元穴部位。20～35天換藥。

說明 應用本方治療遺尿。臨床驗證，療效滿意。

來源 獻方人：雲南省保山市板橋鎮郎義村蒲成明。推薦人：雲南省保山市人民醫院蒲有能。

處方8 五倍子3克、何首烏3克。（哈尼族方）

用法 共研細末，用醋調敷臍部，蓋上紗布，膠布固定。每晚臨睡時敷貼，5次為1療程。

說明 本方對小兒遺尿症有較好的療效，臨床驗證數例均獲良效。

來源 獻方人：雲南省開遠市人民醫院納猛。推薦人：雲南省個舊市人民醫院蘇平。

十一、佝僂病

處方 熟地、山萸肉、鹿角霜、白朮、雲苓各3克，蒼朮、五味子各1.5克，龍骨、牡蠣、山楂、麥芽、雞內金、神麴各3克。（土家族方）

用法 五色絲線7根，絳色生絹25平方公分2塊，上藥研末，分2份，分別放於2塊生絹中，縫成2個三角形藥

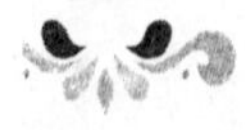

囊。用五色絲線圍繞患兒頸部做一項鏈狀圓環，將 1 藥囊懸吊於絲線環上置胸前正中線上；另1藥囊用五色絲線做成鐲狀，圍在腕橫紋處，少則 10 餘日，多則月餘。

說明 此法常用於五遲、五軟、解顱等小兒患者。

來源 獻方人：湖南省湘西土家族苗族自治州鳳凰縣李繁榮。推薦人：新疆烏魯木齊市中醫院王輝。

十二、小兒驚風

處方1 生薑50克、大蒜頭10克、50度白酒200毫升。（壯族方）

用法 將生薑、大蒜頭搗爛放入碗內用白酒浸 15 分鐘後用此酒搽患兒全身，再配合耳尖、十宣穴放血效果更佳。

說明 小兒驚風多由高熱引起，上法有退熱鎮驚作用，這是臨 時急救措施；還要進一步查明原因，如感染或肺炎引起者，要加抗生素治療。

來源 廣西民間常用方。推薦人：廣西壯族自治區百色地區醫藥研究所楊順發。

處方2 銀元1個、艾葉30克、生薑20克。（白族方）

用法 生薑搗細，用艾葉將生薑、銀元裹緊、棉線紮，投入鍋中煮 30 分鐘，取出反覆滾揉小兒腰腹、掌心、足底。每日2 次。

說明 滾揉法在民間廣泛運用，其原理是疏通經絡、行氣活血，值得進一步研究。

來源 獻方人：雲南省大理市康復醫院許服疇。

處方3 梔子10克、桃仁10克、豆腐渣果10克、木薑子10克、青葉膽10克、高腳蟲10克、僵蠶10克、山慈茹10克、象

牙末10克、青陽參10克、紫金龍10克、馬蹄香10克血、三七10克、天竺黃10克、還魂草10克。（民間方）

用法　上藥共研細末，用麻油熬，黃丹收，貼敷於勞宮、神闕和湧泉穴。

說明　本方具有鎮靜解熱，息風止痙，退熱安神的作用。適用於小兒高熱、驚癇、抽搐、煩躁、夜啼等症。

來源　獻方人：雲南省玉溪地區中醫院王家福。

處方4　鮮生薑20克、白酒50毫升。（普米族方）

用法　將生薑搗細，加入50度白酒，塗擦太陽穴、腋下、腹股溝和肚臍周圍。4～5分鐘1次，最後把藥渣包於前囟門。

說明　用於嬰幼兒外感風邪，發熱驚風抽搐，食滯和腹痛。

來源　摘自《普米族單方治療雜病手冊》。推薦人：雲南省蘭坪縣衛生局和勝。

處方5　雞蛋黃1個、黃油或豆油5克。（蒙古族方）

用法　將黃油倒入鍋內燒開後加入雞蛋黃，烤成餅，等適當熱度時把餅貼敷肚臍眼上，用紗布覆蓋固定即可。每日1～2次。

說明　經臨床反覆驗證，此方對小兒驚風有良效，對小兒脾胃寒濕所致的腹瀉也有較好的療效。

來源　獻方人：內蒙古哲里木盟蒙醫研究所包光華、格日樂。

處方6　黃連10克、吳茱萸10克、附子5克。（普米族方）

用法　以上3藥研末，用陳醋調成糊狀，貼兩足心處

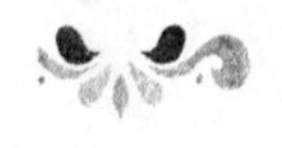

（湧泉穴）。

說明 此方治療小兒驚風、高燒、四肢抽搐發涼者較佳。

來源 獻方人：雲南省大理白族自治州賓川縣人民醫院張洪輝。

處方7 杏仁7克、桃仁7克、梔子7個、飛羅面15克。

用法 上藥共搗爛用好燒酒調勻，塗足心，用布包紮。

說明 此病主因熱極生風。故方中梔子性味苦寒清心瀉火，桃仁活血化瘀，杏仁長於下氣，諸藥塗於足心具有清心開竅，瀉火息風之妙功。故對本病有良效。

來源 山西省大寧縣婦幼保健站郭潤平等。推薦人：山西省寧武縣中醫院南樹林。

處方8 鮮生地、蜂蜜適量。

用法 上藥搗如泥加蜂蜜或白糖攤於紗布上，敷貼囟門。

說明 生地能滋陰涼血，伍以甘緩之蜜糖。故使抽搐立止。

來源 獻方人：山西省大寧縣婦幼保健站郭潤平等。推薦人：山西省寧武縣中醫院南樹林。

處方9 梔子30克、雞蛋1個、麵粉30克、連鬚蔥白3個。

用法 共搗爛。敷臍上。

說明 此方治療小兒慢驚風偏陰虛者。

來源 獻方人：山西省寧武縣人中醫院李秀英、李敏。

處方10 眉中（雙）、上關（雙）、頰車（雙）、人中下頷、肩中（雙）、翳風（雙）、肋下（相當於章門穴）、

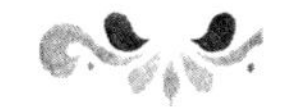

上臂陰（雙）、上臂陽（雙）、曲池（雙）、前臂陰（雙）、前臂陽（雙）、合谷（雙）、風市（雙）、豐隆（雙）、三陰交（雙）。（壯族方）

用法 各穴用消毒的縫衣針行點刺。如出血，以棉球拭去。

說明 上法稱「銅人仔圖針刺療法」，獻方人曾以此法治癒許多小兒急驚風。

來源 獻方人：廣西寧明縣海淵鎮陳建英。推薦人：廣西民族醫藥研究所何最武。

處方11 白馬骨（鮮鶩藥）、柑子葉、斑鳩米葉、紅網子藤、餓螞蟥、雞屎藤、牛屎青、假花生各適量。（瑤族方）

用法 上方水煎加食鹽1匙，取藥液洗澡，每日1次。

說明 獻方者以此法治療慢驚風有效。

來源 獻方者：廣西金秀瑤族自治縣黃通旺。推薦人：廣西民族醫藥研究所莫蓮英。

處方12 石草蒲2條、桃樹苗5條、蛇不過7節（每節約21公分長）、白花丹適量。（壯族方）

用法 上藥放在患兒席子底下墊睡。

說明 驚嚇症為小兒受驚引起，表現為驚恐難入眠或不眠。以上方行藥墊療法有滿意療效。但應排除其他疾病引起。

來源 獻方人：廣西龍勝縣中醫院唐洪發。推薦人：廣西民族醫藥研究所何最武。

十三、小兒直腸脫垂

處方 蟬蛻10克、菜油5克。（哈尼族方）

用法 將蟬蛻研細粉末，以菜油調勻，搽塗脫垂直腸和

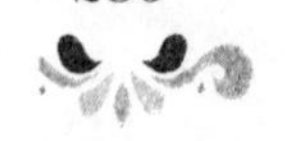

肛門周圍，每日 3 次。

說明 塗藥前大便排空，清洗好脫垂直腸和肛門，上好藥後用手指輕輕送回肛門內，用無菌紗布包紮好，暫時封閉肛門。

來源 獻方人：雲南省綠春縣防疫站計免科羅解德。推薦人雲南省綠春縣衛生局醫政科李榮華。

十四、小兒腹脹

處方1 野韭菜頭15克、食鹽3克、吳茱萸5克、生雞蛋1個。（壯族方）

用法 在雞蛋上開一小口，取出部分蛋黃、蛋白，將藥搗爛塞入雞蛋內，用濕草紙包裹數層，放火灰中煨熱，去蛋殼取藥及蛋溫敷患兒臍部。每天換藥 1 次。

說明 獻方者介紹，該方治療新生兒腹脹多例，均癒。注意如查出引起腹脹的原因如消化不良，應同時予以治療。

來源 獻方人：廣西都安縣六邊鄉六磊村古排屯黃河勇。推薦人：廣西民族醫藥研究所何最武。

處方2 艾葉0.3克、蔥白9公分、蘿蔔子9克。（壯族方）

用法 蘿蔔子炒熟與其他2味藥共搗爛，加米酒少許拌勻炒熱，作成餅狀敷於肚臍上，外加紗布繃帶固定一宿。

說明 臨床應用 10 餘例，大多僅用 1 次即癒。適用於小兒消化不良引起的腹脹，夜啼不止。

來源 獻方人：廣西民族醫藥研究所何最武。

十五、小兒盜汗

處方 香茅草（全草）適量。（壯族方）

用法 上藥洗淨，水煎洗澡，每日 1 次，每次 30 分鐘。

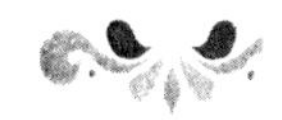

說明　本方為祖傳驗方，經自己實踐20餘例，均於用藥3～5次而癒。注意如因肺或肺門淋巴結核引起的盜汗，應同時予以抗結核治療。

來源　獻方人：廣西民族醫藥研究所何最武。

第二節　小兒傳染病

一、麻　疹

處方1　麻黃、浮萍、芫荽子、西河柳各適量。（民間方）

用法　上藥水煎後加黃酒擦洗頭部和四肢，並將藥液放在室內煮沸使空氣濕潤，使體表接觸藥氣。

說明　此方適用於麻疹初期，有較好的透疹作用。

來源　獻方人：山西省大寧縣婦幼保健站郭潤平等。推薦人：山西省寧武縣中醫院南樹林。

處方2　芫荽、側柏葉各30克。（瑤族方）

用法　將鮮芫荽、側柏葉放入瓦罐內加滿水煮沸，使蒸氣充滿住房內（房不宜通風）。

說明　本方適用於麻疹初起，有較強的透疹功效。疹透齊方可停用。

來源　獻方人：雲南省文山州衛生學校李世昌。推薦人：雲南省硯山縣人民醫院王林仙。

處方3　側柏葉適量。（壯族方）

用法　將側柏葉置於炭火上，使煙充滿住室。

說明　此方用於麻疹初期，透疹效果好。

來源　獻方人：雲南省文山州衛生學校李世昌、柏應

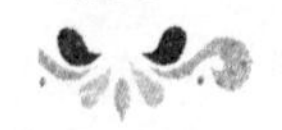

蓮。推薦人：雲南省文山州衛生學校楊學況。

處方4 春樹皮、側柏葉各50克，老芫荽杆20克。（彝族方）

用法 將上藥煎湯倒入大盆內兌適量水，用毛巾輕洗。

說明 本方在文山地區民間廣為應用。治療麻疹初期，透疹效果顯著。在洗浴時，室內不宜通風。

來源 獻方人：雲南省文山州衛生學校李世昌、柏應蓮。推薦人：雲南省文山州衛生學校任懷祥。

處方5 紫背浮萍或西河柳適量。

用法 煮後趁熱用毛巾包裹，擦洗全身。

說明 該法適用於麻疹不透或疹出不全。未透疹之處可多加擦洗，擦洗時應防受涼。

來源 獻方人：江蘇省南通市中醫院趙孝明。

處方6 三股筋（又名沙癩葉、香味葉、波氏新樟）適量。（彝族方）

用法 鮮皮或鮮葉煎水外洗，次數不限。

說明 三股筋（樟科、新樟屬），主產雲南。性味甘辛、溫。祛瘀活血，散寒止痛。

來源 獻方人：雲南省彌勒縣人民醫院郭維光。

處方7 芫荽子、芹菜籽、升麻根、野葡萄根各30克。（土族方）

用法 將上藥加水2000毫升，煎煮15分鐘，去渣，趁熱用毛巾濕潤擦洗全身，每日1次，連用2天。

說明 本方用於初熱期和見形期，可幫助透疹及減少併

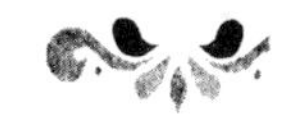

發症的發生。

來源 青海地區民間驗方。推薦人：青海省民和縣人民醫院劉啟明。

處方8 大棗100～500克。（彝族方）

用法 將棗放入火盆內，以文火燒薰，使患兒聞到燒棗氣味，時間愈長愈好。

說明 此方對麻疹初期透發不暢，煩躁等症有較好療效。

來源 獻方人：雲南省大理白族自治州賓川縣人民醫院張洪輝。

處方9 野席草適量。（哈尼族方）

用法 水煎洗患處。

說明 野席草為燈芯草科植物，哈尼族音譯：加克：意譯：席子草。本品為常用藥，無毒副作用。

來源 獻方人：雲南省元江縣藥檢所李學恩。推薦人：雲南省玉溪地區藥檢所周明康。

處方10 鮮芫荽葉50克。（傈僳族方）

用法 取鮮芫荽葉 50 克，20 克煎湯內服，30 克搗細後，擦皮膚表面透疹。

說明 本方實用於麻疹早期疹出不透者。

來源 摘自《普米族單方治療雜病手冊》內治分冊。推薦人：雲南省蘭坪縣衛生局和勝。

處方11 雞蛋1個、樟腦粉0.9克。（壯族方）

用法 雞蛋用油煎熟，將樟腦粉撒於蛋面，溫敷肚臍約

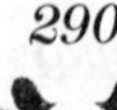

20分鐘。

說明 據獻方單位介紹，本方對疹出不透或痲疹難出，均有透疹的效果。

來源 獻方人：廣西田東縣和平分醫院。推薦人：廣西民族醫藥研究所何最武。

二、水 痘

處方1 柴胡10克、黄芩12克、赤芍藥16克、黄柏15克、甘草6克。（彝族方）

用法 開水煎，濃縮後加乳汁少許，熱泡洗，每日1次。

說明 此方適應性很廣，適用於水痘、痲疹出不透的病例，可內服和外洗，療效較高。

來源 獻方人：雲南省彌勒縣人民醫院郭維光。

處方2 苦參、浮萍、大青葉、貫衆各20克。（撒拉族方）

用法 將上藥裝入紗布袋。加水 2000 毫升煎煮 10 分鐘，取出藥袋，待水濕稍下降後，用毛巾濕潤輕輕擦洗患處，每日 2 次。連用 3 天。

說明 如水痘破潰，於擦洗後塗搽紫藥水。

來源 獻方人：青海省民和縣人民醫院劉啟明。

處方3 滑石10克、石膏10克、甘草10克。（回族方）

用法 將上藥研細粉用適量生香油調後敷於痘瘡處即可。每日 1 次。

說明 痘後瘡指小兒水痘感染之潰瘍，上述藥物係生品為佳。

來源 獻方人：雲南省會澤縣大海鄉衛生院兒科主治醫師呂朝所。

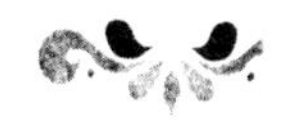

處方4　桉樹葉50克、千里光50克。（壯族方）

用法　水煎外洗，每日2次。

說明　本方治療水痘多例，均取得滿意療效。此方藥源豐富，適合城鄉患者使用，值得推廣。

來源　獻方人：雲南省西疇縣興街中心衛生院李光員。

處方5　罵章柏（白石榴）葉莖適量。（傣族方）

用法　上藥煮沸溫洗，每日1～2次。

說明　此為傣族民間慣用之良方。

來源　獻方人：雲南省德宏傣族景頗族自治州潞西縣芒市鎮老傣醫蕭波卯。推薦人：雲南省德宏傣族景頗族自治州潞西縣芒市鎮衛生院楊德寬。

處方6　豆腐渣120克，芭蕉芋、番薯各60克，臭硫磺粉30克，番薯1個（煨熟），臭硫磺粉3克。（壯族方）

用法　成膿時用方8搗爛敷患處四周，留頂端以便排膿。疔瘡紅腫極盛而未成膿時，取方9搗爛敷患處。每日換藥1次。

說明　本方主治水痘、天花、麻疹發毒成疔瘡或癰瘡（好發於腋窩或腹股溝淋巴腺部位）。

來源　獻方人：廣西田陽縣黃定華。推薦人：廣西民族醫藥研究所何最武。

三、白　喉

處方1　川黃連25克、黃柏20克、冰片5克。（土族方）

用法　將上藥放容器內，加菜籽油浸過藥面，浸泡1～3週，過濾。裝瓶加冰片溶化。外搽患處。每日3～8次。

說明　應用本方治療白喉。臨床驗證，療效滿意。

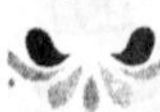

來源　獻方人：雲南省保山市板橋鎮郎義村蒲益富。推薦人雲南省保山市人民醫院蒲有能。

處方2　元參9克、連翹9克、水粉6克。（畬族方）

用法　將上藥煎湯，頻頻潤喉，直至白膜消退。

說明　主治白喉。

來源　獻方人：福建省福安市溪尾鎮怕嶺村鐘成瑞。推薦人：福建省寧德地區醫藥研究所陳澤遠。

處方3　全蟬衣7個、銀花9克、圓葉節節菜（水莧菇）6克。（畬族方）

用法　將上藥燉湯頻頻洗喉，直至白膜消退。

說明　鐘氏五代傳人鐘成瑞曾任衛生院院長，現已退休，應用祖傳秘方專治喉症，在當地享有盛名，成為畬族四大名醫之一。上述秘方治療早期白喉效佳。

來源　獻方人：福建省福安市溪尾鎮怕嶺村鐘成瑞。推薦人：福建省寧德地區醫藥研究所陳澤遠。

處方4　朱砂根12克、土牛膝15克、冰片1.5克。（土家族方）

用法　將前2藥烘乾與冰片共研細末，瓶裝備用，每月取少量吹喉2～3次。

說明　此方主要用於治療白喉，療效可靠。

來源　獻方人：湖南省雙峰縣三中鄉村醫生培訓班。推薦人：湖南省湘西自治州藥檢所羅景方。

處方5　黑灶甲5隻、指甲2克、頭髮1克。（壯族方）

用法　上方分別燒成灰混合，以竹筒吹藥入患者喉部，

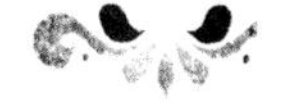

再灌些開水，每日 2～3 次。

說明 黑灶甲是喜生活於黑灶灰中的小蟲。獻方者用本方治療白喉患者多例，均獲好效果。

來源 廣西來賓縣韋啟文。推薦人：廣西民族醫藥研究所莫蓮英。

處方6 鹵地菊鮮全草500克。（畲族方）

用法 1. 預防：搗爛絞汁30毫升，加相當於藥液1/4量的醋，噴咽或漱口，每天1～2次，連用3天；2. 治療：搗爛絞汁30毫升，加相當於藥量一半的醋，用棉籤蘸藥液塗抹偽膜，每天1次。

說明 治療 443 例，痊癒 439 例。

來源 福建省福州市傳染病院。推薦人：福建省寧德地區第二醫院黃卿。

處方7 ① 七葉蓮、半邊蓮、獨腳蓮各9克。② 木薯150克。（壯族方）

用法 方 ① 用米雙酒 60 毫升磨汁，一次內服 15 毫升，其餘外擦口腔及喉頭部。方 ②搗爛外敷頸部，每日各 1 劑。

說明 本方主治風熱白喉。症見惡寒發熱，頭痛背脹，全身骨節疼痛，脈浮數，或喉頭疼痛，有白點或白塊，甚或滿口皆白，呼吸、吞咽均感困難。

來源 獻方人：岑溪縣糯洞鄉醫院。推薦人：廣西民族醫藥研究所何最武。

處方8 黃京魚膽汁、黃螞蟻膽汁各適量。（壯族方）

用法 共調勻塗咽喉患處，每日 5～6 次。

說明 本方適用於風熱白喉的治療。症見惡寒發熱，頭

痛背脹，全身骨節疼痛，脈浮數，喉中或痛或不痛，有白點或白塊，甚或滿口皆白，呼吸吞咽均感困難。

來源 獻方人：廣西富鐘縣明道。推薦人：廣西民族醫藥研究所莫蓮英。

處方9 黃連、樟腦各1.5克，鐵腳威靈仙根尖貝、牛膝、射干、山豆根各2克，白礬、明礬、麝香各0.5克，共研細末。

用法 吹入喉中，每隔20分鐘1次，嚴重者可用15分鐘吹1次。

說明 治療62例，全部治癒。其中3天治癒33例，4治癒2例，5天治癒8例。總療程平均為3.5天，一般在1天內白膜脫落隨涎沫吐出。

來源 湖南省宜章縣城南公社醫院。推薦人：武漢市一醫院劉悅平。

處方10 九龍膽30克，山苦瓜30克，七葉一枝花30克，冰片、青黛粉各10克。

用法 取上藥的根洗淨，切片，曬乾或烘乾，混勻共研細末，噴喉，每天3～6次。

說明 共治白喉4例，咽喉炎3例，扁桃體炎3例。全部治癒。

來源 湖南省常德專區人民醫院。推薦人：武漢市一醫院劉悅平。

四、百日咳

處方1 大蒜適量。

用法 將大蒜剝去外衣，搗細為泥，用時取黃豆大一

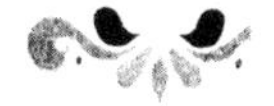

團，放雙足湧泉穴上（腳心先塗少許麻油），用傷濕止痛膏貼蓋或以紗布條包紮，4～6 小時取下，以皮膚發紅為度，每日 1 次。

說明 此是民間流傳的單方，治療百日咳及頑固性咳嗽均有效果。大蒜刺激性很大，應根據兒童大小及皮膚老嫩掌握貼治時間。如皮膚起皰應注意局部清潔，防止感染。

來源 獻方人：江蘇省南通市中醫院吳震西。

處方2 生大蒜1個。（白族方）

用法 將生大蒜去皮，搗為蒜泥，放於玻璃瓶內，加入溫開水適量，把瓶口放到患兒鼻前吸入其氣，每次 5～10 分鐘，每日 3～5 次。

說明 本法可用於百日咳預防。

來源 獻方人：雲南省蘭坪縣衛生局和勝。推薦人：江蘇省南通市中醫院吳震西。

處方3 鮮薑、大蒜蝸牛。（回族方）

用法 將活捉的蝸牛放入碗中，爬行後分泌一種黏液，此時用生薑片粘蝸牛液塗搽胸骨部，由上而下塗搽 3～5 分鐘；然後用大蒜片黏蝸片液塗搽背部，方法時間同上。每日 2～3 次。

說明 塗搽時不要用力過猛。

來源 推薦人：青海省民和縣人民醫院劉啟明。

五、小兒痢疾

處方 綠豆5粒、白胡椒5粒、大棗2枚去核。（彝族方）

用法 共搗敷臍上，膠布貼封，次日再換，一般 2～3 次即癒。

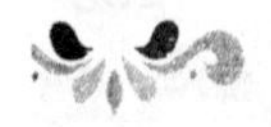

說明　此法簡便易行，清熱解毒，祛寒利濕，專治小兒紅、白痢疾。

來源　獻方人：雲南省大理白族自治州賓川縣人民醫院張洪輝。

六、腮腺炎

處方1　野澤蘭30克、虎杖30克、大黃藤30克、板藍根30克、重樓10克、夏枯草30克、木薑子6克、滿山香30克、青香葉30克、彬羅樹皮30克、冰片1克。（彝族方）

用法　將上述諸藥研末，過100目篩。用時取藥末適量，加溫開水調成糊狀，塗在紗布上；敷在患處，3日換藥1次。

說明　本方具有清熱解毒，軟堅散結，消腫止痛的功效。

來源　獻方人：雲南省玉溪地區中醫院王家福。

處方2　大蒜（帕糯）3瓣、蚯蚓（雞冷）5條、蟑螂（灶馬雞）3隻、野薑（性蔣）5克、水缸底泥適量（拎尚朗）。（傣族方）

用法　將上藥共搗為泥狀，外包患處，2日換藥1次。

說明　蚯蚓以韭菜地裏的最佳。此藥對腮腺炎療效滿意。

來源　獻方人：雲南省德宏傣族景頗族自治州潞西縣芒市鎮衛生院老傣醫李波賣。推薦人：雲南省德宏傣族景頗族自治州潞西縣芒市鎮衛生院楊德寬。

處方3　酸竹筍（糯）15克、大蒜（帕糯）3瓣、小白魚（巴含）1條、蚯蚓（雞冷）3條、蟑螂（灶馬雞）3隻。（傣

族方）

用法 將河中抓來的小白魚剖去內臟。將餘藥搗爛放在魚肚內，一起外包患處，2日1換。

說明 筍越酸年代越長的越好。

來源 獻方人：雲南省德宏傣族景頗族自治州潞西縣芒市鎮老傣醫肖波卯。推薦人：雲南省德宏傣族景頗族自治州潞西縣芒市鎮衛生院楊德寬。

處方4 仙人掌、蒲公英各50克。（瑤族方）

用法 先將仙人掌去皮，蒲公英洗淨，2藥共搗成泥狀，包於患處。每日換藥2次。

說明 此方有清熱解毒，行氣活血之功效。用於治療急性腮腺炎療效滿意。

來源 獻方人：雲南省文山州衛生學校李世昌。推薦人：雲南省文山縣馬塘醫院沈忠義。

處方5 鮮臭靈丹適量。（壯族方）

用法 將鮮臭靈丹搗爛敷於患處，用紗布包紮固定。

說明 本方清熱解毒，常用於治療急性腮腺炎，臨床觀察效果滿意。

來源 獻方人：雲南省文山州衛生學校李世昌。推薦人：雲南省文山州衛生防疫站沈金章。

處方6 鮮黃花敗醬草　鮮犁頭草各50克（保安族方）

用法 將上藥混合加青鹽少許，搗爛如泥，敷貼患處。每日用藥1次。

說明 如合併睾丸炎，用醋漿草（酢漿草科）50克，水煎薰洗睾丸，每日2～3次。

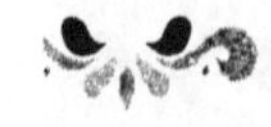

來源 此為保安族民間驗方。推薦人：青海省民和縣人民醫院劉啟明。

處方7 野洋蘭30克（鮮品）、或蒲公英30克（鮮品）、大黃15克、梔子10克、黃柏10克、冰片3克。（德昂族方）

用法 將野澤蘭或蒲公英搗爛，其次將大黃、梔子、黃柏研為細末，過80目篩，再將冰片研細溶化，用淘米水或醋加入適量凡士林調敷患處。

說明 本方主治腮腺炎。曾治1860例，其中，腮腺炎1642例，均3～5天治癒；頸及下頜淋巴結炎210例，均5～10天治癒；無效8例。

來源 獻方人：雲南省玉溪地區衛生學校門診部儲從凱。

處方8 雞蛋1～2個、鮮側柏葉50克、生石膏50克。（布依族方）

用法 將側柏葉搗爛，生石膏搗細，用雞蛋清調勻，敷患處。

說明 用此方治療腮腺炎，有明顯的消腫止痛作用。

來源 獻方人：雲南省宣威縣中醫院符光利。

處方9 仙人掌適量、青黛5克、肥地龍30克。（水族方）

用法 以上3藥共搗如泥狀敷患處，紗布固定。3天換藥1次 連用1～3次即癒。

說明 本方簡單易行有效，若無青黛可用大青葉20克代之。

來源 獻方人：雲南省宣威縣羊場煤礦職工醫院曾正明。

處方10 紫花地丁30克、蒲公英30克、大黃30克、青黛

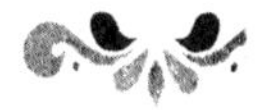

15克、冰片15克、重樓30克。（納西族方）

用法 以上共研細末，分成4包備用。每取藥末1包，雞蛋清2個，調敷患處。每天換1次。

說明 此方療效可靠，治療時間短，小兒易於接受，無任何副作用。

來源 獻方人：雲南省大理白族自治州賓川縣人民醫院張洪輝。

處方11 土大黃30克、石膏30克、蛋清1個。（苗族方）

用法 先將石膏研細，再與蛋清調勻後，和鮮土大黃同搗如泥。外敷患處，每日更換1次。

說明 本方民間常自採自用，具有簡、便、驗之特點，如伴高熱可加服退熱之品。

來源 獻方人：雲南省昭通地區醫院廖玉芬。推薦人：雲南省昭通市科學技術委員會黃代才。

處方12 斷腸草葉50～100克。（彝族方）

用法 上藥置鍋里加250～500毫升冷水。旺火煮沸20～30分鐘，取下冷卻用小毛巾淋洗頸部、頷下、腋下等淋巴結腫大部分，反覆多次，每次15～20分鐘，每日1～2次。

說明 禁止內服和入目。本方門診臨床驗治300餘人次。均獲得滿意效果。3～5次淋洗後盜汗減少，局部淋巴結明顯縮小，飲食大量增加，淋洗7～10次見數。

來源 獻方人：雲南省綠春縣醫院傳染科馬榮。推薦人：雲南省綠春縣衛生局醫政科李榮華。

處方13 鮮馬齒莧、蒲公英各20克、仙人掌1塊。

用法 將仙人掌去刺與其他2藥共搗爛，敷患處。

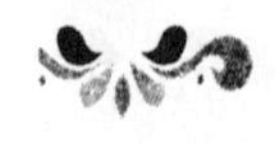

說明　此方適用於夏秋季節患病者。

來源　獻方人：山西省寧武縣人民醫院李秀英。

處方14　雄黃、明礬各15克，冰片3克 。

用法　上藥共研為末，加 75% 酒精或醋適量調勻，用消毒棉簽蘸藥液搽患處，每天 3～4 次。

說明　本方用於腮腺炎重症。

來源　獻方人：山西省寧武縣人民醫院李敏。

處方15　芙蓉葉、紅豆各30克，白芨15克。

用法　將上藥共為細末，混合均勻，用雞蛋清分 5 次調敷患處，1 天 2～3 次。

說明　本法適用於腮腺炎初期，輕者 3～4 次可癒。注意不能損傷皮膚，以免感染。

來源　獻方人：山西省寧武縣人民醫院李敏。

處方16　仙人掌100克、石膏20克。（佤族方）

用法　先把仙人掌搗爛，石膏研細，調成糊狀，外敷患處，每天 1 次。

說明　應用本方治療腮腺炎，經門診治療觀察 40 人次，都獲得滿意效果。

來源　獻方人：雲南省西疇縣興街中心衛生院李光員。

處方17　大青葉25克、桔梗25克、蒲公英25克、夏枯草全株25克、重樓25克、芒種花根25克。

用法　研細末，用蜂蜜和醋調敷患處，後用鮮菜葉貼上保持濕潤。每日 1 次。若內服本方重樓減為 15 克，因有小毒。

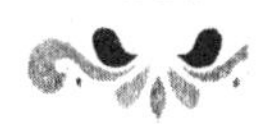

說明 此症單生或雙生之不同，如桂圓大一般，生雙者為多見。若腫痛日輕夜重為陰虛症，若發熱惡寒，紅腫灼痛者為熱毒盛，皮色平淡者，乃肺經受熱，不同的症狀，同時配合內服藥物療效更佳。注意潰破者勿敷。

來源 獻方人：雲南省昆明市盤龍區衛生工作者協會李玉仙。

處方18 生南星、生半夏、蒲公英、地丁草、木芙蓉、板藍根各適量。

用法 上藥搗爛敷患處，1 日 1 換或曬乾研細末調凡士林外敷。

說明 本方主治腮腺炎。

來源 獻方人：湖南省花垣縣吳氏診所吳言發。

處方19 蝌蚪500克、冰片5克。（蒙古族方）

用法 上藥同放瓶內，密封 3～4 大，蝌蚪即化成水，用紗布過濾。取水塗搽患處，每日 3～4 次。

說明 本方適用於流行性腮腺炎。

來源 獻方人：內蒙古哲裏木盟蒙醫研究所齊蘇和。

第三節 新生兒疾病

一、小兒夜啼

處方1 三棱針1根。（回族方）

用法 手中指端（手厥陰心包經瀉熱 3 穴）常規消毒，用三棱針點刺出點（出血量 1～3 滴），3 日 1 次，3 次為1療程。

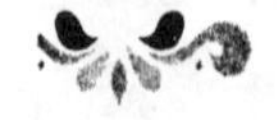

說明　本方對各種原因所致的小兒夜啼均有顯著療效，曾治療10餘例，均1次收穫。手厥陰心包經瀉熱3穴在手中指端，距指甲角旁及指尖，各旁開0.12同身寸處，雙側同刺。無三棱針可用注射針或毫針消毒後代替。

來源　獻方人：雲南省會澤縣者海中心衛生院馬應乖。

處方2　木香20克、酥油適量。（藏族方）

用法　將木香研成細末，用熱酥油調勻後敷肚臍，每日1次。

說明　應用本方治療小兒不明原因的夜啼效果滿意。

來源　摘自藏醫《四部醫典》。推薦人：四川省甘孜藏族自治州藥品檢驗所紮西攀超。

處方3　胡椒6粒、艾葉6片、蔥白2個。（白族方）

用法　胡椒為末，餘二藥搗爛入熱米飯內，趁有一定溫度放小兒臍孔上，布帶紮緊固定。每日換1次，3日可治癒。

說明　適用於小兒夜啼，無發燒者。

來源　獻方人：雲南省大理白族自治州賓川縣人民醫院張洪輝。

處方4　蟬衣5克、黃連3克、朱砂0.5克、上等茶葉1撮。

用法　上藥共為細末，加水適量，調成小餅，敷於雙側湧泉穴，每晚更換1次，3次可癒。

說明　凡熱擾心神，外感風熱，驚駭恐嚇所致之夜啼症均可選用。

來源　獻方人：山西省中陽縣人民醫院中醫科張潤秀。推薦人：山西省寧武縣中醫院南樹林。

處方5　牽牛子適量。（白族方）

用法　研碎，用老陳醋調成糊狀，臨睡前敷臍眼，外加1塊消毒紗布，膠布固定。

說明　曾經治療100餘例，無不顯神效，無副作用。

來源　獻方人：雲南省大理市康復醫院楊中梁。

處方6　陳茶葉適量。（白族方）

用法　將花茶放到口裏嚼細呈糊狀樣，敷在小兒肚臍眼上，外用紗布及繃帶包紮好。

說明　在基層衛生院工作期間，用此方治療30餘例小兒夜啼，一般5～10分鐘後安靜入睡，無任何副作用。

來源　獻方人：雲南省大理市市郊鄉龍泉村公所程琦美。推薦人：雲南省大理市康復醫院楊中梁。

二、小兒臍部疾患

處方1　亂髮燒灰、枯礬各等份。

用法　上藥共研細末，敷臍突上，以硬紙板壓之，紗布包紮。

說明　臍突係由小兒多啼所致，本方載於《幼幼集成》，由於簡便有效，故在民間流傳甚廣。

來源　獻方人：江蘇省南通市中醫院吳震西。

處方2　吳茱萸10克、枯礬5克。（土家族方）

用法　將上藥研細末，放於適量的消毒棉花內，上放硬幣1枚，再用紗布棉花包裹，以軟面貼近臍突處，外用紗布紮緊，以抵制臍部突出，使臍部臍疝孔組織逐漸修復閉合。

說明　使用此方時，注意避免嬰兒啼哭叫擾，並經常檢

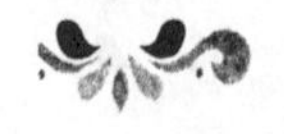

查硬幣璉否移位。

來源 獻方人：湖北省來鳳縣翔風鎮老虎洞衛生所楊洪興。

處方3 母髮1束。（普米族方）

用法 取母髮1束，燒灰研細，將嬰兒臍孔消毒後，填於臍孔內，用消毒布包紮。

說明 普米族用此法治療嬰兒臍帶脫落後，毛細血管滲血，療效滿意。

來源 摘自《普米族單方治療雜病手冊》。推薦人：雲南省蘭坪縣衛生局和勝。

處方4 馬齒莧50克、莧菜20克、煆龍骨20克。（土家族方）

用法 馬齒莧、莧菜炒炭存性，與龍骨共研細末，臍部用酒精消毒處理後，將藥粉撒於臍患處，消毒紗布覆蓋，每日1次。

說明 運用本方時要注意小便浸濕臍部，以免對治療有影響。

來源 獻方人：湖北省來風縣翔風鎮老虎洞衛生所楊洪興。

處方5 川黃連、枯礬、烏賊各適量。（民間方）

用法 共研細粉備用，局部有分泌物者用粉乾敷，無分泌物者就用水調敷。

說明 上3味清熱解毒，燥濕止癢，故治小兒臍瘡立效。

來源 獻方人：山西省陽泉鋼鐵公司醫院周永銳。推薦人：山西省寧武縣中醫院楊富寬。

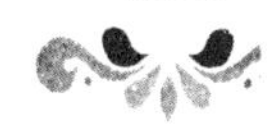

處方6　千里光100克、火炭母100克。（瑤族方）

用法　將上藥入鍋加木 2～4 千克煎開過濾，然後放些黃連素粉洗臍部，每天 1 次，連洗 3～5 天為 1 療程。

說明　本方有消炎，抗感染作用。

來源　廣西民間常用方。推薦人：廣西壯族自治區百色地區民族醫藥研究所楊順發。

處方7　車前子15克。（壯族方）

用法　將車前子炒乾研粉填入肚臍外用膠布固定。每天換藥 1 次，3～5 天即癒。

說明　車前子研粉有吸收水分和收斂作用，對肚臍出水有明顯療效。

來源　壯族民間方。推薦人：廣西壯族自治區百色地區民族醫藥研究所楊順發。

處方8　鮮旱蓮草10克、蘆薈適量。（德昂族方）

用法　先將蘆薈熬煎成膏後，把鮮旱蓮搗碎擠出汁，用蘆薈膏磨於其汁中，再以其汁蘸擦患處。每日 3～4 次。

說明　本方適用於臍部疾病。

來源　摘自《德宏德昂族藥集》。推薦人：雲南省德宏州藥物檢驗所方茂琴。

處方9　黃連粉3克、雞蛋1枚、一點紅葉1片。（普米族方）

用法　黃連粉與雞蛋白共調勻塗臍孔周圍，1日數次。將一點紅葉揉碎後貼於臍孔周圍。

說明　如有條件，可將兩方交替使用共奏清熱解毒斂瘡之效。

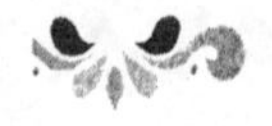

來源 摘自《普米族單方治療雜病手冊》。推薦人：雲南中醫學院吳世東。

處方10 紅豆、淡豆豉、南星、白蘞各3克。（壯族方）

用法 上藥烤乾共研末調薑汁敷臍周，外蓋消毒紗布，繃帶固定。每日換藥1次。

說明 獻方人臨床治療數例，均取得滿意療效。適用於小兒臍疝。

來源 獻方人：廣西岑溪縣筋竹鄉李品貞。推薦人：廣西民族醫藥研究所莫蓮英。

處方11 艾葉適量。（壯族方）

用法 艾葉燒灰，取灰撒敷臍部，外蓋消毒紗布，繃帶固定，每日換藥1次。

說明 本方適用於新生兒斷臍後久不乾水者。經臨床驗證，療效滿意。如已合併感染，應及時用抗感染藥治療。

來源 獻方人：廣西岑溪縣筋竹醫院李品貞。推薦人：廣西民族醫藥研究所何最武。

三、尿布皮炎

處方1 小葉艾（野艾）250克。（瑤族方）

用法 水煎外洗全身，洗後放些爽身粉，連洗3～5天即癒。

說明 野艾味苦有殺蟲消炎、止癢作用，無毒無刺激，是小兒尿布皮炎外治的理想藥物。

來源 獻方人：廣西壯族自治區百色地區民族醫藥研究所楊順發。

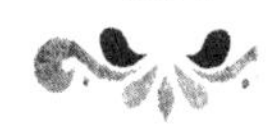

處方2　千里光150克、五倍子30克、茶葉15克。（侗族方）

用法　水煎外洗，每日2次。

說明　治療180例，均獲良效。

來源　獻方人：貴州省黔南州民族醫藥研究所皮膚科主治醫師文明昌。

四、小兒厭食

處方　黃芪10克、炒白朮10克、陳皮6克、廣木香6克、砂仁6克、焦山楂10克、炒神麯10克、炒雞內金10克、皮硝10克。

用法　上藥共研粗末，裝入約8公分柔軟的棉布袋中，縱橫縫紉，避免藥物堆積，上面以布帶繫在頸部，兩邊根據患兒腹圍用寬鬆帶固定。日夜兜於臍為中心的腹部，半月或1月換藥1次。

說明　本方適用於脾胃虛弱、消化不良之厭食症。

來源　獻方人：江蘇省南通市中醫院吳震西。

五、小兒脫肛

處方1　蟬蛻10克、菜油10克。

用法　前藥研末，菜油調勻，塗搽肛周及脫出近端，用棉塊緩慢復回，臥床休息2小時後方可站立。

說明　本方適用於I、II度患者，但伴出血者忌用。

來源　獻方人：雲南省昭通市老中醫陳國太。推薦人：雲南省昭通市科學技術委員會黃代才。

處方2　五倍子30至60克。（裕固族方）

用法　研末，加水適量，煎沸30分鐘，於脫肛時生薰後

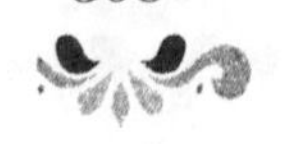

洗患部。或用五倍子燥粉末局部塗敷。先用溫開水將脫肛部性洗淨，拭乾，取五倍子末 5 至 10 克兒童用 5 克撒塗於潔淨紗布上，將脫肛托起，輕輕揉納，送入肛門內。

說明 收斂提升，主治小兒脫肛，多為 1 次見效；少則 1 至 3 次，最多 7 次即癒。

來源 《民族醫藥采風集》。推薦人：張力群。

六、小兒便秘

處方 大黃5至10克。（回族方）

用法 研為細末，用醋調為稀糊狀，置傷濕止痛膏中心，貼雙足心湧泉穴，10至15小時後取下。

說明 一般用藥 1 次即效。

來源 《民族醫藥采風集》。推薦人：張力群。

七、小兒喉炎

處方 肉桂、川黃連、六神丸各等量。

用法 共研細末，水調塗臍。每日 1次。

說明 六神丸乃喉科要藥，伍以川黃連清熱解毒，肉桂又可導熱下行，故本方對小兒喉炎立效。

來源 獻方人：山西省陽泉鋼鐵公司醫院周永銳。推薦人：山西省寧武縣中醫院楊富寬。

八、小兒流涎

處方1 天南星10克。（藏族方）

用法 將採集的天南星洗淨，加陳醋少許，搗爛如泥，用紗布包，分別敷貼足心。夜晚入睡前用，次晨除去。連用3～5次。

說明 足心有破損勿用，用藥後如起水疱停用。

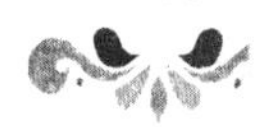

來源 藏族驗方。推薦人：青海省民和縣人民醫院劉啟明。

處方2 五倍子、天南星、吳茱萸各適量 。

用法 上藥共為細末，米醋調成糊狀，貼雙側湧泉穴，然後用膠布固定，夜貼晨取，3 次為 1 療程，復發者繼用 1 療程。

說明 小兒口角流涎，多因脾胃素虛，或傷於飲冷，或蟲積為患，耗傷脾胃，致脾氣虛寒，無以輸布津液，氣虛不能攝津，故涎流口角。

來源 獻方人：山西省運城市人民醫院賈黎、李芳。推薦人：山西省寧武縣中醫院李藩。

處方3 煨訶子15克、五倍子15克、吳茱萸9克。

用法 上藥共為細末，以陳醋調成糊狀，分 3 次使用，每晚敷於雙側湧泉穴第 2 天取下。

說明 小兒流涎過多，是由於唾液腺過度興奮所致。中醫認為該病是由於心脾積熱，熱毒上壅與脾胃虛寒不能攝其津液所致。本方既可溫中散寒，又可引熱下行，故臨床見證無論屬熱屬寒均可使用。

來源 獻方人：山西省中陽縣人民醫院中醫科張潤秀。推薦人：山西省寧武縣中醫院南樹林。

九、小兒麻痺症

處方1 川烏50克、白芷50克、重樓50克、草烏10克、雪上一枝蒿10克、獨定子20克、生半夏50克、大血藤100克、透骨草50克、小麥麩子100克。（彝族方）

用法 將以上藥物研細為末混合備用。用時取適量藥粉，開水調勻，煮熱後加米醋或白酒 15 毫升，稍冷片刻敷在棉紙

或紗布上，再包於患肢麻痹部位，然後用繃帶包紮，3 日更換 1 次。包藥處時　有米粒大小之丘疹，3～5 天後自然消失。

說明　此方藥對小兒麻痹症，無論急性期或後遺症期均可使用。若出現肌肉萎縮者，可加廣血竭粉，鴨子血乾粉，麝香適量；肌腱鬆弛，關節松脫的，加土鱉蟲粉、守宮粉。

來源　獻方人：雲南省宣威縣中醫院朱如瑜。推薦人：雲南省宣威縣中醫院符光利。

處方2　鮮老凹花藤100克、粗糠適量（燒灰）、天棚草100克（洗碗葉）。（瑤族方）

用法　將上藥搗細混合拌勻，用紗布包好藥，敷貼「環跳穴」，10 天為 1 療程。3 天換藥 1 次。

說明　除用上藥外治外，再服下方效果更佳：黑附片、黃花、全蠍各150克，蜈蚣20克，三角風150克，麻黃200克，桂枝100克，野豌豆200克，血藤250克，川貝200克，補骨脂250克，狗脊250克，接骨散250克，製成粉劑，每次服 3 克，日服 2 次。

來源　獻方人：雲南省文山州衛生學校任懷祥、任雪梅。推薦人：雲南省文山州衛生學校楊學況、李世昌。

處方3　寄皮風、楓荷桂、麻角風、五加皮、五指中奶、走馬胎、小血藤、雞血藤、乾斤拔、寬筋藤、杜仲、羊耳艾各500克，雙鉤藤（塊根）250克。

處方4　五指年奶、千斤拔、杜仲、楓荷桂、小葉金不換走馬胎（乾品）各9～15克，鉤藤1.5～3克。（壯族方）

用法　方 4 水煎外洗，每日早晚各 1 次，20 天後改為每日 1 次。方 5 水煎服，每日 3 次，每 3 天 1 劑，2 個月後改

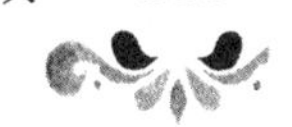

為每日服 2 次。

說明 獻方者曾治療數例，均有效。

來源 獻方人：廣西河池市長志鄉六角村六角屯韋光會。推薦人：廣西民族醫藥研究所何最武。

處方5 鮮多花瓜馥水（牛耳風）120克、甘草9～15克。（壯族方）

用法 水煎服，每日 1 劑。藥渣複煎外洗，10～15 天為 1 療程。

說明 廣西忻城縣果逐鄉加書村衛生所用本方治療小兒麻痹後遺症 100 多例，80% 以上患者獲得不同程度的近期療效。本方對B腦後遺症、多發性神經炎、大腦發育不全和風濕性關節炎等也有一定的療效。

來源 廣西衛生廳民族醫藥古籍辦。推薦人：廣西民族醫藥研究所何最武。

十、小兒腸麻痹

處方 肉桂1.5克、公丁香1.5克、廣木香1.5克、麝香0.15克。（侗族方）

用法 上藥共研細末，熟雞蛋去殼，解剖去黃，納藥於半個蛋白凹處，敷貼臍上，外紮紗布。2 小時後如能腸鳴蠕動，矢氣頻傳，則為生機已到，便暢腹軟，轉危為安。如未顯效，可再敷 1 次。

說明 本方名「溫臍散」，治療小兒泄瀉後脾氣虛憊，導致腹脹如鼓，叩之嘭嘭，呼吸短促。

來源 摘自《名醫名方錄》。推薦人：雲南省宣威縣中醫院符光利。

十一、小兒濕疹

處方1 紫草50克、菜油適量。（傣族方）

用法 將紫草用菜油泡3天後外搽。

說明 本方具有殺菌止癢，消炎止痛之功。

來源 獻方人：雲南省德宏傣族景頗族自治州潞西縣芒市鎮衛生院楊德寬。

處方2 丁香花葉15克、青蒿20克、五爪金龍15克、香椿葉20克、小黃散葉20克。（民間方）

用法 把以上幾種藥物放入鍋內煮開，洗患處，每日3～4次，3～5天即可痊癒。

說明 上藥必須是鮮品，用此方時禁用有刺激的洗滌品。

來源 獻方人：雲南省臨滄地區雙江拉祜族佤族布朗族傣族自治縣民族醫藥研究所李富軍。

處方3 烏桕葉30克，辣蓼、了哥王各20克，硫磺6克。（壯族方）

用法 上藥水煎洗患處，每日2～3次，每次30分鐘。

說明 本方對成人濕疹亦有效，但藥量應加倍。

來源 獻方人：廣西來賓縣韋啟文。推薦人：廣西民族醫藥研究所何最武。

十二、新生兒硬腫症

處方 一箭球、馬倫寫（壯音）、鮮黑墨草各60克。（壯族方）

用法 洗淨水煎，以蒸氣薰患兒，薰至見尿為度。每日1次。

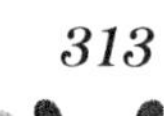

說明　獻方者介紹本人經治數例，均獲滿意療效。

來源　廣西隆林縣何俊。推薦人：廣西民族醫藥研究所何最武。

十三、小兒腦積水

處方　通草24克，青陳皮、白芷、蘲蟲、蟬衣、蜂房、紅花各15克。

用法　上藥研細末加入白酒1杯，調成糊狀，外敷頭顱以紗布固定。6～7日1換，3次為1療程。

說明　腦積水屬兒科疑難重症之一，臨床死亡率較高，先父李佐臣老先生擬此外敷1方，一般使用1療程即可見效，用此方治療前先用皮尺量定頭圍大小，1療程後進行比較以確定療效。

來源　獻方人：安徽省蚌埠市西區醫院李玉成。推薦人：山西省寧武縣中醫院李藩。

十四、小兒蕁麻疹

處方　一枝黃花適量。（畲族方）

用法　上藥先洗淨搗爛絞汁，燉熱，再輕擦周身，每日1次。

說明　一枝黃花，係菊科一枝黃花屬植物。

來源　獻方人：福建省霞浦縣城關鎮嶺頭村鐘馬賢。推薦人：福建省中醫藥研究院林恩燕。

十五、胎　毒

處方1　雄黃4克，艾葉、苦參、蟬衣各8克。

用法　上方共煎取汁100毫升，棉棒蘸塗患處，每日3～5次，癒為止。

說明　本方不論是丘疹還是皮膚潰破者均有效。

來源　獻方人：中國中醫研究院西苑醫院胡瑾；推薦人：山西省寧武縣中醫院邵玉寶。

處方2　酸檸檬果1個。（壯族方）

用法　搗爛敷患處，每日換藥1～2次。

說明　本方適用於小兒胎毒的治療。症見皮下腫起 1 個或多個紫紅色如拇指大，會遊走似瘡形。

來源　獻方人：廣西岑溪縣三堡鄉吳進芝。推薦人：廣西民族醫藥研究所何最武。

處方3　芯芭50克。（蒙古族方）

用法　用煎液浸洗患處，每日 3 次，連續幾日即可痊癒。

說明　煎熬本藥時用水量不宜過多。

來源　獻方人：內蒙古科左後旗伊胡鎮才達木醫療室前達門。推薦人：內蒙古科左後旗蒙醫整骨醫院明根。

十六、小兒口腔潰瘍

處方1　細辛10克。（彝族方）

用法　研細末，分 3 次用，每天 1 次，敷在臍窩上。

說明　此方對治療小兒口腔潰瘍有奇效，如臍癢發疹者停用

來源　獻方人：雲南省大理白族自治州賓川縣人民醫院張洪輝。

處方2　甘蔗皮適量（煅）、冰片少許。（壯族方）

用法　上藥共研細末，撒於患處，每日 2～3 次。

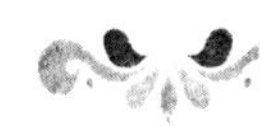

說明　用本方治療小兒口疳20餘例，均於用藥後2天內好轉，7～10天而癒。

來源　獻方人：廣西金秀瑤族自治縣桐木鎮陸朝明。推薦人：廣西民族醫藥研究所何最武。

十七、小兒旋耳瘡

處方1　雞蛋2～3枚、冰片4～6克。

用法　將雞蛋煮熟，取蛋黃放入新鐵勺內加水煉油，油成後倒在乾淨器皿內，冷後加冰片粉，每個蛋黃加冰片2克，將油塗於瘡面，每日2次，至癒為止。

說明　旋耳瘡即黃水瘡發於耳周，多發於小兒，痛癢難忍，用此法一般治療1週左右即癒。

來源　獻方人：山西省雁北地區中醫院馬志剛。推薦人：山西省寧武縣中醫院李藩。

處方2　苦參、黃柏各15克，蒼朮、海螵蛸各9克。

用法　上藥共研為細末，溫開水調敷患處，早晚各換藥1次。

說明　本病為耳輪後或耳垂處出現黃色米粒樣疙瘩，周圍發紅，頂白透膿，奇癢難忍，破後膿水外溢，蔓延傳染，甚者耳後裂開，狀如刀割纏綿難癒，即「耳後濕疹」。

來源　獻方人：山西省大寧縣婦幼保健站郭潤平等。推薦人：山西省寧武縣中醫院南樹林。

十八、小兒鼻塞

處方1　藿香100克、菊花100克、川芎30克、細辛15克、荊芥60克、防風60克、辛夷花20克、白芷60克。

用法　若風寒型流清鼻涕者加艾葉60克，桂枝30克，

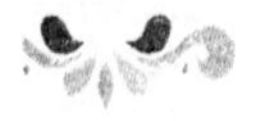

川椒30克；風熱型流濁鼻涕，舌紅口乾者加薄荷60克，冰片10克。將上藥研成粗末，紗布縫納，睡眠時枕用。

來源 獻方人：江蘇省南通市中醫院趙孝明。

處方2 白芷60克、菊花50克、荊芥穗50克、野香蘇穗50克、山辛荑花蕾100克。（仡佬族方）

用法 先將白芷搗成細粉，其他四藥稍沖絨使之柔軟一起拌勻。再用紗布三層縫成枕頭讓患兒靠之。

說明 本方對兒童及大人鼻炎引起的鼻塞流涕、頭暈頭痛均有效。

來源 獻方人：雲南省宣威縣羊場煤礦職工子弟中學段國卿。推薦人：雲南省宣威縣羊場煤礦職工醫院曾正明。

處方3 大蔥1根。（普米族方）

用法 將大蔥用微火烤熱，剖為2片，從人中穴開始順鼻樑而上貼至前囟門，每次30分鐘。

說明 主治3個月以內的嬰兒鼻塞、感冒。

來源 摘自《普米族單方治療雜病手冊》外治分冊手稿。推薦人：雲南省蘭坪縣衛生局和勝。

十九、小兒頭部潰爛

處方1 七葉蓮適量。（畬族方）

用法 上藥燒灰，再加麻油少許，均勻調抹患處，每日1次。

說明 七葉蓮畬醫稱牙陳皮。

來源 摘自《福安縣畬族單驗方彙編》。推薦人：福建省中醫藥研究院林恩燕。

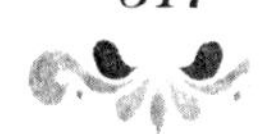

處方2 水藤適量。（畲族方）

用法 上藥燒灰後，調茶油少許塗抹患處。每日1～2次。

說明 本方主治頭部潰爛。

來源 獻方人：福建省霞浦縣崇儒衛生院雷建應。推薦人：福建省中醫藥研究院林恩燕。

處方3 陸莢（接骨草）葉適量、榛油適量。（畲族方）

用法 將陸莢（忍冬科）葉乾品適量，置破鐵鍋內燒焚成灰，取灰調入榛油（茶油）成糊狀，塗搽潰爛處，早晚各搽1次至癒。

說明 小兒頭部潰爛已不多見，然用於水疱疹引起皮膚潰爛效果佳。

來源 獻方人：福建省福安市穆陽衛生院蘭石群。推薦人：福建省地區醫藥研究所陳澤遠。

處方4 活蜈蚣3～5條。（壯族方）

用法 以米酒或茶油200毫升浸泡10天，取藥液擦患處，每日數次。破潰流膿者用酒劑較佳。

說明 蜈蚣以大者為佳。此方對傷口感染的治療亦有效。

來源 獻方者：廣西都安縣大化派出所覃乃華。推薦人：廣西民族醫藥研究所何最武。

二十、新生兒黃疸

處方1 鬼畫符適量。（壯族方）

用法 水煎外洗，每日1次，每次30分鐘，每日用藥1劑。

說明 如黃疸很深，且逐日加重，應排除核黃疸，並及

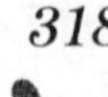

時送醫院治療。

來源　獻方人：廣西象州縣妙皇鄉呂應招。推薦人：廣西民族醫藥研究所何最武。

處方2　小灰木枝葉、水葛花全草、山枝子各適量。（壯族方）

用法　上方加水煎煮30分鐘，取藥液洗全身，每天1次，每次20～30分鐘。

說明　此方適用於新生兒黃疸持續不退的治療。一般用藥2～3天即癒。對幼兒其他引起的黃疸亦有一定效果。注意對高膽紅素血症應及時送醫院治療。

來源　獻方人：廣西笆寧縣南曉鄉水大滿村陸玉珍。推薦人：廣西民族醫藥研究所何最武。

二十一、小兒陰莖陰囊包皮腫痛

處方1　黃柏25克、豆腐25克、石膏10克。（白族方）

用法　把黃柏、石膏碾成細末與豆腐調成膏塗敷患部。

說明　經治20餘例，用藥後當天即癒，最遲3天痊癒，無任何副作用。適用於陰莖包皮水腫。

來源　獻方人：雲南省大理市康復醫院楊中梁。

處方2　井內蘚苔60克。（畲族方）

用法　捏乾蘚苔水分，放在鍋裏烤乾，敷入臍上，1小時即癒。

說明　「蚯嚧」是畲族俗稱，其體徵是小兒陰莖腫大，捲曲形如蚯蚓之狀。

來源　獻方人：福建省福安縣下白石鎮哼里村蘭隆林。推薦人：福建省藥品檢驗所周繼斌。

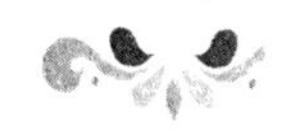

處方3 老蔥葉適量。（彝族方）

用法 將老蔥葉開，裹陰莖，布包紮好，一般1次可癒。

說明 小兒陰莖腫大，用藥內服治療效果不佳，此法簡便易行，效果令人滿意。

來源 獻方人：雲南省大理白族自治州賓川縣人民醫院張洪輝。

處方4 鮮綬草50克、紅糖少許。（畲族方）

用法 將綬草全草加少許紅糖（2克）搗爛如泥，敷小兒陰莖，1劑即可癒。

說明 本方臨床屢試屢驗，要求綬草花穗，旋轉的方向要與小兒陰莖陰囊包皮旋轉的方向要相同。

來源 獻方人：福建省福安市城中衛生院鐘凱。推薦人：福建省地區醫藥研究所陳澤遠。

處方5 鳳凰衣2只。（壯族方）

用法 鳳凰衣煅存性研末，調茶油塗患處，每天3～4次。

說明 此方適用於小兒龜頭紅腫不痛，小便如常者。

來源 獻方人：廣西富鐘縣鐘繼之。推薦人：廣西民族醫藥研究所何最武。

處方6 露蜂房適量、樓內泥窩蟲3個。（壯族方）

用法 露蜂房燒灰與泥窩蟲共搗爛，調桐油塗患處，每日數次。

說明 陰囊腫大包括陰囊疝及睾丸鞘膜積液。

來源 廣西象州縣中平鄉韋正明。推薦人：廣西民族醫藥研究所何最武。

處方7　鮮蔥葉1條。（朝鮮族方）

用法　將蔥葉剖開，以內含黏液的一面包紮於患處 2 小時。1 日換 2 次。3 日為 1 療程。

說明　採用本方治療小兒陰莖腫大（俗稱蚯蚓風）有較好效果。一般 3～4 次收效。

來源　獻方人：陳景芳吉林省中醫中藥研究院。推薦人：雲南省個舊市人民醫院蘇平。

處方8　雞蛋1個、梔子末6克。（回族方）

用法　取雞蛋清與梔子末調成糊狀擦敷患處。1 日 2 次，3 日為 1 療程。

說明　本方清熱解毒，消腫止痛。適用於小兒包皮或龜頭腫痛。曾用此方治療小兒包皮龜頭炎 12 例，均獲良效。

來源　獻方人：廖慶嫒雲南省尋甸縣衛生局。推薦人：雲南省個舊市人民醫院蘇平。

處方9　絲瓜1個。（回族方）

用法　搗爛取汁塗患處。1 日 4 次，3 日為 1 療程。

說明　本方清熱解毒，消腫止痛。對小兒陰囊腫痛初起有明顯療效。

來源　獻方人：雲南省會澤縣新街回族鄉花魚村馬有春。推薦人：雲南省個舊市人民醫院蘇平。

處方10　鮮紫蘇葉適量、蟬蛻30克。

用法　白天用蟬蛻水煎洗患部 3～5 次，晚上用紫蘇葉搗爛如泥包敷患部。1 日 1 劑，3 日為 1 療程。

說明　本方清熱解毒，消腫止痛。對小兒陰囊腫痛有顯著療效。

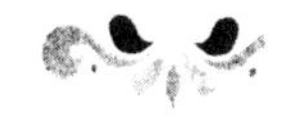

來源　獻方人：上海市南蒲東市區蓬萊路地段醫院鄭珊君。推薦人：雲南省個舊市人民醫院蘇平。

處方11　蒲公英100克、車前草60克。（回族方）

用法　藥用鮮品，蒲公英搗汁外搽，1日數次，車前草水煎服，1日1劑，分4次服，3劑為1療程。

說明　本方疏風清熱，解毒消腫。對小兒陰莖腫大有明顯療效。5歲以下用量酌減。

來源　獻方人：雲南省會澤縣者海中心衛生院馬應乖。推薦人：雲南省個舊市人民醫院蘇平。

處方12　蛋黃油適量。

用法　將雞蛋1個放在鍋內加熱煮熟，取其蛋黃，放在鐵勺內，文火（微火）煉成油，塗抹潰瘍處。1日3次。

說明　本方適用於小兒龜頭潰爛、乳頭潰爛。例如焦××，男，3個月，患龜頭潰爛1月餘，用中西藥醫治無效，龜頭微紅，有米粒大潰瘍3個，經上方5天痊癒。

來源　獻方人：陳煥敬河南省焦作市第二人民醫院。推薦人雲南省個舊市人民醫院蘇平。

處方13　蔥頭2根、酒糟適量。（壯族方）

用法　蔥頭洗淨搗爛，與酒糟混勻炒熱敷肚臍。

說明　適用於小兒大小便不通。應排除腸梗阻、腸麻痺、膀胱、尿道結石引起的大小便不通。

來源　獻方人：廣西衛生廳民族醫藥古籍辦。推薦人：廣西民族醫藥研究所何最武。

二十二、新生兒脫皮

處方 正白色關鴨1隻。（壯族方）

用法 取鴨毛煎水外洗，可反覆多次使用。

說明 獻方人臨床反覆實踐，均有效。

來源 獻方人：廣西岑溪縣鄧國清。推薦人：廣西民族醫藥研究所莫蓮英。

二十三、小兒隔奶、厭奶

處方1 輕粉、辰砂、黑山梔各適量。（壯族方）

用法 上藥共研細末，與人乳汁調成糊狀，以新毛筆蘸藥擦眉頭下方，男左女右。

說明 小兒隔奶即小兒害怕吮奶，應排除口腔疾病引起。

來源 獻方人：廣西寧明縣那堪鄉那堪村陸淩德。推薦人：廣西民族醫藥研究所何最武。

處方2 吳茱萸、雞腸草、磨盤草、夜關門、毛算盤、地桃花、仙茅草、山胡椒各10克，田螺5個，人中自少許，秤砣1個。（壯族方）

用法 上藥水煎取汁，將秤砣燒紅後淬入藥液中，令蒸汽薰洗患兒全身，每日2次。

說明 獻方者以本方治療新生兒厭奶、面青多例，均取得良效。注意新生兒皮膚幼嫩，薰時距離不要太近，以免造成燙傷。

來源 廣西都安縣百馬鄉百馬村長骨屯覃敏規。推薦人：廣西民族醫藥研究所何最武。

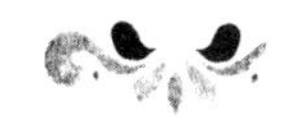

二十四、新生兒馬牙

處方 芭蕉皮（煅，研末）適量。（壯族方）

用法 取藥末點塗患處，每日數次。

說明 新生兒馬牙有時吮乳時常咬痛母親乳頭，民間治療方法很多，本方治療效果滿意。

來源 廣西衛生廳民族醫藥古籍辦。推薦人：廣西民族醫藥研究所莫蓮莫。

二十五、新生兒兩眼不開流淚

處方 椿樹皮、楓樹皮各30克，雞蛋2個。（壯族方）

用法 共煎熟，取蛋溫熨患眼。每天2～3次。

說明 用藥前應排除眼睛感染及先天疾病。

來源 獻方人：廣西富鐘縣療品和。推薦人：廣西民族醫藥研究所莫蓮英。

二十六、預防新生兒破傷風

處方 松筋草適量。（瑤族方）

用法 上藥水煎洗全身。連用2～3次，每次20～30分鐘。

說明 本方對破傷風桿菌估計有殺滅或抑菌作用。獻方者臨床反覆應用，均未見應用本方後的新生兒有破傷風發生。

來源 獻方人：廣西都安縣板嶺鄉太河村韋寶祿。推薦人：廣西民族醫藥研究所莫蓮英。

第四章　外科疾病

第一節　瘡　瘍

一、黃水瘡

處方1　鮮蒲公英30克、鮮地丁30克、鮮鬼針草20克、救軍糧葉20克、雞蛋清適量。（土家族方）

用法　上藥搗爛如泥，敷患處，每天1次。

說明　本方治療300餘例黃水瘡，效果良好。

來源　獻方人：湖南省來風縣翔鳳鎮老虎洞衛生所楊洪興。

處方2　生楓樹於1節、五指柑樹幹1節、柴刀1把。（毛南族方）

用法　用一節喬木樹幹在火中燃燒，然後把燃著的一頭放在刀片上，薰出一種黑色的膠狀油，即煙焦油。一般臨用時薰製，塗在疔瘡癤腫的周圍，1日2次。

說明　楓樹煙焦油有清熱解毒、拔毒消腫的作用，適用於陽症的疔瘡癤腫。五指柑煙焦油有解毒消腫、止痛生肌的功效，適用於陰症的瘡瘍。

來源　推薦人：廣西壯族自治區三江縣人民醫院何俊興。

處方3　雀芭蕉（哈之納思）適量。（哈尼族方）

用法　上取根搗爛，敷患處。

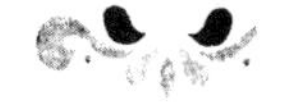

說明　雀芭蕉為百合科絲蘭屬植物，除治療瘡瘍腫毒外，還可用於骨折（先復位，後用經子母火燒過的根搗泥敷患處）。

來源　獻方人：雲南省元江縣藥檢所李學思。推薦人：雲南省玉溪地區藥檢所周明康。

處方4　化肉藤適量。（哈尼族方）

用法　鮮品全草搗爛，包敷患處。也可用乾品研粉，香油調敷患處。1日1次。

說明　化肉藤這蘿摩科弓果藤屬植物。

來源　獻方人：雲南省元江縣藥檢所李學思。推薦人：雲南省玉溪地區藥檢所周明康。

處方5　苦瓜藤1000克。（滿族方）

用法　上藥乾、鮮均可（鮮者為佳），切碎，加水文火煎煮1.5小時，去渣，取上清液繼續煎熬，至濃縮成醬油色，加入尼泊金（按1%比例）防腐，充分攪拌，停火裝瓶，冷後放低溫處保存。用時以4～5層紗布塊（略大於患部）浸濕藥液敷於患處，再以塑膠薄膜蓋上，紗布固定。當紗布將於時，將藥液滴入內層紗布內，以保持濕潤。

說明　本法主治各種瘡瘍腫毒。作用用其治療急性腮腺炎、咽喉紅腫疼痛、手指感染、術後局部感染以及深部組織炎性腫物等，均在藥後1～2天後逐漸痊癒。用藥後局部立感染涼舒適，繼之腫消症除。

來源　獻方人：遼寧省錦州市古塔區醫院朱濺石。推薦人：遼寧竹錦州市解放軍第205醫院楊嚦。

處方6　紅花20克、雞血藤25克、防風25克、羌活20克、

白芷20克、川椒20克、五加皮25克、追地風20克、伸筋草20克、烏頭7克、透骨草50克、艾葉50克、獨活20克。（蒙古族方）

用法 取上述各藥打成粗粉，裝入布袋。臨用時隔水蒸半小時，將蒸好的藥袋冷卻至不燙皮膚為度，熱敷於患處，1日2次。

說明 此方適用於各種化膿性感染。

來源 獻方人：內蒙古自治區蒙醫學院張祥。推薦人：內蒙古自治區哲里木盟蒙醫研究所齊蘇和。

處方7 三丫苦 50 克、雞蛋清 1 個、蜂蜜適量。（阿昌族方）

用法 取前藥洗淨，研細，加蜂蜜，雞蛋清調成泥狀。用酒精棉球局部消毒，外敷患部，1 日 1 劑。

說明 本方有清熱解毒消腫之效。

來源 獻方人：雲南省保山市人民醫院蒲有能。推薦人：雲南省保山地區藥檢所衛愛黎。

處方8 七葉蓮50克、鐵箍散根30克、蜂蜜適量、雞蛋清1個。（獨龍族方）

用法 上藥為末，加蜂蜜、雞蛋清調成糊狀，外敷患部，2天 1 劑。

說明 此方適用於陽症瘡瘍、紅腫熱痛者。潰破者慎用。

來源 獻方人：雲南省保山市人民醫院蒲有能。推薦人：雲南省保山地區藥檢所衛愛黎。

處方9 尖尾芋（大麻芋）或海芋。（傣族方）

用法 用小刀取鮮塊莖上黃豆粒大 1 塊，置病灶中心硬

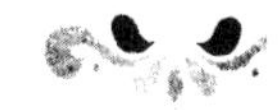

點，用膠布固定即可。一般 1～4 小時即可消散。

說明 以本方治療癰、癤、疔、瘡初起 200 餘例，效果較佳

來源 獻方人：雲南省通海縣藥品檢驗所岳邦濤。

處方10 蒼朮50克、白朮50克、草烏30克、黃柏20克、黃連50克。（蒙古族方）

用法 以上藥物研細末，過篩，用菜油調成糊狀，從患處周圍往裏塗敷，瘡癤頂部厚些。

說明 應用本方治療癰腫瘡癤療效滿意，經臨床觀察治癒率達 80%，有效率達 95%。

來源 獻方人：內蒙古自治區哲里木盟蒙醫研究所五療醫師付玉蘭。推薦人：內蒙古自治區哲里木盟蒙醫研究所色音其木格各。

處方11 青魚腥草、木芙蓉花、蒲公英、地丁草、生南星、生半夏、冰片各適量。

用法 上藥曬乾，研細末，裝瓶內備用。以冷開水調勻，將藥塗於紗布上，摻入凡士林調勻（防止乾燥），膠布固定。1日 1 換，3～5 天可痊癒。

說明 本方治療癰腫、疔瘡以及蜂窩組織炎，鮮用乾用均可。筆者用本方 7～8 年，無不應手取效。

來源 獻方人：湖南省花垣縣吳氏診所吳言發。

處方12 鮮野菊花適量。（瑤族方）

用法 將上藥全草洗淨，搗爛，敷貼於患處，1 日 1 次，連用至癒為止。

說明 本方治療癰癤初起。

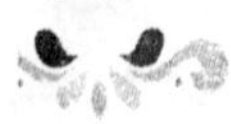

來源　獻方人：雲南省文山州衛生學校楊學況。推薦人：雲南省文山州醫院楊忠翠。

處方13　鮮蒲公英400克、鮮草烏100克、鮮三棵針400克、鮮紫花地丁400克。（彝族方）

用法　將上藥洗淨切碎，加水適量煎煮2次，每次煮4小時，過濾後再煎煮濃縮至稠膏狀，用紗布貼敷患處。

說明　此方具清熱解毒、消炎散腫之效。用於瘡癤癰腫陽症。也可加凡士林調成藥膏應用。

來源　獻方人：雲南省會澤縣者海中心衛生院孫成芳。

處方14　鮮苦蕒菜50～100克、生菜油50克。（侗族方）

用法　將生菜油煉開，炸苦蕒菜至微黃待涼。用苦蕒菜蘸油塗患處，1日5～6次。並可將苦蕒菜搗爛敷患處。

說明　用上方治療癰癤瘡毒等，有解毒消癰之效。

來源　獻方人：雲南省宣威縣中醫院符光利。

處方15　黃連10克、黃芩10克、黃柏10克、鮮馬齒莧30克。（壯族方）

用法　先將黃連、黃芩、黃柏共研為細末，再將鮮馬齒莧搗成泥狀，混合製成藥餅，敷貼於患處，蓋以紗布，膠布固定。1日換藥1次，至癒為止。

說明　上方主治癰癤初起。

來源　獻方人：雲南省文山州學校楊學況。推薦人：雲南省文山州政府楊林。

處方16　木芙蓉葉50克、山慈茹15克、白附子20克、海藻20克、紫草20克、天南星15克。

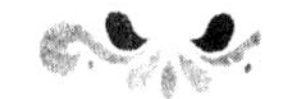

用法　共研細麵，茶水調之，外敷患處，1日3次。

說明　本方主治一切癤瘡癰腫初起未破者。

來源　獻方人：江蘇省南京中醫學院劉學華。

處方17　仙人掌30克、紫花地丁30克、蒲公英30克、明礬10克。（民間方）

用法　上藥除明礬外，均用鮮品。4味藥共搗成糊狀，敷於患處，1日1～2次。

說明　本方對於癰疽、疔癤初起，局部紅腫熱痛者，用之效果較好。已潰破者不宜使用。

來源　獻方人：江蘇省南京中醫學院劉學華。

處方18　蓖麻葉30克、黃芙蓉20克、蟬蛻2克、紅糖適量。（獨龍族方）

用法　將前3味藥搗碎後加紅糖拌勻，外敷患部，1天1次。

說明　本方有祛風、解毒、消瘡之效。適用於瘡毒初起者。

來源　獻方人：雲南省保山市人民醫院蒲有能。推薦人：雲南省保山地區藥檢所衛愛黎。

處方19　七葉蓮20克、蜈蚣1條（炙）、雞蛋清1個、蜂蜜適量。（怒族方）

用法　將前2味藥研細混合，加蜂蜜、蛋清調成泥狀，外敷患部，2天1劑。

說明　本方適用於瘡瘍未潰者。

來源　獻方人：雲南省保山市人民醫院蒲有能。推薦人：雲南省保山地區藥檢所衛愛黎。

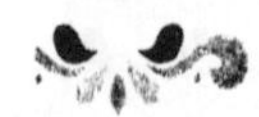

處方20　麻葉蟛蜞菊適量。（景頗族方）

用法　將上藥鮮品搗爛，包敷患處。1日1次，每次1劑。

說明　本方有清熱解毒之效。

來源　摘自《德宏民族藥志（一）》。推薦人：德宏州藥物檢驗所方茂琴。

處方21　三分三50克、蜘蛛香30克。（彝族方）

用法　上藥均用鮮品，搗爛如泥。1次取5克敷於瘡面，每日更1次。

說明　本方對瘡瘍未潰者有顯著的消腫作用。已潰者不宜作用。

來源　摘自《昭通市中藥資源普查》。推薦人：雲南省昭通市科學技術委員會黃代才。

二、膿　腫

處方1　小鐵箍（鮮品）50～700克。（納西族方）

用法　將小鐵箍洗淨搗爛，拌米酒適量，敷在膿瘡周圍（中間留孔，使膿液在中間潰破外流），用消毒紗塊外包，膠布固定。1～2日換藥1次。

說明　本方治療膿腫。對還未成膿者有消散作用，對已成膿者有縮小範圍和拔膿作用。

來源　獻方人：雲南省麗江納西族自治縣第二人民醫院和尚禮。

處方2　綠皮刺葉15克，重樓10克。（白族方）

用法　以上2藥加工為藥泥或藥粉，加水調勻貼於膿瘡上，1天換藥2次，連續用藥3～5天。

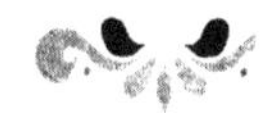

說明　治療期間忌食牛、羊肉、魚、蝦等食物。如果膿血較多，可先用雙氧水清創然後再貼藥包紮。

來源　獻方人：雲南省大理市康復醫院許服疇。

處方3　鮮糯米草根（牙膏糯）適量、紅糖適量。（傣族方）

用法　共搗為泥，外包患處，1日1次。

說明　本方治療膿瘡，有拔膿生肌、消腫止痛之功。

來源　獻方人：雲南省德宏傣族景頗族自治州潞西縣芒市鎮衛生院李波賣。推薦人：雲南省德宏傣族景頗族自治州潞西縣芒市鎮衛生院楊德寬。

處方4　扶桑花（磨屁哄）2朵、紅糖5克。（傣族方）

用法　將上2味搗爛，外包患處，1日1次。

說明　本方為傣族民間慣用治膿瘡方劑，具有拔膿生肌、消腫止痛之功。

來源　獻方人：雲南省德宏傣族景頗族自治州潞西縣芒市鎮李波賣。推薦人：雲南省德宏傣族景頗族自治州潞西縣芒市鎮衛生院楊德寬。

來源　摘自《大理白族藥及單方驗方》。推薦人：雲南省大理醫學院周波。

處方5　鮮士大黃葉100～200克。（佤族方）

用法　將鮮土大黃葉放石臼內搗絨，連渣取出敷於瘡癤上，再用紗布外包，膠布固定，1天換藥1次。

說明　此方可治瘡、膿腫。

來源　獻方人：雲南民族民間醫藥研究會段琨。

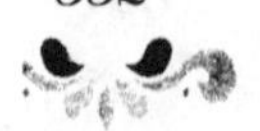

處方6　滑藤30克、大青葉20克、白醋適量。（傣族方）

用法　上藥採鮮品搗細，加白醋適量調勻，外貼患處。1日1劑，若藥物乾燥，用白醋淋濕，1日1～3次。

說明　應用本方治膿腫，有清熱解毒拔膿之效。

來源　獻方人：雲南省保山市板橋鎮郎義村蒲益富。推薦人：雲南保山市人民醫院蒲有能。

處方7　寧麻根100克。（壯族方）

用法　先有膿腫處用消毒刀切小口後，將甯麻根搗爛敷在膿瘡上，留出膿口，膿液即慢慢流出。

說明　本方是廣西民間常用的拔膿方。

來源　獻方人：廣西壯族自區百色地區民族醫院研究所楊順發。

處方8　糯米團根3克、滑藤根3克、小綠葉2克、鐵箍散葉5克、虎杖根1克、冰片0.2克、重樓0.5克、大五爪金龍極3克、大芙蓉根3根、蜂蜜25克、雞蛋清2個。（傈僳族方）

用法　上藥除蜂蜜外均研粉，然後合蜂蜜、蛋清調成膏、薄敷患處。

說明　對於瘡瘍腫毒紅腫熱痛者，可生肌，隔2日換藥1次。

來源　推薦人：雲南省保山地區人民醫院董安民。

處方9　青刺嫩尖適量、瓦草松適量。（白族方）

用法　將2物搗爛，敷貼患處，2日1換。

說明　此方有清熱解毒之效。

來源　摘自《大理白族藥及單方驗方》。推薦人：雲南省大理醫學院周波。

三、膿疱瘡

處方1 苦楝樹皮30克、旱蓮草30克。（布依族方）

用法 上研粉，加適量麻油，外敷患處。

說明 臨床收治100例，均獲良效。

來源 獻方人：貴州省黔南州民族醫藥研究所皮膚科醫師文明昌。

處方2 桉樹葉200克、千里光200克、蒼耳草200克、杠板歸200克。（壯族方）

用法 將上藥放入鍋內，加水7000克，煎開後外洗全身，1日2次，連洗2～3天可癒。

說明 本方有消炎殺蟲作用。每洗1次應換衣服1次，保持身體清潔。已用本方治癒9人。

來源 獻方人：廣西壯族自治區百色地區民族醫藥研究所楊順發。

處方3 大紅袍（鏽釘子）100克、香油適量。（苗族方）

用法 將挖出的大紅袍根洗淨，用火烤出油似的鐵銹，冷後刮下，研成金黃色粉末裝瓶備用。先清洗皮膚，搽上香油，撒上藥粉，1日1換，3日即癒。

說明 此乃雲南省文山縣柳井鄉任樹柏、楊瓊珍家傳秘方。通過上千人次驗證，效果良好。

來源 獻方人：雲南省文山縣柳井鄉任保兵、任保傑。推薦人：雲南省文山州衛生學校任懷祥、楊學泥。

處方4 生五倍子150克、蛇不過150克、小飛楊150克。（毛南族方）

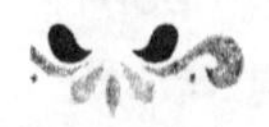

用法 上藥水煎，取藥液1000毫升。外洗，1日2次。

說明 本方主治膿疱瘡及黃水瘡。

來源 獻方人：廣西省三江縣人民醫院何俊興。

處方5 鮮千里光莖葉、鮮桃樹葉、鮮白楊、柳葉各50克，花椒10克。（侗族方）

用法 上4味，加水適量，煎煮半小時後，敢藥液清洗患處。

說明 此方還可治療皮膚瘙癢、濕疹。

來源 獻方人：雲南省宣威縣凱撒衛生院沈真祥。推薦人：雲南省宣威縣中醫院符光利。

處方6 蒼朮30克、黃柏30克、檳榔30克、千隻眼30克、五倍子30克。（壯族方）

用法 共研成細粉，直接撒撲或調植物油外搽。

說明 本方尚可用於亞急性濕疹及丘疹性蕁麻疹。

來源 獻方人：雲南省文山州皮研所聶正禮。推薦人：雲南省文山州衛生學校任懷祥等。

處方7 鴨蹠草30～50克、雄黃5～10克。（畲族方）

用法 將鮮鴨蹠草搗爛，加入雄黃適量，再搗勻外敷，1日1劑。

說明 該方治療膿疱瘡有良效。

來源 摘自《福安畲族醫藥衛生情況調查》。推薦人：福建省寧德地區醫藥研究所陳澤遠。

四、臁　瘡

處方1 生薑汁、乾薑粉適量。

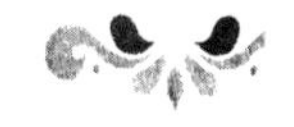

用法　2藥調呈糊狀，敷於創面，以無菌敷料覆蓋，1日換藥2～3次。

說明　本方適用於瘡瘍潰後久不收口者。外敷後創面烘熱全身發熱，出汗，勿慮，繼續治療6～7日可癒。

來源　獻方人：山西省盂縣中醫院張晨曦。推薦人：山西省寧武縣中醫院李藩。

處方2　重樓30克、飛龍掌血30克、龍骨100克。（苗族方）

用法　用石灰水泡重樓24小時，曬乾，與其他2味共研成粉，備用。清創後，將藥粉撒敷創面，1日1次。

說明　經治外傷所致慢性潰瘍100餘例，有效率達95%以上。

來源　獻方人：雲南省文山州衛生學校任懷祥。推薦人：雲南省文山州衛生學校李世昌。

處方3　鮮瓦松30克、七葉一枝花15克。（佤族方）

用法　上藥搗藥外敷，或搗汁外塗患處，1日1～3次，3～6日可癒。

說明　用藥期間保持傷口清潔，不可塗其他藥物。本方適用於瘡瘍潰後久不收口者。

來源　獻方人：雲南省雙江縣民族醫藥研究所李富軍。

處方4　炒烏梅肉15克、製乳香10克。（白族方）

用法　上混合研粉，用香油或老陳醋調敷患部，1日換藥1次，10天左右可癒。

說明　經治慢性潰瘍300餘例，療效滿意，無副作用。

來源　獻方人：雲南省大理市康復醫院八門診楊中梁。

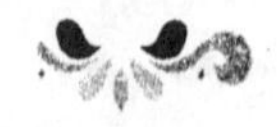

處方5　生大黃120克、生玉米70克、夏枯草50克。

用法　將上藥浸於75%酒精400毫升內，密封存15天後備用。用時常規脫碘消毒，消除潰瘍面雜質及膿液後，以雙層敷料飽蘸藥液置於潰瘍面，用大紗布覆蓋，膠布固定。視病情每日或隔日換藥1次。若潰瘍面過大，用無菌棉球飽蘸上藥外塗，暴露待乾，1日2～3次。對結核、膿腫有竇道形成者，應以探針、鹽水清洗竇道，用無菌紗布蘸上藥塞於竇道深處，每日或隔日1次，1月為1療程。

說明　慢性潰瘍是臨床常見病症之一，病因複雜，經常規鹽水沖洗擴創換藥治療，效果多不理想，根據中國醫學「祛瘀生新」的指導思想，自製此方。治療慢性潰瘍31例，有效率達93.5%。

來源　獻方人：山西省長治市城區人民醫院孟竹林、席雙龍。推薦人：山西省寧武縣中醫院李藩。

處方6　水銀17克、火硝17克、白礬17克。（蒙古族方）

用法　將火硝、白礬分別粉碎成末，混勻，用水銀調成糊狀外敷，每日或隔日換藥1次。

說明　本方主治慢性皮膚潰瘍，有祛腐收濕之效。

來源　獻方人：內蒙古自治區哲裏木盟蒙醫院研究所老蒙醫那順達來。推薦人：內蒙古自治區哲裏木盟蒙醫研究所徐長林。

處方7　鵝不食草9克、芙蓉葉8克、狗牙瓣9克。（彝族方）

用法　上藥曬乾研末，用時以雞蛋清調藥末外敷患處。

說明　本方有清熱解毒祛腐之效。

來源　獻方人：貴州省大方縣醫院丁詩國。

處方8　螞蟻卵30克。（彝族方）

用法　將螞蟻卵放銅鍋內，微火炒至微黃，研細末，用時以麻油調搽患處。

說明　本方法是貴州彝族民間用來治療皮膚潰瘍的有效方劑。筆者曾用來治療頑固性皮膚潰瘍2例，均治癒。

來源　獻方人：貴州省大方縣醫院丁詩國。

處方9　蒙自虎耳草（岩耳巴、反背紅、紅岩草）適量。（彝族方）

用法　上取鮮品加紅糖搗爛敷患處，1日1換。

說明　蒙自虎耳草為虎耳草科虎耳草屬植物。有小毒。微苦辛，寒。有清熱解毒之效。本方還可治療乳腺炎、無名腫毒、外傷出血等。

來源　獻方人：雲南省彌勒縣人民醫院郭維光。

處方10　石丁花葉適量。（畲族方）

用法　上藥曬乾，研末，勻撒患處。

說明　石丁花，即金縷梅科屬植物。

來源　摘自《畲族驗汶選》。推薦人：福建省中醫藥研究院林恩燕。

處方11　大菟絲子200克。（民間方）

用法　上藥砂鍋炒（忌銅鐵器），研粉，香油調，塗患處。1日換藥1次。輕者10天，重者20天可癒。

說明　大菟絲子，非補肝腎之小菟絲子。乃《別錄》之野貓漿草，《河北藥材》之盤死豆，《山東中藥》則稱麻棱綠。性味甘苦，功用清熱涼血，利濕解毒。《藥性考》：「涼血散血，治癰疽腫毒諸症」。本病多由於濕熱下注，瘀

血凝滯經絡所致，故選大菟絲子治之較好。筆者用本方治療11例，均有效。

來源 獻方人：山西省寧武縣中醫院李藩。

處方12 蠍子2個、蜈蚣1條、刺猬皮1張、蜂蠟適量。

用法 將前3味藥焙焦黃，研為極細末，蜂蠟熔化，納入藥粉，攪拌令勻。攤於白布上，貼患處。用藥後局部有癢感，勿慮。

說明 用本方治療3例，均獲痊癒。一般用藥2次即可。

來源 獻方人：安徽省阜南縣城關鎮醫院周運頂。推薦人：江蘇省南京中醫學院劉學華。

處方13 活蚯蚓、白糖適量。

用法 將活蚯蚓放入白糖內，自化成液，塗患處。

說明 筆者用本方治療瘀滯型臁瘡4例，均在3週內獲效。

來源 獻方人：山西省寧武縣中醫院李藩。

處方14 枯礬1.2克、雄黃0.9克、爐甘石0.9克、冰片0.3克。

用法 上藥研細末，裝瓶備用。先用3%雙氧水與生理鹽水清洗瘡面，腐肉較多的可用手術刀刮去，然後將藥粉干摻患處，若瘡面乾燥者，用香油調塗患處，以消毒敷料、繃帶釓包紮，1日換藥1次。

說明 馬氏治療23例，10日內治癒6例，10～20日內治癒13例，瘡面癒合60%以上，為顯效者4例，總有效率100%。

來源 獻方人：安徽省荀城縣中醫院馬建海、計生服務

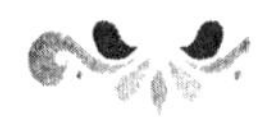

站徐長河。推薦人：山西省寧武縣中醫院李藩。

處方15 磚灰（剛出窯者）、香油各適量。（彝族方）

用法 磚灰、香油調勻，塗患處，1日1次。

說明 此方為彝族地區流傳秘方，療效卓著，一般5～17天即癒。

來源 獻方人：雲南省彌勒縣人民醫院郭維光。

處方16 活蜈蚣3～5條、菜油適量。（仡佬族方）

用法 將活蜈蚣浸泡於菜油內，半月後即可用。用消毒的雞毛蘸油搽患處。

說明 本方除臁瘡外，還可治療經久不癒的慢性皮膚感染以及癰瘡腫毒。

來源 獻方人：雲南省宣威縣凱撒衛生院沈真祥。推薦人：雲南省宣威縣中醫院符光利。

處方17 黃連6克、大黃6克、黃柏6克。（土家族方）

用法 將上藥共研細末，用開水調成膏狀，外敷，敷藥面積以將瘡口及周圍紅腫部位全部覆蓋為宜，每隔2天清洗換藥1次，直至紅腫消退，下凹之肉長平為止。

說明 肉芽長平後宜改用其他藥物。

來源 獻方人：湖北省來鳳縣翔鳳鎮老虎洞衛生所楊洪興。

處方18 龍骨、輕粉、乳香、沒藥各等份，冰片少許。

用法 上藥共研細末，用人乳調之，搽抹患處，輕者1日1次，重者1日2次。

說明 如重症患者，宜厚抹之，並用紗布包紮，隔1天

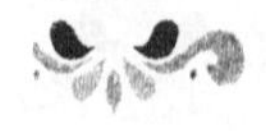

換 1 次，一般 3～5 天痊癒。

來源 獻方人：山西省寧武縣人民醫院李敏、李秀英。

處方19 明淨、松香、煅皂礬各500克。

用法 共為細末，香油調膏。先用蔥艾、甘草煎湯洗淨患處，再搽此藥，油紙覆蓋，以軟布紮緊，3 日換藥 1 次。

說明 小腿潰瘍日久，色紫黑，以瘀血為主者可用此膏。必要時可配合內服藥（四物湯加地龍 9克、白附子 9克、僵蠶 9 克、五靈脂 9 克、製草烏 6 克、丹參 9 克、連翹 10 克、白酒為引）。

來源 獻方人：山西省雁北地區中醫院郭書文。推薦人：山西省寧武縣中醫院李致仁。

處方20 白及粉1份、呋喃西林2份、凡士林適量。

用法 將白及粉、呋喃西林 2 藥共研極細末，拌入凡士林，令勻成膏。患處常規消毒洗淨後，將藥膏敷於患處，外蓋敷料，包紮固定。

說明 本方治療小腿慢性潰瘍，及久不收口的凍瘡，通常一次可癒。

來源 獻方人：安徽省阜南縣人民醫院胡友祥。推薦人：南京中醫院劉學華。

處方21 青蘿蔔皮1張、珍珠粉少許。

用法 先將瘡面用雙氧水洗淨拭乾，再將珍珠粉撒於瘡面，然後將剛剝下來的新鮮蘿蔔皮包裹於瘡面上，用繃帶紮緊固定。1 日 1 次。

說明 本方主治小腿慢性潰瘍滲液流水，久不收口者。

來源 獻方人：江蘇省南京中醫學院劉學華。

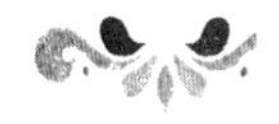

五、瘻　管

處方1　全壁虎（或藥店售乾壁虎）若干條。

用法　上藥焙乾（勿焦），研細粉備用。用0.1%新潔爾滅棉球局部消毒後，再用探針探查瘻管的深淺大小，以雙氧水清洗之，如有死骨、異物等不能從瘻管排出者，結合X線片給予手術清除。用壁虎粉填滿瘻管或用鹽水紗條蘸其粉置入瘻管基底，或根據瘻深淺，直接選用壁虎尾一段，插入瘻管。外口均用紗布包紮固定。2～3日換藥1次。同時加服壁虎粉1克，1日3次，至瘻管癒合後，再服1月止。若久不收口，加等量蜈蚣粉混合用之，以促早癒。

說明　李氏用本方治療200例，10～80天均痊癒。治癒率為100%。

來源　獻方人：安徽省宿州市傷骨科醫院李慶鐸。推薦人：山西省寧武縣中醫院李藩。

處方2　蜣螂7克、乾薑6克、枯礬2克、五倍子6克、紅棗肉適量、滑石粉少許。（畲族方）

用法　分別將蜣螂及乾薑放瓦上焙乾，研極細末，加入枯礬及五倍子（研粉），過120目篩，再加入紅棗肉（去皮核）共搗，將藥泥蘸滑石粉搓成粉條，晾乾備用。將藥線條插入瘻管內，1日2次，數日後見功。

說明　本人用此法治癒者甚多，曾治1例慢性胃髓炎3年的病人，用此法15天即排出死骨而痊癒。

來源　獻方人：福建省霞浦縣醫藥公司劉識榮。

處方3　五香藤葉50克（乾品）。（瑤族方）

用法　上研末，冷開水調敷或用乾粉敷於傷口上，敷料

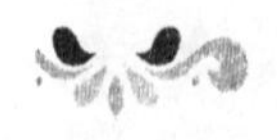

固定。1 日換藥 1 次。

說明 本方主治膀胱取下後形成的尿漏及腸梗阻術後形成的腸漏。

來源 獻方人：雲南省文山州馬關縣中醫院徐運鴻。

處方4 鮮地丁草1.5克、枯礬0.3克、綠茶葉0.6克、蜈蚣1條。（彝族方）

用法 將上藥同搗爛後，與 2% 鹽水調成糊狀。消毒清潔傷口周圍皮膚，取藥敷於竇道上，外用紗布貼蓋，1 日更換 1 次。

說明 本法適用於闌尾炎術後竇道，一般數天內即效。

來源 獻方人：四川省遂寧縣橫山醫院蔡雲。推薦人：山西省寧武縣人民醫院李敏、李秀英。

處方5 （1）小槐花根9克、斷腸草根3克、熊柳根9克、三葉烏9克、蔹莓9克、野煙根（煙草根）9克、辣蓼根9克、石菖蒲根6克、芒萁根9克、麻竹根9克、菝葜根6克、水草根9克（水渠、水溝上的青草根）。

（2）小槐花嫩葉、三葉烏蔹莓嫩莖葉、野煙葉、辣蓼、菝葜嫩葉、熊柳嫩葉各適量。（彝族方）

用法 取方（1）各藥放入罐內，加 300 毫或好醋，罐口用布包裹，中間戳成一道小圓孔，置火煎，待氣孔有熱氣升起時，在瘻管周圍抹塗桐油後，把瘻管處朝著氣孔薰蒸之，以不燙傷為度，過熱可降火降溫控制氣體上升，每次薰蒸 30 分鐘，冬天早中晚各蒸 1 次，夏天早晚各 1 次，連蒸 1 週為 1 療程，一般（瘻管）1 週可癒。

先把桐油及瘻管周洗乾淨，將方（2）諸藥搗爛為泥，敷貼瘻管處，第 5 天起加冰片，兒茶末適量，每日 1 劑。

說明　體虛者禁用。

來源　獻方人：福建省福安市醫潭鄉雷佛佳。推薦人：福建省寧德地區醫藥研究所陳澤遠。

處方6　小槐花根9克、斷腸草莨3克、金銅子根9克、屎豬根9克、野煙根9克、天蓼根9克、石菖根6克、芒萁根9克、麻竹根9克、水草根6克、金剛刺根6克。（畲族方）

用法　取上藥放入罐內，加適量好醋，罐口用布裹，中間留一氣孔，煎沸後朝向病灶，以薰蒸之。薰蒸前後患處要用桐油洗擦乾淨。夏天早晚各1次，冬天早中晚各1次，時間每次約30分鐘左右。另將以上各藥（去斷腸草根）取其葉研末，加入冰片、兒茶末各少許，敷貼患處，在每次薰蒸後敷上。

說明　小槐花畲族醫俗稱金漂帶。石菖根俗稱坑歸根，芒萁根俗稱山芒菇根，金剛刺根俗稱高藥陳根。本方經臨床多證驗證，療效甚佳，一般經治療1星期後即癒。

來源　摘自《福安縣畲族單驗方彙編》。推薦人：福建省中醫藥研究林恩燕。

六、癰　疽

處方1　鮮瓜蔞根15克、鮮土大黃根330克、生半夏15克。

用法　上3藥搗爛如泥，敷於患處，1日2次。

說明　本方尤其適用於癰疽未潰、紅腫熱痛明顯者。

來源　獻方人：江蘇省南京中醫學院劉學華。

處方2　王不留行根皮、野棉花根皮各適量。（瑤族方）

用法　上藥共搗爛，外敷患處，1日1次。

說明　上方具有拔膿、解毒、生新之功，主治癰疽發背。

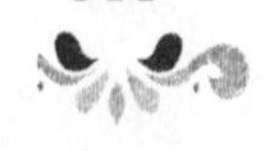

來源　獻方人：雲南省文山州醫院鄭卜中。

處方3　杏仁7粒、蓖麻仁（去皮）60克、銅青30克、輕粉9克、乳香15克、沒藥15克、松香180克、木鱉子（去皮）7個、大綠6克。

用法　每年端陽節正午，取前8味研碎，置石板上，以錘搗如泥，後將大綠粉摻入調勻，膏即成，貯罐備用。用時酌患部大小，取藥膏攤布上，加熱，待軟貼患處。貼半至一日，即可潰膿。

說明　本方專治癰疽膿成，過期不潰者。本方調大綠為綠雲膏，調銀珠為銀珠膏，藥力又較綠雲膏強。

來源　獻方人：山西省寧武縣李培真。推薦人：山西省寧武縣中醫院李藩。

七、癰

處方1　松香50克、苦杏仁7個、香油50克。（白族方）

用法　將松香、杏仁搗成細末，用香油拌勻，加微火焙解為豢狀，裝瓶密封後置於井水中冷卻成膏備用。取3～6層消毒紗布塊（局部腫塊大小），將膏藥均勻攤在紗布塊上，敷患處。

說明　此方在奕、苗、土、白族地區廣泛流傳。曾經治療化膿性淋巴結炎150餘例均癒。淋巴結炎未化膿者，敷後可自行消退，已化膿者，敷後可促進破膿及癒合。

來源　獻方人：雲南省大理市康復醫院八門診楊中梁。

處方2　小粘藥（水猴子）、糯米草適量。（彝族方）

用法　鮮品加酒搗爛敷患處。1日1換。

說明　小粘藥係蕁麻科蔓萱麻屬植物。性味甘淡，平。

可消腫解毒、拔膿生肌。藥用根。

來源 獻方人：雲南省彌勒縣人民醫院郭維光。

處方3 鮮大暗消（黃毛馬兜鈴）適量。（哈尼族方）

用法 上藥搗爛敷患處。1日1換。

說明 大暗消為馬兜鈴科馬兜鈴屬植物。性味苦，寒。功能清熱解毒，消腫止皮膚。

來源 獻方人：雲南省紅河哈尼族彝族自治州彌勒縣人民醫院郭維光。

處方4 小紅參適量。（彝族方）

用法 鮮品加酒調敷。

說明 小紅參係茜草科茜草屬植物。性味微苦甘，涼。有拔毒消腫、祛瘀止痛、涼血止血等作用。藥用根，亦可用葉。

來源 獻方人：雲南省彌勒縣人民醫院郭維光。

處方5 石椒草、白酒各適量。（彝族方）

用法 鮮品搗爛敷患處，1日1換。

說明 石椒草係芸香科松風草屬植物。辛苦，溫，氣臭。有拔膿生肌、消炎解毒、行氣止痛之效。藥用全草。

來源 獻方人：雲南省個舊市草新礦郭維望。

處方6 野菊花葉50克、蒲公英50克、梨頭草40克、千里光40克。（土家族方）

用法 搗爛外敷。

說明 此乃湖南湘西土家族治癰腫之驗方。有清熱解毒之效。

來源　獻方人：湖南省湘西土家族苗族自治州民族中醫院何炬。推薦人雲南省文山州衛生學校任懷祥、楊學況。

處方7　生蔥蜂蜜備適量。（民間方）

用法　將上藥搗爛呈稀泥狀，外敷患處，用繃帶固定。1日換1次。

說明　本方在宣威民間廣泛使用，有較好的消毒止痛、促進癰腫消散的作用。

來源　獻方人：雲南省宣威縣中醫院符光利。

處方8　重樓30克、白馬分鬃20克、蟑螂3隻。（彝族方）

用法　將上藥研細，以蜂蜜漿攪拌勻呈泥狀，裝入布袋，敷貼患處。隔日更換1次。

說明　蜂蜜微火加熱熔解方可使用。

來源　獻方人：雲南省綠春縣防疫站計免科羅解德。推薦人雲南省綠春縣衛生局醫政科李榮華。

處方9　馬豆草50克、千里光20克、紫花地丁20克、地膚子25克、生黃柏25克、苦參25克。

用法　上研粉，調凡士林或蜂蜜，塗搽患處，1日1次。

說明　馬豆草係豆科蠶豆屬植物，別名野菜豆，甘淡，豆，有拔攻毒之效。

來源　獻方人：雲南省昆明市盤龍區衛生工作者協會李玉仙。

處方10　松香30克、明礬10克、皮硝30克。

用法　上3藥加醋1～2兩，放在鐵勺內文火熬化成糊狀，攤於布上，敷於患處。敷藥後，不需換藥，直至自然脫落。如腫未消盡，再用上藥如前法。一般 1～2 次即可腫痛消失。

說明 本方治療腫塊、淋巴結炎，腫痛微熱，但無頭，局部不紅者。

來源 獻方人：江蘇省南京中醫學院劉學華。

處方11 生大黃、生黃柏、薑黃、白芷各78克，花粉155克，南星、蒼朮、陳皮各15克，厚朴、生甘草各31克，羌活牙皂、枯礬、雄黃各18克 。

用法 先將上藥曬乾，研細過篩，用生麥面適量，加水調糊，入方拌勻，乾濕適度，用手搓成條如筷子大，用刀切成 3 公分長，放入雄黃末內滾動，使雄黃末粘在藥條上，取出晾乾備用。膿未成者，用茶酒同蜜調敷，已成膿用蔥蜜調敷。

說明 此方治療癰初起漫腫無頭，微痛不紅，熱度不高者。

來源 獻方人：四川省三台縣聯勝鄉蒙山村醫療站李德謙。推薦人：山西省寧武縣中醫院李藩。

處方12 ①金銀花60克、紅花15克。②八角香、香葉子紅粉、馬蜂窩、華口草、黃壓香各15克。（土家族方）

用法 取方①水煎外洗；取方②焙乾研末，敷貼患處，1日1次。

說明 上方有清熱解毒、托膿生肌之效。主治癰成膿潰破者。

來源 獻方人：湖南省湘西土家族自治州民族中醫院張印行。

處方13 黃土泥200克、好煙絲（即吸的煙去掉捲煙紙）1盒、細茶葉50克。

用法　先將黃土泥研細過篩，把煙絲拌入黃土泥粉中，再將細菜葉濃泡取汁和調如漿糊狀，用牛皮紙（或鮮荷葉、梧桐樹葉）取適量平攤貼患處（貼前先將剩餘茶葉水或另泡淡鹽水作局部消毒）。治療第1天換藥要勤，2～3 天後膿液逐漸減少，可 1 天換藥 2～3 次，4～5 天後膿液排盡，開始親自生肉芽，必須堅持每天換藥 1 次，直至完全癒合為止。

說明　本方用於癰已潰破者。

來源　獻方人：江蘇省南京海軍電子工程學院門診部郭麗霞。

處方14　卡替印地（兒茶）30克、卡蘭德斯（土木香）60克。（維吾爾族方）

用法　上藥洗淨烘乾，共研細末，置瘡面上，以覆蓋瘡面為度。1 日 1 次。

說明　本方用於癰瘡不收口者。亦可治療淋巴結核已破潰者。

來源　獻方人：新疆維吾爾自治區烏魯木齊市中醫院李文富。推薦人：新疆烏魯木齊市中醫院王輝。

處方15　生大蒜頭10克。（壯族方）

用法　將生大蒜搗爛如泥，敷在癰上，外用艾條火灸 20 分鐘，1 天 1 次。

說明　本方有消炎殺菌作用，適用於癰初起。已治癒 7 人。

來源　獻方人：廣西壯族自治區百色地區民族醫藥研究所楊順發。

處方16　糯米草根20克、豬殃尖20克。（白族方）

用法　將上藥搗碎研粉，沾貼外敷患處。

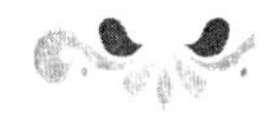

說明　此方有清熱解毒、消腫止痛之功效。適用於癰瘡未潰者。

來源　摘自《大理白族藥及單方驗方》。推薦人：雲南省大理醫學院周波。

處方17　下田菊30克、青蒿25克、土荊芥25克、側柏葉20克。（怒族方）

用法　將上藥加水浸過藥面，煎15～20分鐘。薰洗顏面1日1劑，每日用3次。

說明　應用本方治療顏面癰腫之初起。

來源　獻方人：雲南省保山市板橋鎮郎義村趙鴻勳。推薦人：雲南省保山市人民醫院蒲有能。

處方18　五爪龍、小滿天星各60克。（土家族方）

用法　將上藥搗爛，敷貼患處，1日1次。

說明　本方功可清熱解毒、散腫消結，主治下頷膿腫。

來源　獻方人：湖南省湘西土家族自治州民族中醫院張印行。

處方19　槲蕨30克、生薑15克。（畲族方）

用法　槲蕨去毛，用生薑搗爛外敷。

說明　槲蕨係水龍骨科植物，當地稱猴已薑。有解毒散結之效。適用於頦下腫初起。

來源　獻方人：福建省霞浦縣城關衛生院謝積眾。推薦人：福建省中醫藥研究院林恩燕。

處方20　閹雞尾葉90克。（土家族方）

用法　將上藥搗爛，敷貼患處，1日1次。

說明　本方能清熱解毒，主治頸癰。

來源　獻方人：湖南省湘西土家族自治州民族中醫院張印行。

處方21　小鐵馬鞭、花椒葉、小血藤各30克。（土家族方）

用法　將上藥搗爛，敷貼患處，1日1次。

說明　本方有清熱解毒、活血化瘀，主治頸癰。

來源　獻方人：湖南省湘西土家族自治州民族中醫院張印行。

處方22　金銀花藤葉、三花蓮葉、鳥不站葉、芙蓉花葉各30克。（土家族方）

用法　將上藥搗爛，敷貼患處，1日1次。

說明　本方有清熱解毒、散瘀消腫，主治頸癰。

來源　獻方人：湖南省湘西土家族自治州民族中醫院張印行。

處方23　大半夏、鐵燈檯各30克、食鹽15克。（土家族方）

用法　將上藥搗爛敷貼患處，1日1次。

說明　此方可清熱解毒、化瘀消腫，主治頸癰。

來源　獻方人：湖南省湘西土家族自治州民族中醫院張印行。

處方24　山黃薑、白酒各適量。（畲族方）

用法　山黃薑磨白酒搽患處。

說明　山黃薑即黃薑。方中白酒亦可改為醋。此方適用於背癰。

來源 獻方人：福建省福安縣王樓村蘭石祥。推薦人：福建省藥品檢驗所周繼斌。

處方25 四對金（鮮品）300克（或乾者100克）、白糖20克。（畲族方）

用法 鮮者搗爛加入白糖，若用於者須加米醋（已潰者加入淘米水），敷患處。

說明 四對金係金粟蘭科銀線草。此方主治背癰。

來源 獻方人：福建省霞浦縣州萍鄉佘醫雷金灼。推薦人：福建省霞浦縣醫藥公司劉熾榮。

處方26 小白蠟、地王瓜、黃瓜香、枇杷花各30克。（土家族方）

用法 將上藥搗爛，敷貼患處，1日1次。

說明 此方有清熱解毒、散腫消瘀之效，主治背癰初起。

來源 獻方人：湖南省湘西土家族自治州民族中醫院張印行。

處方27 黃瓜香、陳石灰、蘿蔓花各30克。（土家族方）

用法 將上藥搗爛，敷貼患處。

說明 本方有清熱解毒、消腫散瘀之效，主治背癰未成膿者。

來源 獻方人：湖南省湘西土家族自治州民族中醫院張印行。

處方28 婆婆針葉、紅牛膝各60克，雞蛋清1個。（土家族方）

用法 將上藥搗爛敷貼患處，1日1次。

說明 本方有清熱解毒、消腫散瘀之效，主治背癰未成膿者。

來源 獻方人：湖南省湘西土家族自治州民族中醫院張印行。

處方29 金櫻子葉90克。（土家族方）

用法 將上藥搗爛，敷貼患處，1日1次。

說明 本方有清熱解毒之效，主治背癰初期。

來源 獻方人：湖南省湘西土家族自治州民族中醫院張印行。

處方30 薑黃50克、白酒或陳醋適量。（畲族方）

用法 將薑黃根狀莖磨白酒（或陳醋）成糊狀，塗搽患處，1日數次。

說明 薑黃以鮮者為佳，頻頻塗搽，膿汁即從乾裂縫中滲出，再塗搽，則膿頭、腐肉一齊脫落，繼續塗搽可癒。

來源 獻方人：福建省福安市穆陽衛生院蘭石祥。推薦人：福建省寧德地區醫藥研究所陳澤遠。

處方31 梂樹嫩幼葉100～200克、米醋10～20毫升。（畲族方）

用法 先將梨樹嫩葉搗爛，加適量米醋調勻，外敷患處，1日1次。

說明 此方治療背癰，初起者能消，成膿者促其排膿、生肌收口。

來源 獻方人：福建省霞浦縣溪南衛生院雷元明。推薦人：福建省寧德地區醫藥研究所陳澤遠。

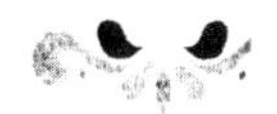

處方32　鮮四塊瓦葉（銀線草）50克、米醋125毫升。（畲族方）

用法　將銀線草葉片浸醋12小時，隔水燉10分鐘，冷卻後外敷，1日4～5次。

說明　鐘氏應用銀線草鮮葉浸醋外敷治背癰業已三代，在當地頗有影響。福安、羅源、霞浦等縣市佘醫用銀線草一把（約30克）加少許紅糖（約5克）杵爛外敷，治背癰效果亦佳。

來源　獻方人：福建省寧德市九都鄉抓鳥坑村鐘其旺。推薦人：福建省寧德地區醫藥研究所陳澤遠。

處方33　一枝黃花葉30克、積雪草根30克、側柏葉30克、牡荊葉30克、生薑10克、紅糖10克、酒糟20克。（畲族方）

用法　將上藥鮮品混合搗爛，外敷患處，1日1劑。

說明　本方適用於大腿癰初起紅腫疼痛者。

來源　獻方人：福建省霞浦縣崇儒衛生院雷阿發。推薦人：福建省寧德地區醫藥研究所陳澤遠。

處方34　一枝黃花葉、積雪草根、側柏葉、南五味子葉生薑、紅糖、酒糟各適量。（畲族方）

用法　上藥混合搗爛，外敷患處。

說明　此方用於大腿部突發紅腫結塊，或有寒熱者。

來源　獻方人：福建省霞浦縣崇儒衛生院雷阿發。推薦人：福建省中醫藥研究院林恩燕。

處方35　六角蓮（八角金盤）適量。（畲族方）

用法　上藥磨榛油，輕抹患處，1日2～3次。六角蓮係

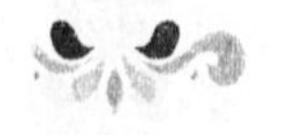

小檗科植物。

說明 此方主治大腿癰腫初起。

來源 摘自《福安縣畲族單驗方彙編》。推薦人：福建省中醫藥研究院林恩燕。

處方36 七葉一枝花根狀莖100～200克、菜籽油50克。（畲族方）

用法 七葉一枝花根磨菜籽油至糊狀，塗搽患處（範圍林大些），1日數次。

說明 本方主治大腿深部膿腫，亦可治療無名腫毒。

來源 獻方人：福建省福安市穆陽衛生院鐘清鳳。推薦人：福建省寧德地區醫藥研究所陳澤遠。

八、有頭疽

處方1 野牡丹花根30克、七葉一枝花根15克、黃柏8克。（傈僳族方）

用法 將上藥研細，加蛋清1個，蜂蜜、米醋適量。調泥狀敷貼患處。1日1劑。

說明 本方治療宜初起者。

來源 獻方人：雲南省保山市郎義村趙彩南。推薦人：雲南省保山市人民醫院蒲有能。

處方2 大蔥100克、蜂蜜100克。（蒙古族方）

用法 將以上2味，細搗如泥，敷於患處，外包消毒紗布。1日1～2次。

說明 使用本方治療對口瘡33例，均獲得滿意療效。

來源 獻方人：內蒙自治區哲里木盟蒙醫研究所老醫醫那順達來。推薦人：內蒙古自治區哲里木盟蒙醫研究所徐長林。

處方3 龍舌草（蘆薈）鮮品適量。（普米族方）

用法 將鮮品龍舌草搗爛，敷於患處。1 日 1～2 次。

說明 此方主治對口瘡。上藥前將瘡口洗淨，敷藥後包紮。一般 3～4 次即癒。

來源 獻方人：雲南省東川市東會民間醫藥研究所楊榮章、張生武。

處方4 肉檔垢適量、白糖少許。（畲族方）

用法 上藥共搗爛，敷患處。

說明 本方主治對口瘡，當地俗稱對口葡萄癤。肉檔垢即切肉砧上之垢。口瘡如已破潰，則不宜使用。

來源 獻方人：福建省霞浦縣柏洋衛生院林伏孫。推薦人：福建省中醫藥研究院林恩燕。

處方5 骨碎補適量。（畲族方）

用法 上藥去毛，加紅糖適量外敷患處。

說明 骨碎補，即水龍骨科槲蕨。主治對口瘡。

來源 獻方人：福建省霞浦縣鹽田衛生院黃壽年。推薦人：福建省中醫藥研究院林恩燕。

處方6 鮮百合鱗莖50克、食鹽10克。（畲族方）

用法 將上 2 味混合搗爛如泥，敷患處，1 日 1 次。

說明 本方適用於對口瘡，瘡口藥物要塗厚些，邊緣稍薄，範圍要塗至紅腫外 1 公分。經治 2 例均單用本方，未服用其他藥物而癒。

來源 獻方人：福建省霞浦縣溪南鎮紅坑村鐘蘇燁。推薦人：福建省寧德地區醫藥研究所陳澤遠。

九、癤

處方1 馬纓丹（五色梅）30克、苦參50克。（布依族方）

用法 煎水外洗，1日2次。

說明 收治毛囊炎患者50例，有效率達95%以上。

來源 獻方人：貴州省黔南州民族醫藥研究所文明昌。

處方2 仙人掌50克、土大黃粉30克、石膏粉30克、雞蛋1個。（哈尼族方）

用法 先將仙人掌搗爛，取蛋清與諸藥調勻，敷於患處。

說明 應用本方治療癤腫60多例，效果較好。

來源 獻方人：雲南省玉溪衛生學院門診部儲從凱。

處方3 青牛玉刺、血藤葉各30克。（土家族方）

用法 將上藥搗爛，敷貼患處。1日1次。

說明 此方清熱解毒，主治腹部癤。

來源 獻方人：湖南省湘西土家族苗族自治州民族中醫院張印行。

處方5 乳香2.5克、沒藥2.5克、血竭2.5克、兒茶2.5克、蒼朮2.5克、川黃柏2.5克、川連2.5克、冰片2.5克、麝香0.5克。

用法 將藥研成細末，再加冰片、麝香調整勻，然後用香油調搽患處。1日2次。

說明 用此方治療毛囊炎，用藥數日，痛癢減而癒，不易復發。

來源 獻方人：山西省寧武縣人民醫院李敏。

處方6　犁頭草50克。（壯族方）

用法　將上藥搗爛外敷。

說明　本方治療癤腫，有解毒消腫作用。

來源　獻方人：廣西壯族自治區百色地區民族醫藥研究所楊順發。

處方7　野靛葉30克、紅糖5克。（布朗族方）

用法　野靛葉加紅糖搗爛，外敷患處。

說明　本方適用於癤腫初起。

來源　獻方人：雲南省雙江拉祜族佤族布朗族傣族自治縣公安局布朗族魏兵。推薦人：該縣民族醫藥研究所張文彬。

處方8　大將軍、根葉各50克。（拉祜族方）

用法　將新採來的根、葉混合搗爛，分為2份，取1份炒熱，然後2份混合，包患處。

說明　此植物為半蓮科，有毒，不可入口。

來源　獻方人：雲南省雙江拉祜族佤布朗族傣族自治縣千富村畢大。推薦人：該縣民族醫藥研究所張文彬。

處方9　蟲蔞20克。（佤族方）

用法　將蟲蔞在磨刀石上磨水，用藥水搽患處，1天數次。

來源　獻方人：雲南省雙江拉祜族佤族布朗族傣族自治縣千福村畢大。推薦人：該縣民族醫藥研究所張文彬。

處方10　蔓陀蘿葉20克、蘆筍20克、紅糖5克。（拉祜族方）

用法　以上3味藥混合搗爛，包敷患處。

說明　此方治療癤腫初起。

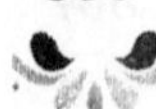

來源 獻方人：雲南省雙江拉祜族布朗族傣族自治縣幫丙鄉南協村李正明。推薦人：該縣民族醫藥研究所張文彬。

處方11 寧麻根30克、豹子眼睛花根30克。（佤族方）

用法 上2味取鮮品搗爛，敷患難處。

說明 此方民間稱拔膿藥，治療化膿，敷後膿包能很快破潰，膿液被藥吸出。豹眼睛花為錦葵科植物。

來源 獻方人：雲南省雙江拉祜族佤族布朗族傣族自治縣邦丙鄉南村村李正明。推薦人：該縣民族醫藥研究所張文彬。

處方12 野菊花葉25克、大蒜10克、紅糖適量。（阿昌族方）

用法 前2藥採集鮮品，與紅糖搗成泥狀，敷貼患處。1日1劑。

說明 本方治療癤腫初起。

來源 獻方人：雲南省保山市板橋鎮郎義村趙彩南。推薦人：雲南省保山市人民醫院蒲有能。

處方13 大樹蘿蔔200克。（拉祜族方）

用法 將大樹蘿蔔塊切煮水，用藥塊和藥液搽洗病灶。

說明 大樹蘿蔔，越橘科烏飯屬附生植物，根莖膨大如蘿蔔。

來源 獻方人：雲南省雙江拉祜族佤族布朗族傣族自治縣乾福村畢大。推薦人：該縣民族醫藥研究所張文彬。

處方14 瓦草（青骨藤、滇白前、川粘毛女、婁菜）適量。（哈尼族方）

用法　鮮品加紅糖菜搗爛如泥，敷患處，1日1換。

說明　瓦草為石竹科女婁菜屬植物。性味辛甘，微溫。可止咳祛痰、止痛消腫。藥用根。

來源　獻方人：雲南省彌勒縣人民醫院郭維光。

處方15　映山紅（山紅參、酒瓶花、野牡丹）葉60～120克。（彝族方）

用法　上藥研為末，外敷，或鮮葉搗爛敷患處。

說明　映山紅係野牡丹科尖子木屬。性味澀微苦，涼，能清熱解毒，收斂止血。

來源　獻方人：雲南省彌勒縣人民醫院郭維光。

處方16　車前草、滿天星、夏枯草各30克。（苗族方）

用法　將上藥搗爛敷患處，1日1次。

說明　本方可清熱解毒、散瘀消腫，主治癤之初起。

來源　獻方人：湖南省湘西土家族苗族自治州民族中醫院張印行。

處方17　新鮮桃樹嫩葉適量。（壯族方）

用法　將上藥搗爛，加入食鹽少許，做成餅狀，敷於患處，蓋以紗布，膠布固定。1日換藥1次，連用至癒為止。

說明　本方治療癤腫，不論初起，還是成膿已潰，皆有良效。

來源　獻方人：雲南省文山州衛生學校楊學況。推薦人：雲南省富寧縣醫院趙靜芬。

處方18　鮮魚腥草、蒲公英各50克。（瑤族方）

用法　將魚腥草與蒲公英洗淨，搗爛敷包患處。1日換藥1次。

說明 本方有清熱解毒、消炎止痛作用，臨床常用於癤腫痛甚者，亦可治療疔疱初起。

來源 獻方人：雲南省文山州衛生學校李世昌。推薦人：雲南省文山州衛生學校黃振德。

處方19 乾只眼葉20克。（壯族方）

用法 將鮮乾只眼葉搗爛成泥狀，包於患處。

說明 此為壯族民間治療癤腫初起之慣用方。

來源 獻方人：雲南省文山州衛生學校李世昌。推薦人：雲南省文山州衛生學校任懷祥。

處方20 鉤兒茶（清水藤）300克、茶油10克。（畲族方）

用法 將乾品鉤兒茶燒灰，磨末，調茶油呈糊狀塗敷患處，1日2次。

說明 本方主治頭面癤腫，有解毒、消腫、止痛之效。

來源 獻方人：福建省霞浦縣從農衛生院雷建應。推薦人：福建省寧德地區醫藥研究所陳澤遠。

處方21 蜈蚣1條。（畲族方）

用法 先將蜈蚣醋浸7天，然後敷患處。

說明 本方主治肩部癤腫。此方只作外用，不能內服。

來源 獻方人：福建省霞浦縣崇儒衛生院俞際杏。推薦人：福建省中醫藥研究院林恩燕。

處方22 川黃柏30克、明礬1克、徐長卿30克、野菊花30克、地膚子30克。

用法 上藥加水1升，煎至400毫升，過濾去渣，洗搽

患處，1 日 3 次，1 次 5～6 分鐘，或用藥液紗布濕敷。

說明 本方用於小兒熱癤，初起皮膚潮紅，丘疹，瘙或汗出較多者，以本方外洗可免患癤之苦。

來源 獻方人：江蘇省南通市中醫院倪毓生。推薦人：南京中醫學院華浩明。

處方23 大楓子肉20克、阿魏10克、輕粉5克、樟腦2克。（土家族方）

用法 先將大楓子肉焙乾與其他藥共碾細末，以凡士林調敷患部。1 日 1 次。

說明 本方主治坐板瘡，即部的多發性癤腫。本方有攻毒殺蟲之效。曾治 34 例，有效率達 84%。

來源 獻方人：湖南省湘西土家族苗族自治州民族中醫院楊官林。

十、疔　瘡

處方1 旱蝸牛30個、白菊花根或花30克。

用法 旱蝸牛取活的，白菊花根或花用鮮品，共搗爛如泥，外敷患處。1 日 2～3 次。

說明 本方亦可治療癤腫。

來源 獻方人：江蘇省南京中醫學院劉學華。

處方2 野蜂房適量。

用法 將野蜂房煅存性後，研末，用時調茶油敷之。

說明 本方有解毒消腫之效。

來源 獻方人：江蘇省南京海軍電子工程學院門診部郭麗霞。

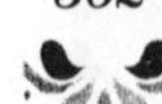

處方3 荔枝核、白酒各適量。（畲族方）

用法 荔枝核浸在白酒中，用時搗爛，外敷患處。

說明 適用於疔瘡初期。

來源 獻方人：福建省寧德縣飛鸞鄉新岩村鐘其和。推薦人：福建省藥品檢驗所周繼斌。

處方4 馬鞭草嫩葉30克、敗醬草30克、牛子草30克。（土家族方）

用法 將上藥搗爛，敷貼患處，不封口，1日1次。

說明 此方清熱、解毒、利濕，主治疔瘡早期。

來源 獻方人：湖南省湘西土家族自治州民族中醫院張印行。

處方5 鮮苦瓜根60克、雄黃5克、冰片5克。（土家族方）

用法 將上藥搗爛，敷貼患處，不封口，1日1次。

說明 本方清熱解毒，主治療瘡早期。

來源 獻方人：湖南省湘西土家族自治州民族中醫院張印行。

處方6 華口草、燈籠果葉、夏枯草、雷公藤葉、野菊花各30克。（土家族方）

用法 將上藥搗爛，敷貼患處，1日1次。

說明 本方清熱解毒，主治疔瘡早期。

來源 獻方人：湖南省湘西土家族自治州民族中醫院張印行。

處方7 地王瓜、夏枯草、黃瓜香各30克。（土家族方）

用法 將上藥搗爛，敷貼患處，1日1次。

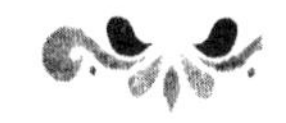

說明 此方清熱解毒、消腫止痛。主治疔瘡早期。

來源 獻方人：湖南省湘西土家族自治州民族中醫院張印行。

處方8 黃瓜香、半邊蓮、夏枯草各30克。（土家族方）

用法 將上藥搗爛，敷貼患處，不封口。1日1次。

說明 本方有清熱解毒、消腫止痛之效，主治療瘡早期。

來源 獻方人：湖南省湘西土家族自治州民族中醫院張印行。

處方9 敗醬草30克、青魚腥草30克、蛇泡草30克。（土家族方）

用法 將上藥搗爛，敷貼患處，不封口。1日1次。

說明 本方有清熱、解毒、消腫，主治疔瘡早期。

來源 獻方人：湖南省湘西土家族自治州民族中醫院張印行。

處方10 田螺、蛇不過各適量。（族間方）

用法 先用野菊花、公英煮水清洗傷口，然後把田螺、蛇不過2藥搗爛如泥，外敷於傷口，1日2次。

說明 疔瘡及各種癤腫潰後久不癒合者，外敷本方有解毒生肌的作用。

來源 推薦人：廣西省三江縣人民醫院何俊興。

處方11 白膠香、路邊菊各適量。（京族方）

用法 先用茶葉煮開水洗淨創口，然後將以上2藥混合搗爛如泥，外敷於創口周圍，1日2次。

說明 各種疔瘡癤腫潰爛後，久不收口者，外敷本方有

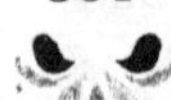

清熱解毒、生肌斂瘡的作用。

來源 推薦人：廣西省三江縣人民醫院何俊興。

處方12 火炭母、蛇不過、仙人掌各適量。（京族方）

用法 將前2味藥水煎，外洗傷口，把膿性分泌物清除乾淨，然後將仙人掌搗爛如泥，外敷於傷口周圍，1日2次。

說明 瘰瘡癤腫潰爛後，流大量膿性分泌物，久不乾淨者，使用本法有清除分泌物和生肌斂瘡的功效。

來源 推薦人：廣西省三江縣人民醫院何俊興。

處方13 萱草根20克、紅糖10克。（畲族方）

用法 將鮮萱草根洗淨，加紅糖杵搗成泥，敷患處，1日1次。

說明 此方主治虎口疔癰，亦可用於無名腫痛。

來源 獻方人：福建省福安市穆陽衛生院蘭石祥。推薦人：福建省寧德地區醫藥研究所陳澤遠。

處方14 麝香1克、珍珠3克、乳香3克、沒藥3克、血竭3克、兒茶3克、龍骨3克、大象皮3克、朱砂3克、冰片3克。（傣族方）

用法 將以上藥研為細末，撒於患面上，消毒紗布包紮。腐肉未脫者忌用。

說明 本方對各種疔瘡惡瘡，腐肉已盡，久不收口及一般瘡瘍初期、刀傷等都可使用，但腐肉未脫者忌用。

來源 獻方人：雲南省澄江縣人民醫院張雲光。

處方15 毒蛆草6克、大蒜6克、火藥2克。（彝族方）

用法 將毒蛆草全草及大蒜搗爛，加火藥調勻，外敷疔

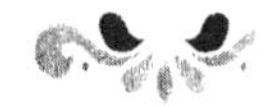

瘡，1日1次。

說明 毒蛆草為透骨草科植物。破潰者慎用。

來源 摘自《峨山彝族藥》。推薦人：雲南省玉溪地區藥檢所周明康。

十一、面部疔瘡

處方1 七葉一枝花30克、75%酒精200毫升。（壯族方）

用法 將七葉一枝花浸在酒精內5天，過濾裝瓶。用時以棉花蘸藥水外敷患部，用艾條火灸20分鐘，1天2次，3～5天即癒。

說明 本法有消炎解毒作用，對其他癰、疽、癤均有效，已用本方治癒上百人。

來源 獻方人：廣西壯族自治區百色地區民族醫藥研究所楊順發。

處方2 鮮白菊花根葉適量。（土家族方）

用法 搗爛敷患部，1日1次。

說明 本品有清熱解毒之效，適用於疔瘡早期尚未成膿者。可消腫止痛。曾治3例顏面疔瘡，痊癒2例，1例配合肌注青黴素而癒。

來源 獻方人：湖南省湘西自治州民族中醫院楊官林。

處方3 紫花地丁5克、紅糖2克。（白族方）

用法 將紫花地丁和紅糖搗為藥泥，塗於患處，紗布覆蓋，膠布固定。1日換藥2次，連續3～5天。

說明 紫花地丁只能用鮮品，乾品無效。

來源 獻方人：雲南省鶴慶縣北衙鄉水井村白族醫生朱文彪。推薦人：雲南省大理市康復醫院許服疇。

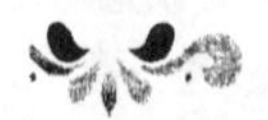

處方4　黃連0.3克、地丁0.3克。

用法　共研細末，香油調塗患處，1日1次，5日可癒。

說明　顏面疔乃火毒結聚而成，黃連清熱燥濕解毒，地丁瀉火解毒，均為治療瘡要藥，故敷之可速癒。

來源　獻方人：河南省駐馬店橡林鄉衛生院宋新堂、劉天驥。推薦人：山西省寧武縣中醫院南樹林。

處方5　草烏30克、七星草30克、七葉蓮25克、紅丹適量。（傈僳族方）

用法　上藥除紅丹外，放入鍋內，加菜油或其他植物油，浸過藥面，用武火煎至焦黃，去渣，過濾。用文火熬15～25分鐘，滴中成珠後，加紅丹攪勻成膏。每次用0.5～3克攤厚紙上，沾貼患處。1日3次。

說明　應用本方治療顏面部疔瘡，有解毒拔疔之效。

來源　獻方人：雲南省保山市板橋鎮郎義村蒲成明。推薦人：雲南省保山市人民醫院蒲有能。

處方6　小鯽魚1尾、燈芯草3克。（土家族方）

用法　將以上2味藥兌醋，共搗爛，外敷患處，1日1次。

說明　本方來自民間，主治人中疔、頸後多發癤腫等。據授者介紹，曾治3例人中疔，3～4天即癒。

來源　獻方人：湖南省湘西自治州民族中醫院楊官林。

處方7　天胡荽1把、紅腺青蛙1隻、冰糖適量。（畲族方）

用法　將青蛙內臟清除，與上藥共搗，敷患處，1日1次。

說明　天胡荽即傘形科屬植物，當地俗稱鋪地錦。本方主治唇疔。

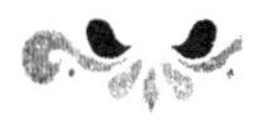

來源　獻方人：福建省霞浦縣崇儒鄉雷桂錄。推薦人：福建省中醫藥研究院林恩燕。

十二、瘭　疽

處方1　大黃末10克、雞蛋1枚。（畲族方）

用法　將雞蛋一端敲一指（趾）頭大小的洞，將大黃末納入雞蛋中，調勻後套在指頭上。

說明　本方有清熱解毒之功。

來源　獻方人：福建省福安市穆陽衛生院蘭石祥。推薦人：福建省寧德地區醫藥研究所陳澤遠。

處方2　鮮了哥王葉100克、自酒20毫升。（畲族方）

用法　將鮮了哥王葉加白酒（白酒）搗爛為泥，包敷患指，1日1劑。

說明　本方有清熱解毒、消腫止痛之效。

來源　獻方人：福建省福安市穆陽衛生院鐘清明。推薦人：福建省寧德地區醫藥研究所陳澤遠。

處方3　桐油250克、千腳蟲5條。（侗族方）

用法　將桐油煎至冒煙，投入千腳蟲，炸至焦黃色，去蟲，冷後搽患處，1日數次。

說明　1985年民族醫藥調查走訪時群眾反映療效良好。經臨床驗證10例均癒。

來源　獻方人：湖北省來風縣草勒區文澤鄉吳學林。推薦人：湖北省來鳳縣藥檢所錢楨。

處方4　七葉一枝花1個、地苦膽1個。（土家族方）

用法　上2藥加醋適量，共磨成醬，外敷患處，乾後又

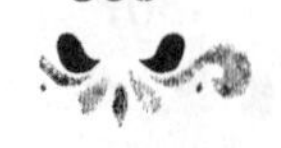

搽，1 日數次。

說明　使用本方治療數 10 例，均獲痊癒。

來源　獻方人：湖北省來鳳縣翔鳳鎮老虎洞衛生所楊洪興。推薦人：湖北省來鳳縣藥檢所錢楨。

處方5　豬苦膽1個、雄黃粉10克。（土家族方）

用法　先將雄黃粉倒入豬苦膽內拌勻，再將患指插入苦膽中，將苦膽口捆在手指根部，勿讓藥汁外溢。

說明　本方有清熱解毒之效。

來源　獻方人：湖北省來鳳縣翔鳳鎮老虎洞衛生所楊洪興。推薦人：湖北來鳳縣藥品檢驗所錢楨。

處方6　蠣殼灰適量、米醋少許。（畬族方）

用法　上藥搗為末，米醋調，外塗患處。

說明　本方適用於指局部生疔，頂有白泡，疼痛劇烈，迅速潰爛，流臭膿血，症狀險惡者。畬族民間稱「白泡疔」、「崩山療」。

來源　獻方人：福建省霞浦縣溪南衛生院雷元明。推薦人：福建省中醫藥研究林恩燕。

處方7　豬苦膽1個、雄黃3克、冰片3克、蟾酥3克。（土家族方）

用法　將後 3 味藥加入豬膽內混勻，患指插入膽內，紮緊，勿讓藥液滲出。

說明　本方有清熱解毒之功，主治指頭療瘡早期。

來源　獻方人：湖南省湘西土家族自治州民族中醫院張印行。

處方8　黃柏10克、冰片10克。（滿族方）

用法　上藥共為細末，過120目篩，裝瓶備用。局部未破潰者，取上藥適量，以豬膽汁調成糊狀，敷患處，再以消毒紗布固定。如已破潰可先局部消毒再撒藥末少許，包紮固定。1日換藥1次。

說明　一般治療1～2日即可逐漸痊癒。

來源　獻方人：遼寧省錦州市古塔區醫院朱濺石。推薦人：遼寧省錦州市解放軍第205醫院楊腸。

處方9　鮮尖尾芋（大麻芋）或海芋少許，滿山香粉適量。（傣族方）

用法　先將尖尾芋搗細，加滿山香粉，過乾可加量溫開水調勻，敷於患處，紗布包紮，1日1～2次。

說明　一般3～5天即可痊癒。

來源　獻方人：雲南省通海縣藥品檢驗所岳邦濤。

處方10　瓦指甲鮮品適量。（彝族方）

用法　將上藥搗爛，加紅糖、豬膽汁適量調勻，包敷患處。1日2次。

說明　瓦指甲為景天科華景天屬植物。本法亦可治台癤腫。

來源　獻方人：雲南省通海縣藥檢所岳邦濤。推薦人：雲南省玉溪地區藥檢所周明康。

十三、丹　毒

處方1　活蚯蚓樹條。（苗族方）

用法　將蚯蚓洗淨放碗內，加白糖適量，60分鐘到1日後取液塗患處。

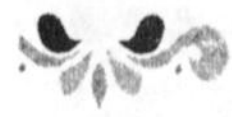

說明 主治丹毒。

來源 於雲南省硯山縣阿基鄉、維東鄉等地區流傳。推薦人：張炳富。

處方2 莢迷葉（酒仔柴葉）適量。（畲族方）

用法 用適量黃酒煮熟，溫敷患腿。

說明 莢迷係忍冬科莢迷屬植物。此方適用於下肢急性淋巴管炎。

來源 獻方人：福建省霞浦縣水門公社吳立水。推薦人：福建省中醫藥研究院林恩燕。

處方3 木鱉子20克、醋100毫升。（壯族方）

用法 煎藥搗爛，用醋精浸泡2小時，外搽患部。

說明 木鱉子醋有消炎作用，若配合燈火灸（灸兩頭和中間），效果更佳。

來源 獻方人：廣西壯族自治區百色地區民族醫藥研究所楊順發。

處方4 石菖蒲、蔥頭、生薑各適量、紅糖少許。（畲族方）

用法 同搗爛敷患處。

說明 本方適用於輕症患者。

來源 獻方人：福建省霞浦縣溪南鄉紅充醫院站鐘石林。推薦人：福建省藥品檢驗所周繼斌。

處方5 金盤托荔枝葉適量。（瑤族方）

用法 上搗爛，外敷患處。

說明 經治251例，療效顯著。

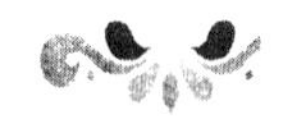

來源　獻方人：雲南省文山州衛生學校任懷祥、任懷剛。推薦人：雲南省文山州水電局醫院任懷勇、任保澤。

處方6　土一枝蒿（飛天蜈蚣）、何首烏葉、野豌豆菜各適量。（苗族方）

用法　將上藥搗爛，外敷，1日1換。

說明　經治65例，有效率達98.3%。

來源　獻方人：雲南省文山州衛生學校任懷祥、楊學況。推薦人：雲南省皮研所楊榮德。

處方7　蒲公英（鮮品）30克、仙人掌50克、土大黃30克、虎杖30克、雞蛋1個。（傣族方）

用法　先將蒲公英與仙人掌搗爛，然後將後 2 味藥研細粉，取蛋清調勻，外敷患處。

說明　應用本方治療丹毒 56 例，效果滿意。

來源　獻方人：雲南省玉溪衛生學校門診部儲從凱。

處方8　生大黃50克、芒硝50克、雞蛋1個。（普米族方）

用法　將大黃、芒硝共為細末，用雞蛋清調敷於患處，外加塑膠薄膜、敷料包紮。1 日 1～2 次。

說明　此方有清熱解毒之效。

來源　獻方人：雲南省東川市東會民間醫藥研究所舒吉彪、張生武。

處方9　白頸蚯蚓適量、米醋適量。（畲族方）

用法　將白頸蚯蚓去內臟曬乾，研成粉末，貯瓶備用。使用時將白頸蚯蚓粉末調米醋成糊狀，塗抹患處，1 日數次，至癒。

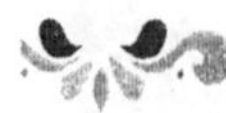

說明 配合內服黃常山乾根15克、鱺地黍全草60克、雞矢藤莖葉60克煎湯溫服，1日1劑，療效更佳。

來源 獻方人：福建省福安市康厝佘族老虎索村鐘玉梅。推薦人：福建省寧德地區醫藥研究所陳澤遠。

處方10 鮮白菜幫、綠豆芽菜、馬齒菜、胡連、胡連、枇杷葉、黑雲香等量。（蒙古族方）

用法 上洗淨，共搗如泥，敷患處，1日1～2次。

說明 經治120例患者，效果良好，一般7天可癒。

來源 摘自《自製驗方》。推薦人：內蒙古自治區科左中旗糖廠職工醫院趙宇明。

十四、氣性壞疽

處方 鉤吻0.1克、金絲杜仲2克、龍骨5克。（彝族方）

用法 上藥研細為末，創面用雙氧水洗淨後，將藥粉撒於局部，敷料固定。有鮮血滲出者，減少鉤吻用量，以避免中毒。若膿液較多，可增加鉤吻用量。

說明 此方主治氣性壞疽。鉤吻為馬錢科植物胡蔓藤的全草。劇毒，不能入口，治氣性壞疽可避免殘肢。金絲杜仲為衛矛科植物雲南衛矛的根和莖皮，有活血、止痛之功。

來源 獻方人：雲南省新平縣中醫院趙永康。

十五、化膿性骨髓炎

處方1 蜂蠟120克、爐甘石粉90克、梅片30克、雄黃20克、香油500克。（土家族方）

用法 先將香油煎熬至點水成珠，加入上藥。視患處面積大小，將藥膏均勻攤在敷料或油布上，貼患處，1天換藥1次。

說明　此方適用於急、慢性骨髓炎，有無瘡口均可使用。臨床治療 300 例，總有效率為 90%。

來源　獻方人：湖南省奕川縣第二人民醫院楊鐵濤。

處方2　魚腥草50克、千里光50克、狗脊40克、金銀花30克、七葉一枝花30克、鵝不食草（菊科石胡荽）20克。（壯族方）

用法　上藥搗爛後外敷患處。1 日 2 次。

說明　本方有清熱解毒、祛濕通絡之效。

來源　獻方人：雲南省西疇縣興街中心衛生院李光員。

處方3　毒芹150克、食鹽5克、雞蛋3個。（拉稻族方）

用法　把毒芹洗淨，放入食鹽，用石器搗碎，加入雞蛋清，調成糊狀。敷患處。1 日或隔日換藥 1 次。

說明　本方禁用金屬器械加工。毒芹為傘形科毒芹屬植物，有劇毒，嚴禁入口。

來源　獻方人：雲南省臨滄地區雙江拉祜族佤族布朗族傣族自治縣忙糯區巴哈鄉群恩村羅老大。推薦人：本縣民族醫藥研究所李富軍。

處方4　南嶺黃花（赤栗）適量。（畲族方）

用法　將上藥先放入水中浸 1 日，取出曬乾，連續 9 次，然後搗爛敷患處。

說明　本方有泄熱祛濕、散結消腫之效。

來源　獻方人：福建省霞浦縣劉程仕。推薦人：福建省中醫藥研究院林恩燕。

處方5　白九股牛500克、蒲公英鮮品500克、白芷300

克、滿山香500克、重樓300克。（彝族方）

用法 先將蒲公英搗爛，然後將其他藥物混勻共研細粉，過 80 目篩，用溫開水適量凡士林調敷患處。

說明 應用本方外敷配合引流治療 80 多例化膿性骨髓炎，效果滿意。

來源 獻方人：雲南省玉溪衛生學校門診部儲從凱。

處方6 紅豆200克。（土家族方）

用法 上藥研末，加水調成糊狀，外敷患部，藥乾再敷，1 日 7～10 次。

說明 應用本方治療骨髓炎 10 例，療效滿意。

來源 獻方人：湖北省來鳳縣衛生協會楊義正。推薦人：湖北省來鳳縣翔鳳鎮老虎洞衛生所楊洪興、縣藥檢所錢楨。

處方7 蜜桶花50克、鮮蒲公英25克、土三七25克、黑骨頭25克、桑寄生25克、犁頭草25克。

用法 上藥研細末，蜂蜜調成膏狀，敷患處，用鮮蒲公英搗爛覆蓋上面，視患處大小以蓋滿為止。1 日換藥 1 次。

說明 蜜桶花係昆明民間常用草藥，有消炎、排膿、解毒、鎮痛作用。本方對初期、中期病症療效較好。

來源 獻方人：雲南省昆明市盤龍區衛生工作者協會李玉仙。

處方8 癩蛤蟆皮1塊。

用法 捕捉較大癩蛤蟆1隻，將身體表面洗淨，晾乾，去內臟、下顎及腹部。根據患處部位及疼痛面積大小，將癩蛤蟆皮以耳後腺及其周圍的皮膚腺為中心，切割一圓形塊，用竹刀將圓形塊上的腺體剖開，當白色乳狀液流出時，即將此

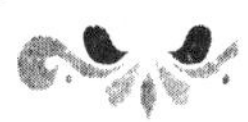

面敷於患處，同時用玉米麵加水製作1個內徑同已敷蛤膜皮等大、厚約 0.5 公分的圓形環餅，套敷於蛤蟆皮的外周，然後用手輕輕壓平，再用紗布包紮。24 小時換 1 次，3 次為 1 療程。第 1 療程後，間隔 1 天再行下 l 療程，一般需 1～3 療程。

說明 癩蛤蟆皮的耳後腺和皮膚腺含有蟾酥，有解毒消腫的功效。現代實驗證明蟾酥外敷能產生輕度表面麻醉，並具有鎮痛作用，有類似激素樣的抗炎作用，由對患部外敷經皮膚吸收，能阻止病灶擴散，使周圍紅腫消退，在身體抵抗力還未減弱，細菌毒力已低的情況下，病變自然痊癒。此方適用於急性骨髓炎。

來源 獻方人：湖北省唐山鋼鐵公司醫院李和平。推薦人：山西省寧武縣中醫院李藩。

處方9 馬蹄香10克、定麻根10克、雷公藤10克、茵芋10克、木薑子10克、杉羅樹皮10克、青香葉10克、三台皮10克、蟬蜘10克。（哈尼族方）

用法 將上述諸藥研細為末，用開水調成糊狀，塗敷患部。

說明 本方有清熱解毒、活血消腫、祛腐生新的功效，可促進傷口癒合。適用於急性骨髓炎。

來源 獻方人：雲南省玉溪地區中醫院王家福。

處方10 鮮馬鞭草100～300克。（水族方）

用法 將虎經切碎，加適量水煎煮 2 次，每次 30 分鐘，取兩次藥混勻，加鹽少許，待溫，浸泡患處，每次 10～15 分鐘。1日4～6 次。

說明 此方主治急性骨髓炎。用此法治療皮膚瘡癰等，

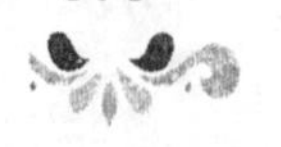

療效亦佳。

來源 獻方人：雲南省宣威縣中醫院符光利。

處方11 壁虎（去頭腳、內臟）20克、珍珠1克、地遍10克、山慈茹10克、紅升丹5克、木薑子10克、牛皮膠60克。（彝族方）

用法 除牛皮膠外，諸藥均研為細末。用水500毫升，將牛皮膠熬化，放入藥末，文火煮沸，放入紅升丹，去火稍冷，趁熱搓成藥條，陰乾備用。用時先將竇道及創面清洗消毒，將藥條放入竇道內，1日換藥1次。

說明 本方具有拔毒祛腐、活血止痛的功效，可使死骨向外流離，促進創口癒合。適用於慢性骨髓炎。

來源 獻方人：雲南省玉溪地區中醫院王家福。

處方12 芫菁菜籽（大頭菜）20克、紅花10克、草烏葉5克。（蒙古族方）

用法 將上藥共搗碎，研成末，以紗布包裹敷於患處，1日1次。

說明 本方有解毒祛濕、活血消腫之效，適用於骨壞死者。

來源 獻方人：內蒙古自治區科左中旗寶龍山糖廠醫院趙宇明、劉古日古冷、包哈斯、趙志峰。

處方13 蕪菁菜籽（大頭菜）20克、紅花10克、草烏葉5克。（蒙古族方）

用法 搗碎，研成末以紗布包裹敷於患處，每日1次。

說明 應用本方疼痛明顯緩解，經臨床多次使用效果滿意。

來源 摘自《自製驗方》。推薦人：內蒙古自治區科左中旗糖廠職工醫院趙宇明、趙志蜂。

處方14 蜣螂30克、大麥麵適量、米醋適量。（土家族方）

用法 蜣螂合大麥麵、米醋共搗爛如泥，外敷在患處。每天換藥1次，直至膿盡死骨排出為止。

說明 本方治附骨疽膿出不盡、死骨不出。經臨床驗證，效果滿意。

來源 獻方人：湖北省來鳳縣三湖三區謝子民。推薦人：湖北省來鳳縣翔鳳鎮老虎洞衛生所楊洪興。

處方15 駱駝脖子長毛50克、濃鹽水適量。（哈薩克族方）

用法 駱駝脖子長毛搓成毛條在濃鹽水裏浸透，然後纏在手腕上。每天都用濃鹽水浸一次毛條。

說明 大約1週，手腕疼痛明顯減輕，後消失。

來源 獻方人：新疆阿勒泰地區人民醫院李國新。推薦人：新疆烏魯木齊市中醫院李文富。

處方16 鮮煙葉100克、鮮魚腥草100克、鮮石椒草100克、鹽少許。（納西族方）

用法 4味藥共搗爛敷患處，每日換藥1次。

說明 本方有消炎、鎮痛功能，對一般骨髓炎有效。

來源 獻方人：雲南省麗江地區永勝縣期納醫藥公司李六。推薦人：雲南省大理白族自治州賓川縣人民醫院張洪輝。

處方17 羊角藤20克、蒲公英50克、當歸20克、川芎200

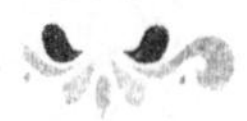

克、赤芍15克、藏紅花15克、鱉甲15克、梔子15克、生地20克、丹皮20克、桃仁20克、生甘草10克、穿山甲10克、桃葉適量。（白族方）

用法 將桃葉水煎取汁，把諸藥放入汁裏，用文火煎熬成膏狀，敷在骨髓穿刺處。每日1次，連用10天，隔1週後又行第2個療程。

說明 經治20餘例，症狀逐漸消失，身體由弱變強。

來源 係五代祖傳秘方，療效確切。推薦人：雲南省大理市康復醫院八門診楊中梁。

處方18 杠板歸、紅麻鳳梨、四楞通、水線草、星秀花各100克。（彝族方）

用法 將藥均搗爛敷患處，每日1換。

說明 杠板歸為蓼科蓼屬。性能酸，平。利尿消腫、清熱解毒、收斂止瀉。

對下列疾病亦有較好療效：毒蛇咬傷、蜂螫傷、癰瘡、無名腫毒：鮮葉100～200克，搗汁服，酒為引。外用鮮品搗爛敷患處。藥用全草，主產於雲南省紅河州。

來源 獻方人：雲南省彌勒縣人民醫院郭維光。

處方19 防風、荊芥、地骨皮、川椒、艾葉、瓦松各26克，槐條100克，陳蒜梗60克。（彝族方）

用法 把藥入麻布袋內，文火煎煮濃縮，外洗。

說明 以方在彝族地區流傳應用歷史悠久，屢用屢驗，一般用藥1週後，疼痛即止，十分神效。

來源 獻方人：雲南省彌勒縣人民醫院郭維光。

處方20 榆樹、柳樹、移桪樹、桑樹、桃樹枝各20千克

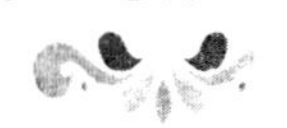

（如筷子粗，截成數節），乳香、沒藥各12克，香油300克，彰丹95克。（瑤族方）

用法 先將香油煮沸，放入上枝節，炸焦，過濾去渣，熬至滴水成珠狀，然後攪入彰丹，涼後成膏。用時膏藥加濕貼患處。隔 2～3 天換藥 1 次。

說明 經治 50 例，痊癒 32 例，生效 19 例，32 例的治癒時間最長 2 個月，最短 13 天。對年輕體壯的慢性患者療效較好。

來源 獻方人：雲南省文山州衛生學校任懷祥。推薦人：雲南省艾山州衛生學校楊學況。

處方21 蜜桶花、山楂樹、葉移柨樹葉（按3：2：1比例配方）。（苗族方）

用法 上藥曬乾為末備用。按病變部位大小取藥粉，用冷開水調敷患處，治急、慢性骨髓炎。

說明 本方經門診使用，效果滿意。

來源 獻方人：雲南省文山州馬關縣中醫院徐運鴻。

十六、骨結核

處方1 天明精、金瘡小草、搜山虎、1枚黃花、趕黃（木防己）各適量。（土家族方）

用法 上藥共搗爛，外敷患處，1 天換藥 1 次。

說明 本方治骨結核。經臨床 40 多人次驗證，普遍反映較好。最短 18 天，最長 40 天即可痊癒。其中有 3 例經縣醫院拍片確診曾骨結核，多方醫治無效，改用本方治療獲效。

來源 獻方人：湖北省來鳳縣藥檢所錢楨。推薦人：湖北省來鳳縣翔鳳鎮老虎洞衛生所楊洪興。

處方2 鮮薑（或乾薑）25克、蓽茇10克、胡椒5克。（鄂溫克族方）

用法 加水煮沸1小時，趁熱將毛巾浸入其中，稍擰乾敷於患處，如此反覆至局部發紅，每日上、晚各1次。

說明 此法適用於骨結核未潰時。

來源 獻方人：內蒙古自治區科左中旗寶龍山糖廠職工醫院趙宇明、劉斯日古冷、包哈斯、趙志峰。

處方3 煙絲100克、檳榔100克、白雲香5克、水銀硫磺（炮製）各4克，牡蠣（先煅末）50克，白芷50克，薑汁、麵粉各少許。（蒙古族方）

用法 上藥共研細，以薑汁、麵粉調如糊狀敷於患處，1日更換1次。

說明 本方尚可治療化膿性關節炎。本方有毒，不可長期大量使用。

來源 獻方人：內蒙古自治區科左中旗寶龍山糖廠職工醫院趙宇明、劉斯日古冷、包哈斯、趙志峰。

處方4 乾牛肉、紅糖等量。（蒙古族方）

用法 將乾牛肉研成細末，加上紅糖，再用香油調和成糊狀，敷貼於患處。一般需敷3～5次。

說明 此方可治一切骨瘻。

來源 獻方人：遼寧省阜新蒙醫藥研究所白福雙。推薦人：遼寧省阜新蒙醫藥研究所齊淑琴。

處方5 蜈蚣3條（青石上研細粉）、香粉（婦女搽臉用的香粉）10克。（白族方）

用法 將上2味藥用醋調成糊狀，用雞毛蘸塗患處。

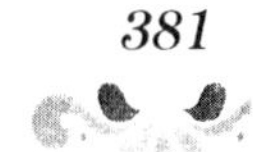

說明　塗後不久，爛肉、爛骨、膿血即可排出，將癒時，奇癢，屬正常。

來源　獻方人：雲南省大理白族自治州賓川縣人民醫院張洪輝。

十七、頸淋巴結結核

處方1　接骨草100克、鮮蒲公英100克。（民間方）

用法　上用鮮品，布包絞汁，加熱內服。藥渣加豆腐渣100克，熱敷患處。1日1次，兒童用量減半。

說明　接骨草別名毛葉夏枯，性味苦溫，可通經活絡、消瘀散結。慢性頸淋巴結核久不收口者，可用蜂蜜或蛋清調敷患處。本方對骨結核、腮腺炎、中耳炎均有一定療效。

來源　獻方人：雲南省昆明市盤龍區衛生工作者協會李玉仙。

處方2　銀耳適量、蓖麻子50克。

用法　先將銀耳用溫水洗淨，晾乾；蓖麻子去皮，共搗如泥，貯瓶備用。用時將瘡口常規消毒，據瘡面大小，取藥膏放滅菌敷料上，貼患處，外用膠布固定。隔日換藥1次。

說明　方中蓖麻消腫、排膿、拔毒；銀耳收濕、生肌、斂瘡。2藥伍用療效顯著。筆者用本方治療頸淋巴結核潰後久不收口61例，均在2～4週內痊癒。

來源　獻方人：山西省寧武縣中醫院李藩。

處方3　山羊骨500克、苦菜200克、白酒（高粱酒或37度米酒）適量。（畲族方）

用法　將山羊骨燒灰，磨成細粉，與鮮苦菜、白酒杵搗成泥，塗搽患處。

說明　本方對頸淋巴結核破潰流稀薄膿汁，久不收口，有較好的生肌收口作用。亦可用於慢性淋巴結炎。

來源　獻方人：福建省福安市穆陽衛生院蘭石祥。推薦人：福建省寧德地區醫藥研究所陳澤遠。

處方4　夏枯草、貓爪草各50克，蝸牛、地鱉蟲各20克。

用法　夏枯草、貓爪草水煎，過濾取汁，再熬成稀糊狀，將地鱉蟲、蝸牛瓦上煆燒存性，為極細末，兌入稀糊內成膏狀。視瘰癧大小將藥膏攤於紗布上外敷，2 日換藥 1 次。

說明　此方無論潰破或未潰破的瘰癧，均可使用，效果良好。臨床觀察治癒 150 例，未見復發。

來源　獻方人：湖南省奕川縣第二人民醫院吉章學、楊鐵濤。

處方5　鮮夏枯草50克、瓦楞子（煆）10克、鮮蒲公英30克。（水族方）

用法　煆瓦楞研末，加入夏枯草、蒲公英同搗如泥，分 3 次外敷，每日更 1 次。

說明　本方對結核早期效果尤佳。對瓦楞子過敏者慎用。

來源　獻方人：雲南省昭通市科學技術委員會黃代才。

處方6　冰片6克、水青苔20克、紅糖10克。（壯族方）

用法　3 味共搗爛，外敷患處，用紗布包紮固定，連敷 24 小時。

說明　本方具有解毒清熱、散結消腫之功。

來源　獻方人：雲南省西疇縣興街中心衛生院李光員。

處方7　木鱉子20克、薑黃20克、生半夏20克。（壯族方）

用法　將上藥搗爛，調醋少許外敷患處，用膠布固定。1天換藥1次，15天為1療程。

說明　本方有解毒消腫、軟堅散結的作用。敷藥後淋巴結縮小變軟，但要配合服雷米封或利福平等抗結核藥才能根治。本方對已破潰流膿者無效。

來源　獻方人：廣西壯族自治區百色地區民族醫藥研究所楊順發。

處方8　皂礬25克、明礬25克、白硝25克、食鹽25克、水銀12克。（傈僳族方）

用法　諸藥放入白瓷瓶內，用文火熬至水乾，加蓋小瓷碗，用紅泥封閉。再用武火烤2小時取下，待冷卻再揭開碗，取下小碗上的白升丹，再用苦蕎麵粉拌和做成0.5×0.5×0.2公分藥片備用。用時將小藥片放在膠布膏藥中間，貼敷在淋巴結核上，每4小時換藥1次，24小時內換藥6次，連用1週，結核隨膏藥脫落。脫落後病灶外敷生肌散（煅石膏9份、升丹1份，研細拌勻即可），通常2天後即可癒合。

說明　此係祖傳秘方，已沿用60餘年，一般於9～12天痊癒。

來源　獻方人：雲南省雲龍縣舊州鄉湯澗村公所程澤升。推薦人：雲南省大理市康復醫院八門診楊中梁。

處方9　京半夏30克、半支蓮25克、八角蓮20克、茜草15克、七星草20克。（白族方）

用法　將上藥研粗末，加米酒浸泡1週，外搽患處，使局部發熱即可，日搽3～5次。

說明　本方有化痰、清熱、散結消癧之效。

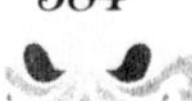

來源 獻方人：雲南省保山市板橋鎮郎義村趙彩南。推薦人雲南省保山市人民醫院蒲有能。

處方10 露蜂房1個（瓦焙存性）、血竭3克、麝香0.4克、山慈菇6克、明礬40克。（德昂族方）

用法 將上藥研末混勻，用菜油調糊，敷貼患部。

說明 若配合內服消瘰丸（或湯）療效更佳。

來源 獻方人：雲南省普洱縣人民醫院柳克尊。

處方11 蟾酥15克、巴豆15克、白胡椒15克、砒霜（白）2.2克、紅棗（去核）11枚、蔥白24克。

用法 將前4味藥分別研粉和勻，入紅棗11枚、蔥白24克，共搗爛如泥，和上藥混合，製成400丸，晾乾備用。取藥為1粒，用2層紗布包好，兩端用線紮緊，一端留線10公分，將紮好的藥丸慢慢塞入鼻道，留線用膠布固定鼻翼旁（用藥5～10分鐘後，患者有打噴嚏、流涕淚等反應），每次塞8～10小時，每週2次為1療程。

說明 已潰者，可同時用此丸油浸液外搽。方法：取藥10粒，麻油20毫升，入油中浸透搗勻備用。用藥時先將潰爛面洗淨，然後搽上藥油，再用消毒紗布包紮，每1～3天換藥1次，直至癒合為止（上藥數小時後局部有灼痛感，1週內瘡口稍有擴大均屬正常瓜）。瘻管形成者，可用細紗條浸藥油，塞入管腔。本藥有毒，需妥善保管，切勿內服。孕婦禁用。

來源 獻方人：浙江省杭州市楊茂宗。推薦人：浙江省溫嶺縣康復門診部趙貴銘、吳索華。

十八、無名腫毒

處方1 土大黃葉40克、大蒜1枚、紅糖適量。

用法 將上藥搗爛如泥，外敷患部，1日1劑。

說明 本方治療無名腫毒初起。

來源 獻方人：雲南省保山市人民醫院蒲有能。推薦人：雲南省保山地區藥檢所衛愛黎。

處方2 紅根、五香藤葉粉適量。（壯族方）

用法 將紅根切片，曬乾為末，用75%酒精拌濕後加入五香藤葉粉，冷開水調勻，塗敷患處，敷料固定。

說明 本方適用於無名腫毒未化膿者，對外傷感染和狗、鼠等咬傷亦有效。

來源 獻方人：雲南省文山州馬關縣中醫院徐運鴻。

處方3 黃柏、白芷、煅石膏各7.5克，兒茶2.5克，乳香、輕粉各5克，冰片3克。（蒙古族方）

用法 共研細粉，香油調之，敷於患處。

說明 本方有清熱解毒、活血定痛、消腫散結之效。

來源 獻方人：內蒙古自治區哲里木盟奈曼旗蒙醫院那木吉拉。推薦人：內蒙古自治區哲里木盟蒙醫研究所格日樂。

處方4 雞毛水1盆、石頭7個。（藏族方）

用法 殺雞後，用開水燙下雞毛，將水和雞毛留下。再選 10 × 10 × 10公分大小的石頭 7 個，置爐火中燒紅。令患者取坐勢，雙腳放在盆緣上（勿放入水中），用浴巾將患者雙腳蓋嚴，將燒紅的石頭一個一個地放入熱雞毛水中，讓其水蒸氣浴洗下肢。待水溫降低後，令患者雙下肢慢慢浸入雞毛水中洗滌。如法反覆數次。

說明 此法對雙下肢不明原因的腫脹疼痛或產後下肢受寒麻木，或水腫療效甚佳。無雞毛水用鴨毛水亦可。

來源 獻方人：四川省甘孜州藥檢所陳秀蘭。推薦人：四川省南充市藥檢所曹陽。

處方5 三枝梅適量。（彝族方）

用法 取鮮葉適量加酒搗敷。

說明 三枝梅係芸香科吳茱萸屬植物。性味苦，寒。可清熱解毒、消炎止痛。

來源 獻方人：雲南省彌勒縣人民醫院楊菊蓉、郭維光。

處方6 槐花、紅豆各60克。（彝族方）

用法 共研為末，醋調，抹患處，1日1～2次。

說明 此方在彝族地區流傳應用較為廣泛。一般無名腫毒，用藥3～5次即可痊癒。

來源 獻方人：雲南省彌勒縣人民醫院郭維光。

處方7 羅鍋底。（彝族方）

用法 研末醋調敷或鮮品搗敷，1日換藥1次。

說明 羅鍋底係葫蘆產韓斯瓜屬植物。性味苦，寒，有小毒。可清熱解毒、消炎、止痛。藥用塊根。

來源 獻方人：雲南省彌勒縣人民醫院郭維光。

處方8 野海棠60～120克。（彝族方）

用法 鮮品搗爛外敷或搗汁外搽。

說明 野海棠係秋海棠科秋海棠屬植物。性味酸澀、涼。可散瘀消腫、清熱解毒。藥用根。

來源 獻方人：雲南省彌勒縣人民醫院郭維光。

處方9 炒豆蟲1個。（傣族方）

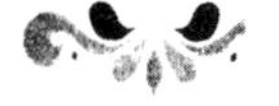

用法　將炒豆蟲曬乾，搗碎，加淘米水適量拌勻，用棉花蘸藥搽塗患處，1 日 3 次。

說明　本方適用於無名腫毒。

來源　摘自《德宏傣藥驗方集（一）》。推薦人：雲南省德宏州藥物檢驗所方茂琴。

處方10　鮮曼陀羅葉5～9片、雞蛋1枚。（畲族方）

用法　先將曼陀羅葉搗爛，加入雞蛋清調勻外敷，1日1劑。

說明　此方有解毒消腫之效。

來源　摘自《福安畲族醫藥衛生情況調查》。推薦人：福建省寧德地區醫藥研究所陳澤遠。

處方11　蕨菜根50克、蕎頭蒿20克、黃芩20克。（白族方）

用法　將 3 藥搗碎研末，外加少許水或酒混合均勻，敷貼於患處，3 日 1 換。

說明　本方有清熱解毒之效。

來源　摘自《大理白族藥及單方驗方》。推薦人：雲南省大理醫院周波。

處方12　鮮萱草根（全針菜根）適量、紅糖少許。（畲族方）

用法　鮮萱草根適量，加少許紅糖，搗爛如泥，貼敷患處，每日 1 劑至癒。

說明　適用於虎口癰腫。畲族地區用萱草根搗紅糖外包各種疔癰，也用於治療早期乳腺炎，有效。

來源　獻方人：福建省福安市穆陽衛生院蘭石祥。推薦

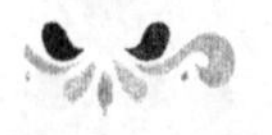

人：福建省寧德地區醫藥研究所陳澤遠。

十九、淋巴結炎

處方1 雄黃2克、明礬枯礬各1.5克。（傣族方）

用法 將3種研末，用凡士林適量調成膏，用時將油膏置於紗布上貼患，每日換藥1次。治療淋巴結炎12例，用藥3～4天腫塊全部消退而癒。

說明 本方雄黃破血祛疾，解毒散結。明礬治瘡瘍疔癬，有燥濕解毒之功。枯礬性較收斂。淋巴結（未潰期）倘已潰期須改用它藥治療。

來源 摘自《德宏州民族藥志》醫馮國清獻方。推薦人：雲南德宏州藥檢所段國明。

處方2 標杆花根1個、七葉一枝花（重樓）12克、酸棒台（虎杖）20克、夏枯草12克、虎掌草12克、浙貝母12克、蒲公英15克、花蝴蝶根12克。

用法 標杆花根用酒精磨汁外擦患處。1日4次，連用7日，餘藥水煎服。1日1劑，分4次服，7日為1療程。

說明 本方清熱解毒，祛瘀消腫，軟堅散結。對急性淋巴結炎有顯著療效。

來源 獻方人：馬有春雲南省會澤縣新街回族鄉花魚村。推薦人：雲南省個舊市人民醫院蘇平。

處方3 陳舊木梳1把、油燈1盞、茶油適量。（仫佬族方）

用法 當人體身上某個地方的淋巴結發炎的時候，先用茶油塗在該淋巴結的皮膚表面，繼將舊木梳的背面放到點燃的油燈旁邊烤燙，再把木梳拿開，對準發炎的淋巴結上下、

左右反覆梳刮，手法要輕快。木梳的溫度下降以後，繼續烤燙再梳刮，如此反覆作 15 分鐘。每天做 1～2 次。

說明 本療法是獻方者家傳，曾治療數百人次，皆在3天內獲癒。

來源 獻方人：廣西民族醫藥研究所吳蘭強。推薦人：廣西民族醫藥研究所何最武。

處方4 白花矮陀陀適量。（彝族方）

用法 鮮全草加醋搗敷。

說明 白花矮陀陀係楝科地黃連屬植物。性味微苦澀，寒。可拔膿生肌、舒筋活血、止痛。藥用全株。

來源 獻方人：雲南省彌勒縣人民醫院郭維光。

第二節　瘰　核

處方1 夏枯草100克、鱉甲50克、血竭50克、麝香1克、生半夏50克、三棱50克、莪朮50克、穿山甲50克。

用法 將上藥除血竭、麝香，餘 6 味藥用香油適量炸焦，去渣，加黃丹收膏，火候到時，摻入血竭末和勻即成，用時隨硬結大小攤膏，加麝香少許，敷患處，一般 30 天換藥 1 次。

說明 本方有活血消瘀、軟堅散結之效，適應於各種硬腫結節、皮下組織增生性疾患，如各種囊種、乳腺增生、淋巴結核等。無毒、副作用。

來源 獻方人：山西省長治中醫研究所李有先。推薦人：山西省寧武縣中醫院李藩。

處方2 七寸穴。（土家族方）

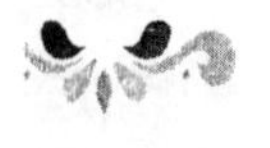

用法　命其患者爬臥床或臥長登上，從腳後跟向上量七寸（中指同身寸）即是本穴。稍用力按三下即可。

說明　經臨床驗證100多人次，治後10個小時見效。

來源　獻方人：湖北省來鳳縣藥檢所錢楨。推薦人：湖北省來鳳縣翔鳳鎮老虎洞衛生所楊洪興。

第三節　皮脂腺瘤

處方　烏梅肉100克、紅花10克、白雲香10克、鹽水適量。（鄂溫克族方）

用法　共搗爛如泥，用鹽水調勻，敷於患處，1日1次。

說明　本方適用於顏面部粉瘤及不宜手術者。

來源　摘自《自製驗方》。推薦人：內蒙古自治區科左中旗糖廠職工醫院趙宇明。

第四節　乳房病

一、乳頭皸裂

處方1　五倍子、五味子各等份。

用法　將上藥研細，加冰片少許，生香油適量，拌如糊狀。外敷乳頭皸裂處。

說明　治療30例，均在用藥1～2次後疼痛消失，3天左右痊癒。

來源　獻方人：浙江省溫嶺縣高龍衛生院江志秋。

處方2　當歸10克、生地10克、浙貝母10克、白芷10克、乳香10克、紫草6克、香油30克、黃蠟10克。（蒙古族方）

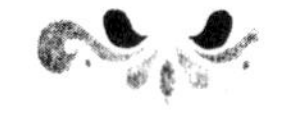

用法　除香油外，其餘7味藥研製細末，先將香油放在勺內，熬開，依次下藥，一藥炸焦黑撈出後再下另1味藥。藥渣棄之，將黃蠟加入熱香油中，再一起倒入容器內，涼後成膏，備用。外塗患處。

說明　本方治療乳頭破裂、乳癰。

來源　獻方人：內蒙古自治區哲里木盟退化老蒙醫白玉山。推薦人：內蒙古自治區哲里木盟蒙醫研究所徐長林。

處方3　土大黃葉適量。（白族方）

用法　將土大黃葉洗淨後揉軟，塗搽乳頭潰爛處；或將柔軟的嫩葉加菜子油少許，混勻後敷貼患處。

說明　此方適用於乳頭潰爛者。體質虛弱者慎用。

來源　摘自《大理白族藥及單方驗方》。推薦人：雲南省大理醫學院周波。

處方4　茘枝殼適量。（畲族方）

用法　將上藥燒灰存性調麻油外敷。

說明　本方為閩東民間單驗方。

來源　摘自《閩東民間單驗方選編》。推薦人：福建省藥品檢驗所周繼斌。

處方5　荷花瓣不拘多少、醋60～90毫升。

用法　將荷花瓣放入醋中浸漬半小時即可，用淡鹽水將乳頭洗淨拭乾，將醋荷花瓣貼患處，每日換藥3～5次（用藥後，患處稍有刺激感）。

說明　荷花瓣功能和血止血、清熱，醋能解毒化瘀，兩藥合用促使裂口癒合，故有於乳頭皸有效。

來源　獻方人：山西省大寧縣醫院宋國宏等。推薦人：

山西省寧武縣中醫院李致仁。

處方6 茄子10克、大黃10克。（回族方）

用法 焙乾研末撒患處，1日3次，3日為1療程。

說明 本方消炎止血，生肌收口。適用於乳口裂。一般1療程可收效。

來源 獻方人：雲南省會澤縣者海中心衛生院馬應乖。推薦人：雲南省個舊市人民醫院蘇平。

處方7 黃瓜藤300克。（滿族方）

用法 將上藥焙乾成焦炭，研細為末。用香油調擦患部，1日3次，6日為1療程。

說明 本方消炎止痛，生肌收口。對乳頭裂具有較好的治療作用。

來源 獻方人：遼寧省瀋陽市中醫研究所查傑。推薦人：雲南省個舊市人民醫院蘇平。

處方8 霜打茄子（裂開者）1個、白芷10克、鹿角霜10克。（蒙古族方）

用法 將茄子陰乾，燒存性，同白芷、鹿角霜混研均勻，用香油調成糊狀，塗患處。每日3～5次。

說明 經用本方治療20餘例，95%在1週內痊癒。

來源 獻方人：內蒙古科左後旗蒙醫整骨醫院包國林。推薦人：內蒙古科左後旗蒙醫整骨醫院包儉。

二、乳腺炎

處方1 鮮牡丹根、鮮赤芍根各30克。（撒拉族方）

用法 將上藥洗淨，加食醋少許共搗爛，攤於紗布敷貼

患處，膠布固定。1日1次。

說明 本方功能清熱解毒、消腫散結。臨床治療急性乳腺炎200餘例，平均用藥4天治癒。

來源 獻方人：青海省民和縣人民醫院劉啟明。

處方2 蒲公英（鮮品）60克、仙人掌60克、大黃30克、乳香10克、沒藥10克、白芷10克、浙貝母10克、冰片6克。（哈尼族方）

用法 先將蒲公英與仙人掌搗爛，然後將後5味研細粉，過80目篩，再將冰片研細，用淘米水調敷患處。1日換藥1～2次。

說明 應用本方治療急性乳腺炎52例，46例治癒，一般5～8次即癒。6例無效。

來源 獻方人：雲南省玉溪衛生學校門診部儲從凱。

處方3 訶子30克、梔子30克、苦楝子30克。（蒙古族方）

用法 上藥研細末，用適量雞蛋清調，塗於患處，1日1次。

說明 臨床治療25例，效果滿意。

來源 獻方人：內蒙古自治區哲里木盟蒙醫研究所齊蘇和。

處方4 百蕊草50克、蒲公英100克。（仡佬族方）

用法 將上藥加水500毫升，煎取200毫升，連煎3次，合併煎液約600毫升，再入文火濃縮成200毫升左右。再兌入好蜂蜜70毫升，攪勻搽於患處，紗布包紮。

說明 本方治療20多例患者，有明顯的清熱、消腫、止痛作用。本方對癰、疔和膿皰瘡效果也很好。

來源　獻方人：雲南省宣威縣羊場煤礦職工醫院曾正明。

處方5　蟲蔞20克、冰片1克、藤黃1克。（布依族方）

用法　上藥研末，兌水、酒備半，調搽患處。

說明　臨床應用100例，療效滿意，但本方不可內服。

來源　獻方人：貴州省黔南州中醫院羅昭金。

處方6　鮮貫衆根適量。（白族方）

用法　搗爛後外敷患處，1日換藥1次。

說明　同時用鮮貫眾根50克水煎服，療效更佳。成膿者，應切開排膿。經治150餘例，療效滿意。

來源　獻方人：雲南省大理市飲食服務公司雲鶴飯店楊莉媛。推薦人：雲南省大理市康復醫院八門診楊中粱。

處方7　野棉花（山棉花）適量。（彝族方）

用法　鮮品加紅糖適量，搗敷患處，1日換藥1次。

說明　野棉花（毛茛科銀蓮花屬），有毒，主產雲南。性味苦寒，功能祛瘀止痛、理氣殺蟲。除治乳腺炎外，對瘡癤腫毒也有獨特療效。臨床治療76例，有效率達91.3%。

來源　獻方人：雲南省彌勒縣人民醫院郭維光。

處方8　生半夏適量。

用法　生半夏曬乾，研成細末，入瓶備用。以藥棉包裹生半夏粉0.克，塞患乳對側鼻孔。

說明　經治100餘例，治癒率達90%。

來源　獻方人：安徽省朗溪縣城南中草藥新醫療法組。推薦人：雲南省文山州衛生學校任懷祥、楊學況。

處方9 生香附、敗醬草、積雪草各適量。（畲族方）

用法 紅糖少許同上藥共搗，外敷。

說明 本方為當地畲族民間驗方，適用於乳腺炎初起。

來源 獻方人：福建省霞浦縣溪南衛生院佘醫雷元明。推薦人：福建省藥品檢驗所周繼斌。

處方10 鮮仙人掌60～100克、白礬5～10克。（哈尼族方）

用法 將仙人掌用火炭烙去毛刺，搗碎，與白礬細末混勻，加入適量清水調呈泥狀，敷貼患處，用紗布包好固定。1日更換1次。

說明 本方治療急性乳腺炎未潰者。是當地農婦常用的一劑方藥。

來源 獻方人：雲南省綠春縣防疫站計免科羅解德。推薦人：雲南省綠春縣衛生局醫政科李榮華。

處方11 山麻柳冰片、薄荷腦各適量。（哈尼族方）

用法 上取鮮品共搗爛，外敷患處，1日1換。

說明 山麻柳係蕁麻科霧水葛屬植物。性味澀，微辛、溫。功能拔毒消腫、續筋接骨。藥用葉、根、皮。

來源 獻方人：雲南省彌勒縣人民醫院郭維光。

處方12 王不留行50克、鮮蒲公英50克。

用法 加醋搗，敷患部。同時開水煎服，1日2次。

說明 本方對紅腫、灼熱脹痛、乳汁阻塞者療效較好。若大便不通、小便黃赤者，加蜂蜜調藥汁服。

來源 獻方人：雲南省昆明市盤龍區衛生工作者協會李玉仙。

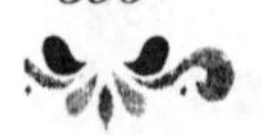

處方13　蚯蚓7條、寧麻根10克。（普米族方）

用法　上搗，分 2 次敷乳部，用藥 2 次即可。

說明　本方有清熱解毒、通絡散結之效，適用於乳腺炎初期。

來源　獻方人：雲南省大理白族自治州賓川縣人民醫院張洪輝。

處方14　生黑豆50克。（蒙古族方）

用法　取生黑豆 50 克用開水洗淨，令患者用嘴嚼碎，把嚼碎的黑豆用適量食醋攪拌後敷貼患處，1 日 1 換。

說明　使用該方治療急性乳腺炎初期，效果較好。一般 1～3 天見效，5～7 天痊癒。

來源　獻方人：內蒙古自治區哲里木盟蒙醫研究所李春芳。推薦人：內蒙古自治區蒙藥廠徐青。

處方15　大蔥500克、蒲公英根25克、豬膽1個、蜂蜜適量。（蒙古族方）

用法　將上述4味藥搗爛和勻如泥。敷患處，1 日換2～3次。

說明　蒲公英根用鮮品好，輕者1日風效，重者3日見效。

來源　獻方人：內蒙古自治區錫林郭勒暖蒙醫研究所陶高。推薦人：內蒙古自治區蒙藥廠徐青。

處方16　生香附50克、鮮敗醬草50克、鮮積雪草50克。（土家族方）

用法　大紅袍研細，拌酒炒熱，裝入小布袋內做枕頭。

說明　經驗證。頭晚用藥，第 2 天早上腫痛大減。

來源　獻方人：湖北省來鳳縣卯洞月亮鄉衛生所鄧祖

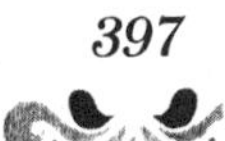

貴。推薦人：湖北省來鳳縣藥品檢驗所錢楨。

處方17　皂角30克。（民間方）

用法　將皂角研成粉末，75% 酒精調呈糊狀，用一層紗布包成　大小約 1 × 0.5 × 0.5 公分的長圓形小藥包，塞在患乳同側鼻孔內，12 小時後取出。如為雙側乳腺炎，可以交替塞聞。

說明　皂粉塞鼻後，病人感到鼻孔內有輕微刺辣感，乳內有一陣陣收縮或流水感，乳頭流乳增多。無副作用。

來源　獻方人：北京工農兵醫院外科許懷瑾。推薦人：雲南省文山州衛生學校任懷祥。

處方18　天南星20克、草烏15克、一枝蒿15克、半夏20克。（瑤族方）

用法　上藥用黃酒浸泡，7天後用來塗抹患部，1日數次。

說明　此方有解毒散結、消腫止痛之效。

來源　獻方人：雲南省馬關縣板子街 45 號平清順。推薦人：雲南省文山州衛生學校任懷祥。

處方19　鹽膚木（柞木柴）根皮適量。（苗族方）

用法　將上藥搗細，外敷患處。1日1換。

說明　本方有清熱解毒、散結消腫之效。

來源　獻方人：雲南省馬關縣山車醫院王正萬。推薦人：雲南省文山州衛生學校任懷祥、黃正德。

處方20　鮮黃精100克、紅糖50克、側柏葉30克。（壯族方）

用法　共搗爛，敷患處。

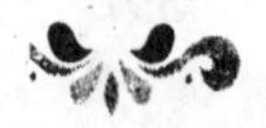

說明　本方有清熱散結之效。

來源　獻方人：雲南省馬關縣養護段任懷剛、任保洪。推薦人：雲南省文山州衛生學校任懷祥、李世昌。

處方21　鮮鬼針草100克。（白族方）

用法　鬼針草搗為藥泥，敷於病爛處，紗布、繃帶包紮，1日換藥2次。連續用藥3～5天。

說明　鬼針草有較強的抗炎、消腫、排膿作用。

來源　獻方人：雲南省鶴慶縣白族醫生朱文彪。推薦人：雲南省大理市康復醫院許服疇。

處方22　蜂房20克、紅芽大戟20克、瓜蔞殼15克、賽素草15克、大黃藤20克、苦菜藤20克、黃藥子20克、天花粉20克、蛇參10克、木陀15克。（哈尼族方）

用法　先取豬膽汁100毫升，煮沸，將諸藥共研細末，用膽汁調製，加凡士林30克製成軟膏。用時將藥膏抹在敷料上，用膠布固定於患處。1日1次。

說明　本方具有清熱解毒、軟堅散結、活血通絡的功效。適用於急、慢性乳腺炎、乳房腫塊（乳腺癌不宜使用）。

來源　獻方人：雲南省玉溪地區中醫院王家福。

處方23　犁頭草（地草果、紫花地丁）適量。（彝族方）

用法　上用鮮品加紅糖適量共搗為泥，外敷患處。

說明　此法尚可治療瘡癰腫毒。

來源　獻方人：雲南省彌勒縣人民醫院郭維光。

處方24　一支箭（一支槍、瓶爾小草）、冰片、薄荷腦各適量。（彝族方）

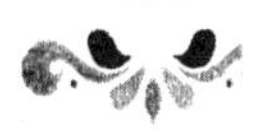

用法 共搗如泥，敷患處，1日換藥1次。

說明 一支箭（瓶爾小草科，瓶爾小草屬），性味甘微苦，涼，功能清熱涼血、解毒消腫。尤以鮮品為佳。

來源 獻方人：雲南省彌勒縣人民醫院郭維光。

處方25 鮮蒲公英50克、鮮野菊花50克、鮮芙蓉葉50克、鮮馬齒莧100克。（瑤族方）

用法 將上藥共搗為泥。用時先將患部以濕毛巾熱敷，然後再敷貼藥泥，蓋以紗布，膠布固定。1日1次，連用至癒為止。

說明 主治急性乳腺炎，有清熱解毒、消腫散結之效。

來源 獻方人：雲南省文山州衛生學校楊學況。推薦人：雲南省文山州醫院楊忠翠。

處方26 花蝴蝶適量。（彝族方）

用法 上用全草鮮品，搗爛包敷；或乾品研粉，香油調敷患處。1日2次。

說明 花蝴蝶為蓼科植物，因其葉呈三角狀卵形，柄基部兩則擴大成圓耳狀抱莖垂片，先端漸尖，基部有一對耳狀小裂片，邊緣具淺波齒，葉面綠，間雜紫黑色斑紋，故據其形、色，俗稱》「花蝴蝶」，奕族稱「金拖火」，即野菜之意。

來源 摘自《峨山彝族藥》。推薦人：雲南省玉溪地區藥檢所周明康。

處方27 菜籽葉10克。（土家族方）

用法 將菜籽葉洗淨搗爛成泥狀，用淘米水調勻外敷患處，外用紗布、膠布固定。每日換3次。

說明 菜籽葉，即油菜鮮葉，以新鮮為佳。有清熱解

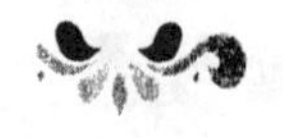

毒、消腫止痛作用。

來源 此方湖南省湘西土家族苗族自治州民間方。推薦人：湖南省湘西土家族苗族自治州人民醫院曾憲平。

處方28 土蟲屎100克、魚蔥7根、酒精適量。（土家族方）

用法 將上藥搗爛加75%酒精調成泥狀，外敷患處，每日1次，連敷3～5次。

說明 本方具有清熱解毒、消腫止痛功效。土蟲屎，即地龍（蚯蚓）的排泄物，魚蔥比火蔥稍大。

來源 獻方人：湖南省湘西土家族自治州龍山縣李春富。推薦人：湖南省湘西土家族苗族自治州田華泳、曾憲平。

處方29 驚風草（又名驚風小草）、犁頭草、芙蓉葉各10克。（土家族方）

用法 將上藥新鮮草藥洗淨用口嚼爛成泥狀，攤於薄紙上再貼敷患處，外用紗布、膠布固定。每日1次。

說明 本方具有清熱解毒、止痛等功效。獻方人曾用此方治療乳癰、腮腺炎、急性蜂窩組織炎等多種癰腫有特效。

來源 獻方人：湖南省大庸市龔雪松。推薦人：湖南省湘西土家族苗族自治州田華泳、曾憲平。

處方30 皂蘭、地丁、木瓜、蒲公英、金銀花、白及炙甘草各10克。（土家族方）

用法 將上藥研成細末，用溫水調勻敷患處，外用紗布、膠布固定。每日1次。

說明 本方具有清熱解毒、消炎止痛等功效。

來源 獻方人：湖南省大庸市永定區田奇偉。推薦人：

湖南省湘西土家族自治州田華泳、曾憲平。

處方31 尖貝12克、白芷10克、蒲公英15克。（土家族方）

用法 將尖貝和白芷研成細末，鮮蒲公英洗淨搗成泥，與上述藥末調勻備用。用時將藥泥放入鼻腔內，每日3次，夜晚放2次。

說明 本方具有清熱散結、消腫排膿、利濕等功效。

來源 獻方人：湖南省大庸市永定區全繼准。推薦人：湖南省湘西土家族苗族自治州田華泳、曾憲平。

處方32 山苦瓜15克、七葉一枝花15克。（土家族方）

用法 將鮮山苦瓜、七葉一枝花洗乾淨搗爛成片狀，直接敷於患處，外加紗布、膠布固定。無鮮藥可用乾品，研末用凡士林調勻成軟膏外敷患處，並用紗布、膠布固定。1日1次。

說明 本方具有清熱解毒、消腫止痛功效。

來源 獻方人：湖南省順縣長官區醫院黃生金。推薦人：湖南省湘西土家族苗族自治州曾憲、田華泳。

處方33 食醋15毫升、蕎麵50克、食堿10克。（蒙古族方）

用法 將醋、蕎麵、食堿攪拌後敷於患處，1日2次。

說明 此方對急、慢性乳腺炎療效頗佳，對急、慢性腮腺炎、無名腫痛也有療效。

來源 獻方人：內蒙古自治區哲裏木盟蒙醫研究所格日樂、包光華。

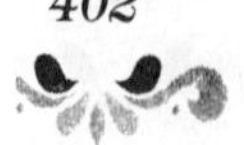

三、乳腺小葉增生症

處方1　金絲桃60克、蒲公英鮮品60克、仙人掌60克、浙貝30克、夏枯草鮮品60克、滿山香皮60克、冰片6克。（德昂族方）

用法　先將蒲公英與仙人掌搗爛，然後將其他藥混合研細粉，過 80 目篩，用淘米水或醋調，敷患處。

說明　應用該方治療 46 例乳腺增生患者，效果滿意。

來源　獻方人：雲南省玉溪衛生學校門儲部備從凱。

處方2　柴胡50克、九仙草50克、蒲公英50克、橘核50克。

用法　將上藥研細末，加 500 毫升酒精泡 1 週，加溫外搽患處，1 日 2～6 次。

說明　九仙草係昆明民間常用草藥，別名珍珠草，有平肝祛風、疏通經絡之效。

來源　獻方人：雲南省昆明市盤龍區衛生工作者協會李玉仙。

處方3　鹿茸15克、川椒0.5克、寸香1克、手指甲10克、銅粉200克、槐枝25公分、香油250克 。

用法　將油熬熱，先入花椒，炸焦撈出，將上藥挨次炸焦撈完。共研成細末，復入油內，隨入銅粉，用槐枝攪至水成珠。用紗布敷貼患處。

說明　一般兩貼見效，4貼痊癒。

來源　獻方人：山西省寧武縣人民醫院李敏。

處方4　鮮活鯽魚肉、山藥（去皮）麝香適量。

用法　共搗如泥，加入少許麝香，敷核上，隔衣輕輕揉

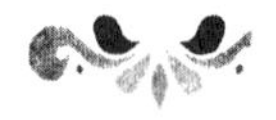

之，2日1換。

說明 敷藥後癢極，勿抓，屢用屢效。

來源 獻方人：四川省威遠縣名老中醫林南浦。推薦人：四川省南充市醫院楊國英。

第五節 外傷病

一、燒 傷

處方1 貓頭骨1具、雞蛋黃數個。（德昂族方）

用法 把貓頭骨用微火烤成淡黃色，研末，再用雞蛋黃數個熬油，調藥末，搽患處，開始2小時搽1次。24小時後改為上下午各搽1次。

說明 經治50餘例（均為Ⅱ度燒傷），全部治癒。創面結痂癒合時間為3～8天，無1例發生併發症。

來源 獻方人：雲南省普洱縣人民醫院柳克尊。

處方2 乳香、沒藥各20克，冰片1克，生蜂蜜150克。（傣族方）

用法 將前3味藥研末，加入蜂蜜中，調成糊狀。對燒傷有水皰者，將水疱刺破3小孔（孔不宜大，以防感染）。排無滲液，然後塗此藥膏，1日1次。

說明 經治30餘例，療效較好，一般5～13天即可痊癒。

來源 獻方人：雲南省普洱縣人民醫院柳克尊。

處方3 陰陽蓮根1000克、枯礬30克、元寶草80克、冰片5克。（土家族方）

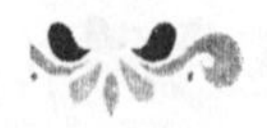

用法　將元寶草、陰陽蓮加水 8000 毫升，用文火煮 2 小時，濾去渣，得藥汁約 4000 毫升，再濃縮至 2500 毫升，將枯礬研細，納藥汁內同煎。待藥液濃稠，加入冰片細粉調匀，起鍋，裝入小口土罐內，罐口用蠟蜜封，埋入乾淨土中 60 天去其火毒，1 天外搽數次。

說明　本方適用Ⅰ、Ⅱ度燙燒傷。曾治燒傷近 60 餘例，效果顯著，無毒副作用。注意用藥期間禁食牛肉、雞肉。

來源　獻方人：湖北省來鳳縣翔鳳鎮老虎洞衛生所楊洪興。

處方4　紫草18克、冰片18克。（另包）（水族方）

用法　將紫草研粉，用豬油熬成膏後，再將冰片研極細粉，放入膏中調匀。外塗患處，1 日 3 次。

說明　治療 150 例，有效率達 95%。

來源　獻方人：貴州民族醫院研究所文明昌。

處方5　官粉適量、頭髮、香油適量。

用法　將香油適量放鐵鍋中加溫熬沸後，再將洗淨剪斷的頭發放入溶化，然後放冷水中使火熄滅，冷卻。再把鍋放火上，加入官粉適量調匀。以消毒棉蘸塗患處，1 日多次。

說明　應用本方門診治療觀察 100 餘例，療效滿意。與京萬紅、濕潤燙傷膏等藥物比，療程短，見效快，止痛作用好。

來源　獻方人：山西省武縣人民醫院李秀英。

處方6　虎杖100克。（藏族方）

用法　加水 1000 毫升，煎煮 30 分鐘，去渣，裝瓶備用。每次用消毒紗布蘸藥塗敷布傷處。1 日換藥 3～4 次。

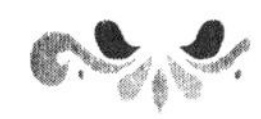

說明 臨床應用局限性水火燙傷100餘例，其中燙傷34例，均獲治癒。一般用藥7～15天。

來源 獻方人：青海省民和縣人民醫院間啟明。

處方7 酸棗樹皮內層500克。（回族方）

用法 將上藥加水3000毫升，煎煮3小時，過濾去渣，再煮濃縮成500毫升。每次用消毒紗布濕潤敷傷處，1日3～4次。

說明 臨床治療局限性燒傷50餘例，其中Ⅰ、Ⅱ度燒傷36例，Ⅲ度燒傷14例，用藥15～25天治癒。本法簡便易行，有感染少、疤痕少等優點。

來源 獻方人：青海省民和縣人民醫院劉啟明。

處方8 鮮大薊全草150克、冰片3克、20%凡士林適量。

用法 取鮮大薊陰乾，搗爛，榨取其汁液，加入冰片、凡士林攪拌，待半小時後自然成膏。先用雙氧水，再用生理鹽水洗淨創面。有水疱者，用消毒注射器將液體抽出，然後用消毒棉簽蘸此膏塗布創面，採取暴露療法，保持創面清潔。

說明 用上法治1小面積燒傷患者18例，均治癒。治療天數最短者4天，最長者7天。

來源 獻方人：浙江省溫嶺市慢性疑難疾病、支氣管哮喘專科門診部趙貴銘、陳永斌。

處方9 一枝蒿100克、石榴皮50克、血餘炭25克、花椒200克、冰片25克、硼砂25克、黃蠟250克、菜油500克。（彝族方）

用法 菜油與花椒煉製，過濾棄渣，放入黃蠟熔化，稍降溫後放入其他藥粉，充分攪拌，冷卻成膏。用膏塗創面，1

日 1～2 次。

說明 該方有消炎生肌的功效，可用於皮膚感染者。臨床治療燒傷 290 餘例，治癒率為 96% 以上。如膏質過硬可酌加菜油。

來源 獻方人：雲南省東川市東會民間醫藥研究所張生武。

處方10 翻白葉根30克、大薊根20克、菜油150克。（白族方）

用法 將上述 2 藥加工為細末，置於菜油中浸泡 7 天。用雞毛蘸藥油塗於創面，1 日用藥 3～5 次。

說明 此方治療輕度水火燙傷患者 20 餘例，療效顯著，用藥後未發生感染現象。

來源 獻方人：雲南省鶴慶縣北衙白族民間醫生楊洪富。推薦人：雲南省大理市康復醫院許服疇。

處方11 芒硝100克、石青50克、粟殼6克。（土家族方）

用法 以開水 500 毫升溶化，待溫後去渣，塗患部。乾則再塗。

說明 本方有清熱瀉火、收斂止痛之功效。主治淺燒傷和急慢性濕疹等，以局部發紅、灼熱痛有小疱等為特徵。共治 24 例，其中火燒傷 15 例、水燙傷 9 例，面積均在 5%～105 之間，治癒 20 例，4 例加用濕潤燙傷膏而癒。

來源 獻方人：湖南省湘西自治州民族中醫院楊官林。

處方12 樹皮、橄欖樹皮、鼻涕果樹各500克。（苗族方）

用法 將上藥加水熬成流浸膏，裝瓶備用。用時搽患處。

說明 經治 100 餘例，效果顯著。

來源 獻方人：雲南省文山州柳井鄉任懷明、任懷清。

推薦人：雲南省文山州衛生學校任懷祥、楊學況。

處方13 桐子花100克、桐油500克。（苗族方）

用法 將花浸泡在桐油在，加蓋密封，離地保存。3個月後即用此油外塗患處。

說明 治療I度、II度燒傷109例，均獲良好效果。

來源 獻方人：雲南省文山州柳井鄉任保斌。推薦人：雲南省文山州衛生學校任懷祥、黃正德。

處方14 貨郎果（五眼果、鼻涕果）皮8.9/6、金銀花藤20%。（壯族方）

用法 將2藥洗淨切碎，加水煎5小時後過濾去渣，濃縮備用。局部先用呋喃西林液沖洗，再將藥液塗上，撒少量冰片粉於創面，1日換藥1次。

說明 經治400餘例，效果顯著。

來源 獻方人：雲南省文山州醫院秦龍光。推薦人：雲南省文山州衛生學校任懷祥、楊學況。

處方15 石榴皮5000克、虎杖5000克、枯礬2000克、冰片200克。（土家族方）

用法 石榴皮、虎杖2味用水煎煮，濃縮後加枯礬和冰片粉末，調和均勻。外搽傷處，1日3次。

說明 本方主治II度燙傷。

來源 獻方人：湖北省來鳳縣翔鳳鎮老虎洞衛生所楊洪興。推薦人：湖北省來鳳縣藥檢所錢楨。

處方16 生石灰5千克。（基諾族方）

用法 先取生石灰除淨雜質，過篩，投入鍋內用文火炒

松，再投入大黃片 25 千克，共同拌炒，炒至發熱桃紅色，大黃炒至灰黑色時，取出篩去石灰，將大黃推開冷卻後研成細末備用。用時先以生理鹽水清洗創面，而後撒布大黃粉。如有水疱應刺破，撥開表皮，排盡疱液後再撒大黃粉。如僅見局部紅腫，則可用麻油或桐油調大黃粉成糊狀塗患處。膿痂後再撒敷大黃粉。夏季可行暴露療法。對燙傷效果良好。

說明 此法療效顯著，療程短，無副作用，且癒後無疤痕。

來源 《民族醫藥采風集》。推薦人：張力群。

處方17 生石膏15克、地榆炭25克、兒茶15克。

用法 共為細末，香油調塗患處，1 日 1 次。

說明 本方有消腫鎮痛之功，對I度燙傷特效。

來源 獻方人：遼寧省錦州市解放軍第 205 醫院楊暢。

處方18 酸移椀樹皮若干。（仡佬族方）

用法 用該藥加適量水煎煮 2 次，每次煎煮 30 分鐘，合併兩次藥液，再濃縮成流浸膏。用藥膏搽患處。

說明 此方對輕重燒傷、大面積燒傷都有較好的療效。酸杉械樹皮即酸植的樹皮。

來源 獻方人：雲南省宣威縣凱撒衛生院沈真祥。推薦人：雲南省宣威縣中醫院符光利。

處方19 大黃50克、禹糧土100克。（蒙古族方）

用法 共研細粉，過篩，混勻。用時撒在傷面。1 日 2～3 次。

說明 如僅見紅腫，可將藥粉調麻油外塗。冷天注意保溫。

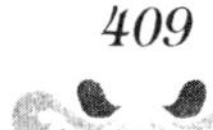

來源　獻方人：內蒙古自治區哲里木盟蒙醫研究所那順達來。推薦人：內蒙古自治區蒙藥廠賀喜格圖。

處方20　食堿250克。（蒙古族方）

用法　加10倍量的水溶解，浸泡患處，以無刺痛、無熱感為度。

說明　本方的特點是用藥後創面不刺痛、不紅腫、不起泡。如燒傷面積大，多加食堿和水洗浴也可。

來源　獻方人：內蒙古自治區蒙藥廠賀喜格圖。推薦人：內蒙古自治區蒙藥廠徐青。

處方21　松樹皮30克、菜油20克。（哈尼族方）

用法　松樹皮曬乾，研為細末，用菜油調劑，裝入廣口瓶，高壓滅菌。薄塗燒傷處，1日2次。

說明　塗藥後注意保護燒傷面，禁撕痂皮，讓其自然脫落。

來源　獻方人：雲南省綠春縣大水溝上寨李發祥。推薦人：雲南省綠春縣衛生局醫政科李榮華。

處方22　蘆薈100克、羊耳菊100克。（阿昌族方）

用法　將上藥切碎，加米酒浸泡1～2週，過濾。外搽患處。1日3～6次。

說明　本方具有清熱解毒、生肌斂瘡之效。

來源　獻方人：雲南省保山市板橋鎮郎義村蒲益富。推薦人：雲南省保山市人民醫院蒲有能。

處方23　地龍（鮮）50克、白糖30克、明礬10克。（彝族方）

用法　鮮地龍洗淨，明礬研末，同白糖裝入瓶內，2 小時後取浸出液外搽患處。

說明　施用本方曾治癒一燒傷面積達30%的患兒。對輕、中度燒傷有效率達 100%。

來源　獻方人：雲南省昭通市科學技術委員會吳至才。

處方24　雞蛋黃5個、川黃連10克、當歸10克、冰片10克、菜油200克。（壯族方）

用法　將蛋黃、川黃連、當歸、菜油放入鍋中，用文火煉至上藥焦黑，取出過濾，趁熱裝入瓶子，投入冰片，密封備用。用時外搽燒傷處。

說明　本方有消炎止痛作用。

來源　獻方人：廣西壯族自治區百色地區民族醫院研究所楊順發。

處方25　馬桑樹葉20克、油桐樹葉20克、元寶草30克、桐油適量。（土家族方）

用法　將馬桑葉樹葉、油桐樹葉、元寶草在鍋內炒乾，研細末，加桐油調成稀膏狀後，盛於油膏罐內，再將其膏藥於高壓鍋內經高壓消毒後備用。用時將膏敷於燙傷處，1 日 3 次。

說明　燙傷處滲出液多者，用本方效果尤佳。

來源　獻方人：湖北省來鳳縣翔鳳鎮老虎洞衛生所楊洪興。

處方26　金龍膽草、蛋黃油適量。（佤族方）

用法　將金龍膽草研為極細粉末，以蛋黃油（即用煮熟的雞蛋去殼及蛋白，取蛋黃入小鍋內文火炒，煉出之油），調塗患處。

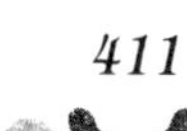

說明　金龍膽草係菊科假蓬屬材小苦蒿。本方佤族醫師運用廣泛，對I度、II度小面積燙傷，效果顯著，且遺留斑痕小而不明顯。

來源　獻方人：雲南省滄源縣婦幼保健站尹依娜。推薦人：雲南省滄源縣佤醫佤藥研究所李永明。

處方27　生石灰500克、香油10克、冰片1克。（白族方）

用法　冷水浸泡石灰，攪拌數分鐘後用6層紗布過濾除渣，加入香油和冰片調勻，搽患處，1日換藥2～3次。

說明　用此方先後治癒面積、深度不等的燒傷患者80餘例，癒後患部無疤痕。

來源　獻方人：中央民族學院法律系法學專業學生楊莉。推薦人：雲南省大理市康復醫院八門診楊中梁。

處方28　禹糧土250克。（蒙古族方）

用法　取禹糧土研細，用涼開水調敷患處，1天2～3次。

說明　禹糧土是一種含鐵黏土，具有收斂、止血、清熱等功效。輕度燒燙傷，敷後立即見效，癒後不留痕跡。

來源　獻方人：內蒙古自治區蒙藥廠徐青。

處方29　寒水石15克、生石膏25克、大黃15克、杜仲炭15克、生黃柏15克。

用法　共研細末，以香油調塗。

說明　此方係五代祖傳。有清熱解毒、燥濕生肌之效。

來源　獻方人：山西省寧武縣人民醫院李敏。

處方30　蜈蚣5條、蛇油50克、蟑螂15個、香油50克。（白族方）

用法　將蜈蚣、蛇油、蟑螂裝入香油內浸泡 15～30 天，即可使用。用時將藥塗於燙傷面，燙傷面積較大者，最好用紗布包紮，1 日換藥 1 次。

說明　蜈蚣、蟑螂以活者為佳。

來源　獻方人：雲南省大理市康復醫院許服疇。

處方31　馬鈴薯適量。（壯族方）

用法　將馬鈴薯去皮，洗淨，切碎，搗爛如泥狀，用紗布擠汁。取其汁塗搽患處。

說明　本方有清熱防腐之功效，用於輕度燒傷。

來源　獻方人：雲南省文山州衛生學校李世昌。推薦人：雲南省文山州衛生防疫站沈金章。

處方32　蘆薈適量。（壯族方）

用法　將鮮蘆薈去皮搗爛成泥狀，敷於患處。

說明　本方治療輕度火燒傷。文山壯族民間廣為應用。

來源　獻方人：雲南省文山壯族苗族自治州衛生學校李世昌。推薦人：雲南省文山州衛生學校任懷祥。

處方33　野蕎菜（萬年蕎、野蕎麥）籽適量。（彝族方）

用法　研末，雞蛋清調，敷患處，1日2～3次。

說明　此方可清熱解毒、散瘀消腫。

來源　獻方人：雲南省彌勒縣人民醫院郭維光。

處方34　虎杖500克、酸移木農樹皮500克。（舒佬族方）

用法　將上藥（鮮品）洗淨，加水 1500 毫升煎煮約 2 小時，過濾，濃縮至 500 毫升。用消毒棉花蘸取塗患處，4～6 小時 1 次。

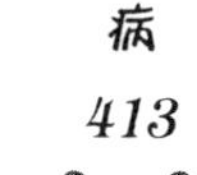

說明 本方具有消炎收斂之效。用於I、II度燒傷。

來源 獻方人：雲南省會澤縣者海中心醫院孫成芳。

處方35 仙人球1～2個。（瑤族方）

用法 將仙人球洗淨，搗爛，擰汁。用時以棉球蘸汁液塗搽患處，1日數次。

說明 本方主治輕度燙傷。亦可用仙人掌代替仙人球，兩者功用相似。

來源 獻方人：雲南省文山州衛生學校楊學況。推薦人：雲南省文山州醫院楊忠翠。

處方36 雞蛋黃若干個。（蒙古族方）

用法 將雞蛋置於瓦片上，用文火烤油，取油抹於傷處。1日2次。

說明 此方適用於I度～II度燒傷。

來源 獻方人：內蒙古自治區哲盟紮魯特旗蒙醫院朝克圖。推薦人：內蒙古自治區哲裏木盟蒙區研究所包光華。

處方37 貛油適量。（達斡爾族方）

用法 捕豬得貛，剝皮烤油備用。外塗傷處，1日2次。

說明 本方適用於I、II度燒傷。

來源 獻方人：內蒙古自治區哲里木盟通遼市民委蘇布和。推薦人：內蒙古自治區哲裏木盟蒙醫研究所齊蘇和。

處方38 虎杖根50克、柴草皮30克、柴地榆50。（布依族方）

用法 將上藥水煎3次，合併煎液，濃縮至250毫升，再加蜂蜜 70 毫升，拌勻後搽患處。

說明　本方有清熱涼血、解毒祛濕之效。

來源　獻方人：填寫宣威縣羊場煤礦職工醫院曾正明。

處方39　鵝油100克、冰片20克。（民間方）

用法　將冰片研成極細粉，過篩，兌入鵝油拌勻，棉搽患處。

說明　用鵝油搽燙傷為民間廣泛採之。筆者在此基礎上加入冰片，效果更佳，用藥後有清涼舒適感。可用蛇油代鵝油。

來源　獻方人：雲南省宣威縣羊場煤礦職工醫院曾正明。

處方40　大薊。（納西族方）

用法　取鮮大薊根皮適量，洗淨，搗爛，取汁，塗搽傷面，1 日 2～3 次。

說明　本方適用於輕度水火燙傷。

來源　摘自《麗江中草藥》。推薦人：雲南省麗江納西族自治縣第二人民醫院和尚禮。

處方41　黃柏30克、馬尾蓮30克、雞蛋清。（普米族方）

用法　將黃柏、馬尾蓮混合研細粉，過篩，常規消毒後貯藏。用時先把雞蛋清倒入消毒碗內，加入以上藥粉 3 克，調拌均勻，塗於燙傷表面，至蛋清形成痂膜，1 日塗數次。燙傷治癒後，痂膜自行脫落。

說明　普米族民間普遍用此方治療I°～II°燙傷，療效滿意。

來源　摘自《普米族單方治療雜病手冊》外治分冊。推薦人：雲南省蘭坪縣衛生局和勝。

處方42 石榴皮500克。

用法 用清水洗淨，加水500毫升，文火煎至250毫升，過濾，置瓶中備用，夏季可加少許防腐劑。將醫用紗布剪成1×1公分大小，消毒後備用。清創後，將醫用紗布用藥液浸濕，貼患處，兩塊紗布間可留一毫米寬間隙，成人用暴露法。次日觀察創面，如無滲液，紗布塊乾燥，不必換藥，直至痊癒；如紗布塊被滲出液浸濕，應及時去除，重新更換浸有藥液的紗布塊。

說明 治療45例，其中深Ⅱ°10例，淺Ⅱ°34例，Ⅰ°例，均痊癒。

來源 獻方人：浙江省溫嶺高龍衛生院江志秋。

二、凍　傷

處方1 仙鶴草50克、細辛10克。（水族方）

用法 水煎外洗，1日2次。

說明 收治200例，有效率達95%。

來源 獻方人：貴州省黔南州民族醫藥研究所文明昌。

處方2 茄子根500克、辣椒20克、木薑子根50克、五加皮50克、油麻血藤500克。（土家族方）

用法 上五味同煎去渣，趁熱浸泡患處，1天4次。

說明 潰爛者慎用。

來源 獻方人：湖北省來鳳縣翔風鎮老虎洞衛生所楊洪興。

處方3 茄子秧300克。（蒙古族方）

用法 將茄子秧置涼水浸泡2小時後文火煎，去渣，用湯洗患處，1日2次。

說明　此方適用於面部、四肢凍傷。

來源　獻方人：內蒙古自治區哲里木盟蒙醫研究所陳海傑。推薦人：內蒙古自治區哲里木盟蒙醫研究所格日樂。

處方4　高良薑100克、乾薑50克。（傣族方）

用法　將上藥加水浸過藥面，煎25～40分鐘，浸洗患處。每日1劑，1日3次。

說明　本方具有溫經散寒之效。

來源　獻方人：雲南省保山市潞江董雲。推薦人：雲南省保山市人民醫院蒲有能。

處方5　紅花50克、白芷50克、當歸50克、五靈脂50克、延胡50克、乾薑50克、辣椒50克。

用法　將上藥研細，置於瓶中。加入75%乙醇500毫升浸泡3天即可用。每次取藥液10毫升，外搽患處，1日1～3次。

說明　此方溫經活血、消腫止痛。主治手足、耳部凍瘡紅腫癢疼。

來源　獻方人：雲南省昆明市延安醫院趙庚。推薦人：雲南省宣威縣中醫院符光利。

處方6　茄子全株、花椒各適量。（彝族方）

用法　煎水洗患處，1日1～2次。

說明　此方具有消炎和刺激局部血液循環的作用。

來源　獻方人：雲南省彌勒縣人民醫院郭維光。

處方7　麻黃15克、桂枝10克、當歸30克、細辛9克、甘草9克、肉桂10克。

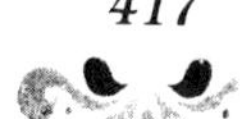

用法 上藥水煎，傾入臉盆，以熱氣薰蒸患部，同時用布蓋足上或手上，並勿使熱氣外泄，使能持久薰蒸。候湯溫涼適宜時，浸洗患部30分鐘左右，1天1～2次，每劑藥可連用2天。

說明 上方治療凍瘡腫痛奇癢者效尤佳。

來源 獻方人：浙江省溫嶺縣慢性疑難疾病、支氣管哮喘專科門診部趙貴銘、吳索華。

處方8 絡石藤適量、凡士林少許。（畲族方）

用法 先將絡石藤煎湯薰洗患處。再用絡石藤粉調凡士林外塗。

說明 絡石藤係夾竹桃科植物。此方主治凍瘡潰爛者。

來源 獻方人：福建省霞浦縣醫院潘邦周。推薦人：福建省中醫研究院林恩燕。

三、狗咬傷

處方1 薑黃50克、天南星（製）20克、白酒適量。（藏族方）

用法 將薑黃和天南星共研細末，用酒調勻，敷患處，1日2次。

說明 曾治患者15例，無獲得滿意效果，且無副作用。此外本方還可治療疥癬及疔瘡。

來源 獻方人：甘孜藏族自治州藥品檢驗所紮西攀超。

處方2 青陽參200克。（白族方）

用法 青陽參煮沸，用藥水薰洗傷處及周圍腫脹處，1日洗2次，連洗3天。

說明 青陽參在白族地區稱之為「脫腰散」。本人用該

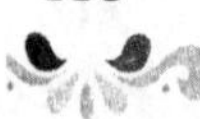

藥治療狗咬傷20餘例，均收到滿意療效。

來源 獻方人：雲南省大理市康復醫院許服疇。

處方3 辣子面適量。（納西族方）

用法 被狗咬傷後，當即用清水沖洗傷口，然後外敷辣子面。

說明 本方係納西族民間驗方。

來源 獻方人：雲南省麗江納西族自治縣第二人民醫院和尚禮。

處方4 胡椒末、紅砂糖各適量。（彝族方）

用法 混合調勻，搽患處，1日2～3次。

說明 此方適用於被健康狗咬傷者，搽藥2～3天可癒。

來源 獻方人：雲南省彌勒縣人民醫院郭維光。

處方5 紫硇砂5克、枇杷葉5克、黃連5克、紅花5克、檳榔10克、豆葉10克。（蒙古族方）

用法 上藥研末，用小茴香調成糊狀，塗於傷口。1日2次。

說明 本方主治狂犬病，亦可用於各種創傷性傷口。

來源 獻方人：內蒙古自治區哲里木盟蒙醫研究所色音其木格。

處方6 酸辣椒30～40個。（壯族方）

用法 搥爛，敷傷口，外蓋消毒紗布，包紮固定。3天後方可解下。

說明 獻方者介紹，經處理後永無狂犬病症狀發作。推薦者認為如有條件應同時進行狂犬疫苗預防注射。

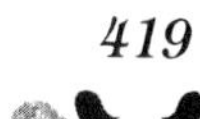

來源　獻方人：廣西區衛生廳醫藥古籍辦。推薦人：廣西民族醫藥研究所莫蓮英。

處方7　半邊蓮、四方草各適量。（瑤族方）

用法　辣椒去籽用內皮，擦患處，再用四方草搗爛，取一半敷患處，一半沖洗米水內服，每日1劑。

說明　獻方者臨床用上方預防狂犬咬傷者多例，均未見狂犬病發作。推薦者建議如條件允許，應同時注射狂犬疫苗。

來源　獻方人：廣西龍勝縣平等鄉龍文並。推薦人：廣西民族醫藥研究所莫蓮英。

處方8　鮮葉下珠全草300克、冷飯少許。（畲族方）

用法　①取鮮葉下珠100克搗爛，加少許冷飯搗爛為泥，貼敷傷口；②取鮮葉全草200克，加水1000毫升，併成一大碗頓服。

說明　某村5年前被狂犬咬傷10人，其中6人採用上藥防治，均安然無恙，4人未服用，均發生狂犬病而死。

來源　獻方人：福建省羅源縣上山村蘭友金。推薦人：福建省寧德地區醫藥研究所陳澤遠。

四、毒蛇咬傷

處方1　黃獨10克、重樓15克、飛天蜈蚣15克、白花舌蛇草30克、蔭風輪15克。

用法　將上藥搗細，調淘米水外敷患處周圍，1日1換，連用2～3日。

說明　此乃雲南省文山州衛生學校中醫講師任懷祥之家傳驗方。曾經治療500例毒蛇咬傷患者，效果顯著。方中飛天蜈蚣為菊科著屬茅草一枝蒿。

來源　獻方人：雲南省文山州衛生學校任懷祥。推薦人：雲南省文山州衛生學校楊學況、黃正德。

處方2　白馬骨葉100克、杠板歸100克、狗牙瓣菜100克。（苗族方）

用法　上藥共搗爛如泥狀，塗患處。

說明　臨床治療30餘例，療效滿意，證實有消腫止痛之作用。

來源　獻方人：貴州省黔南州中醫院羅昭金。

處方3　雄黃15克、白芷15克、藏黃連5克。（白族方）

用法　諸藥嚼碎，連同唾液和藥敷在蛇咬傷口，1天1次，連用6天。

說明　經治5例均痊癒，無副作用。

來源　獻方人：雲南省大理市康復醫院第八門診部楊中梁。

處方4　白礬30克、雄黃30克、甘草15克、蘇打10克。

用法　上藥共研末，冷開水調塗患處，半小時腫脹減輕，繼續塗1小時後諸症消失。

說明　本方還可用於蜈蚣咬傷、隱翅蟲皮炎、水田皮炎引起的腫脹、瘙癢、燒灼疼痛。

來源　獻方人：福建省晉江市青陽衛生院許百軒。推薦人：山西省寧武縣中醫院李藩。

處方5　滿山香（滑藤、中型五味子）、冰片、薄荷腦各適量。（彝族方）

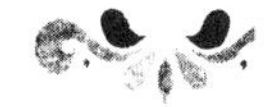

用法　鮮品搗爛敷患處，1日1換。

說明　滿山香（五味子科南五味子屬），性味甘鹹，溫，功能散瘀消腫、活絡止痛。

來源　獻方人：雲南省彌勒縣人民醫院郭維光。

處方6　獨蕨蕨（細蕨蕨、陰地蕨、肺心草）適量。（哈尼族方）

用法　鮮品搗爛敷患處，1日1換。

說明　獨蕨蕨係瓶小草科陰地蕨屬植物。性微苦澀，平。功能清熱解毒。

來源　獻方人：雲南省彌勒縣人民醫院郭維光。

處方7　山慈菇（箭葉青牛膽）、重樓、白酒各適量。（哈尼族方）

用法　取鮮品共搗爛（乾品亦可，但療效稍差），加酒調勻，外敷患處，1日1換。

說明　此方亦可用於無名腫毒。

來源　獻方人：雲南省彌勒縣人民醫院郭維光。

處方8　馬尿芹鮮根、白酒各適量。（彝族方）

用法　馬尿芹鮮根加酒搗爛，敷患處，1日1換。

說明　馬尿芹係傘形科白芷屬植物。性味辛，微溫，氣香。有祛風消腫、解毒、鎮痛之功。

來源　獻方人：雲南省彌勒縣人民醫院郭維光。

處方9　鳳仙花30克、對坐草15克、一朵雲6～9克。（佤族方）

用法　鳳仙花取全株，用鮮品與餘藥共搗爛，包患處。1

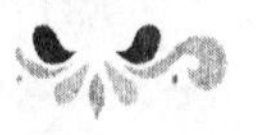

日 1 次。

說明 此方尚可用於瘡癤癰腫。

來源 獻方人：雲南省通海縣藥檢所岳邦濤。推薦人：雲南省玉溪地區藥檢所周明康。

處方10 半邊蓮、重樓、一枝蒿各適量。（土家族方）

用法 將上鮮品搗爛，外敷。

說明 此方為湘西土家族民間蛇傷驗方。治療期間忌酒。

來源 獻方人：湖南省湘西土家族自治州民族醫藥研究所田華勇等。推薦人：雲南省文山州衛生學校任懷祥、楊學況。

處方11 鵝不食草30克、紅辣蓼30克。（土家族方）

用法 上藥搗爛，敷貼患處，1 天 1 次。

說明 此方可清熱解毒、消腫止痛。

來源 獻方人：湖南省湘西土家族自治州民族中醫院張印行。

處方12 半邊蓮60克、酢醬草30克、青魚腥草30克。（土家族方）

用法 將上藥搗爛，敷貼傷口周圍，1 日 1 次。

說明 此方可清熱解毒、活血散瘀、消腫止痛。

來源 獻方人：湖南省湘西土家族自治州民族中醫院張印行。

處方13 鮮臭牡丹嫩葉、花椒葉等量。（佤族方）

用法 將上藥鮮品舂細，敷於傷口，敷料固定。1 日更換 1 次。

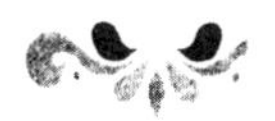

說明　此方可解蛇毒。

來源　獻方人：雲南省馬關縣大栗林河外蕭玉蘭。推薦人：雲南省馬關縣中醫院徐運鴻。

處方14　嫩杉樹葉心。（京族方）

用法　先結紮傷口近心端，阻止毒液攻心，然後擠壓傷口周圍，排除毒液，用清水反覆沖洗傷品，一邊擠壓一邊清洗，至傷口周圍皮膚變白色為度，再把搗爛的嫩杉樹葉心敷在傷口上面，1日3次。

說明　此方亦治蜈蚣咬傷，有散瘀消腫解毒的作用。

來源　獻方人：廣西壯族自治區三江縣人民醫院何俊興。

處方15　鮮青木香30克。（土家族方）

用法　將上藥搗爛，敷貼傷口周圍，1天1次。

說明　本方可清熱解毒、消腫止痛。

來源　獻方人：湖南省湘西土家族自治州民族中醫院張印行。

處方16　韭菜60克、食鹽少許。（土家族方）

用法　將上藥搗爛，敷貼傷口周圍，1天1次。

說明　此方可消腫、解蛇毒。

來源　獻方人：湖南省湘西土家族自治州民族中醫院張印行。

處方17　鮮指甲花根30克。（土家族方）

用法　將上藥搗爛，敷貼傷口周圍，1日1次。

說明　此方可解蛇毒。

來源　獻方人：湖南湘西土家族自治州民族中醫院張印

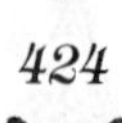

行。

處方18 無毛金黃花草120克、剪刀草60克、檀木葉（全草）60克、鴨舌草（全草）60克、豬耳朵（全草）60克、（土家族方）

用法 將上藥搗爛，敷貼傷口周圍，1日1次。

說明 本方有清熱解毒、消腫止痛之效。

來源 獻方人：湖南省湘西土家族自治州民族中醫院張印行。

處方19 半邊蓮60克。（土家族方）

用法 將上藥搗爛取汁，從下至上洗擦傷口，1日數次。

說明 此方可清熱利濕解毒，治療毒蛇咬傷之新傷口。

來源 獻方人：湖南省湘西土家族自治州民族中醫院張印行。

處方20 七葉一枝花（全草）60克。（土家族方）

用法 將上藥搗爛，敷貼傷口，1日1次。

說明 此方有清熱解毒之效。

來源 獻方人：湖南省湘西土家族自治州民族中醫院張印行。

處方21 九龍草、野煙、紅花鴉酸、大蒜各30克，雄黃5克、白酒30克。（土家族方）

用法 將上藥搗爛，兌酒，敷貼傷口周圍，1日1次。

說明 此方可清熱解毒、消腫散瘀。

來源 獻方人：湖南省湘西土家族自治州民族中醫院張印行。

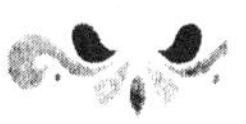

處方22　鍋鏟葉（杯葉西番蓮）100～200克。（彝族方）

用法　鮮葉搗爛敷患處。

說明　鍋鏟葉係西番蓮科西番蓮屬植物。性味苦辛，平。功可解毒清熱、行氣止痛。

來源　獻方人：雲南省彌勒縣人民醫院郭維光。

處方23　一點血、半邊蓮、女兒紅、黃花草各30克。（土家族方）

用法　將上藥搗爛，敷貼傷口周圍，1日1次。

說明　此方有清熱解毒利濕、活血化瘀止痛之效。

來源　獻方人：湖南省湘西土家族自治州民族中醫院張印行。

處方24　羅芙木適量。（彝族方）

用法　鮮品加酒搗爛敷患處。

說明　羅芙木係蘿藦科羅芙木屬植物。性味苦，寒，有小毒。可解毒、消腫、涼血。藥用根，亦可用莖葉。

來源　獻方人：雲南省彌勒縣人民醫院郭維光。

處方25　野丁香適量。（彝族方）

用法　上取根、花、果鮮品加酒共搗敷。

說明　野丁香係茜草科滇丁香屬植物。性味澀微苦，涼。有拔毒消腫、活血止痛等作用。

來源　獻方人：雲南省彌勒縣人民醫院郭維光。

處方26　蟲蔞10克、生半夏10克。（彝族方）

用法　上藥共為細末，用溫開水調，敷於蛇咬傷處，包紮。每8小時換藥1次。

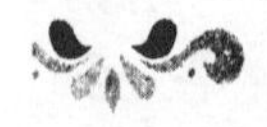

說明　敷藥面積應大於傷口 5～10 倍，厚 0.5 公分。同時應配合金錢草、蛇須草各 20 克，蟲蔞 1 克，水煎內服。

來源　獻方人：雲南省東川市東會民間醫院研究所李發祥、張生武。

處方27　胡豆蓮15克、斬龍劍15克、一枝箭10克、半邊蓮10克、黃花香10克、雄黃粉1～3克、烏骨七粉（青木香）10克。（土家族方）

用法　用口嚼成泥，再加雄黃粉、烏骨七粉調蛋清外敷，1日換藥 1～2 次。

說明　本方主治五步蛇咬傷。經驗證消腫止痛效果良好，但治前應擴創 3～6 毫米，再用口含酒在傷口吸毒 6～12 次，吐出，用酒漱口。

來源　獻方人：貴州省沿河土家族自治縣藥檢所朱國豪。推薦人：雲南省文山州衛生學校任懷祥、楊學況。

處方28　野菊花、魚腥草、田基黃、白蚤體、半邊蓮、銅錢草各適量。（土家族方）

用法　上藥共搗爛如泥，酒調，外敷患處，1 日換藥 1 次。

說明　本方由兩位專治蛇傷的民間醫生所授。曾治療 5 例蛇傷病人，對風毒、火毒、混合毒都有療效，一般 24 小時內能消腫止痛。

來源　獻方人：湖北省來鳳縣藥檢所錢楨。推薦人：湖北省來鳳縣翔鳳鎮老虎洞衛生所楊洪興。

處方29　八角蓮、半邊蓮、山苦瓜、七葉一枝花、地丁草、蒲公英、地苦膽、雄黃各適量。（土家族方）

用法　上藥搗爛，先將傷口用火罐吸盡毒氣，再用鹽水

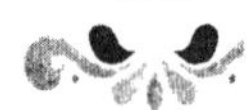

沖洗傷口，敷上藥物，1日1換。

說明 亦可將上藥搗爛取汁外搽。

來源 獻方人：湖南省垣花縣吳氏診所吳言發。

處方30 鳳仙草60克、地耳草20克。（哈尼族方）

用法 上2藥搗爛，拌勻，敷貼傷口處，用膠布固定。1日更換1次。

說明 腫痛消除後停藥，必要時可煎服上方。

來源 獻方人：雲南省綠春縣防疫站計免科羅解德。推薦人：雲南省綠春縣衛生局醫政科李榮華。

處方31 蒲公英200克。（蒙古族方）

用法 取蒲公英搗爛如泥，貼咬傷處。1日2次。

說明 方中蒲公英應取鮮品。同時另用50克蒲公英煎湯內服，效果更佳。

來源 獻方人：內蒙古自治區蒙藥廠高永勝。推薦人：內蒙古自治區蒙藥廠徐青、賀喜格圖。

處方32 蟾酥適量。（蒙古族方）

用法 蟾酥不拘多少，研細末，以患者唾沫調勻，薄貼傷口，1日2次。

說明 本方適用於痛不可忍者。

來源 獻方人：內蒙古自治區蒙藥廠高永勝。推薦人：內蒙古自治區蒙藥廠徐青、賀喜格圖。

處方33 鮮葉下珠全草200克、米泔適量。（畲族方）

用法 將鮮葉下珠全草搗爛絞汁，加入米泔調勻，塗洗局部，然後將藥渣敷傷口。

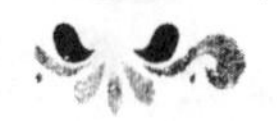

說明 被毒蛇咬傷後，應立即進行局部應急排毒處理，即結紮、去除殘留毒牙，將 5～7 根火柴點燃，燒灼傷口，防止毒素擴散，然後上藥治療。

來源 獻方人：福建省福安市穆陽衛生院蘭石祥。推薦人：福建省寧德地區醫院研究所陳澤遠。

處方34 鮮馬鞭草根50克。（畲族方）

用法 將上藥搗爛如泥，敷在創口及周圍。

說明 毒蛇咬傷後需先按急排毒法處理後，方可用本藥。

來源 獻方人：福建省福安市穆陽衛生院鐘清明。推薦人：福建省寧德地區醫藥研究所陳澤遠。

處方35 鮮三葉萎陵菜60克、鮮半邊蓮100克。（土家族方）

用法 將上藥搗爛，與雞蛋清調如泥。蛇傷局部擴創放出惡血後，用藥泥外敷患處，1 日換藥 1 次。

說明 使用本方治療毒蛇咬傷 50 例，療效滿意。

來源 獻方人：湖北省來鳳縣翔鳳鎮老虎洞衛生所楊洪興。

處方36 鮮獨定子200克、食用醋100～1500毫升。（納西族方）

用法 將獨定子洗淨，搗爛，與醋裝入盆內，外洗傷口，邊洗邊順傷口擠壓。如果創口太小或已封口的，可剝開傷口。促使毒液外流。每次洗 30～60 分鐘，每隔 1～2 小時洗 1 次。必要時每日用 2 付，直至腫消無痛為止。

說明 該方係筆者祖傳秘方，使用方便，無副作用。

來源 獻方人：雲南省麗江納西族自治縣巨甸中心衛生院和尚禮。

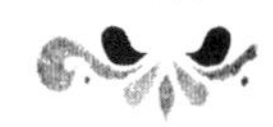

處方37 芙蓉葉、魚腥草、三葉鬼針草各適量。（畲族方）

用法 上藥加雄黃、食鹽各少許搗爛，傷口經常規處理後將藥物外敷，1日換藥1次。另用上藥煎湯內服。

說明 上方用於腹蛇咬傷，一般治療2天即癒。芙蓉係錦葵科植物，三葉鬼針草係菊科植物刺針草。

來源 獻方人：福建省霞浦縣醫院潘邦周。推薦人：福建省中醫藥研究院林恩燕。

處方38 石菖蒲根適量。（高山族方）

用法 蛇咬傷後，立即把石菖蒲根用嘴嚼爛，敷在傷口上。

說明 石菖蒲根莖必須採後放置1年以上。此為高山族卑南族群眾上山勞作時隨身備用品。

來源 獻方人：福建省臺灣同胞聯誼會金遠金。推薦人：福建省藥品檢驗所周繼斌。

處方39 白茅根50克、麝香0.5克。（藏族方）

用法 先將白茅根煎汁後加入麝香攪勻，搽患處，1日3～5次。

說明 本方還能治療蜘蛛、蠍子咬傷中毒，具有消腫止痛這功。

來源 獻方人：四川省康定縣計生委格拉姆。推薦人：四川省甘孜州藥檢所紮西攀超。

處方40 喙莢雲實的種子。（德昂族方）

用法 將上藥切成兩半，敷於傷口處。

說明 此方主治竹葉青蛇咬傷。如用藥及時，10分鐘左右即可見效。

來源 摘自《德昂族藥集》。推薦人：雲南省德宏州藥

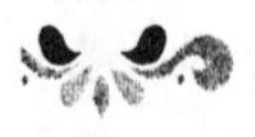

物檢驗所方茂琴。

五、蟲螫傷

處方1 生蛤蟆500克、95%酒精500毫升。（壯族方）

用法 先將活蛤蟆放進廣口瓶內，然後倒入酒精浸泡 15 天，過濾，即成蛤蟆酊。外搽患處。

說明 蛤蟆酊有毒，具有消炎殺菌消腫止痛作用，已用本方治癒蟲螫傷百餘例，對外傷、癤瘡均有效。

來源 獻方人：廣西壯族自治區百色地區民族醫藥研究所楊順發。

處方2 老鶴草100克、薄荷油0.5克、桉油0.5克。（回族方）

用法 將老鶴草鮮品加米酒浸泡 1～2 週，過濾，加薄荷油、桉油攪勻，外搽患處。1 日 2～4 次。

說明 本方具有清熱解毒、消腫止痛之效。

來源 獻方人：雲南省保山市板橋鎮馬俊。推薦人：雲南省保山市人民醫院蒲有能。

處方3 麻尿（小棉花）適量。（瑤族方）

用法 取小槐花根或全草煎湯洗患處，或搗爛敷患處，1 日1次。

說明 此方適用於蟲螫傷、癰癤疔瘡和乳腺炎等。

來源 摘自《中國民族藥志》第一卷。推薦人：四川省南充市衛生局張家亮等。

處方4 飛天蜈蚣（菊科蓍屬茅草一枝蒿）30克、煙子粉角花葉30克、何首烏葉30克、蔭風輪葉30克。（瑤族方）

用法 將上藥搗細，炒熱，加少量酒拌均勻，敷貼患處，

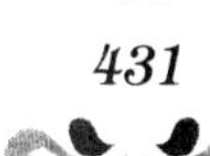

1日1次，連用2天。

說明 用本方治療75例蜂蠱蜇傷患者，療效卓著。

來源 獻方人：雲南省文山州衛生學校任懷祥、王桂華。推薦人：雲南省馬關縣醫院施文友。

處方5 醋適量。（蒙古族方）

用法 用醋塗搽患處，乾後再搽，連續搽到無刺痛感、無腫為止。

說明 本方主治蜂螫傷，用後約20分鐘就能治癒，尤適合家庭使用。

來源 獻方人：內蒙古自治區蒙藥廠賀喜格圖。推薦人：內蒙古自治區蒙藥廠徐青。

處方6 小田基王、七葉一枝花各9克，柑子木葉苗6克，黃梔子樹葉苗15克。（壯族方）

用法 上藥共搗爛擦傷口周圍，由上而下擦，不要著傷口。

說明 曾治5例，收效良好。本方適用於黑蜘蛛咬傷，局部刺痛紅腫者。

來源 獻方人：廣西藤縣醫療站何德澤。推薦人：廣西民族醫藥研究所莫蓮英。

處方7 玉葉金花適量。（畲族方）

用法 上藥搗爛敷患處，1日數次。

說明 玉葉金花當地俗稱土甘草，係茜草科屬植物，藥用鮮葉部分。此方主治蜂螫傷。

來源 摘自《畲族驗方選》。推薦人：福建省中醫藥研究院林恩燕。

處方8 黃毛耳草、聚龍過路黃、夏苦草、鯉魚草、草鞋根各適量。（瑤族方）

用法 上藥洗淨共搗爛敷患處，每日換藥1次。

說明 獻方者用本方治療毛蟲螫傷數10例，均獲良效。一般敷藥後60分鐘內痛、癢、辣感即逐步減輕。

來源 獻方人：廣西龍勝各族自治縣龍勝鎮黃秀英。推薦人：廣西民族醫院研究所莫蓮英。

處方9 鮮菝葜葉100克（畲族方）

用法 將鮮菝葜葉搗爛絞汁，塗抹局部。

說明 此法主治蜈蚣咬傷。

來源 獻方人：福建省福安市穆陽衛生院蘭石祥。推薦人福建省寧德地區醫藥研究所陳澤遠。

處方10 家雞唾液適量。（京族方）

用法 用清水洗淨傷口及周圍，然後伸手進雞嘴巴內，擦取唾液，塗於傷口，1日3次。

說明 此方治蜈蚣毒蟲咬傷，有消炎止痛之效。

來源 獻方人：廣西壯族自治區三江縣人民醫院何俊興。

處方11 紅刺鵜葉適量。（畲族方）

用法 搗汁，抹局部。

說明 本方有解毒止痛之效。主治蜈蚣咬傷。

來源 獻方人：福建省福安縣王樓村蘭石祥。推薦人：福建省藥品檢驗所周繼斌。

處方12 童尿適量。（高山族方）

用法 取7～8歲男孩尿，塗搽傷口。

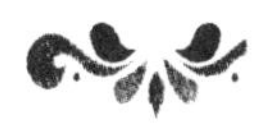

說明　此法主治蜈蚣咬傷。尿液必須是新鮮者。

來源　獻方人：福建省臺灣同胞聯誼會金遠金。推薦人：福建省藥品檢驗所周繼斌。

處方13　淡豆豉20克、醬油適量。（畲族方）

用法　先將淡豆豉搗粉，拌入醬油，調塗患處。

說明　此方主治毛蟲刺傷。曾治5人，1次見效。

來源　獻方人：福建省霞浦縣州洋鄉竹下村歐陽清。推薦人：福建省霞浦縣醫藥公司劉熾榮。

六、虱　病

處方1　硫磺30克（另包研粉）、千里光90克。（布依族方）

用法　用千里光煎水沖硫磺粉，瘙癢處毛髮剪光後，洗患處，1日2次。

說明　收治100例，有效75例，顯效20例，無效5例，有效率達95%。

來源　獻方人：貴州省黔南州民族醫藥研究所皮膚科文明昌。

處方2　蛇床子30克、百部20克。（土家族方）

用法　將2味藥用75%酒精200毫升浸泡5～7天，濾渣，塗患部。

說明　本方有解毒殺蟲止癢作用，主要用於蚊蟲叮咬致丘疹性蕁麻疹。曾治23例陰虱，1週內痊癒。

來源　摘自《皮膚病方劑藥物手冊》。推薦人：湖南省湘西自治州民族中醫院楊官林。

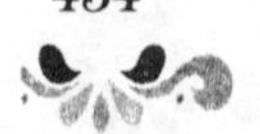

處方3　苦楝皮100克、了哥王100克、百部50克。（瑤族方）

用法　將上藥放入鍋內，加水 7000 克，煎開後過濾，待溫度降到 40℃，即用此水洗頭、洗澡，同時將換下的衣服用開水浸泡消毒，連洗 2～3 天。

說明　本方有殺蟲功效，曾治 9 人全部有效。

來源　獻方人：廣西壯族自治區百色地區民族醫藥研究所楊順發。

處方4　苦楝樹皮500克、百部500克。（壯族方）

用法　將上藥入鍋加水 5000 克煎開後過濾，待水溫降到 40 度左右時洗頭，同時把所有衣服及被子用茶麩水浸泡半小時以殺滅蝨子。

說明　本方有殺蝨子作用，治虱病主要是要講衛生，勤洗，勤換，勤曬。

來源　廣西民間常用方。廣西百色地區民族醫藥研究所楊順發獻方。

處方5　熟雞蛋黃15個、明雄黃8克、血竭4克。（苗族方）

用法　把蛋黃壓碎放入銅勺中，取文火熬煉，待蛋黃成糊狀時，將研細的雄黃、血竭放入勺中，用竹筷攪動至油出，藥渣呈黃色時取出，去渣留油，裝入玻璃瓶中備用。使用時，先用熱水肥皂洗浴後，用上藥反覆擦患處，隔晚 1 次。

說明　治療疥瘡，一般用藥 1 至 5 次後痊癒。

來源　《雲南民族醫藥見聞錄》。推薦人：張力群。

七、創傷感染

處方1　密蒙花適量。（阿昌族方）

用法　取鮮嫩密蒙花葉（或陰乾），用香油適量浸潤搗

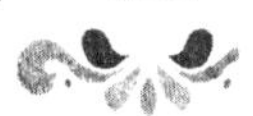

絨，外敷患處，1日或隔日1次。10日後傷口癒合。

說明 密蒙花別名染米花、染飯花，具有消炎止痛、祛瘀生新的功效，對刀傷、槍傷有良效。

來源 獻方人：雲南省施甸縣裏嘎鄉大樑子社彭昌武。推薦人：山西省寧武縣中醫院李藩。

處方2 炮掌果適量。（彝族方）

用法 取鮮葉加酒搗敷。

說明 炮掌果係楝科倒地鈴屬植物。性味微苦，涼。可拔膿生肌、清熱解毒、祛風鎮痙。藥用全草。

來源 獻方人：雲南省彌勒縣人民醫院郭維光。

處方3 冷毒草（扁擔挑、蔓莖堇）適量。（彝族方）

用法 鮮品加少許紅糖搗敷患處，1日1換。

說明 冷毒草為堇菜科堇菜屬植物。性味苦，微辛，寒。有清熱解毒、消腫排膿之效。藥用全草。主治槍傷，還可治療化膿性腮腺炎、乳腺炎、急性結膜炎、鵝口瘡等。

來源 獻方人：雲南省紅河哈尼族彝族自治州彌勒縣人民醫院郭維光。

處方4 新鮮蜈蚣、桐油適量。（侗族方）

用法 取新捉到的新鮮蜈蚣，放入備有桐油的竹筒內，蜈蚣越多越好，浸泡半日後即可使用。治療時取特製竹片一塊，蘸蜈蚣油，將蘸有蜈蚣油的一頭放在火上烤熱，以油冒煙為度，趁熱在傷口上燒灼，手法以點法為主。燒灼時要由輕漸重，不可粗暴，以傷口皮膚由紅色變為白色為度，既達到治療目的，又不燒傷皮膚。

說明 本方有消炎、解毒、止痛、促進傷口癒合的作

用。對於竹木、鐵器所致的外傷有顯著的療效，亦可預防破傷風的發生。此法常用於新鮮傷口的治療。

來源 獻方人：廣西壯族自治區三江縣人民醫院何俊興。

處方5 玉竹20克、三方草根皮適量。（白族方）

用法 上 2 味藥搗細末，裝入瓶中。用時先用雙氧水清洗，再將藥粉撒於創面，1 日換藥 2 次。

說明 此方適用傷口感染化膿者。用藥期間切勿接觸汙物及冷水，以防再次感染。

來源 獻方人：雲南省大理市康復醫院許服疇。

八、馬咬傷

處方 馬齒莧、豬屎木、甘草各適量。（壯族方）

用法 上藥洗淨共搗爛以蜜糖或人乳調勻敷患處，每天換藥1～2次。

說明 獻方者曾用本方治療被馬咬傷患者數例，證明有效。

來源 獻方人：廣西寧明縣郭永壽。推薦人：廣西民族醫藥研究所莫蓮英。

九、貓咬傷

處方1 薄荷（鮮品）適量。（壯族方）

用法 洗淨搗爛敷患處，每日換藥 1～2 次。

說明 獻方者用本方治療被貓咬傷患者多人，均有效。注意如貓已被狂犬咬傷，應立時到防疫部門打狂犬疫苗針。

來源 獻方人：廣西寧明縣郭永壽。推薦人：廣西民族醫藥研究所莫蓮英。

處方2 花生油少許。（壯族方）

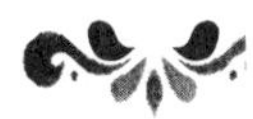

用法　取花生油擦患處，每日數次。

說明　本方適用於被貓咬傷後患處紅腫疼痛者。注意如懷疑貓患有狂犬病的可能，應及時進行狂犬疫苗注射。

來源　獻方人：廣西藤縣太平鄉江德江。推薦人：廣西民族醫藥研究所莫蓮英。

十、破傷風

處方　羚羊角5克、頭髮1小團燒存性、蜈蚣1條。（蒙古族方）

用法　研極細粉末在新生兒斷臍後敷之紗布包好，預防破傷風。

說明　經過長期在基層行醫當中使用本法效果滿意。

來源　獻方人：內蒙古科左後旗蒙醫整骨醫院包國林。推薦人：內蒙古科左後旗蒙醫整骨醫院包伶。

第六節　周圍血管疾病

一、血栓閉塞性脈管炎

處方1　伸筋草100克、骨碎補150克、大葉泡通根皮100克、岩杠豆葉100克、桃仁100克、紅花50克、虎杖粉100克、散血飛根皮粉100克。（苗族方）

用法　上藥研成細末，以適量麵糊調成膏，外敷患處，1日換藥1次。

說明　此方有祛瘀活血之效。

來源　獻方人：貴州省黔南州中醫院羅昭金。

處方2　犁頭草50克、土三七25克、糯米草25克、白及25

克、土黃芪25克。

用法 共搗碎加紅糖適量敷患處。1日1次。

說明 土黃芪，據《雲南中草藥選》所載，可祛瘀生津、消炎利尿、補氣。土三七別名牛頭七，有小毒，可涼血止血、活血散瘀、消腫止痛。本方對初期脈管炎療效較好。

來源 獻方人：雲南省昆明市盤龍區衛生工作者協會李玉仙。

處方3 紅藤30克、茜草根25克、丁香油1克、樟樹油1克。（ 傈族方）

用法 將前2味藥研成粗末，加米酒浸泡1個週，過濾，加丁香油、樟樹油攪勻。外搽患處，使局部發熱為度。1日2～6次。

說明 本方治療血栓閉塞性脈管炎初、中期。

來源 獻方人：雲南省保山市板橋鎮義村蒲益富。推薦人：雲南省保山市人民醫院蒲有能。

處方4 三分三30克、獨定子20克、重樓20克、白芷20克、茵芋30克、紫金龍10克、小紅參30克、大黃藤20克、自然銅30克、水蛭20克、青香葉60克、杉樹皮60克。（哈尼族方）

用法 將上藥研末，用開水調成糊狀，加少許酸醋，外敷巨虛穴和湧穴。隔日1次，以1月為1療程。

說明 本方具有清熱解毒、活血祛瘀、消腫止痛的功效。

來源 獻方人：雲南省玉溪地區中醫院王家福。

處方5 新鮮樟樹皮適量。（獨龍族方）

用法 取新鮮樟樹皮，刮去外皮，烘乾後研細末，過80至100目篩，貯瓶中備用。先用3%雙氧水清洗瘡面，去除

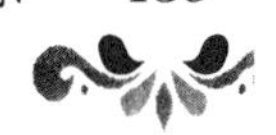

腐爛組織。取樟樹皮粉適量加維生素AD丸內油調拌，敷於潰瘍面。再用紗布或綳帶輕紮。每日換藥1次。

說明 治下肢慢性潰瘍。

來源 《雲南民族醫藥見聞錄》。推薦人：張力群。

處方6 大伸筋30克、伸筋草30克、苦參30克、桑枝30克、芒硝30克、紅花30克、蘇木30克、當歸30克、透骨草30克、海桐皮30克。

用法 上方加水3000毫升，煮30分鐘，去渣，薰洗患處，1日2次。

說明 應用本方治療血栓閉塞性脈管炎48例，效果滿意。

來源 摘自《古今中藥外治高效驗方1000首》。推薦人：雲南省玉溪衛生學校門診部儲從凱。

處方7 毛披樹根100克。

用法 水煎浸泡傷口，每日1～2次。

說明 可緩解疼痛，促進潰瘍面癒合。療程需要1～6個月。毛皮樹為冬青科植物毛冬青，以根入藥。

來源 獻方人：昆明醫學院第一附屬醫院姚越蘇。

二、靜脈炎

處方1 水蛭30克、大草烏20克、小草克20克、岩烏20克、天丁20克、高腳蟲30克、木薑子30克、馬錢子10克、紫荊皮30克、賽素草30克、蓖麻仁30克、小黃傘30克、苦味樹30克、香油2000毫升、彰丹800克。（彝族方）

用法 將前13味藥共研細為末，加香油文火煎熬30分鐘後，用樟丹收膏。用膏藥貼於患部，3日換1次藥。

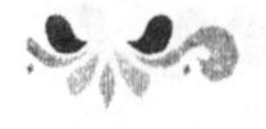

說明 本方有溫經散寒、活血通絡的功效，適用於血栓性靜脈炎。

來源 獻方人：雲南省玉溪地區中醫院王家福。

處方2 黃連、黃柏、黃芩、大黃各等份。

用法 上藥共為細末，過100目篩後，裝瓶備用。使用時，以75%酒精，或食醋將藥調狀，以無菌紗布包紮，1日2次，3日為1療程。

說明 本方主治因輸液外滲，引起局部腫脹疼痛、發涼或麻木，液體不易滴入，沿靜脈走向發紅、皮溫高、壓痛明顯，甚至形成條索狀物者。筆者觀察治療輸液外滲引起局部紅腫疼痛100例，用上藥外敷1～2個療程，痊癒47例，治癒率94%。

來源 獻方人：河南省欒川縣第二人民醫院張豔萍、吉俊燕。推薦人：河南省欒川縣第二人民醫院楊鐵濤。

第七節　急腹症

一、急性闌尾炎

處方1 天花粉300克，黃柏、生南星、生川烏、生草烏、生甘草、赤芍、陳皮各100克，大黃、薑黃各150克，僵蠶200克，白芷50克，藤黃200克，樟腦、梅片各50克，乳香、沒藥各25克。

用法 將香油、豬油各1000克，黃蠟250克，置鍋內溶化至沸後加入上藥（細末），攪拌至60度左右加入乳香、沒藥，繼續攪拌至30度加入樟腦、梅片即成。使用時將藥膏塗於紗布或油紙上，厚約0.5公分，敷於壓痛點上（敷蓋面略

大於壓痛範圍）。每日換藥1次。

說明 本方臨床觀察治療急性闌尾炎280例，總有效率90%以上。

來源 獻方人：河南省奕川縣第二人民醫院張東保。推薦人：河南省奕川縣第二人民醫院楊鐵濤。

處方2 鮮大黃30克、冰片0.5克。（東鄉族方）

用法 將上藥混合，搗爛如泥，加陳醋適量調勻，分別敷貼於闌尾壓痛點及兩側闌尾穴，1日用藥2次。

說明 治急性闌尾炎28例，有效26例，免於手術。

來源 獻方人：青海省民和人民醫院劉啟明。

處方3 雙花、連翹、公英、地丁、冬瓜仁各30克，乳香、沒藥、枳實、木香、丹皮、甘草各10克，大黃（後下）10克。

用法 上述藥物為1劑量，1日2劑，均煎成200毫升左右，上、下午各保留灌腸1次，7日為1療程，1～2療程即癒。

說明 急性闌尾炎乃由裏實熱結、濕熱蘊毒、氣滯血瘀所致。本方具有清熱解毒、通裏攻下、活血行氣之功。中藥灌腸便藥力直達病所，並能刺激腸道排除積糞和毒素，促使炎症吸收，有利於減輕全身中毒症狀。楊氏等臨床用本方治療43例，僅4例無效，總有效率為90.6%。

來源 獻方人、山東省濟寧市第一人民醫院楊際平、李久榮。推薦人山西省寧武縣中醫院李藩。

處方4 芙蓉葉300克、黃芩300克、黃連240克、黃柏240克、澤蘭葉240克、冰片10克、白酒250毫升。（哈尼族方）

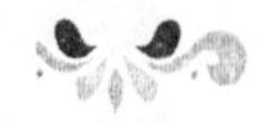

用法　將上藥研為粉末，用白酒適量調勻，裝入紗布袋粉熱敷貼闌尾疼痛部位，用膠布固定。1 日更換 3 次。

說明　使用本方急性闌尾炎保守治療 1200 餘人次，均獲滿意效果。大部分患者用藥數次後腹痛緩解，炎症消創造，免做手術。

來源　獻方人：雲南省綠春醫院中醫科王歐才。推薦人：雲南省綠春縣衛生局醫政科李榮華。

處方5　鮮木牡丹葉250克、鮮木芙蓉花100克、紅糖100克。（壯族方）

用法　將 2 味藥搗爛和紅糖混合外敷右下腹部。

說明　本方對單純性闌尾炎有效，對壞疽性和化膿性闌尾炎無效。如適當配合使用一些抗生素，效果則更佳。

來源　獻方人：廣西壯族自治區百色地區民族醫藥研究所楊順發。

處方6　芒硝100克、大黃（研末）50克。（撒拉族方）

用法　用食醋適量，調成糊狀，外敷右下腹疼痛處，紗布和膠布固定，2 小時後去藥。日 1 至 2 次，並內服：大黃 20 克、丹皮 10 克、蘆根 10 克、金銀花 15 克、甘草 5 克、水煎服，熱退痛止後，再用藥 2 至 3 天。

說明　清熱解毒，消癰散結，治腸癰（急性闌尾炎）未成膿者，右下腹疼痛，腹痛拒按，右下腹壓痛明顯，無腹緊張及反跳痛，發熱，舌紅苔黃，脈滑數等。

來源　《民族醫藥采風集》。推薦人：張力群。

處方7　大黃35克、黃柏25克、蒲公英15克。（阿昌族方）

用法　將上藥放入鍋內，加 3000 毫升水，用武火煎

15～30 分鐘過濾，取濾液 1500 毫升，灌腸 1 日 1 劑。

說明 本方治療急性闌尾炎。用後 1～2 天後，會出現大便溏，次數增多的現象。

來源 獻方人：雲南省保山市人民醫院蒲有能。

處方8 土大黃（鮮品）100克、冰片3克。（納西族方）

用法 將土大黃洗淨搗爛，冰片碾成細末，加雞蛋拌匀，均匀調敷於紗布上，外敷局部，膠布固定。3 日換 1 次，直至包塊消失。

說明 本方主治闌尾包塊。但只可用於不宜手術或不必施行手術的患者。孕婦慎用。

來源 獻方人：雲南省麗江納西族自治縣第二人民醫院和尚禮。

處方9 大蒜20克。（蒙古族方）

用法 將大蒜搗碎後敷於闌尾炎壓痛點，外用紗布覆蓋固定。

說明 痛時棄去，否則起瘡。此方簡便易行，對急慢性闌尾炎均有較好的療效。

來源 獻方人：內蒙古自治區哲裏木盟蒙醫研究所包光華、格日樂。

處方10 黃連30克、黃芩30克、大黃30克、黃柏30克、澤蘭10克、皂刺10克、冰片4克。

用法 上藥共搗細末，分 3～5 次使用。用時取黃酒適量調成糊狀，外敷闌尾包塊患外，攤 0.2～0.4 公分厚，外墊一層薄塑膠包，紗布包紮，1 日 1 次。一般用 6 天，包塊可能由硬變軟，逐漸縮小，疼痛減輕，10 天後疼痛消除，包塊消失。

說明　本方主治闌尾周圍膿腫與闌尾包塊。屬瘀血蘊熱證者，可同時配服加減大黃牡丹皮湯：大黃 6 克、丹皮 12 克、桃仁 12 克、薏苡仁 24 克、銀花 30 克、紅藤 30 克、赤芍 10 克、元胡 10 克、川楝子、枳殼、山甲、皂刺各 9 克、甘草 6 克；屬熱毒瘀阻者，可配服五味消毒飲加減：雙龍、連翹、公英、紅藤各 30 克、黃芪18 克、桃仁、赤芍、梔子各 10 克、山楂 15 克、丹皮 20 克、甘草 6 克。馬氏治療 98 例，均痊癒。

來源　獻方人：山西省晉城礦務局醫院馬潤金、賈廣才、郭路南。推薦人：山西省寧武縣中醫院李潘。

二、急性腸梗阻

處方1　吳茱萸10克、生薑100克、五月艾100克。（壯族方）

用法　將上藥搗碎，入鍋加酒炒熱，裝入布袋外敷腹部。藥冷再炒，再敷，連敷 4 小時，同時配合針灸足三里、關元等穴。

說明　本方對麻痹性腸梗阻有效，對腸扭轉、腸套疊等機械性腸梗阻無效。

來源　獻方人：廣西壯族自治區百色地區民族醫藥研究所楊順發。

處方2　番瀉葉45克、大黃35克、川黃連30克、黃柏25克、銀花20克（　傈族方）

用法　將上藥放入鍋內，加 3000 毫升水，用武火煎 30～45 分鐘，過濾，取濾液 1500 毫升，灌腸。1 日 1 劑。

說明　此法有瀉熱通便的作用，用藥後大便變稀，次數增多。

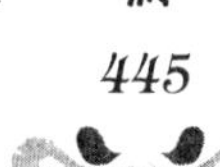

來源 獻方人：雲南省保山市人民醫院蒲有能。

處方3 川楝子粉50克、香蔥根鬚50克、大黃50克、蘆硝30克、食醋100毫升。（土家族方）

用法 將香蔥根須搗爛，川楝子、大黃分別細末 90 目篩，食醋溶解芒硝，同上藥一起拌勻，外敷肚臍穴、膽道區。每 3 小時換 1 次。

說明 本方味醋、苦、鹹、辛、通過經穴傳道，蛔蟲自安。本病屬急腹證，應立即手術治療。在條件不允許的情況下，臨床應用 13 例患者均減輕疼痛，達到了大腸通氣，安蛔自退，減輕壓痛反跳痛，腹部硬鞭凸塊消失。此方無殺蛔作用，20% 的驅蛔力。

來源 推薦人：湖北省建始縣花坪區衛生院向宏憲。

第八節　肛腸疾病

一、痔　瘡

處方1 大青鹽15克、透骨草15克、明礬15克、芒硝15克。（滿族方）

用法 上 4 味藥，煎水約 800 毫升。先薰後洗。

說明 薰洗後即臥床休息，以防受風。使用本方治療 100 餘人次，療效滿意。

來源 獻方人：新疆維吾爾自治區烏魯木齊市中醫醫院劉培合。推薦人：新疆維吾爾自治區烏魯木齊市中醫院王輝。

處方2 芒硝150克、明礬15克。

用法 上藥打碎，置面入盆，以開水 2000 毫升化，坐面

盆上，使熱氣薰蒸肛門，待水溫漸降，洗滌患處，再坐於藥液中，至水涼為止，1日2～3次。

說明 治療外痔50例，痊癒45例，好轉4例，無效1例，用藥最少4次，最多16次，平均11次。

來源 獻方人：浙江省溫嶺縣高龍衛生院江志秋。

處方3 槐米40克、苦參50克。（壯族方）

用法 研末，水調外敷，1日2次。

說明 使用本方治療痔瘡10例，均獲滿意的效果。

來源 獻方人：雲南省西疇縣興街中心衛生院李光員。

處方4 千里光葉20克、田螺2個（去殼）、冰片1.5克。（布依族方）

用法 共搗爛，敷於痔核上。

說明 本方有清熱解毒、祛濕消腫之效。治療上百例患者，均收到滿意療效。

來源 獻方人：貴州省黔南州民族醫藥研究所文明昌。

處方5 五倍子5克、冰片2.5克、烏賊骨20克、白芨10克、枯礬10克、硼砂10克、芒硝10克。（朝鮮族方）

用法 上藥共研細末，用2500毫升開水沖化後，趁熱薰洗患處，1日1次，每次30分鐘。

說明 用於各類痔瘡術後，有消炎、消腫、止痛、止血作用，筆者臨床使用10年餘，未見不良反應。

來源 獻方人：吉林省龍縣中醫院盧光益。推薦人：遼寧省錦州市解放軍第205醫院楊。

處方6 生石灰350克、鮮韭菜葉30克、鮮生薑20克、鮮

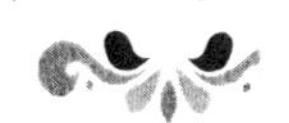

茴香10克。（哈尼族方）

用法 將上藥置入口徑6～8公分罐內，加入冷水浸過藥面，生石灰產生自然熱蒸氣時，將患處直接坐罐口上，接觸藥液面薰洗，1日3次，每次15～20分鐘，10天1個療程。2個療程見效。

說明 生石灰必須是未浸過水的。痔核破潰者、孕婦、兒童禁用。

來源 獻方人：雲南省綠春縣防疫站計免科羅解德。推薦人：雲南省綠春縣醫政科李榮華。

處方7 鮮地龍、鮮蝸牛肉各10克，血竭、冰片各3克，紅糖30克。（仡佬族方）

用法 將血竭、冰片研末，與3味藥同裝瓶內，2小時後取浸出液外搽，1日3次。

說明 本方對內、外、混合痔皆宜。最多可用5劑。

來源 獻方人：雲南省昭通市科學技術委員會黃代才。

處方8 馬勃35克、黃柏30克、冰片10克。（阿昌族方）

用法 將上藥研粗粉，用菜子油泡1～3週，過濾，加冰片混勻。外搽患處，1日3次。

說明 應用本方治療痔瘡。有清熱解毒、燥濕消腫之效。

來源 獻方人：雲南省保山市板橋鎮郎義村蒲成明。推薦人：雲南省保山市人民醫院蒲有能。

處方9 魚腥草50克。（壯族方）

用法 鮮草洗淨切碎，水煎或開水泡，薰洗肛門，1日2次，7天為1療程。

說明 此方有清熱解毒之效。

來源　獻方人：雲南省西疇縣興街中心衛生院李光員。

處方10　田螺大者3個、葛菌（蛇菰）3克、冰片1.5克、五倍子3克。（土家族方）

用法　葛菌、冰片、五倍子共研細末，把田螺蓋撬開，將以上藥粉放入田螺內，過10～20分鐘後，田螺化水外流，取其液搽痔瘡處，1日數次。

說明　痔瘡使用本法治癒後不易復發。

來源　湖北省來鳳縣翔鳳鎮老虎洞衛生所楊洪興。推薦人：湖北省來鳳縣藥檢所錢楨。

處方11　重樓1個、冰片3克。（白族方）

用法　取開水少許浸泡冰片片刻，然後用重樓反覆在冰片水中研磨，再用棉球蘸藥汁，塞入肛門中。

說明　此方主治痔瘡出血，無副作用。

來源　獻方人：雲南省大理市康復醫院許服疇。

處方12　香椿葉25克、五倍子30克、大黃20克、芒硝10克、黃連15克。（拉祜族方）

用法　將上藥共為粗末，裝入紗布袋內，置乾鍋內，加入500毫升水煎取汁，先薰後洗。待溫後坐浴，每次15分鐘，每劑藥可用1～2天，1天3～5次，10天內可癒。

說明　本方適用於外痔、脫肛、子宮脫垂等疾病。

來源　獻方人：雲南省臨滄地區雙江拉祜族佤族布朗族傣族自治縣民族醫藥研究所李富軍。

處方13　蒼耳草（全株）適量。（彝族方）

用法　上搗爛，水煎薰洗患處。1日1～2次。

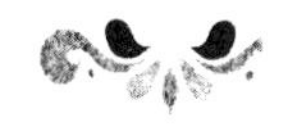

說明　此方有燥濕消腫之效。

來源　獻方人：雲南省彌勒縣人民醫院郭維光。

處方14　刺莧（野莧菜、刺莧菜）適量。（彝族方）

用法　上藥全株水煎薰洗，1日1～2次。

說明　刺莧為莧科莧屬植物。甘淡，微寒。有清熱解毒、收斂之效。

來源　獻方人：雲南省紅河州彌勒縣人民醫院郭維光。

處方15　五倍子10克、鴉膽子10克。（彝族方）

用法　上2味藥研末，與凡士林調敷，早、晚各1次。

說明　本方適用於痔瘡出血，內外痔均可。

來源　獻方人：雲南省大理白族自治州賓川縣人民醫院張洪輝。

處方16　烏不踏30克、地茄30克、扁萱30克、石菖蒲250克、米醋100克。（畲族方）

用法　上藥加水，入甕內熬1小時，加入米醋，坐甕口薰之。

說明　烏不踏係芸香料兩面針，地茄係野牡丹科地念，扁萱係禾本科山薏米。

來源　獻方人：福建省霞浦縣沙江鄉方厝城村雷秀興。推薦人：福建省霞浦縣醫藥公司劉熾榮。

處方17　生艾葉30克，川椒、食鹽各1撮，帶鬚蔥5根，無花果汁15克。

用法　將上藥用淨白布包好，煎煮30分鐘，取出藥渣，每次薰洗10分鐘，1日1次，7天為1療程。

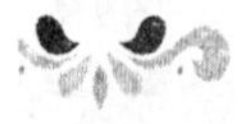

說明　治療中亦可配服蓮子烏梅湯（建蓮子 30 克、烏梅 25 克、阿膠珠、炙米殼各 10 克、大棗 7 枚、蜂蜜 50 克）。

來源　獻方人：河北張家口市中醫研究所附屬醫院張書林等。推薦人：山西省寧武縣中醫院李藩。

處方18　十大功勞根50克、苦參25克、槐花25克、倒提壺50克。

用法　煮沸後，趁溫坐浴，1 日 2 次。

說明　出血流膿者不宜使用。倒提壺在《昆明民間常用草藥》一書中載，有清熱、解瘡毒之功。

來源　獻方人：雲南省昆明市盤龍區衛生工作者協會李玉仙。

處方19　田螺2～5個、明礬10克。（白族方）

用法　將活田螺洗淨，去硬殼，搗爛，加入研細的明礬，1 小時後把清液取出，用棉籤蘸塗痔瘡表面及痔核周圍皮膚，1 日 3～5 次。

說明　經治 10 餘例，炎症消退迅速，療效滿意。

來源　獻方人：雲南省大理市康復醫院八門認楊中梁。

處方20　荊芥15克、防風15克、赤芍30克、薄荷15克、生甘草30克、菊花30克、蒼朮30克。

用法　上藥加水 4000 毫升煎之，趁熱薰蒸患處，待溫倒入盆中坐浴。每次 20 分鐘，1 日薰洗 2 次，5 日為 1 療程，4～7 日可癒。

說明　本方具有祛風散寒、行瘀活血、消腫止痛的作用。如治療血栓性外痔，赤芍改用 60 克，肛門邊緣水腫者，蒼朮改用 80 克。

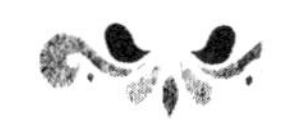

來源　獻方人：山西省方山縣中醫院趙有祥、方山縣人民醫院楊吉檢。推薦人：山西省寧武縣中醫院李致仁。

處方21　芒硝60克、甘草30克、紅花20克、赤芍20克、乳香15克、沒藥15克、當歸20克、木通15克、細辛10克（後下）、酒大黃20克。

用法　上藥加水2000毫升，煎40分鐘。外用薰洗坐浴，重者日洗2次，輕者日洗1次，每劑藥可用2次。

說明　本方具有清熱解毒、消腫止痛、軟堅散結、活血祛瘀、祛風利濕之效。對內痔、外痔、痔漏、肛周膿腫、肛裂、局限性濕疹均有效。

來源　獻方人：山西省五寨縣中醫院蔚芳田。推薦人：山西省寧武縣中醫院李致仁。

處方22　黃柏30克、蛇床子30克、金銀花15克、白鮮皮20克、苦參30克、公英20克、地丁15克、冰片1克。（京族方）

用法　將以上幾味藥煎水，煮沸半小時後倒入浴盆中，放入冰片，患者可先坐盆上用蒸汽薰，待水溫降至能夠耐受時，再把臀部坐入盆中浸洗，1日1～2次。

說明　本方主治各期痔瘡、肛裂。

來源　獻方人：廣西壯族自治區三江縣人民醫院何俊興。

處方23　銀花1500克、荊芥500克、蒲公英500克、地丁500克、川烏250克、蒼朮300克、草烏250克、艾葉250克、槐花300克、地榆300克、大黃300克、甘草300克、苦參500克、馬齒莧1000克、紫草500克、芒硝1500克、明礬150克。（土家族方）

用法　將以上諸藥置於鍋內，加水35千克，武火煮沸

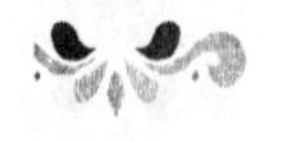

後，改用文火煎60分鐘。再將芒硝、明礬納入鍋溶化，退火待涼去渣。以500毫升等量溫開水坐浴，1次10分鐘左右，1日1次。

說明 本方具有清熱解毒、消腫止痛、收濕止癢之功。主要用於各種痔瘻、肛裂以及肛門病手術後，兼治肛門及會陰部尖銳濕疣、濕疹等。治療已達2000例以上，總有效率達95%。其中尖銳濕疣36例，2週後全部治癒。用後有清涼舒適感覺，無不良反應。

來源 獻方人：河南省湘西自治州民族中醫院楊官林。

處方24 斷腸草（狗鬧花、斷根草、鉤吻、胡蔓藤）雞蛋清各適量。（彝族方）

用法 共搗如泥，外敷患處，1日1換。

說明 斷腸草係馬前科胡蔓藤屬植物。性味苦辛，溫，劇毒。有拔毒消腫、殺蟲止癢之效。藥用根、葉。

來源 獻方人：雲南省彌勒縣人民醫院郭維光。

處方25 川黃連9克、川黃柏9克。

用法 水煎外洗薰，1天1～2次。

說明 此方有清熱止血消腫之效。主治外痔出血。

來源 獻方人：北京護國寺中醫院屠金城。推薦人：雲南省新平縣中醫院趙永康。

處方26 鮮螞蟥（水蟥）數條。（彝族方）

用法 將鮮螞蟥裝入蔥管內，再裝入等量蜂蜜，約半小時後螞蟥被溶化，取其汁液塗搽患處，1日1～2次，5日為1療程。

說明 本方主治外痔，經用10餘人次，療效較為滿意。

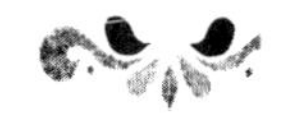

來源 獻方人：雲南省會澤縣車鎮朱家溝趙光正。推薦人：雲南省會澤縣者海中心衛生院孫成芳。

處方27 木鱉子（去殼）1個、醋30毫升.（仡族族方）

用法 用土碗裝醋，將木鱉子在醋碗中磨數次即可。用時先取鹽水清洗局部，再將藥液浸透之棉球放痔核上，膠布固定。1日換藥 次。

說明 本方適用於外痔或混合之外痔部分，切禁將此藥放入肛內。對肛緣水腫亦效。如痔核紅腫潰破，加少量白礬亦可。禁食酸、辛之品。

來源 獻方人：雲南省昭通市人民醫院劉子召。推薦人：雲南省昭通市科學技術委員會黃代才。

處方28 萬丈深（鐵掃把）根適量。（苗族方）

用法 萬丈深切斷，將流出之白漿搽在痔核上，連搽幾次，痔核即會縮小消失。

說明 本方適用於外痔腫痛者。

來源 獻方人：雲南省文山州丘北縣膩腳鄉項朝雲。推薦人：雲南省文山州衛生學校任懷祥等。

處方29 火炭母100克、柚子葉100克、白花丹100克。（苗族方）

用法 上藥加水 3 升煎沸 5 分鐘，將藥水倒入盆中，坐盆浴 15～20 分鐘。

說明 本方有消炎殺菌消腫作用，對炎性外痔有效，已治癒 27 人。

來源 獻方人：廣西壯族自治區百色地區民族醫藥研究所楊順發。

處方30 槐角100克。（納西族方）

用法 將槐角放灶灰中炮至焦黃（也可用微火烤焦黃），放入75%酒精200毫升中浸泡，3日後即可使用。清潔局部，用藥棉蘸藥水外搽，1日1～2次，堅持使用至痔核縮小，疼痛消失。

說明 本方適用於外痔。

來源 獻方人：雲南省麗江納西族自治縣第二人民醫院和尚禮。

處方31 大黃100克，黃柏、槐角、地榆各60克，冰片5克。（保安族方）

用法 除冰片外，其餘藥物研成粗末，用紗布包好放入盆中，加水2500毫升，文火煎煮30分鐘，取出藥袋，放入冰片，先薰蒸肛門，待水溫下降至能耐受程度即坐浴15～20分鐘。1日1次。第2次用時，仍將藥袋加水煎煮，並放冰5克。

說明 本方適用於內痔或混合痔。

來源 獻方人：青海省民和縣人民醫院劉啟明。

處方32 活鱔魚數條。（佤族方）

用法 待患者排便，坐浴後，將活鱔魚一條固定其尾部，順頭緩緩放入肛門內5～10公分深，任其活動，約10～20分鐘後抽出鱔魚。令患者取膝胸式片刻，1日1次，3～5次見效。

說明 本方對內痔、混合痔有效。曾治Ⅰ、Ⅱ內痔8例，混合痔1例，均能緩解症狀。

來源 獻方人：雲南省滄源縣政協田學明。推薦人：雲南省滄源縣佤醫佤藥研究所李永明。

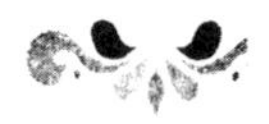

處方33　杉樹根500克。（瑤族方）

用法　上藥加水1500克，煎至1000克左右，將藥水倒入盆內，待溫降至40℃左右時坐浴。每天2～3次，每次10分鐘。

說明　本方對外痔、混合痔有消炎止痛之功效。

來源　在雲南省硯山民間流傳。

處方34　白鵝膽10枚、冰片1.5克。（彝族方）

用法　白鵝膽取汁與冰片調和，置瓷瓶內密封，用時取少量點於痔核上。每天1次。

說明　本方治療痔瘡效果極好，一般7天之內見效。

來源　獻方人：貴州省大方縣醫院丁詩國。

二、直腸脫垂

處方1　蓖麻子仁。（苗族方）

用法　將藥搗爛，敷於頭頂（百會穴）或神闕穴、石門穴。2天換藥1次。敷藥後外加熱敷，每次15分 鐘，每日3次。連續敷6次為1個療程。

說明　此方用後療效尚佳。

來源　於雲南省硯山民間流傳。

處方2　鮮石榴皮100克、明礬30克、藏黃連5克。（白族方）

用法　諸藥加水適量前，趁熱薰洗患處，每日1劑，1日2次。

說明　經治脫肛Ⅰ度、Ⅱ度患者共30餘例，都在7天內回縮。3年後追訪，未見復發。

來源　獻方人：雲南省大理市康復醫院第八門診部楊中梁。

處方3　木鱉子（去皮）適量。（蒙古族方）

用法　在平碗內置淡茶水，將木鱉子研磨成濃汁後用藥棉球塗患處，隔日 1 次。

說明　臨床應用多例，一般 5 次即癒。

來源　獻方人：遼寧省阜新縣衛生局專家門診部齊守青。推薦人：內蒙古自治區蒙藥廠徐青等。

處方4　粉堂果根100克、倒提殼100克、升麻50克、小鐵子50克、生黃芪50克。

用法　上煎湯坐浴，1 日 2 次。

說明　粉堂果係雲南中草藥。有收斂之效；小鐵子或可消炎、收斂、止痛。本方對子宮脫垂、脫肛、疝氣均有療效。內服可半劑量，加適量紅糖，天水煎，1 日 2 次。

來源　獻方人：雲南省昆明市盤龍區衛生工作者協會李玉仙。

處方5　螺螄1個、冰片2克。（土家族方）

用法　取大田螺螄 1 個，候其蓋殼張開時，強行放於其內，蓋殼閉合後，其內必有汁流出，用其液汁外搽患處，2 天內見效。

說明　用藥汁外搽時動作要輕柔，以免損傷患部組織。

來源　獻方人：湖北省來鳳縣翔鳳鎮老虎洞劉文玉。推薦人湖北省來鳳縣翔鳳鎮老虎洞衛生所楊洪興。

處方6　臭牡丹根1000克、芭蕉根1000克。（土家族方）

用法　用臭牡丹根洗淨坐浴 30 分鐘，芭蕉根拉薩市爛取汁外搽患處，1 天 3～4 次。

說明　用本方治療脫肛，一般 3 天內可回復，且療效鞏

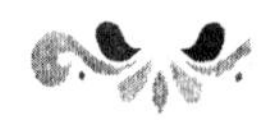

固。

來源 獻方人：湖北省來鳳縣翔鳳鎮老虎洞劉文玉。推薦人：湖北省來鳳縣翔鳳鎮老虎洞衛生所楊洪興。

處方7 五倍子30克、矮楊梅根50克、明礬50克、烏梅30克、艾條20公分。（水族方）

用法 將前4味藥加水1000毫升煎至300毫升，過濾後用棉簽蘸藥液洗脫垂部位，並將直腸脫垂部位推回原位。然後用艾條灸百會穴、長強穴和大腸俞，將艾條灸完為止。

說明 治療期間避免體力勞動。小兒應避免大聲哭叫。

來源 獻方人：雲南省宣威縣羊場煤礦職工醫院曾正明。

處方8 烏梅5克、冰片0.2克。（蒙古族方）

用法 烏梅以文火焙乾，研為細末，與冰片調勻，加香油適量調成糊狀，塗於脫肛周圍，1日1次。

說明 本方適應於小兒脫肛。

來源 獻方人：內蒙古自治區哲里木盟蒙醫研究所齊蘇和。

處方9 石榴皮90克、白礬15克。（布依族方）

用法 水煎半小時，薰洗肛門，1日2次。

說明 本方主治小兒脫肛，曾收治49例患者，均有效。

來源 獻方人：貴州省黔南州民族醫藥研究所文明昌。

三、肛　瘻

處方1 鮮蘆根5棵、活蜥蜴5條（赤色者佳）、香油適量。

用法 上2藥用濕紙包好，外塗黃泥，置木炭火燒存性，取藥研末過篩，為一料。用時先用生理鹽水冽洗瘻管，

沖洗後將藥末充填於瘻管中，不要太滿，再用藥棉蘸香油同藥末放置竇道外，食指用力按壓 10 分鐘，患者自覺有火辣辣痛感後為止，1 日 2～3 次，一般用藥 3 料即可獲癒。

說明 陳氏治療 21 例低位單純性肛瘻，均在用藥3料內痊癒。

來源 獻方人：江蘇省東海縣山左口鄉衛生院陳欽峰。推薦人：山西省寧武縣中醫院李藩。

處方2 兩面針（烏不踏）30克、地念（地茄）30克、山薏米（扁萱）30克、米醋250毫升。（畲族方）

用法 上藥加開水，放入甕內煎 60 分鐘，然後再加入米醋，令患者坐甕口薰之。

說明 兩面針係芸香科植物，地念係牡丹科屬植物，山薏米係禾本科植物。

來源 獻方人：福建省霞浦縣沙江鄉方厝城村雷秀鄉。推薦人：福建省中醫藥研究林恩燕。

處方3 小槐花根（金漂帶根）9克、斷腸草根3克、金桐子根9克、屎豬根9克、野煙根9克、天蓼根9克、石菖蒲根（炕歸根）6克、芒萁根（山芒茹根）9克、麻竹根9克、水草根6克、菝葜根（高約陳根）6克。（畲族方）

用法 取上藥放入罐內，加適量好醋，罐口用布裹，中間留一氣孔，煎沸後朝向病灶以薰蒸之。夏天早、晚各 1 次，冬天早、中、晚各 1 次，每次約 30 分鐘。薰蒸前後病灶用桐油洗淨揉乾。另將以上各藥（去斷腸草根），取其葉研末敷患處，夏天 1 日敷 2 次，冬天 1 日敷 3 天。經治療 4～5 天後，敷藥中增加冰片、茶末各適量。

說明 小槐花係豆科植物，斷腸草素馬錢科植物鉤吻。

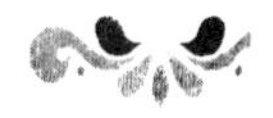

本方體虛者禁用。應囑患者每日堅持薰敷，一般 7 天即癒。

來源 摘自《福安縣畲族單驗方彙編》。推薦人：福建省中醫藥研究院林恩燕。

四、肛周膿腫

處方1 黃芩15克、黃柏15克、川椒10克、枯礬20克、苦參15克、赤芍15克、蛇床子15克。

用法 將上述中藥用水 4000 毫升浸泡 30 分鐘，文火煎 20 分鐘，加約 20 毫升醋，先薰後洗，每次約半小時，或用紗布局部熱敷，1 日 2 次，一般以便後為宜。用後將藥液加蓋，下次用時加適量水稍煎。每付藥用 3～5 天。

說明 痛甚加芒硝 60 克；水腫、分泌物多加土茯苓 20 克；濕重者加蒼朮 10 克；瘻管術後坐浴加龜板 15 克、煅爐甘石 20 克。

來源 獻方人：山西省長治市中醫研究所外科杜雷峰。推薦人：山西省寧武縣中醫院李潘。

處方2 ①千足蟲、黃螞蟻窩、桐樹毛蟲窩、千里光、冰片、口袋草各30克。②千里光、水菖蒲各60克。（土家族方）

用法 方①搗爛，調香油，敷貼患處。方②水煎洗。

說明 此係湘西民間方，有清熱解毒、除濕消腫之效。

來源 獻方人：湖南省湘西土家族自治州民族中醫院張印行。

處方3 貓鬚適量、麻油適量。（畲族方）

用法 先將貓鬚燒灰，後調麻油處塗患處。

說明 貓鬚，即家貓之髫鬚。本方主治肛門兩側癤腫。

來源 獻方人：福建省霞浦縣溪南紅坑醫院站鐘石林。

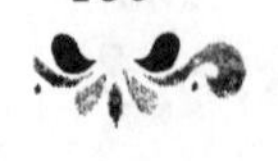

推薦人：福建省中醫藥研究院林恩燕。

五、肛　裂

處方1　乳香5克、沒藥5克（均去油）、兒茶5克、珍珠1.5克、冰片1克。（土家族方）

用法　將以上藥碾成細末，撒於瘡面，1日1次。

說明　本方有生肌收口之功效，主治潰瘍久不收口者。曾治陳舊肛裂52例，均在7～10天癒。亦可用於慢性小腿潰瘍、褥瘡等。

來源　獻方人：湖南湘西自治州民族中醫院楊官林。

處方2　芒硝30克、花椒15克。

用法　上藥加水2000毫升，煎至1500毫升，坐浴。1日1次，連用10次。

說明　芒硝鹹以軟堅，可除熱。外用有清熱散結消腫之功；花椒消腫止痛。2兩藥配伍，活血止痛、生新祛瘀。紀氏用此方治療早期肛裂和陳舊肛裂80例，都取得較好療效。

來源　獻方人：山東省茌平縣丁塊衛生院紀同華、曹子群。推薦人：山西省寧武縣中醫院李藩。

第九節　其他外科疾病

一、睾丸炎

處方1　紅花5克、薑黃5克、川楝子5克、朱砂3克、巴豆6克、黃芩5克、蜂蜜適量。（蒙古族方）

用法　將以上6味藥研成細末，過篩，用蜂蜜調成糊狀，外敷。

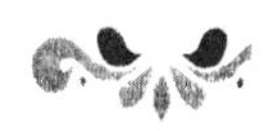

說明　本方有消炎止痛之效。

來源　獻方人：內蒙古自治區中蒙醫院圖雅。推薦人：內蒙古自治區哲里木盟蒙醫研究所徐長林、包光華。

處方2　蘆薈30克、白相思豆20克、胡椒10克、丁香30克、豆蔻30克、石菖蒲35克、薑汁適量。（傣族方）

用法　將上7味藥研粉後，加薑汁拌勻，用棉花蘸藥塗搽患部。每日早、晚各1次。

說明　此方疏肝散寒、祛濕消腫之效。

來源　摘自《德宏傣藥驗方集（二）》。推薦人：雲南省德宏州藥物檢驗所方茂琴。

處方3　野顛茄2個。（壯族方）

用法　水煎外洗患處，每日1次，每次 1劑，洗30分鐘。

說明　本方主治狗咬傷引起的睪丸炎。注意如疑為狂犬咬傷，應同時注射狂犬疫苗。

來源　獻方人：廣西宜山縣懷遠羊店韋有初。推薦人：廣西民族醫藥研究所何最武。

處方4　紫蘇葉適量。（壯族方）

用法　烤乾研細末，調麻油外擦患處，每日2～3次。

說明　對一般炎性睪丸炎有效，對特殊細菌引起（如結核桿菌）的睪丸炎無效。

來源　獻方人：廣西都安縣板解鄉楊冬青。推薦人：廣西民族醫藥研究所何最武。

二、前列腺炎（肥大）

處方1　千里光200克（安木左倫）、臭椿樹葉80克（拉

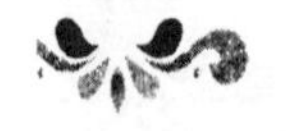

考繪）、肉桂20克（介翁）。（佤族方）

用法 上藥切片，裝紗布袋內，加冷水5000毫升，煮沸10分鐘，取出藥袋，將藥液傾入盆中，先薰後洗，適溫後浴30分鐘。1天2劑，1劑藥可用2天，15天為1療程。

說明 臨床診治11例，均有效。

來源 獻方人：雲南省滄源縣斑奈衛生所肅倒惹、陳賀地。推薦人：雲南省滄源縣佤醫佤藥研究所李永明。

處方2 魚鰍串（馬蘭）100克、茯苓100克、野菊花（全草）100克。（布依族方）

用法 水煎外洗，1日3次。

說明 收治數百例患者，有效率達90%以上，無毒副作用。

來源 獻方人：貴州省黔南州民族醫藥研究所皮膚科主治醫師文明昌。

處方3 生地50克、虎杖30克、大黃10克、仙人球30克、白酒30克。（畲族方）

用法 先將虎杖、大黃共搗粉狀，加入白酒調勻，後加入生地和仙人球共搗爛（仙人球應先去刺）。敷於少腹部中極穴，用布包紮，1日2次。

說明 本方為畲鄉民間用方。生地和虎杖若是鮮者，則不必加白酒。

來源 獻方人：福建省霞浦縣嶺志民醫鐘奇生。推薦人：福建省霞浦縣醫藥公司劉熾榮。

三、睾丸鞘膜積液

處方1 小茴香根60克，椒目、白礬各15克，藿香30克。

（保安族方）

用法 將上藥加水2000毫升，煎煮20分鐘，倒入盆內，先薰後洗，每次20分鐘，1日2次，每劑可用2天。連用8～12天。

說明 本方治療1歲以下嬰幼睾丸鞘膜積液十分有效。但必先將積液抽完，後用本方。治成人睾丸積液，將積液抽盡後注入654–2，10～20毫升，再以本方薰洗，尤對非交通性積液效佳。

來源 獻方人：青海縣民和縣人民醫院劉啟明。

四、陰莖陰囊疾患

處方1 孩兒茶50克、龍腦香50克。（滿族方）

用法 將上藥研細末，裝瓶備用。用前以甘草15克煎水，先薰後洗，再取藥粉少許塗於患處。如有疼痛者，加消炎痛0.05克研末攪勻；搔癢者，加賽庚啶0.004克研末攪勻；感染者，加紅黴素0.3克研末攪勻，同敷患處，1日3～5次。

說明 臨床治療陰莖瘡37例，效果顯著，無副作用。

來源 獻方人：遼寧省錦州金城造紙總廠職工醫院趙飛。推薦人：遼寧省錦州解放軍第205醫院楊暘。

處方2 水楊梅皮、松樹苗各適量。（壯族方）

用法 水煎外洗患處，每日1次，每次30分鐘。

說明 獻方者介紹對青少年包皮過長的治療多例，均取得滿意效果。

來源 獻方人：廣西象州縣中平鄉陳乃成。推薦人：廣西民族醫藥研究所何最武。

處方3 鐵馬鞭、十大功勞二層皮、冷菜香油菜（亂菜）

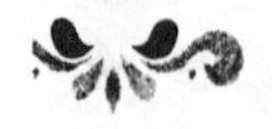

各適量。（瑤族方）

用法　上藥共切碎置鍋內用蒸餾法提取藥液，用鴨毛蘸藥液掃擦患處，每日數次。

說明　本方適用於男性陰囊腫大疼痛。臨床曾用本法治療 11 例，均於用藥 3～5 天向癒。

來源　獻方人：廣西龍勝縣馬堤鄉芙蓉村李昌公。推薦人：廣西民族醫藥研究所何最武。

處方4　千里光（九里光）50克、蒲公英20克、車前草20克、茯苓20克、蟬蛻10克。（回族方）

用法　千里光水煎外洗。1 日 1 劑，分 2 次用。其他藥水煎服。1 日 1 劑，分 4 次服，3 劑為 1 療程。

說明　本方疏風清熱，祛濕退腫。對陰莖水腫有顯著療效。

來源　獻方人：雲南省會澤縣者海中心衛生院馬應乖。推薦人：雲南省個舊市人民醫院蘇平。

五、肋軟骨炎

處方1　川芎15克、滿山香50克、大黃30克、乳香15克、沒藥15克、白芷15克、冰片6克。（傣族方）

用法　將諸藥混合，共研細末，過 80 目篩，用溫開水或適量米醋及凡士林調敷患處。

說明　應用本方治療肋軟骨炎86例，效果滿意，一般敷藥 3～7 天腫脹疼痛消失。

來源　獻方人：雲南省玉溪衛生學校門診部儲從凱。

處方2　野芋頭（老虎芋、海芋）500克。（壯族方）

用法　上搗爛，加少量醋炒熱，裝布袋外敷。

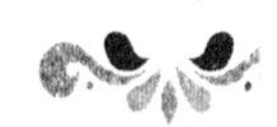

說明　本方有消炎消腫作用，曾治 7 人，皆癒。

來源　獻方人：廣西壯族自治區百色地區民族醫藥研究所楊順發。

處方3　千里光50克、鮮魚腥草100克、蓖麻子90克、牛奶漿草根12克、山慈茹10克、五倍子15克、川黃連60克、續隨子12克、當歸10克、牡丹皮10克、冰片3克。（土家族方）

用法　千里光、魚腥草、當歸、牡丹皮用水 2500 克煎 2 小時，濾去渣，再煎至藥汁漆黑，滴水成珠，用大碗盛之，再將蓖麻子、牛奶漿草根、山慈茹、五倍子、川黃連、續隨子同香油 365 克同置鍋內，文火煎炸，用桃枝攪拌，儘量使藥料均勻受熱，藥料炸至表面深褐色、內部焦黃為度，去渣過濾，再加前水煎藥汁煎 20 分鐘，加入 20 克黃蠟、九一丹 10 克，繼續熬煉藥油，至微出白煙，油花向鍋中尖集聚，不停攪拌，此時冒出大量濃煙，攪至煙盡，離火，噴清水幾口，呈霧狀均勻布散鍋中，再投冰片攪勻成膏。把軟膏攤在紙上，敷患處，紗布覆蓋，膠布固定。2 天換藥 1 次。

說明　本方有清熱活血、消腫止痛之效。

來源　獻方人：湖北省來鳳縣翔鳳鎮老虎洞衛生所楊洪興。

處方4　鐵羅漢50克、杜仲40克、伸筋草35克、乳香15克、沒藥10克。（景頗族方）

用法　將上藥加米酒浸泡 1～2 週，過濾。外搽患處，1 日 3～4 次。

說明　本方具有活血通絡、消腫止痛之效。

來源　獻方人：雲南省保山市板橋鎮郎義村蒲益昌。推薦人：雲南省保山市人民醫院蒲有能。

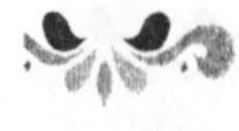

六、褥 瘡

處方1　當歸30克、白芷12克、紫草6克、甘草18克、生地12克、象皮9克、輕粉6克（包）、血竭花6克（包）、五花龍骨9克（包）。

用法　後3味研極細末，拌勻過篩，取麻油500克，置火上，待沸後，將前6味藥分別放入，以文火處枯撈出，將油過濾，繼續文火熬，加入後3味藥末，兌白蠟30克，離火待涼後，盛容器內。用時先局部常規消毒，將藥膏塗於瘡面上，外覆蓋敷料，1日或隔日更換1次。治療期間避免瘡面受壓。無全身症狀時，不需配合內服藥及其他療法。

說明　本方乃《外科正宗》中生肌玉紅膏加玫地、龍骨、象皮熬製成麵。王氏用本方治療褥瘡80例，平均治療24天，僅1例因原發疾病惡化而死亡，其餘79例均有效，總有效率為98.5%。

來源　獻方人：河南省方城縣中醫院王忠發。推薦人：山西省寧武縣中醫院李藩。

處方2　鮮水八瓣適量。（苗族方）

用法　用鮮品根莖搗爛如泥，敷創口周圍。

說明　水八瓣屬百合科植物，生長在沿河兩岸。臨床治療30餘例，療效滿意。

來源　獻方人：貴州省黔南州中醫院羅昭金。

處方3　蜈蚣5條、冰片2克。（瑤族方）

用法　將蜈蚣去頭、腳，焙乾，和冰片研細末，將藥末撒在創面上。

說明　臨床治療10餘人，確有促進創口癒合的作用。

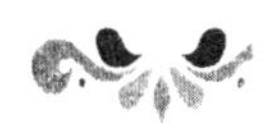

來源 獻方人：貴州省黔南州中醫院羅昭金。

處方4 雞蛋黃1～2枚、冰片3克、生石膏6克。（土家族方）

用法 先將雞蛋煮熟，取蛋黃置鐵鍋中乾炒至焦黑，見油滲出。去渣，再將冰片、石膏納鍋中調勻，出鍋待涼，裝瓶。用時將藥粉置於無菌紗布上，敷於患部。1日1次。

說明 本方有消腫止痛、生肌斂瘡之效。曾治褥瘡12例，治癒率達75%。另可用於慢性潰瘍以及燒傷。

來源 獻方人：湖南省湘西自治州民族中醫院楊官林。

處方5 紅藤50克、肉桂20克、公丁香15克、芸香草15克。（阿昌族方）

用法 將上藥研粗粉，炒熱，用布包好，熱敷患處。1日1劑。日用3次。

說明 應用本法應注意掌握溫度，防止燙傷。

來源 獻方人：雲南省保山市人民醫院蒲有能。

處方6 生熟、露蜂房各15克，煅龍骨50克，白及粉30克。（東鄉族方）

用法 先將上藥混合研成粉末，瓶裝備用。按褥瘡面積大小取適量藥粉調以香油，均勻塗布，1日1次，上藥前用雙氧水或生理鹽水清洗創面。

說明 本方有收斂生肌祛腐之功效。

來源 獻方人：青海省民和縣人民醫院劉啟明。

處方7 煅龍骨80克、枯礬30克、白三七30克、血三七30克、熟石膏30克。（土家族方）

用法 上5味共研細末，用75度酒精清洗後，將藥散於

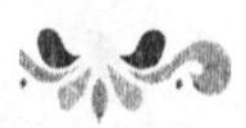

傷口處，1 日換藥 1 次。

說明 本方適用於褥瘡破潰久不收口者。

來源 獻方人：湖北省來風縣翔鳳鎮老虎洞衛生所楊洪興。

處方8 四棱草50克、菊葉三七40克、合歡根皮20克、百步還陽丹50克、大紅袍80克、酒精2000毫升。（土家族方）

用法 上藥用酒精泡 1 週後，外搽褥瘡處，1 日 4 次。

說明 褥瘡破潰者慎用。

來源 獻方人：湖北省來鳳縣翔鳳鎮老虎洞衛生所楊洪興。

處方9 桉樹葉500克。（民間方）

用法 上煎水，外洗患部，然後在創面放滿白糖，用消毒紗布包紮，1 天 1 次，15 天為 1 療程。

說明 桉樹葉煎劑有消炎、殺菌、除臭作用，放白糖可防腐生肌。

來源 獻方人：廣西壯族自治區百色地區民族醫藥研究所楊順發。

處方10 黃連50克、黃柏50克、黃芩50克、大黃300克、血竭30克、海螵蛸100克、冰片5克。（毛南族方）

用法 將上藥共研為細末，過篩，高壓消毒，裝瓶密封保存。用時直接將藥粉撒布於瘡面，蓋以消毒紗布，膠布固定。視瘡面分泌物情況，1～10 天換藥 1 次，至癒為止。

說明 本法適用於潰爛期褥瘡。

來源 獻方人：雲南省文山州衛生學校楊學況。推薦人：雲南省富寧縣醫院趙靜芬。

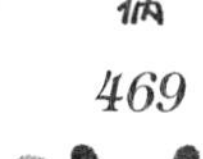

處方11 蛀竹粉適量。（畲族方）

用法 上藥調茶油，外搽。

說明 蛀竹粉，即毛竹中為蛀蟲蛀蝕之粉。

來源 摘自《畲族驗方選》。推薦人：福建省中醫藥研究林恩燕。

處方12 雞蛋黃50個、血竭16克、煅龍骨16克、輕粉7.8克、製沒藥16克、冰片7.8克。

用法 取熟雞蛋黃，焙炒取油去渣，再將中藥細末，過120目篩，同雞蛋油混勻即用。

說明 藥膏為深紅色半固體，主治褥瘡及各種潰瘍面，作用於生肌長皮。外敷，每日1次。

來源 湖北醫學院附屬第一醫院。推薦人：湖北省建始縣花坪區衛生院向宏憲。

七、疝　氣

處方1 田螺肉30克、牛腳筋30克、團魚頭1個。

用法 上藥用文火焙乾，研細，裝入布袋內，按照患者臀圍大小，縫製一條布袋，將藥袋固定於恥骨上，藥袋上方放一塊木板，布帶緊束臀部。3日1換，需3個療程。

說明 本方對大人、小兒、婦女（腹股溝疝）疝氣療效很好，經多次臨床應用，甚為滿意。

來源 獻方人：湖南省花垣縣吳氏診所吳言發。

處方2 田螺肉20克、牛腳筋20克。

用法 上藥文火焙乾，研細，裝入薄布袋內，捆於臍上，固定藥袋不使移動，1月後取下。

說明 本方治療臍疝療效很好，大部分患者用藥1次痊癒。

來源　獻方人：湖南省花垣縣吳氏診所吳言發。

處方3　樹上萬軍巢（連蟻）1個。（壯族方）

用法　將上藥置鍋內，加水適量，煮沸 25 分鐘，取水洗患處，每日 2 次，每次 30 分鐘。

說明　洗時有些癢感，行走片刻即消，本方適用於疝氣、睾丸一側或兩側脹痛，臥則入腹，站則出腹，甚至脹痛難忍，汗出面青，腰部疼痛，屈不可伸，脈弦遲。

來源　獻方人：廣西柳城縣洛崖衛生院謝殷菊。推薦人：廣西民族醫藥研究所何最武。

八、甲溝炎

處方1　生大黃粉20克。（　傈族方）

用法　將生大黃粉洗淨掠乾，研末備用。臨用時以醋調勻（小兒可用醋稀釋後用）外敷患處，每日或隔日清洗後更換。

說明　大黃具有瀉下作用，同時又有收斂作用，治甲溝炎 1～2 週均治癒。

來源　摘自《德宏民族藥志》。推薦人：雲南宏州藥檢所段國明。

處方2　一點紅（有毛者療效佳）、沙薑各適量。（苗族方）

用法　將以上 2 味藥搗爛後外敷患處，並包紮好。每天換1次藥。

說明　曾運用本方治療 40 例，均在 7 天以內痊癒。敷藥後 10 分鐘以內止痛，全身發熱者亦開始退燒。有化膿者切開引流排膿。

來源　獻方人：廣西民族醫藥研究所吳蘭強。推薦人：廣西民族醫藥研究所何最武。

第五章　骨傷科疾病

第一節　外傷出血

處方1　瑞葉芫花新鮮枝條內皮。

用法　取此內皮1塊（比刀傷約大），將原附木質的一面貼於傷口上，繃帶或布包紮固定。

說明　本法適用於刀傷出血，具有止血快、抗感染和促進癒合等特點。筆者在農村時用本法治療20餘例，均在24小時內癒合。

來源　獻方人：山西省寧武縣中醫院郜玉寶。

處方2　人髮、豬鬃各25克，穿山甲40克，白芨20克，冰片10克，海螵蛸40克，枯礬20克，爐甘石粉20克。（德昂族方）

用法　將人髮、豬鬃去雜質後用溫水加洗衣粉浸泡半小時，洗淨，晾乾，燒成灰。穿山甲去泥土，洗淨晾乾，用煅石膏粉炒成微黃色，然後用水沖洗其表面的石膏粉，待烤乾後研末。白及洗淨後炒炭，加海螵蛸、枯礬、冰片共研末。將以上各藥粉末與爐甘石粉混合過篩數次即可，然後密封貯瓶備用。凡遇外傷出血不止者，將備用藥粉直接均勻撒在創面上，即可止血，用消毒敷料覆蓋包紮，不宜過緊，也不必換藥。

說明　經治300餘例，效果明顯，一般用藥1分鐘內即可止血。

來源　推薦人：雲南省普洱縣人民醫院柳克尊。

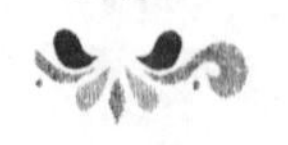

處方3 毛葡萄葉100克、冰片0.5克。（仡佬族方）

用法 上2味藥研細備用。用時將藥粉撒患處，隨即輕壓、包紮。

說明 此方對損傷大血管的大出血無效，對較輕的外傷出血、毛細血管出血療效較好。

來源 獻方人：雲南省宣威縣凱撒衛生院沈真祥。推薦人：雲南宣威縣中醫院符光利。

處方4 馬勃粉若干。（毛南族方）

用法 將藥粉撒布患處，用紗布包紮。

說明 此方對損傷大血管的出血無效，對較輕的外傷出血、毛細血管出血療效較好。

來源 獻方人：雲南省宣威縣凱撒衛生院沈真祥。推薦人：雲南省宣威縣中醫院符光利。

處方5 白陶土（俗稱糯白泥）適量、韭菜汁適量。（布依族方）

用法 將白陶土研極細末，再加韭菜汁拌勻，做成餅曬乾。將藥餅研成極細粉末，裝瓶備用。用時新鮮傷口消毒後，再用此粉撒布患處。

說明 此藥俗稱刀口藥。有止血、促進傷口癒合和防止感染之效。

來源 獻方人：雲南省宣威縣人民醫院符光智。推薦人：雲南省宣威縣中醫院符光利。

處方6 車前草葉數片。（苗族方）

用法 上洗淨，搗爛或用手搓揉。先消毒傷口，消除汙物，然後將搗爛的車前草葉敷在傷口上，用指輕壓2～8分

鐘，出血即止，再用紗布包紮固定。

說明 本方用於鐮刀、鋤手等所致外傷出血。

來源 獻方人：雲南省文山州衛生學校張炳富。

處方7 見血飛30克、蒲黃（炒）30克、白芨30克。（彝族方）

用法 上藥共研細末，撒在傷口上，血立止。

說明 本方是貴州彝族民間治療外傷出血的經驗方，有祛瘀、止血、生肌之效。

來源 獻方人：貴州省大方縣醫院丁詩國。

處方8 仙鶴草、草血竭、地榆、翻白葉各等份。（納西族方）

用法 將上藥研末，120孔過篩，撒於創面。

說明 本方適用於一般外傷出血，有清熱祛瘀止血之效。

來源 獻方人：雲南省麗江納西族自治縣第二人民醫院和尚禮。

處方9 白附子15克，鬱金、象皮、陳石灰各5克。（蒙古族方）

用法 上藥共研細末，撒於創口。

說明 本方主治刀傷出血，可立即見效。

來源 獻方人：遼寧省阜親新蒙古族自治縣衛生局專家門診部齊守青。推薦人：內蒙古自治區蒙藥廠徐青。

處方10 白及100克。（白族方）

用法 上藥研細末，用老陳醋調勻。

說明 敷藥前用5%無菌鹽水清洗創面，創口周圍用3%

碘酒塗搽，待乾後再用 75% 酒精棉球脫碘。經治 100 餘例，療效頗佳，其作用一則止血，二則消炎，三則消腫止痛。

來源 獻方人：雲南省大理市康復醫院八門診楊中梁。

處方11 銅落、白蘑菇、馬勃等量。（蒙古族方）

用法 以上 3 味藥，研成細粉，混勻過篩，敷於患處。

說明 本方具有清熱止血作用。

來源 獻方人：內蒙古自治區哲裏木盟蒙醫研究所關寶龍。

處方12 血餘炭適量。（壯族方）

用法 上藥研末，塗於創處。

說明 壯族民間應用本方治療小傷口出血，止血效果較好。

來源 獻方人：雲南省文山州衛生學校李世昌。推薦人：文山州衛生學校任懷祥。

處方13 大綠藤（大青蛇、寬筋藤）適量。（彝族方）

用法 上藥曬乾研末，外用乾粉包敷，即刻止血。

說明 大綠藤為防己科青牛膽屬植物。性味苦、涼。功能舒筋活絡、散瘀止血。

來源 獻方人：雲南省彌勒縣人民醫院郭維光。

處方14 香樟（樟木樹、黃樟）葉適量。（彝族方）

用法 上用鮮品搗爛如泥，敷患處。

說明 香樟（樟科、樟屬），性味微辛，溫，氣香，葉可收斂止血。

來源 獻方人：雲南省彌勒縣人民醫院郭維光。

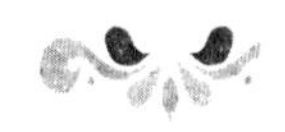

處方15 荷蓮豆（野豌豆尖、野豌豆草）、紅麻菠羅、大麻藥各等量。（彝族方）

用法 將藥研末外敷。

說明 荷蓮豆為石竹科荷蓮豆屬植物。性味淡，平，有散瘀消腫、止痛止血之效。藥用全草。此方還可治療毒蛇咬傷、瘡癤、骨髓炎等。

來源 獻方人：雲南省彌勒縣人民醫院郭維光。

處方16 黑骨頭（化血丹、黑牽牛、黑皮杜仲）適量。（哈尼族方）

用法 上藥取根皮，研末外敷。

說明 黑骨頭係蘿摩科楨柳屬植物。性味苦、涼，有小毒。功可涼血止血、舒筋活絡、消腫止痛。

來源 獻方人：雲南省彌勒縣人民醫院郭維光。

處方17 合掌草（合葉、側生花遠志）適量。（彝族方）

用法 將藥研末外敷。小創面毛細血管出血，敷藥後血即止。

說明 合掌草為遠志科遠志屬植物。性味苦澀，涼。有清熱解毒、涼血止血之效。藥用全草。

來源 獻方人：雲南省彌勒縣人民醫院郭維光。

處方18 岩陀（半國傘、紅薑）適量。（苗族方）

用法 加紅糖研末外敷。1日1換。

說明 岩陀為虎耳草科鬼燈屬植物，性味苦澀微甘，溫。有舒筋活絡、接骨止血之效。藥用根。

來源 獻方人：雲南省彌勒縣人民醫院郭維光。

處方19　地蜂子（地黑蜂、草血竭）適量。（彝族方）

用法　鮮品加酒搗爛敷患處。

說明　地蜂子為蓼科蓼屬植物。性味苦澀，微溫。可祛瘀消腫、收斂止血。藥用根。

來源　獻方人：雲南省彌勒縣人民醫院郭維光。

處方20　飛龍斬血適量。（彝族方）

用法　將藥研末外敷患處。

說明　飛龍斬血係芸香科飛龍掌血屬植物。性味辛微苦，溫，可祛瘀、止痛、止血。藥用根。

來源　獻方人：雲南省彌勒縣人民醫院郭維光。

處方21　羆荔枝（尖葉四照花）適量。（彝族方）

用法　鮮葉加酒搗爛或乾葉及花研末外敷。

說明　本方有收斂止血之效。

來源　獻方人：雲南省彌勒縣人民醫院郭維光。

處方22　八角楓（白筋條、大樹白龍鬚）適量。（彝族方）

用法　上藥取乾粉外敷。

說明　本方具有止血、散瘀、鎮痛之效。

來源　獻方人：雲南省彌勒縣人民醫院郭維光。

處方23　朝天罐（螞蟻棵、小酒瓶花、山石榴）適量。（彝族方）

用法　鮮葉搗爛敷患處。

說明　朝天罐係野牡丹科金錦香屬植物。性味酸澀，平。有收斂止血、清熱利濕之效。

來源　獻方人：雲南省彌勒縣人民醫院郭維光。

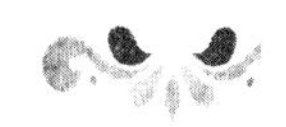

處方24 水冬瓜樹（蒙自榿木）葉適量。（彝族方）

用法 上藥研末，加紅糖調，敷患處。

說明 水冬瓜樹係樺木科赤楊屬植物。性味苦澀，涼。有收斂止血之效。

來源 獻方人：雲南省彌勒縣人民醫院郭維光。

處方25 老鴉飯（石岩青、灰毛漿果楝）鮮葉適量。（彝族方）

用法 上藥加酒搗爛，敷患處。

說明 老鴉飯係楝科楝屬植物。性味苦涼，氣臭，主產雲南省。有收斂、止血之效。

來源 獻方人：雲南省彌勒縣人民醫院郭維光。

處方26 紅葉紅花適量。（彝族方）

用法 取鮮葉和花共搗爛，敷患處。

說明 細葉紅花係蘿摩科馬得筋屬植物。性味微苦而涼，有毒。功可收斂止血。本品含強心甙，全株有毒，不可內服。

來源 獻方人：雲南省彌勒縣人民醫院郭維光。

處方27 炒黃柏炭30克、炒細辛3克、龍骨12克、煅花芯石15克。（撒拉族方）

用法 將上藥混合研成粉末，調與凡士林敷貼於傷口。

說明 上藥後傷處保持清潔，勿入水。此法對小創傷出血效果甚佳，一般5～7日痊癒。

來源 獻方人：青海省中醫院郭煥章。推薦人：青海省民和縣人民醫院劉啟明。

處方28 薑葉適量。（畲族方）

用法 上藥風乾或曬乾，研末，敷傷口，並紮緊。

說明 薑，即食用之生薑。本方主治刀傷出血。

來源 獻方人：福建省霞浦縣水門鎮吳立木。推薦人：福建省中醫藥研究院林恩燕。

處方29 槍花藥50克。（佤族方）

用法 槍花藥研成粉末，撒在傷口上。

說明 槍花藥為高大喬木，具有明顯止血作用，主治刀槍傷出血。一般用過該藥的新鮮傷口都不會感染。

來源 獻方人：雲南省雙江拉祜族佤族布朗族傣族自治縣民話醫藥研究所張文彬。

處方30 苦蒿50克。（傣族方）

用法 將苦蒿搗碎，外敷患部，1日1次。

說明 本方主治刀傷出血。

來源 獻方人：雲南省保山市上江芝寬區俸朝枝。推薦人：雲南省保山地區藥檢所衛愛黎。

處方31 草煙絲（牙夢）適量。（傣族方）

用法 將煙絲放口中嚼後敷患處。

說明 本方具有止血消炎止痛的效果。

來源 獻方人：雲南省德宏傣族景頗族自治州潞西縣芒市鎮老傣醫蕭波卯。推薦人：雲南省德宏傣族景頗族自治州潞西縣芒市鎮衛生院楊德寬。

處方32 煙葉30克、石灰5克。（傣族方）

用法 把煙葉搗爛，加適量石灰，外包傷口，1日1

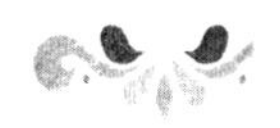

次。

說明　本方適用於刀傷出血。

來源　獻方人：雲南省保山市上江芝寬區早成培。推薦人：雲南省保山地區藥檢所衛愛黎。

處方33　綿大戟（乾品）1個。（景頗族方）

用法　綿大戟刮去淺表皮層，用利刀細細削刮成藥末。把藥末撒於傷口出血處，並壓迫30秒到1分鐘，外用紗布或繃帶包紮便可。一般1次即可止血、斂創口，最多用2～3次。

說明　本方主治金刀、槍劍所致創傷出血及其他外傷出血。對污染傷口，須先清創消毒後方能使用此方，同時外敷消腫拔毒膏。綿大戟，當地俗名搜山虎，連皮吃會大瀉，連心吃大吐，皮心都吃會吐瀉大作，因此，切不可誤作內服的止血劑。

來源　獻方人：雲南省保山地區人民醫院中醫骨傷科董安民。

處方34　鹿仙草、糯米草根各適量。（白族方）

用法　將上藥共搗碎研粉，撒於創口。

說明　本方有消炎止血、舒筋接骨、消熱解毒、消腫止痛之效。

來源　摘自《大理白族藥及單驗方》。推薦人：雲南省大理醫學院周波。

處方35　野棉花根適量。（納西族方）

用法　將野棉花根洗淨，曬乾備用。用時將野棉花根用刀刮粉，撒於傷口。

說明　用該花治療外傷出血較輕者。

來源　獻方人：雲南省麗江納西族自治縣第二人民醫院和尚禮。

處方36　紫金龍50克、竹節七50克、重樓50克、大麻藥40克、草烏10克、雪上一枝蒿5克。（佤族方）

用法　將上藥洗淨，草烏煮透心，切片曬乾，研粉，過100目篩，裝瓶，15 磅高壓滅菌 30 分鐘備用。傷口常規消毒，撒布藥粉，紗布包紮。

說明　此方名紫七止血消炎散。

來源　摘自《雲南省農村中草藥帛劑規範》。推薦人：雲南省文山州衛生學校任懷祥、楊學況。

第二節　異物入肉

處方1　土狗鉗1對、沙薑1片。（仫佬族方）

用法　將以上2味藥用水濕潤後混合搗爛，貼敷於傷口處，再用紗布和膠布包紮好。24～36 小時以後檢查傷口，可發現竹、木刺自然退出皮膚外面，用鑷子把它慢慢鉗出來，傷口塗上 2% 碘酊即可。

說明　曾運用本方法治療多例，均不需要開刀而獲癒。適用於竹、木刺刺入皮膚。

來源　獻方人：廣西民族醫藥研究所吳蘭強。推薦人：廣西民族醫藥研究所何最武。

處方2　蒲公英適量。（彝族方）

用法　搗爛取汁敷之，1 日 1 換。

說明　本方對惡木刺入肉中，腫痛成瘡者，有獨特療效，一般病倒 3～7 天即見效。

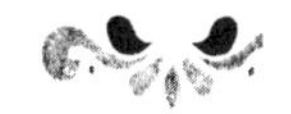

來源　獻方人：雲南省彌勒縣人民醫院郭維光。

處方3　乾沙薑、木耳各適量。（瑤族方）

用法　上藥洗淨共搗爛外敷，留口，待藥乾後拿下，異物一般即可拔出，或異物已突出皮膚，以鑷子取出即可。

說明　獻方者經實踐多例，對各種異物入肉，如金屬、石頭、玻璃、竹、木等異物入肉，均可以拔出，一般敷藥1～3劑即可。

來源　獻方人：廣西金秀瑤族自治縣林業局李志權。推薦人：廣西民族醫藥研究所莫蓮英。

處方4　大雷公根、白水竽、芭茜根各適量。（瑤族方）

用法　上方取新鮮藥洗淨共搗爛，隔水蒸30分鐘，外敷傷口，每1～2天換藥1次。

說明　瑤族地區青壯年喜狩獵，粉松誤傷鐵砂入肉經常發生，獻方者在臨床實踐中以上方治療，除較深部的鐵砂外，一般用藥後都能自動拔出，無需手術取出。適用於拔子彈、鐵砂。

來源　獻方人：廣西金秀瑤族自治縣瑤醫門診部。推薦人：廣西民族醫藥研究所莫蓮英。

處方5　五爪風子15克、紅茹葉60克、生蔥鬚7條、黃糖30克。（壯族方）

用法　上藥共搗爛，煨熱敷患處，每日換藥1次。

說明　適用於鐵砂入肉不出。獻方者經臨床反覆實踐，療效滿意。

來源　獻方人：廣西金秀瑤族自治縣瑤醫門診部。推薦人：廣西民族醫藥研究所莫蓮英。

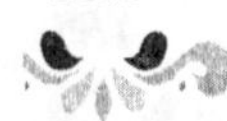

第三節　骨　折

處方1　螃蟹20克、川牛膝20克、當歸20克。（彝族方）

用法　上藥為末，以甜酒調為糊狀外敷局部，每日換1次。

說明　本方具有活血散瘀、消腫止痛、續骨生筋之功。能促進骨折斷端再生以縮短病程。

來源　摘自《昭通市中藥資源普查》。推薦人：雲南省昭通市科學技術委員會黃代才。

處方2　懶泥巴根皮100克、泡桐皮100克、寧麻根100克、八棱麻100克、金瘡小草100克、川芎50克、接骨木80克、接木丹（又名百節藕）100克、刺老包根皮100克。（土家族方）

用法　上藥搗爛如泥，加酒適量調勻，正骨復位後，外敷患處再用夾板固定。每2天換藥1次。

說明　曾用本方治療骨折患者8例，30天之內功能恢復，活動自如。

來源　獻方人：湖北省來鳳縣藥檢所錢楨。推薦人：湖北省來鳳縣翔鳳鎮老虎洞衛生所楊洪興。

處方3　生半夏適量、熟糯米飯適量、茶油5～10克。（畲族方）

用法　先將生半夏研細末，拌在熟糯米飯上，搗爛調勻。骨折按手法重定後局部塗上茶油，再將生半夏糯米飯泥外敷。藥量根據骨折部位而定，半夏糯米泥要敷1公分厚，上下延伸5～10公分，外用包條包紮，鬆緊要適度，保證正常血液循環。

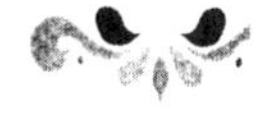

說明　此方有接骨續筋、消腫止痛之效，適用於閉合性骨折。

來源　獻方人：福建省霞蒲縣溪南衛生院雷元明。推薦人：福建省寧德地區醫藥研究所陳澤遠。

處方4　乳香、沒藥各5克，牛蹄甲1個。

用法　將沒藥、乳香放入牛蹄甲內置瓦上煅灰，以米糊調膏，將骨折正確復位後敷於患處，外用小夾板或石膏固定。

說明　此方適用於閉合性骨折。臨床觀察可加速骨折癒合，比單純外固定骨折癒合期可提高20天左右。

來源　獻方人：河南奕縣第二人民醫院楊鐵濤。

處方5　椰木樹（榆樹、越南榆）160克、黃牛角粉30克、糯米麵100克、綠葡萄30克、花椒7粒。（哈尼族方）

用法　將藥搗爛如泥，加醋調勻，敷患部。3天換藥1次。

說明　本方有接骨續筋、清熱活血、消腫止痛之效。牛角用子母灰燒炮。

來源　獻方人：雲南省彌勒縣人民醫院郭維光。

處方6　桂花矮陀（黃牛杜仲、費氏瑞香）30～60克。（彝族方）

用法　取鮮根皮搗敷或用乾品末，蜂蜜調敷，2～3天換藥1次。

說明　桂花矮陀係瑞香科瑞香屬植物，辛溫，有小毒。可祛風除濕、舒筋活絡、接骨止痛。忌酸冷食物。

來源　獻方人：雲南省彌勒縣人民醫院郭維光。

處方7　丁香花根（胭脂花、紫茉莉）100～200克。（彝

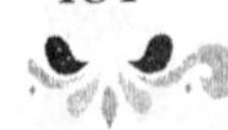

族方）

用法　鮮根加小雞（內雞、羽毛）共搗敷，2～3 天換藥 1 次。

說明　丁香花係紫茉莉科，紫茉莉屬植物。性味甘微苦、涼。功可接骨續筋、活血消腫。孕婦忌服。

來源　獻方人：雲南省彌勒縣人民醫院郭維光。

處方8　鮮紅黑二丸30克、八棱麻根30克、鮮吉祥草30克、扣子七15克、菊葉三七15克、梔子15克、桃仁20克、接骨木根皮60克、杉樹根白皮15克、懶力巴根皮60克、雄雞子1隻（約250克重）、白醋100毫升。（土家族方）

用法　把雞子殺死去毛及內臟，同上藥共搗爛如膏狀，加白醋調勻，將骨折部位整復後，用藥膏敷貼患處，紗布包紮，夾板固定。3 日換藥 1 次，2 週可去夾板。

說明　此為家傳秘方，適用於閉合性骨折早期。如有外傷創口者不宜使用。

來源　獻方人：湖北省來鳳縣翔鳳鎮老虎洞衛生所楊洪興。

處方9　緝麻根、背單草、刺老包根、耳朵苗、烏花狗腳跡各等量。（苗族方）

用法　上藥各等量，搗爛如泥，加適量包穀酒拌勻後用紗布包紮於患處。5～10 日更換 1 次，在包藥期間，用藥汁兌酒浸酒患處。

說明　本方係雲南省昭市苗醫王氏祖傳秘方，具有良好的活血化瘀、消腫止痛作用，主要用於骨折血腫。尤以鮮品療效為著。

來源　獻方人：雲南省昭通市酒漁鄉新立二社王富興。推薦人：雲南省昭通市科學技術委員會黃代才。

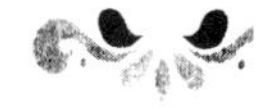

處方10　酢漿草30克、鱔魚2條、蚯蚓4條、紫米50克。（哈尼族方）

用法　將上藥搗爛，炒燙，敷貼骨折處，包紮固定。隔日換藥1次，7天為1個療程，連用3週。

說明　本方可促進骨痂形成和骨質再生，局部消腫作用也很顯著。

來源　獻方人：雲南省綠春縣防疫站羅解德。推薦人：雲南省綠春縣衛生局李榮華。

處方11　小公雞1隻（500克左右），五加皮、大駁骨、小駁骨、接骨丹、榕樹葉、透骨草各適量（均用鮮品）。（壯族方）

用法　將公雞殺死，去毛和內臟後搗爛，與切細的草藥共同放入鍋內，加酒醋炒熱裝入布袋，外敷患處，每天反覆炒熱，外敷3～6次。

說明　本方為廣西壯族自治區常用藥方，有行氣活血、消腫止痛、加快骨折癒合的作用。筆者用本法已治癒150多人。用藥前要首先復位、固定，然後再敷藥。

來源　獻方人：廣西壯族自治區百色地區民族醫藥研究所楊順發。

處方12　接骨丹50克、大駁骨50克、小駁骨50克、七葉蓮50克、接骨草40克、水澤蘭30克、五加皮30克、公雞1隻500克。（壯族方）

用法　將上藥切細，公雞去毛和內臟後，搗爛如泥，加入白酒炒熱，放入紗布袋內，外敷在骨折及附近組織處，每次敷2～3小時，1日2次，連敷15天。

說明　本方有活血化瘀、消腫止痛、接骨續筋之功，能

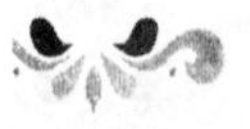

促進血液循環，加快患部新陳代謝，從而促進骨折癒合。

來源 獻方人：雲南省西疇縣興街中心衛生院李光員。

處方13 五味子根50克、木芙蓉葉30克、血滿草葉30克、打不死葉20克、糯米草葉20克、紅糖60克。（白族方）

用法 將以上藥加工為細末，加適量米醋和紅糖調勻後，敷於患處，紗布包紮，1日換藥1次。

說明 上藥以鮮品為佳。個別人用後有皮膚過敏現象，可暫時停藥或在皮膚上塗少許豬油或凡士林。本品主要適用於骨折早、中期。

來源 獻方人：雲南省大理市康復醫院許服疇。

處方14 五瓜金龍50克、果上葉30克、牛尾參20克、三爪金龍30克、榆樹皮20克。（白族方）

用法 上藥加工為細末，裝入紗布袋內，用米醋或酒浸濕包紮於骨折處，1日換藥1次。

說明 用此方治療骨折患者100多側，均獲滿意效果，大部分患者用藥15～30天即可痊癒，而且很少留下後遺症。

來源 獻方人：雲南省大理市康復醫院許服疇。

處方15 竹林彪100克、魚子蘭100克、酒20毫升。（拉祜族方）

用法 將前2味藥混合搗爛，加酒調勻，外敷患處，1次可敷12～48小時。

說明 上藥乾品、鮮品均可。本方只適用於無皮膚損壞的閉合性骨折，要求先將骨折整復。

來源 獻方人：雲南省雙江拉祜族佤族布朗族傣族自治縣民族醫藥研究所張文彬。

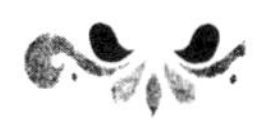

處方16 螃蟹1隻、隔夜找娘50克、水蛭2隻。（傣族方）

用法 以上3味藥共搗成泥狀，調勻外敷，3日1次。

說明 臨床治療閉合性骨折24例，脫位7例，效果滿意。

來源 獻方人：雲南省保山市壩灣傣族名醫赧自連。推薦人：雲南省保山市潞江中心醫院董發明。

處方17 白葡萄藤根（蚊伯）50克、車前草（牙因團）30克、鵝不食草（牙吸汗）30克、韭菜根（帕扁）30克、山藥藤（喂賀滿）30克、糯米草根（牙毫糯）30克。（傣族方）

用法 上藥研為末備用。用時以開水適量、酒為引。

說明 此方適應證為閉合性骨折。

來源 獻方人：雲南省德宏傣族景頗族自治州潞西縣芒市鎮萬岩相。推薦人：雲南省德宏傣族景頗族自治州潞西縣芒市鎮衛生院楊德寬。

處方18 白葡萄藤根（蚊拍）100克、白及50克、滇白前（百步回陽）50克。（傣族方）

用法 上藥共研為末備用。用時以開水和米酒適量調勻外敷患處。

說明 本方具有接骨消腫、活血化瘀之功。

來源 獻方人：雲南省德宏傣族景頗族自治州潞西縣老傣醫萬二里。推薦人：雲南省德宏傣族景頗族自治州潞西縣芒市鎮衛生院楊德寬。

處方19 飛龍掌血20克、川續斷20克、接骨木15克、馬錢子10克、巴岩薑25克、乳香10克、沒藥10克、牛膝15克、鐵羅漢15克、收山虎10克、川芎10克、紅花6克、白酒750毫升。（土家族方）

用法　上藥切碎，裝入瓶內，白酒浸泡。先將骨折處用夾板固定，然後用此藥酒灑淋患處，1日 3～5 次。

說明　上係湖南民間驗方，治療骨折通常只需 15 天左右即可痊癒。

來源　獻方人：湖南省花垣縣吳氏診所吳言發。

處方20　降香　荔枝核各等份。（德昂族方）

用法　上藥研末，混勻備用。將傷口清洗整複縫合後，用75% 酒精將上藥粉調成糊狀，直接敷在傷口上，外面包紮固定。7 天拆線。

說明　此係雲南省普洱縣民間常用方，適用於不完全性斷指，一般不需要其他處理。經治 7 例，均獲痊癒。

來源　獻方人：雲南省普洱縣人民醫院柳克尊。

處方21　薑黃50克、川續斷50克、白及50克、白芷50克、黃柏50克、陳皮20克、三七20克、骨碎補20克、七葉蓮20克、厚朴20克。（壯族方）

用法　上藥研細末或搗爛，麻油調勻，復位後敷於患處，外加夾板繃帶纏繞固定。隔日換藥 1 次，直至骨折癒合為止。

說明　本方有消腫止痛及促進骨折癒合之效果。同時尚有抗菌、消炎、生肌的作用。

來源　獻方人：雲南省西疇縣興街中心衛生院李光員。

處方22　五香血藤100克、大血藤60克、一枝蒿6克。（彝族方）

用法　上藥研為細末，冷開水調勻，手法復位後敷於患處，外覆一層鮮菜葉，然後包紮固定。隔 2 日換藥 1 次。

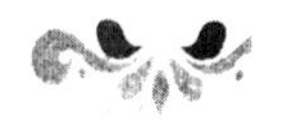

說明　此法適用於閉合性骨折，一般 20～30 天可治癒。

來源　獻方人：雲南省東川市東會民間醫藥研究所舒吉彪、張生武。

處方23　滑藤根粉5克、糯米團根粉5克、水枇杷葉粉20克、鐵箍散根皮粉20克、鐵箍散葉粉20克、黑糯米粉25克、蜂蜜25克、雞蛋清1～2個。（獨龍族方）

用法　把黑糯米粉放在容器中，加開水、蜂蜜各適量攪成糍糊狀，再加各藥粉和雞蛋清，調勻成膏即可。如不馬上使用，可用少量蜂蜜塗封藥膏表層備用。根據受傷範圍大小，先將藥膏塗於棉紙上，用棉花圍邊後，再敷貼患部；也可直接敷貼在受傷部位上，然後加以包紮、固定。骨折 3～7 天 1 次，4～7 次可癒。脫臼和各種軟組織扭挫傷 3～5 天 1 次，2～4 次可癒。

說明　若無黑糯米粉時，用其他糯米粉、苦蕎麵亦可。本方主治骨折、脫臼和各種軟組織傷。對各年齡受傷者都適用，孕婦亦不忌。對局部淺表輕度創傷者也可使用，但局部須用酒精消毒，塗少許蜂蜜後再敷貼本方。

來源　獻方人：雲南省保山地區人民醫院中醫骨傷科董安民。

處方24　白紫草100克、玉帶草20克、血滿草20克、尖刀草根20克、飛天蜈蚣草20克。（仫佬族方）

用法　上藥均取鮮品混合，加適量紅糖搗爛。復位後包敷骨折處，包紮固定。或將上述藥物乾品研細為末，用水調勻，包敷骨折處。

說明　本方主治閉合性骨折，用後骨痂生成快，癒合早。藥粉乾後結成硬塊，可起固定作用。

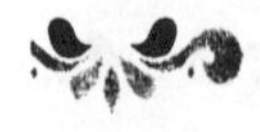

來源 獻方人：雲南省東川市東會民間醫藥研究所張生武。

處方25 剛出窩的蛋黃雞1隻，小接骨丹葉、大接骨丹根皮、寧麻的肥而嫩根、米酒、雞蛋清各適量。（瑤族方）

用法 將以上藥品共搗成泥狀，先復位，用小竹片固定好，然後將藥敷於患處。四肢骨折必須環形敷藥形成圓筒狀，蓋上一層塑膠薄膜，再用紗布、繃帶紮緊。冬季 7 天換 1 次藥，夏季 5 天換 1 次藥，連用 3 次，中間休息 1 天。藥乾後取下塑膠薄膜，淋酒以保持潮濕。

說明 本方適用於閉合性骨折，對促進骨痂生長確有療效，並有消腫止痛作用。但有不少傷患用後 2～3 天感到局部刺癢，應立即解開取下，用淡鹽開水洗患處。局部無疹子者，可塗上一層麝香風濕油，以減輕局部刺激作用。

來源 獻方人：雲南省宣威縣羊場煤礦子弟學校王樹文。推薦人：雲南省宣威縣羊場煤礦職工醫院曾正明。

處方26 蒲柴根皮（美麗胡枝子）100克、棕樹根50克、土參（福建參）30克、珍珠龍傘（朱砂根）20克、糯米飯適量（畲族方）

用法 上藥共搗爛，加入糯米飯攪勻，復位固定後，將此藥敷於骨折處。四肢骨折，藥量應加大，將患肢四周用藥包敷，紗布紮緊。

說明 本方適用於閉合性骨折。

來源 獻方人：福建省霞浦縣崇儒畲鄉傷科佘醫鐘阿細。推薦人：福建省霞浦縣醫藥公司劉熾榮。

處方27 爬樹龍（飛蜈蚣）、五爪金龍、綠葡萄根各適量。（彝族方）

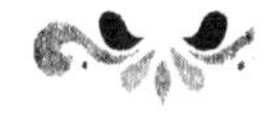

用法　鮮品搗爛敷患處，3 日 1 換。

說明　爬樹龍係葡萄科崖藤屬植物。有散瘀消腫、續筋接骨之效。

來源　獻方人：雲南省個舊市革新礦郭維望。

處方28　藤子杜仲（中葉杜仲）適量。（哈尼族方）

用法　鮮品加酒搗爛敷患處，2 日 1 換。

說明　藤子杜仲係蘿摩科牛奶菜屬植物。性味甘微辛，平。可接骨續筋、補益肝腎、強壯筋骨。產全國各地，藥用莖、根皮。

來源　獻方人：雲南省彌勒縣人民醫院郭維光。

處方29　山楊柳（野楊柳）、雞蛋清、甜酒藥（糯米亦可）各適量。（彝族方）

用法　鮮品搗爛如泥，加入甜酒藥調敷，3～7 天換藥 1 次。若局部藥物乾燥，可用米泔水濕潤。

說明　本方有接骨理傷的作用。

來源　獻方人：雲南省彌勒縣人民醫院郭維光。

處方30　大穿魚草（穿魚藤、水楊柳、疏脈山茱萸）鮮品適量。（彝族方）

用法　上配大接骨丹葉各適量，雞蛋清調勻敷患處，隔 2～3 天換藥 1 次。

說明　本方有接骨續筋、散瘀止痛之效。

來源　獻方人：雲南省彌勒縣人民醫院郭維光。

處方31　大接骨丹（植巴樹、接骨木、中型叨裏木）適量。（彝族方）

用法 鮮根皮或葉搗爛，或乾品研末外敷，亦可配方用。

說明 本方具有接骨消腫、祛風除濕、活血止痛等功效。對軟組織損傷也有很好療效。

來源 獻方人：雲南省彌勒縣人民醫院郭維光。

處方32 八爪金龍（朱砂根）、銀絲杜仲、金錢暗消各適量。（彝族方）

用法 將藥搗爛如泥，加雞蛋清調敷患處，隔3天換藥1次。

說明 本方具有接骨續筋、清熱解毒、散瘀消腫之效。

來源 獻方人：雲南省彌勒縣人民醫院郭維光。

處方33 鮮綠皮杜仲（棉花杜仲、金絲杜仲、銀絲杜仲、鐵皮杜仲、南瓜米草）雞蛋清各適量。（彝族方）

用法 上藥共搗爛敷患處，3天換藥1次。

說明 本方有接骨生肌、舒筋活絡之效。

來源 獻方人：雲南省彌勒縣人民醫院郭維光。

處方34 葉上花（小綠通、葉上珠、葉上果）、葉下花根、千斤拔根各適量。（彝族方）

用法 上藥取鮮品共搗敷，2～3天換藥1次。另用上藥乾根60克，煎服。

說明 本方有接骨續筋、祛風除濕、活血散瘀之效。除骨折外，尚可用於跌打損傷。

來源 獻方人：雲南省彌勒縣人民醫院郭維光。

處方35 大樹皮（大皮消、氈帽老、牛尾巴樹、白松杆）、杜仲各適量。（彝族方）

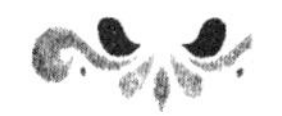

用法　上藥取鮮品，加雞蛋清適量，共搗爛，敷患處，隔3天換藥1次。

說明　此方有接骨續筋之效。

來源　獻方人：雲南省彌勒縣人民醫院郭維光。

處方36　桃樹葉或枝100克、桑葉或桑枝100克、五加風（五加皮）50克、滴酒為引。（傈僳族方）

用法　上3味藥取鮮品洗淨，加清水2000毫升，共煮沸15分鐘即可。用毛巾浸藥水熱敷，1日1次，1次20分鐘。

說明　本方主治骨折、脫位引起的功能障礙、肌肉萎縮麻木等後遺症。

來源　獻方人：雲南省保山市吳金潤。推薦人：雲南省保山市潞江中心醫院董發明。

處方37　山烏龜20克，獨定子10克，天南星10克，重樓15克，曼陀羅子10克，蔥、野薑、米酒各適量。（白族方）

用法　將上藥共搗爛，加入米酒調勻成膏，敷貼患處。

說明　本方適用於骨折、脫臼已復位者。

來源　摘自《大理白族藥及單方驗方》。推薦人：雲南省大理醫學院周波。

處方38　小綠芨鮮品500克、綠葡萄根100克、小五爪金龍100克、骨碎補100克。

用法　將小綠芨搗爛，然後把其他3味藥研細，加開水、凡士林適量調敷患處，3天換藥1次。

說明　應用本方主治療閉合性骨折和軟組織損傷386例。其中354例治癒，32例好轉，一般敷藥5～10次。有外傷出血者不宜使用。

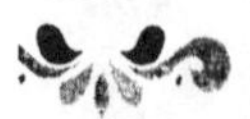

來源　摘自《草藥講義》。推薦人：雲南省玉溪地區衛生學校門診部儲從凱。

處方39　小綠及1000克、小鳳尾草粉50克、滿山香粉100克。

用法　先將小綠及搗爛，然後與2味藥粉混勻，用開水調敷已復位的患處，小夾板固定。一般3天換藥1次。

說明　應用本方治療骨折和軟組織損傷527例，512例治癒，15例好轉，一般敷5～10次恢復。有外傷出血者不宜使用。

來源　摘自《草藥講義》。推薦人：雲南省玉溪衛生學校門診部儲從凱。

處方40　仙人掌鮮品500克、滿山香粉5500克、骨碎補500克。

用法　先將仙人掌搗爛，然後將2味藥研細，過80目篩，用溫開水調勻，復位固定後，包敷患處。

說明　應用本方治療100餘例骨折患者，療效較好，一般20天左右即可恢復。

來源　摘自《草藥講義》。推薦人：雲南省玉溪地區衛生學校門診部儲從凱。

處方41　果上葉30克、五爪金龍15克、小血藤9克、飛龍掌血9克、寧麻根30克、桔梗15克、葉上花10克、八爪金龍10克、刺五加15克、杉松根30克、三七10克、綠葡萄15克、小接骨丹10克。

用法　搗絨炒熱後稍涼外敷患處，小夾板固定。3天換1次藥。

說明　此乃雲南省文山州衛生學校任懷祥之家傳驗方。

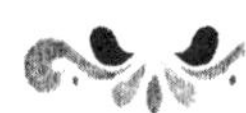

通過臨床反覆驗證，效果顯著。

處方42 接骨散（三匹葉、小葉買麻藤）200克，小接骨丹200克，大接骨丹200克，藥酒麴、糯米飯若干。（苗族方）

用法 將上藥搗細後炒熱與酒麴、糯米飯混合。骨折復俠敷藥，2 天換藥 1 次。

說明 觀察治療 700 餘例各類型骨折，一般腫脹在 1 週內消退，疼痛 5～7 天消失，瘀斑於 7～10 消去，骨痂在 10～15 天開始形成。

來源 獻方人：雲南省文山州衛生學校任懷祥、任雪梅。推薦人：雲南省文山州衛生學校楊學況、李世昌。

處方43 桑白皮、柘桑內皮、薑皮、麻油各200克，三七30克，自然銅300克。（瑤族方）

用法 將上藥搗細後加麻油再搗如泥狀，將藥攤於綠葉子上，骨折復位後上藥，加上紗布包紮 24 小時後去藥，繼續用小夾板固定 14～30 天。

說明 曾治 700 餘例，隨訪 132 例，90% 治癒。

來源 獻方人：雲南省文山州衛生學校任懷祥、任雪梅。推薦人：雲南省文山州衛生學校楊學況、黃正德。

處方44 沙松（杉松）樹根500克、大麻藥100克。（哈尼族方）

用法 取 2 層松根皮曬乾，碾成細粉備用。用時將大麻藥搗細與藥粉用涼開水調成膏狀，復位後，外敷患部，小夾板固定。

說明 治療 300 例，效果良好。

來源 獻方人：雲南省文山州衛生學校任懷祥、王桂

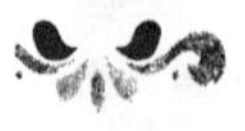

華。推薦人：雲南省師範大學張敏。

處方45 接骨藤（買麻藤科）500克、小接骨丹500克。（壯族方）

用法 取上藥搗爛，酒炒。骨折復位後熱敷包紮固定。每天換藥1次。

說明 曾治療104例，均癒。一般療程20天。

來源 獻方人：雲南省文山州衛生學校任懷祥、任雪梅。推薦人：雲南省馬關縣養護段任懷剛、任保麗。

處方46 小接骨丹450克、菊葉三七（散血丹）500克、重樓500克、獨釘子500克、三分三500克、雪上一枝蒿500克、草烏1000克、曼陀羅500克。

用法 將上藥共研細混勻，視患處大小，取適量藥粉調溫開水（或酒適量）貼敷患處，3天換藥1次，骨折應加小夾板固定。

說明 該方共治700餘例，有效率達98.3%。

來源 獻方人：雲南省文山州衛生學校任懷祥。推薦人：雲南省文山州衛生學校楊學況、李世昌。

處方47 三杈葉100克、綠葡萄50克、五爪金龍50克、大麻藥25克、接骨丹50克、葉上花50克、四塊瓦20克。（彝族方）

用法 將上藥搗爛炒熱拌酒、油外包，小夾板固定。每2日1換。

說明 本方係雲南省文山州柳井彝族接骨方。經500餘例骨折患者的臨床驗證，療效顯著。

來源 獻方人：雲南省德厚醫院任雪梅。推薦人：雲南省文山州衛生學校任懷祥、楊學況。

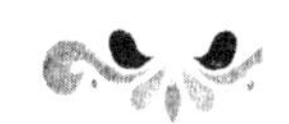

處方48　穿魚草30克、老鼠黑牢30克、麻美根30克、雞血藤30克。（德昂族方）

用法　將上 4 味藥剁細加酒拌勻後焙火至熱敷患處。每日 1 次，1 次 1 劑。

來源　摘自《德昂族藥集》。推薦人：德宏州藥物檢驗所方茂琴。

處方49　半荼根50克、野壩子50克、千里找娘50克、帕蒙拍50克、木棉根50克、鐵線草50克、牙外50克、羊油50克、糯米飯50克。（傣族方）

用法　除糯米飯和羊油外，將上 7 味藥研成粉末，加糯米飯、羊油拌勻，用芭蕉葉包好焙火至熱包敷患處。每 3 天換藥 1 次。

說明　此方對骨折的治癒有較好的療效。

來源　摘自《德宏傣藥驗方集（二）》。推薦人：雲南省德宏州藥物檢驗所方茂琴。

處方50　亮葉香、雞蛋清各適量。（彝族方）

用法　鮮中搗爛如泥，蛋清調敷，3 天換藥 3 次。

說明　亮葉香（樟科山胡椒屬），主產雲南，以紅河哈尼族彝族自治州較多。性味微苦澀，涼。功能消腫撥毒、止血接骨。除主要用於接骨外，對跌打腫痛。外傷出血、瘡癤、無名腫毒。鮮葉搗敷或乾粉外敷。感冒、消化不良用嫩葉 15 克，泡開水煎服。

來源　獻方人：雲南省彌勒縣人民醫院郭維光。

處方51　紅莧菜1120克、八角楓30克、小雞（去內臟）1隻。（哈尼族方）

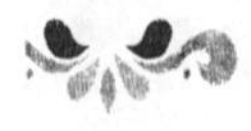

用法　鮮品加酒搗敷，隔日換藥1次。

說明　紅莧菜為莧科血莧屬。性能淡微澀，平。有止血、調經、止痛、接骨之功效。

來源　獻方人：雲南省彌勒縣人民醫院郭維光。

處方52　豆瓣草適量。（哈尼族方）

用法　加紅糖鮮品搗敷患處。

說明　豆瓣草為胡椒科椒草屬。性味微辛澀，溫。功能散瘀、消腫、止咳止痛。本品還可治胃病、喉炎、口腔炎、風濕關節疼痛、小兒疳疾等症。

來源　獻方人：雲南省彌勒縣人民醫院郭維光。

處方53　土元12克、血竭15克、馬錢子9克、當歸9克、乳香30克、金絲毛24克、白芷15克、菖蒲9克、冰片3克、螃蟹殼9克、防風15克、重樓15克、川芎12克、升麻12克、川羌活9克、凡士林160克。

用法　將上藥研末，與凡士林拌勻成膏狀。先使骨折部正位後（若有碎骨片者需取出後再行上藥），隔布塗上藥膏，小夾板固定即成。

說明　本方具活血化瘀通絡之功效，故生肌接骨迅速。用藥後無疼痛，1週後活動自如。

來源　選自《密傳之俠客神方》。推薦人：雲南省文山州醫院鄭卜中。

處方54　大九節鈴、小五爪金龍、小鐵箍、續斷、大血藤、牛頭七、牛膝、骨碎補、川芎各等份。（納西族方）

用法　將上藥研末，用100孔篩子過篩備用。先將骨折部位復位用小夾板固定，取藥粉適量，用蛋清、溫水調成糊

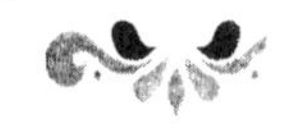

狀，外敷局部。每2日換藥1次。

說明 本方治療骨折、骨裂傷、跌打損傷，經臨床觀察，療效滿意。

來源 獻方人：雲南省麗江納西族自治縣第二人民醫院和尚禮。

處方55 生扯攏30克、鐵筷子30克、水冬瓜30克、澤蘭50克、一枝蒿10克。（彝族方）

用法 上藥切細曬乾研末，用時加酒少許以開水調成糊狀。根據傷形大小，攤於紗布上外敷患處，小夾板固定。

說明 用此方治療骨折，可縮短其癒合時間。

來源 獻方人：貴州省大方縣醫院丁詩國。

處方56 小綠及（果上葉）30克、鳳尾草15克、五爪金龍30克、沙松根皮100克、五香藤200克。（彝族、苗族方）

用法 搗爛酒炒外敷，小夾板固定。2日換藥1次。

說明 1970年雲南省通海縣高大鄉抗震救災時，本人使用此方救治2500多例骨折、扭挫傷、擠壓傷病人，效果顯著，受到省地震辦的嘉獎。

來源 獻方人：雲南省文山州衛生學校任懷祥、任雪梅。推薦人：雲南省馬關縣衛生局姚尹潮、余光潮。

第四節　跌打損傷

一、軟組織損傷

處方1 抓爪（山）適量。（苗族方）

用法 抓爪水煎洗患處，1日2～3次。

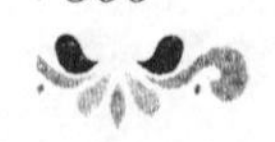

說明　主治軟組織損傷。

來源　山西省寧武縣中醫院李藩。

處方2　羅裙帶葉3張。（壯族方）

用法　將上藥放在火上烤熱，綳在受傷處，1日2次，連用5天為1療程。

說明　此為廣西民間常用方，主治扭傷。筆者曾和本方治癒17人。

來源　推薦人：廣西壯族自治區百色地區民族醫藥研究所楊順發。

處方3　藏紅花15克、乳香15克、沒藥15克。（白族方）

用法　諸藥研細末，用55～60度白酒或香油調成均勻膏狀，敷患部，1日1次。

說明　本方主治扭傷。經治9例，獲滿意療效，未見副作用。

來源　獻方人：雲南省大理市市郊鄉龍泉村公所下村社楊廷峰。推薦人：雲南省大理市康復醫院八門診楊中梁。

處方4　黃柏40克、梔子25克、土鱉蟲30克、紫草25克、血竭20克、乳香25克、沒藥25克、莪朮20克、木香15克、紅花15克。

用法　將上述中藥搗碎，用50度白酒（或酒精）1000毫升、蒸餾水1000毫升浸泡15～20天即可使用。治療時根據損傷部位大小，將疊好的紗布浸入藥液中，將浸濕紗布貼敷於腫脹部位，外覆薄塑膠紙，綳帶或膠布固定。1次貼敷24～48小時，指關節1次可貼敷6～12小時。貼敷時間可酌情揭起透氣。一般病情較輕者貼敷1～2次，較重者貼敷3～

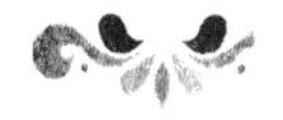

4次即可治癒。

說明 此方主治急性軟組織傷，對骨折重定後之局部腫痛也有明顯療效。但局部皮膚有出血、破損者，待皮膚癒合後方可使用，皮膚過敏者禁用。牛氏用本法治療108例，均獲效，總有效率為100%。

來源 獻方人：山西省軍區門診部牛永傑。推薦人：山西省寧武縣中醫院李藩。

處方5 鮮韭菜葉50～100克、紅糖10克。（白族方）

用法 鮮韭菜洗淨，加入紅糖搗爛，外敷挫扭傷局部組織。1日1次。

說明 此法主治扭轉傷。經治80餘例，療效滿意，無任何副作用。

來源 獻方人：雲南省大理市龍泉村公所下村社李廷勇。推薦人：雲南省大理市康復醫院八門診楊中梁。

處方6 川芎100克、地丁80克、白芷80克、獨活50克、薑黃50克、南星40克、蒼朮40克、陳皮40克、天花粉40克、甘草40克、松節油500克、凡士林200克。（普米族方）

用法 上藥碾細粉，100目過篩，與松節油、凡士林調勻，敷患處，1日1次。

說明 該方有消腫止痛的功效，主治軟組織挫傷，亦可用於無名腫毒。

來源 獻方人：雲南省東川市東會民間醫藥研究所楊榮章、張生武。

處方7 川烏25克、雪上一枝蒿25克、紅花25克、當歸25克、川芎12.5克。（白族方）

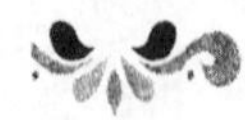

用法　諸藥加入75%度酒精750毫升，密封瓶口，浸泡6天，視其患部範圍大小，需用其液量。用藥液搽患處，以局部皮膚發紅發熱為度。1日3～5次，直至痊癒。

說明　經治250餘例，一般1～3天痊癒。

來源　獻方人：雲南省大理市康復醫院八門診楊中梁。

處方8　生梔子100克、鮮松針100克、芋頭300克、米醋適量。（畲族方）

用法　先將芋頭放入火堆中燒熟透，取出，剝皮待用。將生梔子、松針2味搗爛，加以適量芋頭再搗爛，再滴入幾滴米醋調勻，敷在跌打損傷處，3天換1帖。

說明　該方治癒百餘患者，有的1劑即癒，最多敷10帖，效佳。

來源　獻方人：福建省寧德市飛鸞鎮黃土岱鐘紫穗。推薦人：福建省寧德地區醫藥研究所陳澤遠。

處方9　金瘡小草30克、漆茹草30克、川芎15克、梔子15克、敗醬草30克。（土家族方）

用法　以上諸藥共研粉，加白酒調成膏狀，外敷患處，每2日換藥1次，藥膏乾後，用酒濕潤。

說明　以本方治療跌打青腫80例，患者消腫較快，療效顯著。證實該法有良好的活血散瘀作用。

來源　獻方人：湖北來鳳縣藥檢所錢楨。推薦人：湖北省來鳳縣翔鳳鎮老虎洞衛生所楊洪興。

處方10　七星草、草烏、葉下花、紫金皮、地鱉蟲、自然銅、白龍鬚各50克，血竭、馬錢子、紅花、蘇木、三分三、大黃、梔子、丹皮岩芋、南星、五加皮各30克，骨碎補

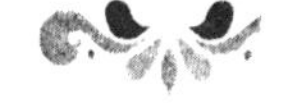

續斷、杜仲、牛膝、防己各25克，乳香、沒藥、羌活、細辛、當歸各40克，白酒5000毫升。（傈僳族方）

用法 將28味藥浸泡在5000毫升白酒中，15天後即可使用。每日外搽3次。

說明 本方主治跌打損傷、骨折、脫位，不論皮膚破損與否，均可使用。本方不可口服。

來源 獻方人：雲南省保山市潞江中心醫院董發明。

處方11 梔子15克、紅花5克、冰片3克。（苗族方）

用法 以上3藥共搗細粉，用雞蛋清調敷患部。

說明 此係湖南省湘西民間驗方，適用於各種扭傷跌打損傷局部腫痛者。

來源 獻方人：湖南省湘西自治州中醫院楊官林。

處方12 羌活30克、獨活30克、防風30克、荊芥30克、透骨草30克、葛根30克、花椒30克、陳醋1000毫升。（彝族方）

用法 上藥研細為末，加陳醋拌勻，加熱以蒸氣薰蒸患處，或用藥包敷患處，1日1次。

說明 本方對無破損的軟組織挫傷局部紅腫熱痛者，有較好的消腫止痛作用。

來源 獻方人：雲南省會澤縣大海衛生院呂朝所。推薦人：雲南省東川礦務局職工醫院張生武。

處方13 寧麻根250克、生草烏100克、細米糠適量、調白酒適量。（水族方）

用法 將前2藥研成細粉，和後2味藥調勻，炒熱外敷患處，用紗布包紮，3～5日換藥1次。

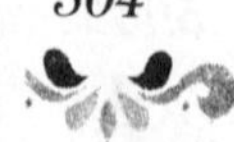

說明　本方還可治療風濕性腰腿痛。

來源　獻方人：雲南省宣威縣凱撒衛生院沈真祥。推薦人：雲南省宣威縣中醫院符光利。

處方14　小銅錘50克、五加皮50克。（佤族方）

用法　上藥混合搗爛，包敷患處，每次 4～12 小時。

說明　五加皮乾鮮品皆可用。此法適用於挫傷。

來源　獻方人：雲南省雙江拉祜族佤族布朗族傣族自治縣民族醫藥研究所張文彬。

處方15　顛茄適量、冰片3克。（畲族方）

用法　上藥同搗爛，敷貼小腹部，1 日 1 次。

說明　本方有止痛理傷之效，主治小腿踢傷。

來源　獻方人：福建省霞浦縣水門衛生院蘭宗燦。推薦人：福建省中醫藥研究院林恩燕。

處方16　野牡丹葉適量。（畲族方）

用法　上藥加入白糖少許搗爛，敷受傷部位。

說明　此方有活血化瘀消腫止痛之功。

來源　獻方人：福建省霞浦縣水門鎮吳立木。推薦人：福建省中醫藥研究院林恩燕。

處方17　珠蘭（接骨金粟蘭）葉60～100克、積雪草60～100克、白酒30～50毫升。（畲族方）

用法　上藥鮮品放鐵鍋內炒熱，加少許酒再炒，至變色後取出，趁熱（不能過熱，防止皮膚燙傷）敷在跌打損傷之處，1日 1 劑，1～3 劑可癒。

說明　該方祖傳 5 代，在當地頗有影響，治療過不少跌

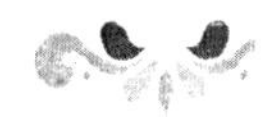

打損傷患者。

來源 獻方人：福建省寧德市霍童鎮衛生院蘭成福。推薦人：福建省寧德地區醫藥研究所陳澤遠。

處方18 攀枝花根200克。（傣族方）

用法 將上藥搗碎，外敷患部，1日1次。

說明 本方可接筋理傷。

來源 獻方人：雲南省保山市人民醫院蒲有能。推薦人：雲南省保山地區藥檢所衛愛黎。

處方19 草烏（銅皮）30克、滇白前（百步回陽）30克、土半夏20克、雪上一枝蒿30克、生南星（一把傘）20克、川烏（五虎下西川）30克、小麻藥20克、土細辛（四塊瓦）30克、曼陀羅（麻嘿麻）20克。（傣族方）

用法 上藥泡酒，1週後外搽患處。

說明 此方具有活血化瘀、消腫止痛、祛風除濕之功。

來源 獻方人：雲南省德宏傣族景頗族自治州潞西縣芒市鎮武師石波二井。推薦人：從雲南省德宏傣族景頗族自治州潞西縣芒市鎮衛生院楊德寬。

處方20 韭菜根50克、95%酒精100毫升。（傣族方）

用法 將韭菜搗爛炒燙，酒精調劑，趁熱敷患處，1日3次，每次30分鐘。

說明 本方有消腫止痛、活血化瘀之功效。

來源 獻方人：雲南省綠春縣防疫站計免科羅解德。推薦人：雲南省綠春縣衛生局李榮華。

處方21 鮮蔥白根乾30克、紅砂糖15克。（彝族方）

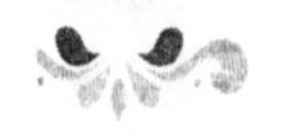

用法　上藥研細末，紅砂糖炒燙混合，敷貼腫痛處，用紗布固定。1 日 1 次。

說明　本方有消腫止痛之功效，可同時內服。

來源　獻方人：雲南省綠春縣醫院馬榮。推薦人：雲南省綠春縣衛生局李榮華。

處方22　生草烏、生川烏、生南星、重樓、葉下花、木瓜各20克，梔子、大黃、路路通、白龍鬚、花椒根各30克，白酒、米醋各1000毫升。（傈僳族方）

用法　上藥用酒、醋浸泡 10 天，每日外搽或熱敷 2 次。

說明　本方主治新舊跌打損傷、筋脈攣縮、筋骨酸痛、肌肉麻木。不可口服。

來源　獻方人：雲南省保山市潞江傈僳族草醫楊紹昌。推薦人：雲南省保山市潞江中心醫院董發明。

處方23　五爪金龍、雞蛋清各適量。（彝族方）

用法　鮮品共搗爛如泥，外敷患處，2～3 日換藥 1 次。

說明　五爪金龍係葡萄科崖藤屬植物。性味甘澀微辛，溫。功可接骨生肌、除濕止痛、活血化瘀、止血消炎。

來源　獻方人：雲南省個舊市革新礦郭維望。

處方24　斷節參適量。（哈尼族方）

用法　上取鮮品，加白酒適量，共搗敷，1 日 1 換。

說明　斷節參係蘿藦根科牛皮消屬植物。性味甘微苦，溫。可壯腰益腎、強健筋骨。此法還可用於骨折和狂犬咬傷。

來源　獻方人：雲南省彌勒縣人民醫院郭維光。

處方25　酸角草（酸漿草、酢漿草、三葉酸）適量。

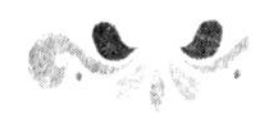

（彝族方）

用法 鮮品搗爛，加酒搽患部，或熱敷。1日1～2次。

說明 酸角草係酢醬草科酢漿草屬植物，微澀而酸，有清熱解毒、消腫散瘀之功。

來源 獻方人：雲南省彌勒縣人民醫院郭維光。

處方26 生大黃100克、丹參60克、紅花60克、延胡索40克、冰片10克。

用法 共為細末，取藥末適量用蜂蜜與75%酒精各半將藥粉調為糊狀，均勻地敷於患處，再以繃帶包紮固定。每日換藥1次。

說明 本方療效較佳，治療550例，均獲痊癒。

來源 獻方人：成都市青白江區人民醫院吳建等。推薦人：雲南省個舊市人民醫院蘇平。

處方27 豌豆七10克、七葉一枝花10克、小黑牛5克、黑防己10克、大象皮適量、海桐皮5克。（德昂族方）

用法 將上6味藥共研細後包患處。7天換藥1次。

說明 要注意防止入口。

來源 摘自《德宏德昂族藥集》。推薦人：雲南省德宏州藥物檢驗所方茂琴。

處方28 雪上一枝蒿、綠葡萄、三叉葉（野桂花）、商陸葉、何首烏葉、接骨丹備適量。（瑤族方）

用法 將上藥共搗細炒熱撒少許酒外敷，每日1換，連用3次。

說明 經170例扭挫、跌打損傷的臨床驗證，療效顯著。

來源 獻方人：雲南省馬關縣衛生局任懷祥、姚尹潮。

推薦人：雲南省馬關縣醫院施文友、陸宗嬋。

處方29　紅酸杆（石頭花、石頭菜、太陽菜、太陽花、太陽草、頭花蓼）適量。（彝族方）

用法　鮮品加紅糖搗敷患處，1日1次。

說明　紅酸杆為蓼科蓼屬。性能酸微苦，涼。功能清熱解毒、消腫利尿。

來源　獻方人：雲南省彌勒縣人民醫院郭維光。

處方30　鵝不食草30克、白花曼陀羅果30克、對節生30克、韭菜根15克、糯米麵60克。（德昂族方）

用法　將以上4味藥研細混勻，然後加入糯米麵，用芭蕉葉包好放入火中焐熱，取出用包患處。每日1劑。

說明　對節生為蘿摩科須藤植物須藥藤。

來源　摘自《德宏傣藥驗方集》。推薦人：雲南省德宏熱帶作物研究所楊春華。

處方31　花臉細辛適量。（哈尼族方）

用法　研細搗敷，加入紅糖療效更佳。1日1次。

說明　花臉細辛為馬兜鈴科細辛屬。有小毒。除治跌打腫痛外，對風濕骨痛、胃痛、無名腫毒、瘻管、慢性潰瘍、毒蛇咬傷，亦有較好療效。

來源　獻方人：雲南省彌勒縣人民醫院郭維光。

處方32　澤蘭根適量。（壯族方）

用法　取新鮮澤蘭根洗淨，切碎，加入酒糟等量共搗爛，敷貼於患處，每日換藥1次，連用3天。

說明　主治外傷腫痛、瘡毒膿腫，療效滿意。

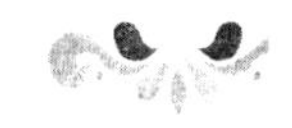

來源 獻方人：雲南省文山州衛生學校楊學況。推薦人：雲南省文山縣防疫站李芳。

處方33 生附子、生南星、生半夏各等量。（納西族方）

用法 將上藥碾細末備用。用時應根據患部情況，取藥粉適量，用蜂蜜或雞蛋清調勻，外包患處。每2日換藥1次。

說明 本方用於四肢關節扭傷、軟組織損傷，療效滿意。注意本方藥品皆屬劇毒品，故局部破損者禁用，孕婦禁用。並要妥善保管，以防誤服。

來源 獻方人：雲南省麗江納西族自治縣第二人民醫院和尚禮。

處方34 牛頭七、紅花、土牛膝、獨定子、三分三各等份。（納西族方）

用法 將上藥研末，用米酒調敷患處，隔日換藥。

說明 本方治療跌打損傷、紅腫疼痛、腰肌勞損、急性損傷、關節扭傷等，療效滿意。注意有傷口者不能使用。

來源 獻方人：雲南省麗江納西族自治縣第二人民醫院和尚禮。

處方35 虎鬚草、魚子蘭各適量。（哈尼族方）

用法 上藥搗爛敷患處。1日1次。

說明 虎鬚草為苦苣苔科唇柱苣苔屬植物。藥用全草。

來源 獻方人：雲南省元江縣藥檢所李學恩。推薦人：雲南省玉溪地區藥檢所周明康。

處方36 石蚌寄生50克、酸角草15克、鐵線草15克。（哈尼族方）

用法　上藥共搗細，以酒炒熱，外敷患處。

說明　石蚌寄生為天南星科石柑子屬植物。臨床應用，療效滿意。1日1次，每劑1次。

來源　獻方人：雲南省元江縣藥檢所李學恩。推薦人：雲南省玉溪地區藥檢所周明康。

處方37　魚子蘭葉30克、冬瓜皮適量。（景頗族方）

用法　先將鮮品魚子蘭葉用水煎液後使其冷卻於37℃，用煎液清洗創面後立即以冬瓜皮外敷傷口，同時口服煎液50～100毫升。每日3劑，每劑1次。另外，將上2味藥乾品研成末，用水或酒調勻或用鮮品搗爛後包患處為本方冷敷法。

說明　冷敷法主要用於消炎、消腫或瘡瘍以及外傷止血。

來源　摘自《德宏傣藥驗方集（一）》。推薦人：雲南省德宏州藥物檢驗所方茂琴。

處方38　牙乾茵15克、蠶蛹15克、水蛭5～10條。（阿昌族方）

用法　將蠶蛹和水蛭燒焦成灰和研細的牙乾茵共攪勻，敷患處。每2天換藥1次。

說明　主治軟組織損傷。

來源　摘自《德宏傣藥驗方集（二）》。推薦人：雲南省德宏州藥物檢驗所方茂琴。

處方39　南瓜藤30克、曼陀蘿葉15克、生薑15克。（壯族方）

用法　將上藥共搗為泥，敷貼於患處，每日換藥1次，至癒為止。

說明　主治腰部扭傷，療效確實。

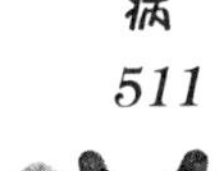

來源　獻方人：雲南省文山州衛生學校楊學泥。推薦人：雲南省富寧縣衛生局王先德。

處方40　芹菜100克、曼陀羅葉60克、飛天蜈蚣30克、梔子15克、桃仁15克、細辛5克。（苗族方）

用法　將上藥共搗成泥狀，敷貼於扭傷疼痛最明顯處，紗布覆蓋，膠布固定，每日換藥1次，連用至癒為止。

處方41　紅花50克、白芍50克、歸尾1克、寬筋藤50克、白礬12克、骨碎補21克、血竭12克、沒藥21克、乳香12克、秦艽18克、秦皮6克、土鱉蟲6克、冰片1克、48度以上白酒1500毫升。（京族方）

用法　將以上藥物與白酒浸泡半月後，用藥酒外搽於患處。

說明　治療各種跌打損傷。

來源　獻方人：廣西壯族自治區三江縣人民醫院何俊興。

處方42　田螺100克、糯米飯適量。（京族方）

用法　將田螺和糯米飯搗爛如泥，包敷於踝關節上，每日敷藥1次。

說明　治療各種關節扭傷、踝關節扭傷疼痛久不消失者。

來源　獻方人：廣西壯族自治區三江縣人民醫院何俊興。

處方43　狗爪子樹葉60克、韭菜9棵、酸漿草30克、小麻藥30克。（哈尼族方）

用法　上藥搗爛或乾品研粉，用酒炒熱包敷患處。每劑1～2次。每日1次。若有瘀血，先用三棱針點刺放血後再敷藥。

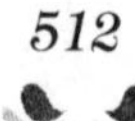

說明 狗爪子樹為忍科科接骨木屬植物。臨床常用，療效滿意。

來源 獻方人：雲南省元江縣藥檢所李學恩。推薦人：雲南省玉溪地區藥檢所周明康。

處方44 七葉爬地蒿50克、40度包穀酒500毫升。（苗族方）

用法 將七葉爬地蒿洗淨後裝入盛酒瓶內浸泡10日後即可使用。1日3次，塗搽患處。

說明 本方係昭通苗醫朱氏家傳秘方。筆者屢用屢驗，療效甚佳，果有藥到腫消之功，且可少量內服，無毒副作用以新傷尤宜。

來源 獻方人：雲南省昭通市財政局朱顯華。推薦人：雲南省昭通市科學技術委員會黃代才。

方45 陳秫秕10克、指甲炭10克、川斷5克、血餘炭5克、冰片3克、白糖50克。（蒙古族方）

用法 將藥共研細末，用白開水調敷患處。

說明 一般1～3次即癒。

來源 獻方人：遼寧省阜新縣衛生局專家門診部齊守青。推薦人：內蒙古自治區蒙藥廠徐青。

處方46 細辛15克、五爪風60克、草烏30克。（布依族方）

用法 煎水熱敷痛處，每日3次，配合活動伸腰。

說明 治療5例，有效率達90%。

來源 獻方人：貴州省黔南州民族醫藥研究所文明昌。

處方47 沒藥50克、乳香500克、五靈脂50克、大黃30

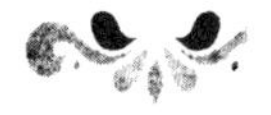

克、澤蘭30克、紫珠草30克、三七10克。（瑤族方）

用法　水煎外洗患處。也可將上藥研末，搗爛，有麻油調成糊狀，根據損傷部位的腫脹程度，瘀血範圍和疼痛部位，均勻地敷在患處，並且繃帶或膠布固定。隔日換藥1次。

說明　本方治療軟組織損傷，用藥期短，顯效快，一般用藥2～4天能顯效。筆者曾用本方治療軟組織損傷60例，均痊癒。

來源　獻方人：雲南省西疇縣興街中心衛生院李光員。

處方48　桃仁4克、紅花15克、乳香15克、梔子15克、赤芍15克、生大黃15克。（蒙古族方）

用法　將以上6味藥粉碎成細粉，過篩裝入瓶內備用。用時視損傷範圍的大小取藥末適量加酒精調成糊狀外敷患處，1～4次為1療程。

說明　應用本方治療軟組織損傷、挫傷均有良效。

來源　獻方人：內蒙古哲里木盟蒙期醫研究所老蒙醫邦順達來。推薦人：內蒙古哲里木盟蒙醫研究所徐長林。

處方49　三七6克，桃仁、乳香各15克，乳香、沒藥各10克，羌活、獨活各20克，防己25克，蘇木30克。

用法　取上述藥物水煎後薰洗，搽洗患部，每日1～2次。

說明　本方亦可用於急、慢性關節腫痛、化膿性感染、腱鞘炎及痔瘡腫痛等。用本方外治多種傷病70餘例，療效可靠，一般3～10劑後痊癒。

來源　獻方人：山西省寧武縣人民醫院李秀英。

二、外傷血腫

處方1　梔子適量、陳醋適量。

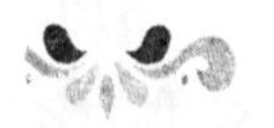

用法　將梔子研細末，以陳醋調成糊狀，塗於患處，繃帶包紮固定。1 日 1 換。

說明　本法可散瘀活血、消腫止痛，適用於外傷性皮下血腫。用該方法治療 8 例，均在 2～5 天內痊癒。皮膚破損者禁用。

來源　獻方人：中國中醫研究院研究生鄒五琦。推薦人：山西省寧武縣中醫院邵玉寶。

處方2　生大黃50克、生梔子30克、葉上花20克。（佤族方）

用法　將上 3 味藥研細末，取生薑 30 克搗如泥，加酒少許，調拌藥末。敷貼患處，1 日 1 次，1～3 次即腫消。

說明　葉上花為山茱萸科青莢葉屬植物西南青莢葉和青莢葉。

來源　獻方人：雲南省滄源縣佤醫佤藥研究所李永明。

處方3　蘆薈葉數張。（花腰傣族方）

用法　將蘆薈葉折斷之後，將其從斷面流出的蘆薈膠直接塗於患處，約 30 分鐘後，瘀血即破口而出，因而腫痛也就逐漸減輕。

說明　每日塗 3 次，連用 2 日，腫痛即逐漸消失而癒。

來源　《雲南民族醫藥見聞錄》。推薦人：張力群。

處方4　金紐扣鮮品100克、滿山香根次100克、土大黃50克、梔子50克、血滿血50克、土牛膝50克。（佤族方）

用法　先將金紐扣搗爛，然後將諸藥共研細粉，過 80 目篩，用溫開水調敷患處。

說明　用此方治療外傷性血腫 300 餘例，療效滿意。

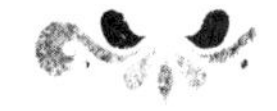

來源　獻方人：青海縣民和縣人民醫院劉啟明。

處方5　山梔子5克、大黃15克、乳香5克、冰片3克。（瑤族方）

用法　將藥研粉，與雞蛋清2個、麵粉250克調勻，外敷患處，1日1次。

說明　應用本方治療外傷性血腫300餘例，療效滿意。

來源　獻方人：雲南省玉溪衛生學校門診部儲從凱。

處方6　血三七10克、菊葉三七15克、桃仁10克、紅花10克、薑黃10克、一點血10克、飛龍掌血20克。（土家族方）

用法　上藥用白酒300毫升浸泡，外搽患處，1日數次，至腫消為止。

說明　本方主治外傷性瘀血腫痛，無論傷在何處，均可使用。

來源　獻方人：湖南省花垣縣吳氏診所吳言發。

處方7　白花丹20克、大風區艾500克。（壯族方）

用法　將上藥搗爛，傷後24小時加醋炒熱，布包，外敷傷處。

說明　本方有散血、消腫作用。白花丹用量不宜大，否則皮膚會起疱。若同時配合用三棱針深刺三針（直達血腫處），然後用拔罐法將瘀血吸出效果更佳。

來源　獻方人：廣西壯族自治區百色地區民族醫藥研究所楊順發。

處方8　化血丹150克、魚子蘭100克、黃桐50克。（佤族方）

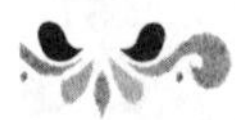

用法 將以上藥共搗成泥狀，調酒敷患處，3～4日換藥1次。7 天痊癒。

說明 化血丹為菊科橐吾屬植物大獨葉草的根葉。本方有毒，禁口服。

來源 獻方人：雲南省臨滄地區雙江拉祜族佤族布朗族傣族自治縣民族醫藥研究所李富軍。

處方9 散血丹100克、槍花藥60克、見血50克。（拉祜族方）

用法 上藥共搗成泥，取一半用酒炒後混合包患處。3 日換藥 1 次。

說明 此方治外傷血腫，6 天可癒。

來源 獻方人：雲南省臨滄地區雙江拉祜族佤族布朗族傣族自治縣忙糯區巴哈鄉尹恩村羅紮努。推薦人：該縣民族醫藥研究所李富軍。

處方10 草烏30克、雪上一枝蒿15克、八爪金龍10克。（苗族方）

用法 將上藥研細粉，用米醋、酒適量調整成泥狀，敷貼患處。1 日 1 劑。

說明 本方有消腫止痛之效。

來源 獻方人：雲南省保山市上江敢頂衛生院高學。推薦人：雲南省保山市人民醫院蒲有能。

處方11 榕樹葉30克、蘇木30克、五加皮30克、苦楝葉20克、威靈仙20克。（壯族方）

用法 上藥搗爛，酒炒，敷患處，1 日 1 劑。

說明 本方有活血散瘀、消腫止痛之效。

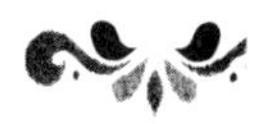

來源　獻方人：雲南省西疇縣興街中心衛生院李光員。

處方12　鮮丹參根、鮮馬齒莧全草各適量。（回族方）

用法　將上藥搗爛如泥，患部敷貼，1日2次。

說明　本方有活血化瘀、消腫止痛功效。臨床觀察600餘例，止痛迅速，一般用藥3～5天血腫消退而癒。

來源　獻方人：青海省民和縣人民醫院劉啟明。

處方13　榕樹絲250克、蓮藕葉250克。（壯族方）

用法　水煎薰洗患處，每日洗3次，每次30分鐘，連洗數日，即可痊癒。

說明　廣西××縣××村韋其之子，從高處掉下來，不能走動，雙腳有不少瘀血，後用上方治療4日，即告痊癒。

來源　《民族醫藥采風集》。推薦人：張力群。

處方14　糯米藤葉、紫珠（白毛柴）根各適量。（畲族方）

用法　上藥共搗爛，敷紮患處。

說明　紫珠柴屬馬鞭草科。本方亦可治療外傷出血。

來源　獻方人：福建省福安市穆陽衛生院鐘清明。推薦人：福建省中醫院研究所林恩燕。

處方15　鮮魚腥草100至150克。（水族方）

用法　鮮魚腥草洗淨，用米泔水浸幾分鐘，再搗爛如泥狀，敷於血腫部位，用紗布包紮固定，每天換藥1次即可。一般2至3天即可痊癒。

說明　適用於外傷後局部血腫，疼痛難忍，或伴微微發熱者。

來源　《雲南民族醫藥見聞錄》。推薦人：張力群。

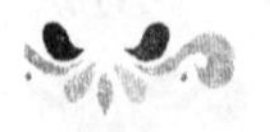

處方16　鮮蘇木葉500克、鮮艾葉500克。（壯族方）

用法　將藥搗爛加醋炒熱裝布袋外敷，每天3次，連敷7天。

說明　外傷瘀血在24小時內用冷敷法，使血管收縮減少出血。24小時後用本法可活血化瘀，消腫止痛。

來源　獻方人：廣西那坡縣老壯醫楊文廣。推薦人：廣西百色地區民族醫藥研究所楊順發。

三、外傷疼痛

處方1　草烏50克、乳香15克、沒藥15克。（傈僳族方）

用法　將上藥放容器內，加米酒浸過藥面。浸泡1週後，過濾，裝瓶備用。每日外搽患處3～6次。

說明　應用本方治療外傷疼痛。臨床反覆驗證，療效滿意。

來源　獻方人：雲南省保山市板橋鎮郎義村蒲益昌。推薦人：雲南省保山市人民醫院蒲有能。

處方2　鮮五加皮100克、鮮水澤蘭100克、鮮七葉蓮100克、鮮大駁骨100克、鮮大風艾100克、鮮五月艾100克。（壯族方）

用法　將上藥搗爛，外敷痛處。

說明　受傷初期（12小時內）用冷敷，超過24小時後，則將上藥用醋炒熱，裝入布袋，外敷痛處。用本法治療百餘人，均獲良效。

來源　獻方人：廣西壯族自治區百色地區醫藥研究所楊順發。

處方3　紅花30克、洋金花10克、芫花3克、甘遂1克。

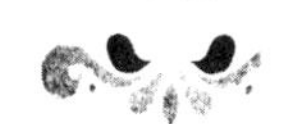

用法 上藥加水適量，用文火煎3分鐘，用6層紗布過濾，提取藥液800毫升，加老陳醋200毫升，裝瓶備用。治療時採用4層消毒紗布兩塊，放入三花液內，充分浸濕後，敷痛處，加放熱水濕毛巾再用大號熱水袋（裝3/4的熱水），壓在毛巾上。根據患者承受能力，決定熱水濕毛巾的次數，每次30分鐘，10次為1療程。

說明 本方有通經活血、消腫解毒之效。適用於急、慢性軟組織損傷、多種部位骨質增生、肩周炎、周圍神經疾患等引起的疼痛症。薛氏觀察600例，治療10次後，有效率達98%。

來源 獻方人：山西省汾陽縣城關醫院薛連升。推薦人：山西省寧武縣中醫院李藩。

處方4 山楂100克、細辛10克。（東鄉族方）

用法 共研為細末，加黃酒適量（白酒亦可）調成糊狀外敷患處。

說明 主治胸部外傷，局部疼痛，無骨折及內傷、氣胸者。

來源 《民族醫藥采風集》。推薦人：張力群。

四、外傷暈厥

處方1 七葉掙（勝威靈、大力葉）適量。（彝族方）

用法 上取葉研末。每用少許，吹入鼻腔。

說明 此方主治外傷所致輕度昏迷。七葉掙杜鵑花科段木荷屬植物。性味澀辛，溫。有小毒。功可通竅醒腦、止血理傷、化瘀定痛。

來源 獻方人：雲南省彌縣人民醫院郭維光。

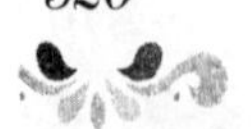

處方2 韭菜（除根）240克、童便250毫克。（瑤族方）

用法 搗韭菜取汁，調童便，淋於患者口鼻處，淋完不醒再重複10次，醒後服上藥1次。

說明 本方為應急措施之一，如無效，應及時送醫院搶救。適用於吊、打不省人事急救。

來源 獻方人：廣西富鐘縣蘇紹香。推薦人：廣西民族醫藥研究所莫連英。

五、急性扭傷

處方1 上蓮30克、三七30克、水澤蘭20克、冬青20克、兩面針20克、大羅散20克。（壯族方）

用法 上藥共搗爛，外敷患處，1日1劑，每次敷30分鐘。亦可將上藥加入50％白酒浸泡15天後外搽患處，1日3次。

說明 本方有壯族民間廣為流傳，有很好的清熱散瘀、消腫止痛作用。

來源 獻方人：雲南省西疇縣興街衛生院李光員。

處方2 澤蘭、南天竹（南風竹）、木蠟樹根（漆樹根）、南五味子（土木香）、金橘根、穹根藤（土牆托）、白雞妗各適量。（畲族方）

用法 上藥加入少許酒燉，一半內服，一半外搽患處。

說明 經臨床驗證，本方有良好的止痛理傷之效。

來源 獻方人：福建省霞浦縣章大榮。推薦人：福建省中醫藥研究所林恩燕。

處方3 蘇木50克、50度白酒600毫升。（壯族方）

用法 將蘇木切碎浸在白酒內，3天後過濾裝瓶，外搽

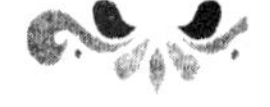

傷痛處。同時每次服15～20毫升，1日3次，連用7天為1療程。

說明 本方為廣西壯醫常用方。有消腫止痛、活血化瘀作用。

來源 推薦人：廣西壯族自治區百色地區民族醫藥研究所楊順發。

處方4 仙人掌2片（去刺）。（壯族方）

用法 從中間將仙人掌破開貼在傷痛處，初期24小時冷敷，後將仙人掌放火上燒進行熱敷，1日2～5次，5～7日為1個療程。

說明 此係廣西民間常用方。有活血、消腫、止痛作用。

來源 推薦人：廣西壯族自治區百色地區民族醫藥研究所楊順發。

處方5 木瓜20克、黑故紙15克、紅花10克、當歸8克。（阿昌族方）

用法 將上藥研細粉，用麥麵加料酒調成泥狀，敷貼患處。1日1劑。

說明 本方有活血舒筋、消腫止痛之效。

來源 獻方人：雲南省保山市高橋趙洪。推薦人：雲南省保山市人民醫院蒲有能。

處方6 飛天蜈蚣50克、土牛膝50克、續斷50克、金紐扣50克、土當歸50克、大伸筋50克、骨碎補50克、岩川芎30克。（傣族方）

用法 將諸藥混合研細粉，過80目篩，用於開水、凡士林適量調敷患處。

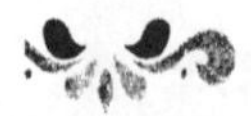

說明　應用本方治療 364 例急性腰扭傷患者，效果顯著，一般敷藥 3～5 次即癒。

來源　獻方人：雲南省玉溪衛生學校門診部儲從凱。

處方7　酸漿草100克、生薑100克、白酒100毫克。

用法　酸漿草、生薑搗爛，白酒燒熱，與前 2 味藥混勻，反覆揉患處。1 日 2 次。

說明　本方對急性踝關節扭傷、四肢關節扭傷和軟組織扭傷均有效。

來源　獻方人：雲南省昆明市盤龍區衛生工作者協會李玉仙。

處方8　韭菜根、蔥根、白酒、麵粉各適量，雞蛋1個。（德昂族方）

用法　將韭菜根、蔥根洗淨搗爛，取汁去渣，加上白酒，雞蛋挖洞，取蛋清與上 3 味藥和勻，再用麵粉拌成糊，敷於患處，紗布固定。每次敷 12 小時左右。

說明　此係雲南省普洱民間常用方。輕則 1～2 次，重則 3～4 次，即可痊癒。

來源　獻方人：雲南省普洱縣人民醫院柳克尊。

處方9　大黃、梔子各20克，乳香、沒藥各15克，桃仁冰片各10克。（德昂族方）

用法　上藥研末混勻，用醋調成糊狀，塗在患處，外用紗布包紮，1 天換藥 1～2 次。

說明　此為雲南省普洱民間常用方，一般換藥 2～4 次即癒。

來源　獻方人：雲南省普洱縣人民醫院柳克尊。

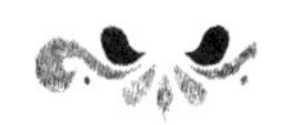

處方10 蘇木30克、羌活15克、防風15克、山梔子12克、製乳沒15克、毛薑15克。（土族方）

用法 將上藥加水 2500 毫升，煮湯洗患處，1 日 3～4 次，每劑洗3天。

說明 本方適用於腰以上部位急性扭傷，局部腫脹疼痛及損傷後期關節強直、血絡不和、酸痛等症。

來源 獻方人：青海省中醫院郭煥章。推薦人：青海省民和縣人民醫院劉啟明。

處方11 冬青葉100克、小駁骨葉100克、五加皮葉100克、大風艾葉100克。（瑤族方）

用法 將上藥均作鮮品搗爛，紗布包外敷傷處傷後 24 小時內冷敷，24 小時後加醋炒熱紗布包好外敷 7～15 天為 1 療程。

說明 本方有活血、化瘀、消腫止痛作用。對關節扭傷均有良效。

來源 獻方人：廣西百色地區民族醫藥研究所順楊發。

處方12 羅裙帶葉三張。（壯族方）

用法 將羅裙帶在火烤熱，然後綳在受傷處，每天 2 次，連做 3～7 天，為 1 療程。

說明 受傷初期不用烤熱。受傷 24 小時後才用烤熱。

來源 獻方人：廣西百色地區民族醫藥研究所楊順發。

六、腰肌勞損

處方1 草烏10克、紅花20克、歸尾50克、細辛20克、重樓20克。（普米族方）

用法 將 5 味藥混合搗細，加 70 度酒精 500 毫升浸泡

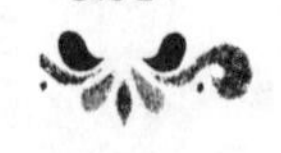

28 小時以上，去藥渣封存。用時將藥酒塗患處，並輕輕按摩數分鐘，日塗 3～5 次。

說明 此方具有舒筋活血、消腫止痛作用。皮膚破損者禁用。切忌入口。

來源 獻方人：雲南省蘭坪縣衛生局和勝。推薦人：福建中醫藥藥研究所林恩燕。

處方2 透骨草50克、兩面針50克、陳皮50克、寬筋藤50克、大羅散50克、小羅散50克。（壯族方）

用法 水煎外洗，1 日 2 次。

說明 筆者曾用本方治療腰肌勞損 30 例，均取得滿意療效。

來源 獻方人：雲南省西疇縣興街中心衛生院李光員。

處方3 柚子果1個。（壯族方）

用法 將柚子果整個放在熱火灰中燒熱，趁熱剖開，外敷在腰痛處 30 分鐘，1 天 1 次，連續 5 天為 1 個療程。

說明 柚子果越酸越好。本方有活血通絡、消腫止痛作用。

來源 獻方人：廣西壯族自治區百色地區民族醫藥研究所楊順發。

處方4 玉帶草35克、鹽炒杜仲25克、透骨草25克、骨碎補25克、果枸25克。

用法 上藥研細末，白酒調成膏狀，加熱後敷患部，1 日 1 次。

說明 玉帶草係昆明民間常用草藥，有補腎、除濕、續骨之效、本方可加白酒 1000 克，泡 1 週後內服，早、晚各半

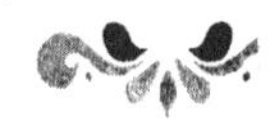

小酒杯。忌食豆類食物。

來源 獻方人：雲南省昆明市盤龍區衛生工作者協會李玉仙。

處方5 野煙（大將軍）500克、生薑599克。（白族方）

用法 上藥切片，置於鍋中炒熱，搗為藥泥，要適當加熱，塗於腰部，紗布、繃帶包紮，1日換2次。

說明 野煙有毒，不可內服。此方對於外感風寒濕毒所致的腰痛，用藥1次即可見效。

來源 獻方人：雲南省大理市秉復醫院許服疇。

處方6 地鱉蟲、膽南星、血竭、葉下花、防風、白芷、川芎、升麻各15克，乳香、沒藥、重樓、白龍鬚各20克，紅花、當歸、羌活、菖蒲各10克，龍骨、冰片、馬錢子各10克。（傣族方）

用法 以上各藥共研細末，貯瓶備用，用時加酒調勻敷患處，每月1次。

說明 本方主治跌打損傷，瘀阻疼痛，皮破出血。臨床驗證14例，敷藥後3例，皮膚破者5分鐘可以止血止痛，2日而癒；11例未破者15分鐘腫痛減半，1日痛止而癒，效果神速。

來源 獻方人：雲南省保山市壩灣傣族名醫郝自連。推薦人：雲南省保山市潞江中心醫院董發明。

七、腰椎間盤突出症

處方1 七星草20克、川烏20克、紅花10克、蘇木8克。（傣族方）

用法 將上藥研細，加蛋清1個，蜂蜜適量，調泥狀敷

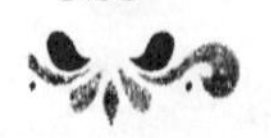

貼患處。1 日 1 劑。

說明 本方具有祛風除濕、溫經通絡、活血止痛的作用。

來源 獻方人：雲南省保山市板橋鎮郎義村蒲成明。推薦人：雲南省保山市人民醫院蒲有能。

八、關節扭傷

處方1 鮮珍珠傘根葉各30克，鮮竹根七30克，鮮蚤休10克，鮮朱、砂根各30克，鮮竹葉參60克，鮮獼猴桃根皮60克，生桃仁20克，鮮打不死60克，鮮仙人掌（去刺）60克，見腫消20克，釀製白酒適量，釀製山西老陳醋適量。（土家族方）

用法 將上藥打爛，摻入白酒和老陳醋繼續用力搓揉至糯膏狀即可。對患處有關穴位進行持續 20 分鐘的按摩後用本方外敷包紮，1 天 2 次，藥物汁液揮發後可再加點酒和陳醋，每副藥膏可用 3 天。

說明 本方治關節扭傷及外傷血腫，經 100 人次的臨床觀察，有效率在 92% 以上。

來源 獻方人：湖北省來鳳縣翔風鎮老虎洞衛生所楊洪興。

處方2 丹參10克、紅花10克、伸筋草10克、鉤藤10克、羌活10克、獨活10克、透骨草10克、海桐皮10克。

用法 上藥置瓷盆煎煮 10 分鐘，薰洗患部（先薰後洗），每次約半小時，以後每次煮沸即可薰洗，1 日 2～3 次，每服藥可薰洗 2 天，6 天為 1 療程。若骨折後伴關節僵硬及功能障礙者，可配合按摩治療。

說明 本方名舒筋散。方中丹參、紅花專入血分，活血祛瘀、消腫止痛；伸筋草舒筋活絡，亦可散瘀，對筋脈拘

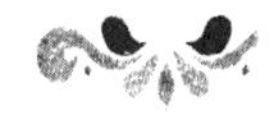

急、不易伸開等症療效較著；透骨草活血止痛，主要用於筋骨拘攣、肢體麻木等症；鉤藤息風止痙；羌活、獨活祛風濕、通經絡，對肢體疼痛有較好的止痛作用；海桐皮通絡止痛，特別是對骨折、跌打損傷有良好的止痛消腫作用。全方共奏舒筋活絡、行滯祛瘀、宣痹止痛之功效。

來源 獻方人：山西省運城市醫院賈黎、李芳。推薦人：山西省寧武縣中醫院李藩。

處方3 魚子蘭200克。（拉祜族方）

用法 將魚子蘭塊莖搗爛，加酒適量，包敷患處。1次4～12小時。

說明 使用此方無禁忌症。魚子蘭乾品、鮮品均可。

來源 獻方人：雲南省雙江拉祜族佤族布朗族傣族自治縣民族醫藥研究所張文彬。

處方4 草烏20克、竹林彪20克、魚子蘭20克、鉤榛20克、酒500毫升。（拉祜族方）

用法 4味藥混合，加酒浸泡，然後用藥酒外搽患處，並加按摩，可用熱酒熱敷。

說明 此藥酒有毒，切忌內服。

來源 獻方人：雲南省雙江拉祜族佤族布朗族傣族自治縣民族醫藥研究所張文彬。

處方5 大黃40克、紅花20克、重樓20克、小五爪金龍20克、半夏20克、仙人掌100克、冰片5克、酸醋100毫升。（白族方）

用法 將大黃等6味藥加工為末，仙人掌去皮、刺，搗為泥，酸醋調勻諸藥，包於患處，2天換藥1次。

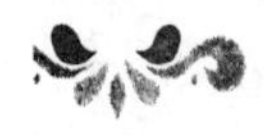

說明　此方散瘀、消腫、止痛效果明顯，無副作用。本人20餘年使用該方治療觀察700多例，均獲滿意效果。

來源　獻方人：雲南省大理市康復醫院許服疇。

處方6　生梔子150克、芋頭200克、米醋少許。（畲族方）

用法　先將芋頭入放火堆中燒熟透，取出，剝去外皮待用；將生梔子搗爛，加入芋頭再搗爛，滴上幾滴米醋，外敷踝部。

說明　本方在民間普遍應用，一般1劑，最多3劑可癒。

來源　獻方人：福建省寧德市飛鸞鎮黃土岱鐘紫穗。推薦人：福建省寧德地區醫藥研究所陳澤遠。

處方7　骨碎補30克、杜仲25克，地龍20克，紅花15克。（回族方）

用法　將上藥研細，加蛋清1個，蜂蜜適量，調泥狀敷貼患處。1日1劑。

說明　本方有活血止痛療效可靠。

來源　獻方人：雲南省保山市高橋趙洪。推薦人：雲南省保山市人民醫院蒲有能。

處方8　樹蒽100克、魚子蘭50克、大麻藥20克。（布朗族方）

用法　上藥共搗成糊狀，取一半月童便炒乾與另一半混合，趁熱敷患處。2日換藥1次。

說明　敷藥處嚴禁劃破皮膚。

來源　獻方人：雲南省臨滄地區雙江拉祜族佤族布朗族傣族自治縣沙河鄉紅星社老伍。推薦人：雲南省雙江拉祜族佤族布朗族傣族自治縣民族醫藥研究所李富軍。

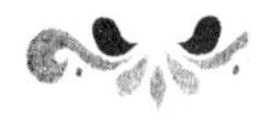

處方9 藤田七10克、荊芥葉10克、黃柏葉10克、澤蘭10克、地榆15克、天仙子10克、桃仁10克、紅花10克、赤芍15克、丹皮15克、全蠍5克。（瑤族方）

用法 將藥搗爛，拌酒冷敷患處，1日1次。

說明 應用本方法治療踝關節急性扭傷100例，效果滿意。

來源 獻方人：廣西壯族自治區恭城瑤族自治縣三江鄉蔣永姣。推薦人：廣西壯族自治區恭城瑤族自治縣醫院張遠德。

處方10 冬青葉100克、小駁骨葉100克、五加皮葉100克、透骨草100克、大風艾葉100克（均用鮮品）。（壯族方）

用法 上藥共搗爛，紗布包，外敷傷處。扭傷24小時之內用冷敷，24小時後再加醋炒熱，外敷。1天3～5次。15天為1療程。

說明 本方有活血化瘀、止痛消腫功效。已用本方治癒17人。踝關節扭傷治療時間較長，需2～8週左右。

來源 獻方人：廣西壯族自治區百色地區民族醫藥研究所楊順發。

處方11 牛膝、乳香、沒藥、飛龍掌血、續斷、活血丹、吉祥草、搜山虎、一點血各量。（土家族方）

用法 上藥研細或切細，以好白酒浸泡。先將患處束以布條，後用藥酒淋於傷處，1日數次。或以藥酒外搽亦可。

說明 使用本法同時，尚可配合針灸或拔火罐。

來源 獻方人：湖南省花垣縣吳氏診所吳言發。

處方12 血滿草50克、土牛膝50克、滿山香50克、透骨草50克、小麻藥50克、小綠及50克。（哈尼族方）

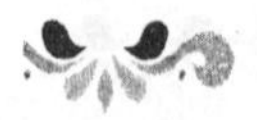

用法　上藥共研細粉，用開水調敷患處。

說明　應用本方治療踝關節損傷 285 例，療效顯著，一般敷藥3～7次即癒。

來源　獻方人：雲南省玉溪衛生學校門診部儲從凱。

處方13　大救駕根50克、雪上一枝蒿20克、九子不離母20克、鮮寧麻根50克、穿山甲鮮血30毫升。（彝族方）

用法　將前 3 味搗成糊狀，再兌入穿山甲血調勻，敷患處，紗布包紮固定。3～5 天 1 換，藥乾後可向紗布上淋酒。

說明　本方治踝關節及其他扭傷腫痛有奇效，一般用藥2 天即可消腫止痛。唯穿山甲血難找，若有機會捕獲，取血可加酒 1 倍量泡著備用。若無穿山甲鮮血，可用麝香酒或麝香風濕油代之，亦有效。

來源　獻方人：雲南省宣威羊場煤礦子弟中學段國卿。推薦人：雲南省宣威縣羊場煤礦職工醫院曾正明。

九、腰痛及腰扭傷

處方1　木香3克、麝香1克。

用法　上藥共為細粉，右痛吹左鼻，左痛吹右鼻。

說明　閃挫腰痛乃瘀阻經脈，氣血運行不暢，方中麝香活血散結，木香行氣止痛，一氣一血，共湊活血止痛之功，瘀滯既通，通則不痛。筆者 20 世紀 60 年代用本方治療腰扭傷 30 餘例，均獲痊癒。近年麝香貨缺價昂，故對本病多採取針刺治療。例：高××，男，42 歲，農民。1968 年 4 月 25 日就診。主訴：前 3 日田間耕地搬化肥腰扭傷，當即痛如刀割，站不起來，到處求醫，針、藥、火罐均無效。故由妻子扶來救治。證見：右側腰痛如刺似割，不能轉側、咳嗽、噴嚏加劇，大便 3 日未解，小便如故，脈細澀，舌質暗苔薄

黃。屬瘀血腰痛。速將上藥吹左鼻中，並橫刺人中穴，半時許痛減大半，腰可伸直，並能獨立行走。又予上藥，令日吹3～4次，連吹3日，第5日照常參加勞動。

來源 獻方人：山西省寧武縣中醫院李藩。

處方2 燕子窩泥適量。（壯族方）

用法 取燕子窩泥研末，炒熱製成餅狀貼敷腰部，每日1換。

說明 獻方者臨床應用多例，均取得一定療效。

來源 獻方人：廣西寧陽縣郭永壽。推薦人：廣西民族醫藥研究所何最武。

處方3 （1）活血藤、松筋草、見風消、小鑽、麻骨風各適量；（2）活血藤、飛龍掌血、上山虎、下山虎各適量；（3）土牛膝、桑根、地骨皮、龍骨風、寬筋藤、狗肝菜各適量。（瑤族方）

用法 方（1）水煎外洗，每日1～2次，每次60分鐘。

方（2）浸好酒7天後外擦患處，每日數次。

方（3）配豬骨頭燉服，每日1劑，分2～3次服。

說明 應用本方綜合治療勞損引起的腰痛11例，大多用藥後2天內逐漸好轉。

來源 獻方人：廣西金秀瑤族自治縣合興村車前屯趙德生。推薦人：廣西民族醫藥研究所何最武。

處方4 七葉蓮30克、三七30克、水澤蘭20克、冬青20克、兩面針20克、大羅散20克。（壯族方）

用法 上藥共搗爛外敷患處，每日1劑，每次敷30分鐘。或上藥加入50%白酒浸泡15天後外擦患處，每日擦3次。

說明　本方在壯族民間中廣為流傳，廣泛使用，有很好的治療效果。

來源　獻方人：雲南省西疇興街中心衛生院李光員。

處方5　澤蘭、南天竹、木蠟樹根、南五味子、金橘根、穿根藤、白雞妗各適量。（畬族方）

用法　上藥加入少許酒燉，一半內服，一半外擦患處。

說明　地瓜兒苗畬醫稱土澤蘭；南天竹畬醫稱南風竹；木草樹畬醫稱漆樹；南五味子畬醫稱土木香；穿根藤畬醫稱白牆托；白雞妗科屬待考。經臨床驗證，療效可靠。

來源　獻方人福建省：霞浦縣章大榮。推薦人：福建省中醫藥研究院林恩燕。

處方6　三百棒殼50克、大黃50克、紅花10克、桃仁30克。（土家族方）

用法　將上藥共為細末，過90目篩，用醋、或童便、或白酒、或蜂蜜適量，調膏外敷在扭傷部位，每日1次，以癒為度。

說明　外敷藥膏以前，取銀針，常規消毒，在扭傷部位直刺，不同方位斜刺，出針，點火拔罐，10～15分鐘取火罐，輕微活動腰部，再貼敷上藥膏，疼痛立止。臨床應用中，治癒率在95%以上，療效可靠，無其他副作用。

來源　推薦人：湖北省建始縣花坪區衛生院向宏憲。

十、創傷久不收口

處方1　芭蕉根適量。（壯族方）

用法　洗淨搗爛敷患處，每日換藥1次。

說明　臨床用本方治療2例，均於用藥10～15天痊癒。

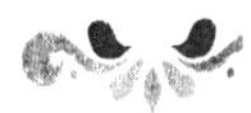

如傷口已感染化膿，應同時加用大葉桉煎水洗外口後再敷上藥。

來源 獻方人：廣西昭平縣余作年。推薦人：廣西民族醫藥研究所莫蓮英。

處方2 象皮適量。（傣族方）

用法 象皮研粉，敷患處或敷膠塗。每日 2 次，一般 3～5 天即可。

說明 功效生肌、斂瘡，對慢性瘡瘍久不收口有一定療效。

來源 雲南省潞西縣德帕鄉德帕村傣醫馮國清。推薦人：雲南省德宏州藥檢所段國明。

處方3 卷柏適量。（瑤族方）

用法 卷柏烤乾研細末，撒於傷口上，每日 2～3 次。

說明 此方用於被刀損傷，傷口感染，周圍皮膚肌肉潰爛經久不收口者。獻方者介紹臨床經治數例均可獲癒。

來源 獻方人：廣西金秀瑤族自治縣金煥然、韋福生。推薦人：廣西民族醫藥研究所莫蓮英。

處方4 九層皮（救必應）適量。（壯族方）

用法 煎水外洗患處，每日 2～3 次，每次 30 分鐘，每次洗後以消毒棉球擦乾，外蓋消毒紗布。

說明 獻方者用本方治療外傷傷口感染，傷口久不癒合者數 10 例，均取得滿意療效。

來源 獻方人：廣西象州縣中平鄉多福村潘景升。推薦人：廣西民族醫藥研究所何最武。

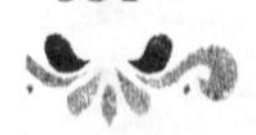

處方5 地枇杷、鉤藤各等量。（壯族方）

用法 水煎外洗；另取藥烤乾研細末撒於傷口處。每日1～2次。

說明 獻方人用本方治療外傷久不收口及皮膚潰瘍多例，均癒。

來源 獻方人：廣西隆林縣羅顯章。推薦人：廣西民族醫藥研究所何最武。

處方6 生白花草葉、陳年石灰各適量。（仫佬族方）

用法 將白花草葉洗乾淨，放在乾淨的石板上，加入陳石灰，用木棒捶爛（忌用鐵器捶）拌勻後外敷在傷口四周圍，厚度約0.5公分，寬約6～8公分，再用紗布和膠布包紮固定。每天換1次藥。

說明 運用本方治療外傷性感染180例，瘡口化膿230例，一般在7～10天內痊癒。

來源 獻方人：廣西民族醫藥研究所吳蘭強。推薦人：廣西民族醫藥研究所何最武。

處方7 馬勃1～2包。（蒙古族方）

用法 將藥面直接上傷口處，以紗布加壓包紮。

說明 馬勃具有止血，生肌之作用，故對小型刀傷的處置有效。

來源 獻方人：內蒙古科左後旗朝魯吐蘇木胡傑嘎查敖特根。推薦人：內蒙古科左後旗蒙醫整骨醫院明根。

十一、刀傷筋斷

處方1 乾地龍、乾水蛭、乾雞內金各10克，大梅片3克。（壯族方）

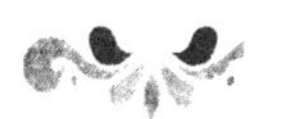

用法　上藥烤乾共研細末，過篩後瓶貯密封備用。新鮮傷口流血不止用藥末乾摻患處，外加消毒紗布包紮。血止後，次日將舊藥除去，另取藥末適量與適量凡士林混合均勻，外敷患處，每天換藥 1 次，直至痊癒。

說明　臨床驗證一般用藥後 7～20 天即癒，對那些較大的肌肉刀傷由於處理不及時而引起的斷端長期不癒合亦有效。

來源　獻方人：廣西橫縣王統軍。推薦人：廣西民族醫藥研究所何最武。

處方2　楊梅樹皮適量。（瑤族方）

用法　楊梅樹皮曬乾研粉，好酒調成糊狀，外敷患處，每日換藥1次，直至功能恢復。

說明　門診治療 10 餘例外傷後引起的關節僵硬，傷處肌肉攣縮變硬影響功能，療效均滿意，最快於用藥後 3～5 天功能即恢復正常。

來源　獻方人：廣西金秀瑤族自治縣三角鄉陳有漢。推薦人：廣西民族醫藥研究所何最武。

十二、脫　臼

處方　木賊、澤蘭、水棉木、金耳環、青凡藤各適量。（瑤族方）

用法　上藥共搗爛加米酒調勻，復位後敷患處，每日換藥 1 次。

說明　本方對脫臼、跌打損傷均有效。一般用藥 24 小時內腫痛基本好轉。

來源　獻方人：廣西金秀瑤族自治縣梁大文。推薦人：廣西民族醫藥研究所莫蓮英。

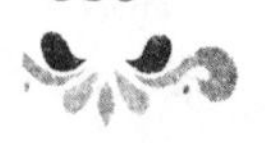

第五節　骨關節炎

一、膝關節炎

處方1　川斷10克、莓骨風15克、黃沙風15克、防風10克、麻骨風15克、兩面針15克、薏苡仁30克、防己10克。（瑤族方）

用法　將藥搗爛，酒炒，熱敷患處，1日1次。

說明　用本方治療400例，一般用藥2次，局部腫痛及減輕或消失。本方不論熱寒腫痛均有效。

來源　獻方人：廣西壯族自治區恭城瑤族自治縣醫院張遠德。推薦人：廣西壯族自治區恭城瑤族自治縣中醫院蔣永姣。

處方2　桑寄生50克、狗脊50克、五加皮50克、走馬胎30克、鉤藤30克、金銀花30克、雞血藤30克、地龍30克、地骨皮30克、鴿子2隻（300克）。（壯族方）

用法　用50度米酒浸泡15天後，外搽患處，1日3次。

說明　本方治療5例，均取得滿意療效。

來源　獻方人：雲南省西疇縣興街中心衛生院李光員。

處方3　鮮透骨草（即滇百珠）500克、鮮血滿草100克、鮮辣蓼草100克、鮮雞血藤枝100克、鮮千里光100克、鮮鐵箍散全珠100克。（獨龍族方）

用法　將上藥放鍋內，加水5000克，煮沸後翻轉1～2次，煎20～30分鐘，傾倒大於盆內備用。患肢搭於藥液盆上（或泡於盆中），邊薰邊洗。把雙足或單足支於藥磚上面，

磚可連燒幾塊交替使用。1 日或隔日 1 次，7 次為 1 個療程。

說明 本方尚可治療筋骨、關節疼痛、跟骨骨質增生腫痛。薰洗適用於四肢，泡洗適用於全身，但須加大藥量和容器，燒磚烙騰法多用在雙足跟部位。

來源 獻方人：雲南省保山地區人民醫院中醫骨傷科董安民。

處方4 全當歸、沒藥、路路通、透骨草各20克，製川烏、製草烏各15克，伸筋草30克，五加皮60克。（土族方）

用法 將上藥裝入布袋，放入鍋內，加水 2500 毫升，文火煎煮 1 小時後倒入盆內，用藥袋熱敷患部，每次 20～30 分鐘，1 日 2 次。1 劑可重複使用 3 天，9 天為 1 療程，休息 2 天。

說明 本方有活血化瘀、溫經通絡、消腫止痛功效。亦適用於痛風和風濕性關節炎。

來源 獻方人：青海省民和縣人民醫院劉啟明。

處方5 白芥子30克、蔥白30克、紅豆30克、萊菔子20克、大黃20克、乳香15克。

用法 以上藥物放石臼內搗成膏狀，貼敷膝關節之內外膝眼及髕上囊處，持續 8～10 小時，皮膚起泡後取下。水泡一般不必挑破，可任其自然吸收，水泡較大；可用消毒針頭刺破，流出黃水，塗以龍膽紫液，用無菌敷料覆蓋包紮。每隔 5 天按上法敷藥 1 次，3 次為 1 療程。

說明 陳氏用本法治療 68例，1 療程痊癒 48 例，顯效 10 例，進步 5 例，無效 5 例，總有效率 92.6%。

來源 獻方人：廣東省普寧中醫院陳培龍。推薦人：山

西省寧武縣中醫院李致仁。

二、肩周炎

處方1 三錢三15克、紅花5克、當歸10克、蘇木6克、馬錢子10克、烏棗10克、生半夏7克、生川烏6克、生草烏6克、生南星6克、搜山虎6克、乳香6克、沒藥6克。（瑤族方）

用法 將上藥浸入60度米酒1500毫升內，外搽患處。

說明 用本方臨床治療肩周炎50例，效果滿意。本方適用於受風寒濕邪侵襲者，一般用藥後有溫熱舒適感。嚴禁口服。孕婦慎用。

來源 獻方人：廣西壯族自治區恭城瑤族自治縣醫院張遠德、廣西壯族自治區恭城縣中醫院蔣永姣。

處方2 生薑500克、大蔥根50克、花椒250克、小茴香100克、白酒150克。（保安族方）

用法 先把生薑和蔥根切碎搗成糊，然後將四味混一起拌勻，置於鐵鍋中用文火炒熟，加白酒拌和，再裝進紗布袋中，敷於患處，溫度以能耐受為度，上蓋毛巾，再蓋上棉被，使之發汗。

說明 第2天把袋中藥用鍋炒熱繼續用，不必換藥，如藥袋乾可加些酒。每晚1次。

來源 《民族醫藥采風集》。推薦人：張力群。

處方3 大麻藥20克、薄荷腦0.5克。（白族方）

用法 將2味藥混合搗碎，加入50度白酒500毫升內浸泡，用藥棉蘸藥液輕搽患處，重者用藥液濕敷患處，1日2～3次。

說明 大麻藥為豆科植物。本方具有消炎、消腫、麻醉

止痛作用。白族拉嗎人民間醫生用此方治療肩關節周圍炎，療效滿意。

來源 獻方人：雲南省蘭坪縣衛生局和勝。推薦人：福建省中醫藥研究院。

處方4 大風艾500克、毛老虎500克。（壯族方）

用法 上藥均取鮮品，搗爛，加醋炒熱，裝入布袋，外敷患處，15天為1個療程。若再配合按摩或放血拔罐，效果更佳。

說明 此為廣西民間常用方。具有溫經、通絡、止痛作用。

來源 獻方人：廣西壯族自治區百色地區民族醫藥研究所楊順發。

處方5 大黃、白芷、地龍各30克，石菖蒲、黃芩各10克，川烏、草烏各6克。（裕固族方）

用法 上藥研末，加陳醋適量調敷外用，1日1次。輕症用藥1～2週，重症2～3週可癒。

說明 本方具有活血化瘀通絡、祛風除濕止痛功效。用藥期間配合做爬牆摸高運動，1日2次。

來源 獻方人：青海省民和縣醫院劉啟明。

處方6 大伸筋草100克、薑黃30克、川烏30克、川芎30克、乳香15克、沒藥15克、土當歸15克、透骨草15克。（佤族方）

用法 將諸藥混合，共研細末，過80目篩，加開水、凡士林適量調敷患處。

說明 應用本方治療肩關節周圍炎385例，療效滿意。

來源　獻方人：雲南省玉溪衛生學校門診部儲從凱。

處方7　淫羊藿100克、陳醋50毫升、40度酒5毫升。（彝族方）

用法　將淫羊藿研為細末，與等量麵粉混合均勻，加入醋、酒和適量溫開水，搓成麵團，於睡前用紗布包在雙足湧泉穴，次日早晨取下，連用3次即效。

說明　用本方後，以取微汗為效佳。出汗時不宜受寒迎風，如汗甚立即去藥，再次使用時減少酒的用量即可。

來源　獻方人：雲南省昭通市酒漁中心衛生院主治中醫師許正明。推薦人：雲南省昭通市科學技術委員會黃代才。

處方8　川烏、草烏、樟腦各90克。

用法　上藥研末，裝瓶備用。取藥末適量，用醋調成糊狀，均勻於壓痛點，約0.5公分厚，外裹紗布，用熱水袋熱敷30分鐘，1日1次，一般1次即可見效。

說明　本病多因受風寒濕而引起。寒溫侵襲經脈，氣血痹阻不通，不通則痛，經脈受損活動受限，故用川、草烏味辛大熱，氣味雄烈，通行十二經，開泄腠理，驅逐風寒濕邪為君。輔以味辛大熱之樟腦，溫經脈散瘀滯。醋可化瘀散結。外加熱敷，助諸藥祛風散寒，使藥力速達病所，以獲獲效。張氏用此法治療35例，34例獲效，用藥均在5次以下。

來源　獻方人：山西省長治市人民武裝部張宏太。推薦人：山西省寧武縣中醫院李藩。

處方9　青菜汁、酸漿草汁、綠礬、白礬各適量。（傣族方）

用法　將綠礬、白礬研細和青菜汁、酸漿草汁共調均

勻，用藥液塗搽患處。1 日 3 次，每次適量。

來源 摘自《德宏傣藥驗方集（二）》。推薦人：雲南省德宏州藥物檢驗所方茂琴。

三、髖關節炎

處方 蘇葉、炒小茴、秦艽、防風、荊芥、花椒、乳香、沒藥、靈仙、薑黃、防己、透骨草、冰片（包）各20克。

用法 先將冰片研磨後另用，餘藥裝入布袋，加水 2000 毫升煮沸，文火煎 5 分鐘。患兒平臥，在腹股溝中段皮膚上撒冰片粉少許，然後將藥袋撈出，擠出多餘水分（不要太乾），趁熱（以患兒能忍受為度）敷在冰片粉上，上面加熱水袋，然後蓋上塑膠紙保持溫度。每次 30 分鐘，1 日 2 次，5 天為 1 療程。治療期間禁止走路。

說明 李氏治療 627 例，經 1～2 個療程，治癒 599 例。

來源 獻方人：安徽省渦陽縣醫院李今朝。推薦人：山西省寧武縣中醫院李藩。

四、腱鞘炎及腱鞘囊腫

處方1 地鱉蟲50克、京半夏35克、紅花15克、全蠍10克。（怒族方）

用法 將上藥研細粉，加米酒浸 1～2 週。外搽患處，以局部發熱為度。

說明 本方有活血通絡、止痛消腫之效。

來源 獻方人：雲南省保山市板橋鎮郎義村蒲成明。推薦人：雲南省保山市人民醫院蒲有能。

處方2 當歸4克、桂枝4克、細辛6克、紅花6克、三棱4克、莪朮4克、乳香6克、赤芍6克、川芎6克、皂角6克、山梔

8克、桃仁4克。（鄂溫克族方）

用法　上藥研末過篩，加少量食醋或白酒，調拌成均勻糊狀，稀稠適當。將糊直接塗於患處，其範圍略超腫塊，外用塑膠薄膜覆蓋，然後將繃帶包紮固定。每晚 1 次，1 週為 1 療程。

說明　臨床治療 93 例，其中 1 個療程治癒者為 73 例，2 個療程治癒者為 16 例，3 個療程治癒者為 3 例，無效 1 例。

來源　獻方人：內蒙古自治區土石旗醫院伏瑞峰。推薦人：山西省寧武縣中醫院李藩。

處方3　烏豆適量。（壯族方）

用法　先局部常規消毒後用乾淨針刺患處數針，深達囊腔，再用烏豆磨汁外擦，每日擦數次。

說明　曾用本方治療腱鞘囊腫 10 餘例，療程 1 個月，均獲得不同程度好轉。

來源　獻方人：廣西隆林縣黃正勇。推薦人：廣西民族醫藥研究所何最武。

處方4　新生薑適量。（侗族方）

用法　取新生薑洗淨切成片，塗擦患處，片刻後用艾條薰灸，每日 2 次，連用 15 天。

說明　鮮生薑內含薑酮及薑辣素，可以促進局部血液循環，加快囊腫的吸收而消腫止痛、消除炎症。艾條內含揮發油，有消炎及散瘀除濕的作用。此法治療腱鞘囊腫有良效。

來源　《民族醫藥集》。推薦人：劉紅梅。

處方5　生梔子10克、生石膏30克、桃仁9克、紅花12克、土鱉蟲6克。（布依族方）

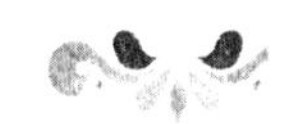

用法　將上藥研末，用75%酒精浸濕，1小時後加適量的蓖麻油調成糊狀備用。使用時將此藥膏塗於紗布敷貼患處，用膠布固定即可，隔日換藥1次。

說明　一般1至2次可有明顯療效。

來源　《民族醫藥采風集》。推薦人：張力群。

五、跟腱炎

處方1　五倍子100克、麝香1克。（維吾爾族方）

用法　將五倍子、麝香研細末，置密封瓶中備用。取藥粉適量，用醋調成糊狀，敷於患處，紗布包紮固定。1日1次。

說明　此法簡便易行，尤其對跟腱炎形成積液者效果更佳。

來源　獻方人：新疆維吾爾自治區中醫醫院骨科王繼光。推薦人：新疆維吾爾自治區烏魯木齊市中醫院王輝。

處方2　紅花30克、過山龍30克、防己40克、獨活20克、透骨草20克、牛膝20克、當歸20克、防風20克、赤芍20克、大黃15克、山梔15克。（達斡爾族方）

用法　上藥用水2500毫升煮沸10分鐘，加米醋25毫升於藥液中，先用藥液的熱氣薰患足，待溫，再把患足放有藥液中泡洗30分鐘，藥液溫度下降時，可再加溫，用畢放在陰涼處，留待下次再用。每日薰洗2次，1～3週即癒。

說明　本方有活血化瘀、祛濕止痛作用。馬氏臨床治療85例，痊癒62例，顯效17例，好轉6例，總有效率為100%。

來源　獻方人：黑龍江省寶清縣中醫院馬維山。推薦人：山西省寧武縣中醫院李藩。

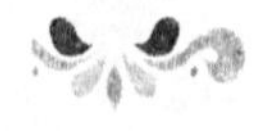

六、骨質增生症

處方1 金毛狗脊50克、骨碎補50克、乳香30克、沒藥30克、透骨草100克、千年健50克、威靈仙50克、艾葉50克、食醋500毫升。（苗族方）

用法 將上藥加水共煎煮，待水沸後5分鐘將藥盆和可調電爐（用熱水器更好）移到床下，再用1個喇叭形的白鐵皮漏斗置在藥盆上，不讓藥蒸氣洩漏。患者平臥於床上，將藥蒸氣直接對準患部薰蒸，患者身上蓋上油布以作封閉。若蒸氣太燙，可調節電爐火力。1日1次，每次半小時，10天為1個療程，連用1～3個療程。

說明 注意勿使薰蒸部位燙傷。本法用後腰部輕鬆，腰腿疼痛明顯減輕。

來源 獻方人：雲南省宣威羊場煤礦職工醫院曾正明。

處方2 老茶枯50克、蔥頭15克、豬牙皂15克、40度白酒250毫升。（瑤族方）

用法 將上藥共搗爛後加酒炒熱，以布包紮患處12小時，1日1劑。

說明 經用本方治療頸椎病、落枕300餘例，臨床效果滿意。本方亦適用於關節腫痛患者。

來源 獻方人：廣西壯族自治區恭城瑤族自治縣加會村醫療室鄧秀強。推薦人：廣西壯族自治區恭城瑤族自治縣醫院張遠德。

處方3 荊芥100克、防風100克、乳香100克、沒藥100克、胡椒100克、川烏100克、細辛50克、蒲公英100克、威靈仙100克。（白族方）

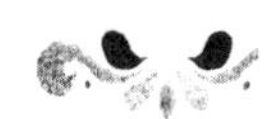

用法　諸藥共研細，過 80 目篩裝瓶備用。用時先在疼痛部位用木瓜醋塗濕，撒藥粉如銅錢厚，範圍視疼痛部位大小而定，再覆蓋 6～8 層紗布塊。用醋濕紗布塊及藥粉，等片刻後用 75% 酒精均勻噴灑在紗布塊表面，明火點燃酒精，直至患處感到得難以忍受時吹滅，待病人局部無溫熱感時，再用同樣方法操作 3～5 次即可。隔日 1 次，連續治療 3～10 次即癒。1 次後即見療效。

說明　使用本法可起到活血祛瘀、祛風通絡和消炎鎮痛的作用。

來源　獻方人：雲南省大理市康復醫院楊中梁。

處方4　朴硝150克、血竭30克、獅糞汁100克、乳香30克、沒藥30克、甘遂30克、馬錢子10克、土元3克、砂仁50克、麝香3克（後下）、白芥子30克。

用法　前 10 味藥研為粗末，用陳醋 1000 毫升、白酒 3000 毫升，置熱處泡藥 1 週，取濾過液，加入麝香。用時取適量藥液浸紗布墊，敷患處，上以熨斗熱熨藥墊，令皮膚常有溫熱感為宜。用上法 20 天可癒。

說明　石氏曾治 1 例患胸椎增生 20 年之久，2 年不能下床，生活不能自理的患者，經用上藥 1 料，治療 20 天痊癒。

來源　獻方人：山西省太原鋼鐵公司迎新街醫院石明山。推薦人：山西省寧武縣中醫院李藩。

處方5　穿山龍20克、老公鬚20克、威靈仙20克、福建參20克、紅筋仔20克、紅酒250毫升。（畲族方）

用法　上藥共搗，放鍋內炒熱，兌入紅酒，用紗布包熨患處，1 日數次。

說明　穿山龍係衛茅科南蛇藤。紅筋仔係報春花科星宿

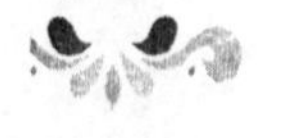

菜。主治骨質增生所致腰痛

來源 獻方人：福建省霞浦縣水門畲醫鐘阿生。推薦人：霞浦縣醫藥公司劉熾榮。

處方6 橄欖樹內皮100克、花椒樹上的寄生草50克、倒推車5個、麻根藤30克、冰片25克、食醋2000毫升。（傣族方）

用法 將以上 5 味藥，用食醋浸泡 15 天，備用。熱敷按摩，1 日 1 次。

說明 本主治療各種骨質增生。臨床治療 6 例腰椎增生患者，用藥1週痊癒，效果滿意。

來源 獻方人：雲南省保山市潞江中心醫院董發明。

處方7 威靈仙、透骨草、鳳仙花各30克，沒藥、細辛各45克，陳醋適量。

用法 上藥研細末，裝瓶封口備用。用時取藥末適量，用陳醋和成膏狀，紗布包敷於骨質增生相應體表部位及因骨刺影響而表現出的麻木、疼痛部位的有關穴位上（如頸椎骨質增生出現上肢疼麻時可敷貼於臂、手三里、曲池、內外關等。餘類推，膠布固定。1 日 1 換。

說明 本法治療各類骨質增生 500 餘例，都取得了滿意療效。根據觀察，以疼痛為主者效果優於以麻木為主者。

來源 獻方人：山西省寧武縣中醫院邵玉寶。

處方8 棉花根、茄子根各500克，花椒殼30克，松樹葉60克，辣椒根500克，透骨草15克，冰片5克，豬膽3個，醋500毫升。

用法 將棉花根、茄子根、辣椒根洗淨，切成 3 公分長短，與松葉、透骨葉、花椒殼加醋同煎，去渣取濾液，放入

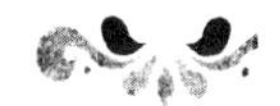

冰片、豬膽汁，混勻微煎。浸泡或濕敷患處，1 次 15～20 分鐘，藥冷再溫。上藥 1 劑可用 3 天。1 日浸泡 2 次。

說明 本方治療骨質增生引起的腳跟腳板疼痛和腰痛。若無豬膽，也可用牛羊膽代。醋以鎮江陳醋為宜。煎藥時少加白酒，其止痛作用尤佳。

來源 獻方人：江蘇省南京中醫學院劉學華。

處方9 川芎500克、當歸50克、羌活100克、秦艽50克、重樓30克、雞血藤50克。（阿昌族方）

用法 將上藥放於盆中，用上等米醋 200 毫升灑藥上，邊灑邊簸動藥盆，使藥、醋混合均勻，用鐵鍋炒黃後，沖或研末，裝入袋口封口備用。視病變大小、部位而選用 4 頭藥袋或 6 頭藥袋，包掛於骨質增生的肌體局部，1 個病爛部位包掛1個或 2 個藥袋。袋中藥末還可加醋再炒，重用 2～3 次。3～5 天 1 次，1 個月為 1 個療程。3～6 個療程，腫痛即可消失。

說明 本方主治頸椎、胸、腰椎、跟骨底部的骨質增生和骨刺疼痛腫脹。頸椎、大關節端、足跟底部用4頭藥袋；胸、腰椎用 6 頭藥袋包掛。

來源 獻方人：雲南省保山地區人民醫院中醫骨傷科董安民。

處方10 威靈仙30克、川芎60克、透骨草20克、白芷10克、雞血藤10克、伸筋草10克、牛膝10克、昆布10克、木瓜10克、桑枝10克。（瑤族方）

用法 水煎外洗或薰洗患處，每次 30 分鐘，1 日 2 次。

說明 用本方治療骨質增生 10 例，均取得滿意療效。

來源 獻方人：雲南省西疇縣興街中心衛生院李光員。

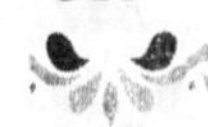

處方11　滿山香根皮100克、川芎30克、乳香15克、沒藥15克、續斷15克、骨碎補15克。（哈尼族方）

用法　將諸藥混合共研細粉，過80目篩，用酸醋調敷患處。

說明　應用本方治療頸椎、腰椎、跟骨等骨質增生病人360 多例，效果滿意。

來源　獻方人：雲南省玉溪衛生學校門診部儲從凱。

處方12　生川烏、生草烏、生附子、生麻黃、川芎、肉桂、乾薑、生南星、細辛、生乳香、生沒藥各等份。

用法　上藥共研細末。每次取適量藥末，用白酒調勻，敷患處，外用紗布包裹，繃帶固定。每晚臨睡前外敷，次日取下。一般敷藥 15 分鐘後即有熱感。亦可外用熱水袋以增強藥效。外敷次數不限，可視療效而定。

說明　本方具有溫經通絡、消腫止痛的功效。治療 120 例患者，有效率為 96.7%。

來源　獻方人：山西省交口縣人民醫院宋重陽。推薦人：山西省寧武縣中醫院李藩。

處方13　生川烏、生南星、生半夏、川椒、乾薑、紅花、乳香、蟾酥、艾葉各40克。

用法　將藥研末布包，浸入 1500 毫升 75% 酒精中密封 7 天。用藥棉蘸藥液外搽患處，繼而按摩局部片刻，使藥液滲入皮膚中，爾後用 1 塊與疼痛部位大小相等的毛巾浸上藥液敷於患處，再置 1 熱水袋於毛巾上，經 20 分鐘除去。每晚 1 次，1 個月為 1 療程，可用 1～2 療程。

說明　此方有毒，嚴禁口服。鄒氏治療 131 例骨質增生症，經 1～2 療程緩解疼痛者 115 例，總有效率為 88%；無

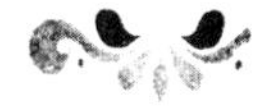

效 16 例，約占 12%。

來源 獻方人：中國人民解放軍 54774 部隊八一醫院鄒世光。推薦人：山西省寧武縣中醫院李藩。

處方14 川芎、淫羊藿各適量。

用法 上藥加水 5000 毫升煎至 1000 毫升，過濾後濃縮至500 毫升備用。用時取陳醋 70～80 毫升，加上述備用液 20～30 毫升。依病變部位大小選擇適當電極和襯墊，以相大小的白絨布浸布中藥陳醋液中，撈出後放在浸濕的墊上，然後放在病變相應皮膚部位接陰極。非作用極較作用極稍大，接陽極與作用極並置或對置，電流量 0.05～0.1mA/！2。每日 1 次，每次 20 分鐘，10～20 次為 1 療程，療程隔一般為 7 天，可做 2～3 療程。

說明 此方可治骨關節病。直流電、川芎、淫羊藿、陳醋離子導入具有綜合作用，特點為：

1. 可把藥物直接導入病灶外並在局部保持高濃度；
2. 藥物作用持續時間因離子堆的作用而顯著延長；
3. 無副作用，不損傷皮膚，病人無痛苦；
4. 兼有直流電和穴位的治療作用；
5. 節省藥物，療效迅速。

川芎、淫羊藿在直流電下可疏通經絡活血化瘀、散寒祛濕，達到治療目的。解放軍 264 醫院觀察 1025 例，各部位有次序分別是：頸椎病 98.3%；腰椎骨質增生 97.5%；胸椎骨質增生 100%；膝關節疼痛 99.1%；跟骨骨刺 96.7%。

來源 獻方人：中國人民解放軍 264 醫院理療科周景士、王宜靜。推薦人：山西省寧武縣中醫院李藩。

處方15 急性子100克，草烏60克，白芷50克，鐵屑粉、

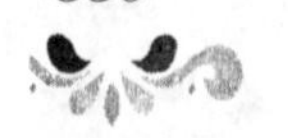

醋各適量。（彝族方）

用法 將上述藥物研成細粉，用陳醋調成糊狀，敷於患處。再把鐵屑粉粉薄而均勻地鋪一層在工上（鐵屑粉係砂輪打磨鐵件落下之粉狀物）。包敷時請注意勿與皮膚接觸，然後用紗布包紮固定。每次包 3 日，隔 2 日再包。

說明 此法治癒頸椎骨質增生、腰椎骨質增生患者多人，效果可靠。

來源 獻方人：雲南省林業職工醫院燕山高。推薦人：雲南省文山州衛生學校任懷祥、雲南省文山州皮膚病研究所聶正禮。

七、跟骨骨刺及跟痛症

處方1 透骨草、急性子、蒼耳子各100克，防風、生川烏、生草烏各30克，乳香、沒藥各20克。（藏族方）

用法 上藥加水 2500 毫升，煎煮 30 分鐘，先薰後洗，每次 30 分鐘，1 日 2 次，每日 1 劑。

說明 此係青海藏族驗方。足跟皮膚破損者勿用。

來源 獻方人：青海省民和縣人民醫院劉啟明。

處方2 冰片1克、細辛6克、透骨草12克。（東鄉族方）

用法 上藥混合，研成粗末，放入鞋墊內，針線縫合。

說明 藥用 10 天後，再次製作更換。

來源 獻方人：青海省民和縣人民醫院劉啟明。

處方3 被單草（抽筋草）25克、酒炒蒼朮25克、威靈仙25克、歸尾15克、伸筋草10克、五葉草10克 。

用法 共研細末，用棉布做鞋墊，將藥粉裝入，可用半月。

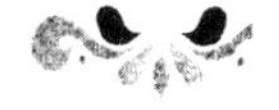

說明　本方除足跟骨刺外，尚可治療腳氣腫痛、足軟難行、腳冷出汗、風濕疼痛等。屬感受寒濕、勞傷過度、氣血兩虛所致者。若局部紅腫灼熱者不宜用。

來源　獻方人：雲南省昆明市盤龍區衛生工作者協會李玉仙。

處方4　鮮透骨草150克、威靈仙10克、山西老陳醋1000毫升。

用法　先把透骨草和威靈仙加水反覆煎3次，合併煎液，用文火濃縮至500毫升，兌入老陳醋共煮熱。趁熱泡腳，1日2次，每次浸泡時間不少於半小時。連用7天後再換藥，一般須用1個月以上才有效。

說明　本方需長期使用方見效。追蹤觀察3例，前後X光片對照，用藥後刺尖變鈍變圓，疼痛消失。

來源　獻方人：雲南省昭通市永安街128號肖慶華。推薦人：雲南省宣威縣羊場煤礦職工醫院曾正明。

處方5　沒食子40克、豬牙皂20克。

用法　上藥研極細末，用食醋調成糊狀，用敷料將藥糊貼患處，膠布固定。24小時更換1次。

說明　用藥後1天疼痛即可緩減，輕者數次痛止，重者10餘次痛消失。治療中除用藥後局部稍感發熱、發癢，餘無不適。

來源　獻方人：江蘇省徐州市鼓樓醫院陳學連。推薦人：山西省寧武縣中醫院李藩。

處方6　透骨草、急性子、蒼耳子各100克，黃柏、土元各30克，路路通、穿山甲各50克。（藏族方）

用法　先將上藥研成細末，裝瓶備用。每次用 30～50 克，以陳醋調成糊狀，敷貼患處，1 日 1 次。

說明　此係青海藏族驗方。以入睡前敷藥，紗布包紮，次晨去除為佳。

來源　獻方人：青海省民和縣人民醫院劉啟明。

處方7　雞血藤30克、乳香20克、沒藥20克、元胡20克、透骨草30克、威靈仙30克、木瓜20克、川芎20克、牛膝30克、川斷30克、伸筋藤30克、芒硝30克、食醋30毫升。（門巴族方）

用法　以上藥物除芒硝、食醋外，其餘藥置於鍋內，加水3500 毫升，先浸泡 2 小時，然後煮沸 30 分鐘，濾取藥液置於盆中，再加入盆中，芒硝、食醋調勻。趁熱先薰患處，待溫度適宜後將患腳置於藥液中浸泡。藥液涼後再加熱，重複薰洗，時間不少於 1 小時，早晚各薰洗 1 次。

說明　每劑藥夏天可用 2 天，冬天可用 3 天。治療多例，一般 1 至 2 個療程均獲效。

來源　《民族醫藥采風集》。推薦人：張力群。

處方8　韭菜兜150克（分2次用）、川紅花20克（藏紅花更好分2次用）、50度白酒適量。（珞巴族方）

用法　將韭菜兜 70 克捶碎，與川紅花 10 克一起裝在一個用紗布製成的小布袋中，用大約 50 至 100 克白酒浸泡片刻，然後隔水蒸服，將熱紗布袋熱敷在痛處，涼時再浸入還熱的白酒中，每敷約敷 30 分鐘左右，1 天 2 次。

說明　幾次後將袋中藥換上新藥，每次如上法操作，經 3 天後，疼痛即可消失。

來源　《民族醫藥采風集》。推薦人：張力群。

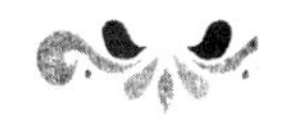

處方9　當歸20克、川芎15克、乳香15克、沒藥15克、梔子15克。

用法　上藥共研成細末備用，將藥粉放在白紙上，藥粉面積按足大小，厚約0.5公分，然後放在熱水杯上加溫加壓後藥粉呈片狀再放在患足跟，或將藥粉裝入布袋內放於患處，穿好襪子。

說明　本方具有活血通絡之功效。曾治跟骨刺37例，全部痊癒。

來源　獻方人：雲南省個舊市人民醫院蘇平。

處方10　茄子根或黃豆根適量。（瑤族方）

用法　上藥洗淨切段水煎30分鐘，取藥液浸洗患部，每日2次，每次40～60分鐘，7天為1療程。

說明　該方是廣西金秀瑤族自治縣瑤族地區群眾常用方，為下鄉調查所獲。臨床驗證觀察4例，療效滿意，一般對不明原因的足跟痛，用藥1個療程即顯效，對足跟骨刺引起的疼痛亦有一定效果。

來源　獻方人：廣西金秀瑤族自治縣瑤族地區群眾流傳方。推薦人：廣西民族醫藥研究所莫蓮英。

處方11　鹿銜草10克、石南屯20克、威靈仙20克、海桐皮30克、岩公英20克。（土家族方）

用法　取鹿銜草、石南屯、威靈仙、海桐皮水煎出汁，倒在腳盆裏，將足跟淹沒，持續20分鐘以上，然後將岩公英搗為泥漿外敷足跟。7天為1療程。治療需堅持3個療程。

說明　治療1個療程，足跟能落地步覆，忍耐疼痛，3個療程後，行動正常，疼痛消失。本方能控制骨刺的生長。臨床經X光透視，無1例骨刺增長。適用於跟骨骨刺。

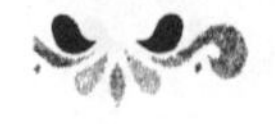

來源　獻方人：雲南省藥物研究所張力群。

處方12　青蒿葉100克、新童瓦1張、50度酒100毫升。（納西族方）

用法　將青蒿紮成一束壓扁，新童瓦燒燙，把青蒿置燒燙之童瓦上，白酒適量倒在青蒿上，使浸到燙瓦上，即刻蒸氣升騰，患肢足跟部踩在青蒿上薰蒸。若瓦還燙，可再倒適量酒繼續薰蒸。可每日 2 次。

說明　為納西族地區常用驗方，效果確鑿。本病多因地面突起不平，鞋底太薄，致足跟局部軟組織損傷所致。

來源　獻方人：雲南省麗江地區人民醫院陳麗秋。

八、股骨頭無菌性壞死

處方　骨碎補50克、蘇木50克、土鱉蟲50克、川斷50克、紅花50克、乳香50克、沒藥50克、五加皮50克、川烏50克、冰片5克。

用法　將上藥共細末，每次取 5～10 克，以酒、醋各等份調敷髖部，8 小時後取下，隔 2 天再重複治療。另以黃芪、黨參、當歸、熟地、骨碎補、淫羊藿各 30 克，自然銅、紅花、附子、山芋肉、牛膝、乳香、沒藥各 15 克，水煎成 300 毫升，早、晚各 1 次溫服，每次 100 毫升（兒童酌減），2 個月為 1 療程。

說明　本病是臨床常見難治病，屬於中醫的骨痹、骨蝕。其原因由於正虧體弱、肝腎不足、髓海空虛、造血乏源，易為邪侵；外因邪乘虛入或跌仆閃挫等致使氣血瘀滯，經脈閉阻，筋骨失榮而成痹蝕。其治則為補肝益腎、活血化瘀、壯骨止痛。作者用本法觀察治療30餘例，近期療效較滿意，總有效率為 86.67%。本方對骨骺炎也同樣有較好的治療

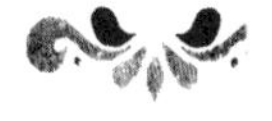

效果。

來源 獻方人：錦州解放軍第205醫院楊暘。

第六節 其他外科病

一、落 枕

處方1 鮮五月艾300克。（壯族方）

用法 將五月艾搗碎，放入鍋中，加醋炒熱，用紗布包緊呈球狀，用此藥球按摩痛處20～30分鐘。1天2次，連用3天。如配合拔罐，效果更佳。

說明 落枕由頸部及附近肌肉痙攣引起。艾葉藥趁熱按摩有溫通經絡解痙作用，效果肯定。

來源 獻方人：廣西壯族自治區百色地區民族醫藥研究所楊順發。

處方2 當歸40克、桂枝20克、紅花20克、蘇木15克、威靈仙20克、八角楓20克。（傈僳族方）

用法 將上藥研粗末，放容器內，加米酒浸過藥面，浸泡1～2週。過濾，裝瓶備用。每次用10～25毫升，摩搽患處，以局部烘熱為度。1日3～5次。

說明 注意勿使藥液入目。

來源 獻方人：雲南省保山市上江敢頂衛生院高學。推薦人：雲南省保山市人民醫院蒲有能。

二、頸椎病

處方1 老茶枯50克、蔥頭15克、豬牙皂15克、40度白酒250毫升。（瑤族方）

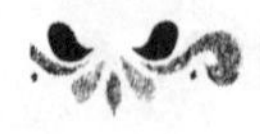

用法 將上藥共搗爛後加酒炒熱，以布包紮患處12小時，每日1劑。

說明 經用本方治療頸椎病、落枕300餘例，臨床效果滿意。本方亦適用於關節腫痛者。

來源 獻方人：廣西恭城瑤族自治縣加會村醫療室鄧秀強。推薦人：廣西恭城瑤族自治縣醫院張遠德。

處方2 桐皮（海桐皮）30克、杜仲30克、大接骨丹25克。（怒族方）

用法 將上藥研細，加蛋清1個，蜂蜜適量，酒幾滴，調泥狀敷貼患處，每日1劑。

說明 應用本方治療頸椎病，臨床驗證，療效滿意。

來源 獻方人：雲南省保山市板橋鎮郎義村蒲益富。推薦人：雲南省保山市人民醫院蒲有能。

三、表面麻醉

處方1 鮮九里香500克、三花酒500毫升。

用法 將鮮九里香洗淨，搗爛，加入三花酒中，浸泡24小時，取濾液直接塗於咽喉黏膜表面。

說明 用於扁桃體切除，塗後數分鐘出現麻醉作用，藥效持續10～30分鐘左右。

來源 獻方人：昆明醫學院第一附屬醫院姚越蘇

處方2 生草烏、生南星、生半夏、土細辛各10克，蟾酥花椒各4克。

用法 取上藥共研細末，浸於90%酒精100毫升內2天即成，用時再加入適量樟腦及薄荷腦，用小棉球蘸浸液貼於手術部位。

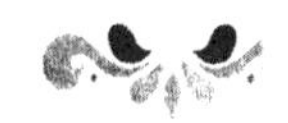

說明 可用於拔牙，膿腫切開，囊腫切除等手術，麻醉維持時間 10～30 分鐘。

來源 昆明醫學院第一附屬醫院姚越蘇。

四、斷指再植

處方1 生薑、松樹上螞蟻窩各50克，冬青樹10克，冬青樹寄生20克，梅片6克。

用法 前4味藥炒成焦炭，涼後研細，取適量細粉與梅片混勻，密封在消毒後的瓶中備用。清創後把斷指準確復位，用 4 條消過毒的小竹枝和絨線固定，在傷口周圍撒藥粉，外包消毒敷料。一般每 2～3 天換藥 1 次。

說明 注意觀察斷指末端血循環，必要時並用抗生素防止感染壞死。

來源 獻方人：昆明醫學院第一附屬醫院姚越蘇。

處方2 三百棒、纈草狀景天各20克、小筋骨藤10克。

用法 加白酒數滴搗爛後包敷，每 3 天換藥 1 次，竹夾板外固定。

說明 注意觀察斷指末端血循環，如發現壞死前兆應及時處理。

來源 獻方人：昆明醫學院附屬一院姚越蘇。

處方3 1. 內撒藥：輕粉、紅粉、爐甘石、水銀、鍛龍骨、煆石膏各等量，冰片枯礬量減半，共研極細末。

2. 外敷藥：接骨丹根皮、懶泥巴樹根皮、紅刺志包（棉木）根皮、臭黃金條全草、玄參全草、白三七、透骨消全草各等量（白三七為單味藥量的1/6）。諸藥曬乾，研極細加凡士林調膏備用。

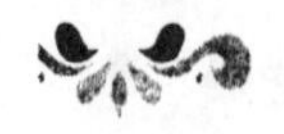

用法　清創後將內撒藥撒於斷面，復位，將外敷藥膏攤在紗布上包紮外傷處，小夾板固定。熱天每天換藥，冷天3～5天換藥1次。

說明　促進斷指成活，防止傷口感染。一般3週左右痊癒。治療中應注意末端血液循環。

來源　獻方人：昆明醫學院第一附屬醫院姚越蘇。

處方4　蓬槁葉、連錢草、四季蔥根（以上均用鮮品）、白糖各適量

用法　先將蔥根用火煨軟，再與以上各藥共搗爛外敷，固定即可，每天換藥1次。

說明　蓬槁葉為薔薇科植物薔薇莓，連錢草為唇形科植物，可促進斷指成活，若另加用一見喜（穿心蓮）和蒲公英兩藥，可進一步克服感染和腫脹。治療中應注意觀察斷指末斷血液循環。

來源　獻方人：昆明醫學院第一附屬醫院姚越蘇。

處方5　黃花母香樣花、白芨各適量。（壯族方）

用法　分別焙乾研末，復位後用前2味合勻敷患處，血止後再用開水調白芨粉包在外層，1～2天換藥1次。

說明　獻方人曾用本方治療斷指3例，均痊癒。

來源　獻方人：羅城縣天河鄉白任村可伍屯李順方。推薦人：廣西民族醫藥研究所莫蓮英。

處方6　杜仲、車前草、谷沙藤根皮、威靈仙各適量、水蛭1條。（瑤族方）

用法　將水蛭焙乾研粉，與上藥共搗爛外敷患處，每2天換藥1次，上藥前如有條件最好給以對位縫合。

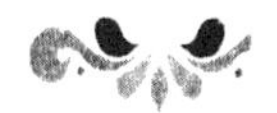

說明　門診應用本方確有很好療效。如盤×，男，16歲，被斧頭砍傷右足第1～3個趾頭，只有少許皮膚相連，流血不止，經消毒對位，簡單固定處理（因無條件縫合），用本方治療，1週後好轉，1個月痊癒，斷肢完全接好。

來源　獻方人：廣西金秀瑤族自治縣金秀鎮黃桂香。推薦人：廣西民族醫藥研究所何最武。

五、蛇頭瘡（膿性指頭炎）

處方1　辣椒、生鹽各適量。（瑤族方）

用法　取新鮮辣椒（越辣越好）洗淨，加生鹽共搗爛外敷患指，每日換藥1次。

說明　門診驗證3例，常於用藥後2～4小時內症狀開始好轉，5～7天而癒。注意如已化膿，應及時切開排膿，以防指骨壞死。

來源　獻方人：廣西金秀瑤族自治縣三江鄉柘山村黃秀娥。推薦人：廣西民族醫藥研究所莫蓮英。

處方2　仙人掌、石膏適量。（蒙古族方）

用法　搗泥外用。

說明　本方有消炎、止痛功效。

來源　獻方人：內蒙古科左後旗蒙醫整骨醫院包國林。推薦人：內蒙古科左後旗蒙醫整骨醫院包伶。

處方3　了哥王葉適量、白酒少許。（畲族方）

用法　了哥王鮮葉（赤滴葉）適量，加白酒少許搗爛敷局部，每日1次，至癒為止。

說明　該方用於膿性指頭炎初期效果甚佳，3日可癒。對於已破潰效果也好，但療程稍長些。

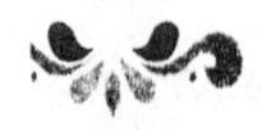

來源　獻方人：福建省福安市穆陽衛生院鐘清旺。推薦人：福建省寧德地區醫藥研究所陳澤遠。

處方4　大黃末10克、雞蛋1個。（畲族方）

用法　將雞蛋一端敲一洞，將大黃末納入雞蛋中，用筷子調勻後，套在蛇毒的手指上浸癒。

說明　筆者隨訪 1 例，食指長天蛇毒，疼痛難忍，三夜不能成眠，到醫院去看說要鋸去一節手指，找蘭醫生，用上法及疼痛稍減，以後重複上法用數次，病情好轉痊癒。

來源　獻方人：福建省福安市穆陽衛生院蘭石祥。推薦人：福建省寧德地區醫藥研究所陳澤遠。

處方5　辣椒根30克、筍果1小塊。（壯族方）

用法　新鮮辣椒根洗淨與筍果搗爛外敷患指，每日換藥1 次。

說明　用本方門診治療 20 多例指疔，效果滿意。一般於敷藥後 1 小時內疼痛漸減，5～7 天而癒。注意如已化膿，應先切開排膿後用此方。筍果是用新鮮竹筍經醃製而成，是許多民族地區的常用菜譜。

來源　獻方人：廣西民族醫藥研究所何最武。

處方6　泥鰍魚1條、生石灰50克。（瑤族方）

用法　將魚洗淨去腸雜與石灰共搗爛，外敷患指，每日換藥 1 次。

說明　門診治療 11 例，均於用藥當天腫痛開始好轉，5～7 天痊癒。注意如已化膿，應切開排膿。

來源　獻方人：廣西金秀瑤族自治縣唐慶雲。推薦人：廣西民族醫藥研究所何最武。

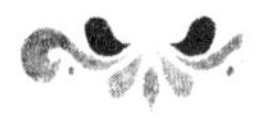

處方7　紅姑娘（酸漿）果實適量、根20克。（哈尼族方）

用法　果實搗爛敷患處，1日1次；根水煎服。1劑分3次服。

說明　本方清熱解毒。適用於急性膿性指頭炎未破潰者。一般1日後即可收效。

來源　獻方人：楊文俊。推薦人：雲南省個舊市人民醫院蘇平。

處方8　包手花（鳳仙花）適量。（回族方）

用法　藥用鮮品（莖、葉、花），洗淨加紅糖適量搗爛外包。1日2次。

說明　本方活血解毒，消腫止痛。適用於膿性指頭炎初起（紅腫硬痛）。

來源　獻方人：雲南省會澤縣新街回族鄉花魚村馬有春。推薦人：雲南省個舊市人民醫院蘇平。

六、蜂窩性組織炎

處方　五倍子500克。（瑤族方）

用法　研極細末，過100目篩，備用。用時視瘡面大小，取適量五倍子末加米醋調成糊狀，均勻塗於患處厚3毫米，敷料包紮固定。3天換藥1次，夏季可每天換藥1次。伴發熱、頭痛者，另取芭蕉根200克，水煎茶飲用。10天為1個療程。

說明　瀉熱、拔膿、止痛，主治肌肉豐厚的蜂窩組織炎，局部紅腫熱痛明顯，有多個膿頭。

來源　《民族醫藥集》。推薦人：劉紅梅。

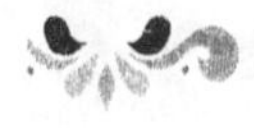

第六章　眼科疾病

第一節　熱毒性眼病

一、結膜炎

處方1　金銀花、千里光、蒲公英各20克。（壯族方）

用法　將金銀花、千里光、蒲公英水煎取湯過濾後置於瓶內高壓蒸汽消毒，滴眼。每日 5 次，每次 2 滴。或取其湯洗眼。

說明　本方在民間廣泛應用，治療急性細菌性結膜炎，療效顯著。

來源　獻方人：雲南省文山州衛生學校李世昌。推薦人：雲南省文山州衛生學校任懷祥。

處方2　三七根適量。（壯族方）

用法　將文山三七磨汁，取汁塗搽眼部，每日 3 次。

說明　本方在文山地區民間用於治療結膜炎，有明顯效果。

來源　獻方人：雲南省文山州衛生學校李世昌。推薦人：雲南省硯山縣醫院王林仙。

處方3　腐爛芭蕉根100克、竹瀝50毫升。（佤族方）

用法　將爛芭蕉根擠汁、過濾，與竹瀝混合，將紗布投入藥液中浸泡，然後用紗布包捂眼睛。

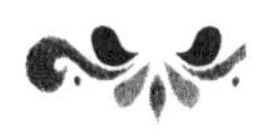

說明　爛芭蕉根，是芭蕉樹齊地面斬斷後餘下肉質腐爛部分，用時摳取。

來源　獻方人：雲南省雙江拉祜族佤族布朗族傣族自治縣猛猛鎮千福村畢大。推薦人：雲南省雙江縣民族醫藥研究所張文彬。

處方4　紫花地丁30克、人乳少許。（布依族方）

用法　紫花地丁水煎濃縮，加入健康母乳少許，滴眼，每日3～5次。

說明　此方具有消炎、止痛、止癢之效。

來源　獻方人：貴州省黔南自治州中醫院李凡蓋。

處方5　星子草，鮮桃樹尖嫩葉各適量。（鄂倫春族方）

用法　把以上藥搗爛後做成豆大的藥餅，外敷在太陽穴上（左眼患病者敷右側，右眼患病者敷左側），產用膠布或紗布固定。一般敷後6～12小時見效。

說明　把上藥用的同時耳穴上取數滴血液效更佳；上法對結膜出血、沙眼、卡他性結膜炎均有顯著療效。

來源　獻方人：內蒙古阿拉善盟蒙醫藥研究所趙雙德。推薦人：內蒙古阿拉善盟蒙醫藥研究所賀巴依爾。

二、急性結膜炎

處方1　千里光50克、田基黃50克、木賊20克、野菊花20克。（壯族方）

用法　煎水外洗或搗爛後用紗布包紮患眼，每日3次。

說明　用本方治療結膜炎50例，效果良好。此方在民間較常用，深受患者的信賴，值得一試。

來源　獻方人：雲南省西疇縣興街中心衛生院李光員。

處方2 毛芹菜15克（鮮品）、食鹽10粒（布朗族方）。

用法 把以上藥物共搗爛，敷內關穴。敷時先墊銅錢，左眼病敷右手，右眼病敷左手。用紗布固定，有灼痛感起泡時去掉，1～2 次治癒。

說明 水泡勿弄破，用消毒紗布覆蓋。

來源 雲南省臨滄地區雙江拉祜族佤族布朗族傣族自治縣布朗族民間用方。推薦人：雲南省雙江縣民族醫藥研究所李富軍。

處方3 桃葉50克、柳葉45克、桑葉40克、露蜂房30克。（獨龍族方）

用法 將上藥放入鍋內，加水浸過藥面，用文火煎 15～25 分鐘後，外洗患處，每日 2～3 次。

說明 應用本方治療急性結膜炎，臨床反覆驗證，療效很好。

來源 獻方人：雲南省保山市板橋鎮郎義村蒲益珍。推薦人：雲南省保山市人民醫院蒲有能。

處方4 鮮千里光100克。（壯族方）

用法 將藥搗爛加冷開水 1000 毫升，用布過濾後，洗眼，每天洗 2～3 次，連洗 3～4 天即癒。

說明 除用本方外，在耳尖放血效果更好，1988 年紅眼病大流行，我們用本方治療 20 餘例，收到良好效果。

來源 本方為民間流傳方。推薦人：廣西百色地區民族醫藥研究所楊順發。

處方5 車前草50克、薄荷葉10克。（苗族方）

用法 上藥煎湯待涼後洗眼，每日 3～5 次。

說明　經臨床觀察，對急性結膜炎有較好的療效。

來源　獻方人：雲南省硯山縣阿基鄉吳成高。推薦人：雲南省文山州衛生學校張炳富。

處方6　鮮田基黃適量。（壯族方）

用法　將上藥洗淨，搗爛如泥。用時加入人乳，調成糊狀，外敷於患眼，蓋以紗布，膠布固定。每日1次，連用至癒為止。

說明　主治火眼，效果良好。

來源　獻方人：雲南省文山州衛生學校楊學況。推薦人：雲南省文山縣防疫站李芳。

處方7　川黃連25克、鮮人乳數滴、鮮桑葉樹片。

用法　研末後，鮮人乳浸泡，外搽眼瞼。每日3次。

說明　本方治療急慢性結膜炎，療效顯著。若無人乳，可用開水浸泡。注意勿使藥末入眼內。

來源　獻方人：雲南省昆明市盤龍區衛生工作者協會李玉仙。

處方8　千里光、木賊、龍膽草各10克。（彝族方）

用法　上藥同煎，取藥水熱敷和薰洗，每日3次，每次10分鐘。

說明　本方以鮮品療效尤良。忌辛辣之品。並保持大便通暢。

來源　獻方人：雲南省昭通市科學技術委員會黃代才。

處方9　鮮螞蟥5條、生蜂蜜10克。（水族方）

用法　將2藥放置玻璃容器中5小時以上，待全溶化後

濾去雜汁，取其清液點眼，每次用 1～2 滴，每日 2～3 次。3～5 日為 1 療程。

說明 本方治療急性結膜炎，經試用多例，療效滿意。

來源 獻方人：雲南省會澤縣迤車鎮朱家溝趙光正。推薦人：雲南省會澤縣者海中心衛生院孫成芳。

處方10 黃連10克、甘草10克、木賊15克、菊花15克、青葙子15克、膽草15克。

用法 上方共煎，取汁 150 毫升，將藥汁倒入小口杯中，把患眼儘量睜開，與杯口接近，讓藥液熱氣薰蒸，每次 10～20 分鐘，日 3～5 次。

說明 薰蒸時根據熱氣溫度自行調節患眼與杯口距離，以免燙傷。以此法治療 23 隻患眼，全部治癒。病毒感染者療效更佳。

來源 獻方人：山西省寧武縣中醫院邵玉寶。

處方11 臭靈丹20～50克。（彝族方）

用法 取鮮臭靈丹葉 20～50 克，加冷水 100～300 毫升煎約 30 分鐘，待冷後沖洗眼睛，每日 3～5 次。每次 1 分鐘。

說明 本方治療流行性急性眼結膜炎約 3000 餘人次，治癒率達 100%，獲得滿意效果。

來源 獻方人：雲南省綠春縣醫院傳染科馬榮。推薦人：雲南省綠春縣衛生局醫政科李榮華。

處方12 水芹菜50克、人乳20克。（納西族方）

用法 將水芹菜搗出汁，過濾後用人乳調勻，再用棉花吸汁敷於眼皮上。

說明　對眼角膜充血紅腫及暴發性火眼有效。

來源　雲南麗江和德藻獻方。推薦人：許服疇。

三、細菌性結膜炎（又稱赤眼、火眼）

處方1　鮮桑葉60克、野菊花20克、黃精30克。（瑤族方）

用法　將上藥水煎後取汁洗眼，每天5次。

說明　本方臨床上用於治療細菌性結膜炎頗有療效。

來源　獻方人：雲南省文山州衛生學校李世昌。推薦人：雲南省文山州中醫院柏雪楷。

處方2　千里光、桑葉各適量。（壯族方）

用法　將上藥水煎取湯倒入盆內，用乾淨紗布浸泡洗眼，每天4次。

說明　此方用治細菌性結膜炎效果滿意。

來源　獻方人：雲南省文山州衛生學校李世昌。推薦人：雲南省文山州衛生學校任懷祥。

四、目赤紅腫

處方1　蔓荊子10克、荊芥6克、蒺藜6克、雙桑葉6克、秦皮3克。（蒙古族方）

用法　以上各藥煎湯用蒸氣薰，待溫後洗眼，每日2～3次。

說明　本方用於風火目赤紅腫，昏花疼痛，怕光，肝火上升等眼病有效。

來源　獻方人：內蒙古蒙藥廠張萬森。推薦人：內蒙古蒙藥廠賀喜格圖。

處方2　地茄葉適量、豬板油少許。（畲族方）

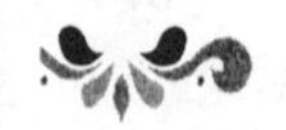

用法　上藥同搗爛敷患處。

說明　地茄，係牡丹科野牡丹屬植物。

來源　獻方人：福建省霞浦縣城關鎮嶺頭村鐘馬賢。推薦人：福建省中醫藥研究院林恩燕。

處方3　熊膽3克。（蒙古族方）

用法　將熊膽放入溫開水內浸泡，澄清藥液，每日1～2次滴入眼內即可。

說明　消炎、抗菌，用於眼赤、流淚、白翳、眼邊刺癢、潰爛腫痛。

來源　獻方人：蒙醫研究所退休老名醫吳井昌。推薦人：內蒙古哲里木盟蒙醫研究所齊蘇和、徐長林。

處方4　生地5克、紅花3克、梔子5克、桃仁5克、獨蕨雞5克。（土家族方）

用法　上藥共搗爛如泥外敷兩太陽穴，每日換藥1次。

說明　筆者用本方藥治療60例反覆驗證，效果顯著。

來源　獻方人：湖北省來鳳縣翔鳳鎮老虎洞衛生所沈永堂。推薦人：湖北省來鳳縣翔鳳鎮老虎洞衛生所楊洪興。

五、麥粒腫

處方1　土大黃葉50克、臭靈丹50克、鬼針草30克。（民間方）

用法　將上藥洗淨分成2份，1份加水煎煮，過濾，取濾液薰洗患部。另1份搗爛如泥，外敷患部，每日2次。

說明　以上藥均為鮮品，本方係自我摸索，並經臨床驗證，療效滿意。

來源　獻方人：雲南省保山地區藥檢所衛愛黎。

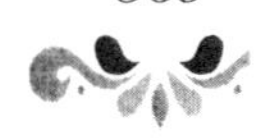

處方2　千里光100克、桑葉60克。（壯族方）

用法　水煎外洗，每日2次。

說明　本方治療麥粒腫，在壯族人民中流傳廣泛。筆者曾給幾位患者治療，都獲得滿意效果。

來源　獻方人：雲南省西疇縣興街中心衛生院李光員。

處方3　起泡草40克、食鹽0.5克。（佤族方）

用法　取起泡草（乾、鮮均可）40克，加入食鹽0.5克，置於器皿中搗爛，取出捏成黃豆大藥團，儘量擠乾藥汁。用時將藥團敷貼在患眼對側經渠穴上，用乾淨紗布或手帕固定包紮。睡前貼敷至次日晨（約10小時左右）取下，敷處可見紅點漸起小水疱，有灼痛感。此時眼病、充血等症狀頓減，待水疱形成後，麥粒腫消失。

說明　此方效果甚佳，往往1次見效。

來源　此方為雲南省臨滄地區雙江拉祜族佤族布朗族傣族自治縣佤族民間流傳方。推薦人：雲南省雙江縣民族醫藥研究所李富軍。

處方4　桑葉、野菊花、金銀花各15克，赤芍10克。（保安族方）

用法　上方水煎後過濾去渣，趁熱薰洗患眼，每日2～4次。

說明　用該方法治療9次患眼，療效滿意。

來源　獻方人：甘肅省舟曲縣醫院眼科嚴培金。推薦人：山西省寧武縣中醫院邵玉寶。

處方5　車前草30克、犁頭草30克。（壯族方）

用法　搗爛敷患處，1日3次。

說明　應用本方治療偷針眼（麥粒腫）16例，均告癒。本方療效顯著，方法簡便，患者不妨一試。

來源　獻方人：雲南省西疇縣興街中心衛生院李光員。

處方6　竹節草一段。（彝族方）

用法　將竹節草一段洗淨泥土，用剪刀切斷兩頭，用手固定於麥粒腫眼部成60度角度，助手於另一段用火柴燃燒上段，下段流出清液，滴於麥粒腫處，每日2～3次，2～3日即可癒。

說明　療效滿意。

來源　獻方人：雲南省新平縣中醫院趙永康。

處方7　大黃18克、白芷12克、羌活18克、雄黃9克、青鹽15克、冰片1.2克、蒲公英15克、無水羊毛脂7.5克、沒藥12克、凡士林30克。（土家族方）

用法　取大黃、沒藥、羌活、蒲公英、白芷、青鹽加水煎煮2次。第1次煮沸1小時，過濾，第2次煮沸半小時，過濾，合併濾液，濃縮成稠膏狀，加入已熔化的無水羊毛脂，凡士林混合均勻，再加入雄黃（過120目篩）及冰片（過100目篩）細粉調勻，即得。用時塗敷在麥粒腫部位。注意，不能接觸眼珠。

說明　主治麥粒腫，療效為90%。

來源　推薦人：湖北省建始縣花坪區衛生院向宏憲。

六、天行赤眼

處方1　千里光50克、青蒿50克。（壯族方）

用法　加水3000毫升煎過濾洗眼，配合在耳尖放血、肝俞放血加拔罐效果更佳。

說明 本方有殺菌消炎作用，對紅眼病外洗有效。

來源 獻方人：廣西百色地區民族醫藥研究所楊順發。

處方2 千里光50克（安木古倫）、牛巴嘴50克（惹比）。（佤族方）

用法 將上藥入鍋加冷水1500毫升煮沸10分鐘，先薰後洗患眼。每次30分鐘，日2次，每日1劑。

說明 千里光為菊科千里光屬植物千里光的全草；牛巴嘴為豆科山螞蟥屬植物波葉山螞蟥的全株入藥。本方佤族民間流傳較廣，確有療效，且無不良反應。

來源 獻方人：雲南省滄源縣和平衛生所李倒夥。推薦人：雲南省滄源縣佤醫佤藥研究所李永明。

處方3 鮮地胡椒20克、鮮地麻黃20克。（土家族方）

用法 將上2味藥洗淨搗爛如泥，左眼紅腫用藥泥塞右鼻孔，右眼紅腫有翳用藥泥塞左鼻孔，每日換藥2次。

說明 本方治療目翳、火眼，3日內目明。地胡椒即鵝不食草。

來源 獻方人：湖北省來鳳縣翔鳳鎮老虎洞衛生所楊洪興。

處方4 秦皮30克。（壯族方）

用法 水煎後趁熱薰洗，1日3次。

說明 本方在民間流傳廣，許多人都用此方治療天行赤眼。經反覆驗證，療效顯著，值得推廣運用。

來源 獻方人：雲南省西疇縣興街中心衛生院李光員。

七、紅眼病

處方1 犁頭草10克、雞蛋清1個。（蒙古族方）

用法 取新鮮犁頭草洗淨搗爛和雞蛋清調勻，外敷。

說明 本方有散風清熱、疏肝消腫的作用。

來源 獻方人：內蒙古哲里木盟蒙醫研究所甘珠爾。推薦人：內蒙古哲里木盟蒙醫研究所格日樂。

處方2 雞蛋清1個、白礬1克、消毒紗布2條。（蒙古族方）

用法 先將雞蛋清和白礬攪拌均勻，起泡兒時，把紗布（2層）蒙住病眼，將泡兒滴在紗布上，浸透為度。

說明 此方不僅對紅眼病有較好的療效，對結膜炎、角膜炎也有效。

來源 獻方人：內蒙古哲里木盟科左中旗烏力吉圖蘇木吉木彥。推薦人：內蒙古哲里木盟蒙醫研究所格日樂。

處方3 艾葉15克。（滿族方）

用法 將艾葉放入砂鍋內，加水1000毫升，煮開去蓋薰眼，當蒸氣不足時重新煎煮，每次薰眼30分鐘，每劑藥用3～4次，每日2次。

說明 使用本方門診觀察50餘人次，均獲滿意效果，大部分患者用藥後，眼部疼痛立減。

來源 獻方人：遼寧省錦州市解放軍第205醫院宋紅軍。推薦人：遼寧省錦州市解放軍第205醫院楊暘。

處方4 兔肝汁、人乳各適量。（蒙古族方）

用法 將以上2味藥，混勻備用。每日1～3次滴入眼內

治癒為止。

說明 本方能消炎止痛。用於治療紅眼、霧眼，經多年臨床應用療效明顯。

來源 獻方人：內蒙古哲里木盟名老蒙醫白玉山。推薦人：內蒙古哲里木盟蒙醫研究所徐長林。

處方5 路邊黃適量。（土家族方）

用法 搗爛貼內關穴，1小時左右起水泡，無菌刺破，蓋上無菌敷料。

說明 經臨床觀察，對紅眼病療效甚佳。

來源 獻方人：湖南省湘西自治州民族醫院周老。推薦人：湖南省湘西自治州民族醫院田奇偉。

八、暴發火眼

處方1 爐甘石、硇砂、牛黃、麝香、琥珀、硼砂、朱砂冰片等量。（蒙古族方）

用法 以上幾種藥研成藥粉用玻璃棍蘸冷開水，蘸藥少許點入眼角，用藥期間忌食蔥、蒜、腥、酒等食品。

說明 應用本方治療暴發火眼、白睛紅赤、黑睛昏暗、過敏性鼻炎，療效明顯。

來源 獻方人：內蒙古哲里木盟蒙醫研究所色音其木格。

處方2 千里光25克、桃葉20克、菊花葉15克、柳葉10克、桑葉10克。（阿昌族方）

用法 將上藥洗淨，加水煎，薰洗眼睛，每日1劑，每日洗3次。

說明 本方經臨床驗證，療效可靠。

來源 獻方人：雲南省保山市人民醫院蒲有能。推薦人：

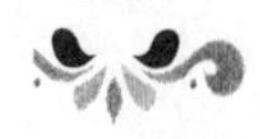

雲南省保山地區藥檢所衛愛黎。

處方3　土淮山藥葉適量。（哈尼族方）

用法　揉爛捲團，塞於鼻內，淚出即可。

說明　土淮山藥為薯蕷科植物，哈尼族音譯：哈遮野尼；意譯：老鷹藤子。

來源　獻方人：雲南省元江縣藥檢所李學恩。推薦人：雲南省玉溪地區藥檢所周明康。

九、赤　眼

處方1　紅花20克、訶子15克、梔子15克、川楝子15克、生鐵屑35克（蒙古族方）

用法　上藥在鐵器內水煎後，用此熱湯反覆薰病眼。

說明　本方有清熱解毒消炎作用，適用於赤眼。

來源　獻方人：內蒙古哲里木盟科左中旗糖廠醫院趙宇明。

處方2　忍冬葉30克、玉葉金花葉（畲語土甘草葉）20克、石丁花葉10克。（畲族方）

用法　上藥同搗爛加入人乳少許外敷患眼，每日換藥1次。

說明　應用本方治療赤眼，經臨床驗證，療效滿意。玉葉金花係茜草科植物，石丁花係金縷梅科植物。

來源　獻方人：福建省霞浦縣崇儒衛生院卓明吉。推薦人：福建省中醫藥研究林恩燕。

處方3　披地錦適量、人乳少許。（畲族方）

用法　先將披地錦洗淨再搗爛成汁，然後加入人乳外敷患眼，每日2次。

說明 披地錦，即傘形科天胡荽屬植物。臨床使用，療效顯著。

來源 獻方人：福建省霞浦縣崇儒衛生院俞際杏。推薦人：福建省中醫藥研究院林恩燕。

處方4 白桑仔適量、芒萁芽適量。（畲族方）

用法 上藥加少許人乳同搗爛，再外敷患處。

說明 上藥均用嫩芽葉，效果更佳。芒萁芽為裏白科植物。

來源 獻方人：福建省霞浦縣溪南衛生院雷元明。推薦人：福建省中醫藥研究院林恩燕。

十、火　翳

處方1 鮮毛茛5克、鮮地麻黃5克。（土家族方）

用法 取上藥搗爛團成丸（如黃豆大），敷於少商穴處，左眼有翳敷右手少商穴，右眼有翳敷左手少商穴，待感灼痛起皰則去掉，水皰勿挑破，並用消毒紗布覆蓋，以保護傷處，結痂後則翳退。

說明 用本方治翳癒後，1個月內忌食腥辣厚味。

來源 獻方人：湖北省來鳳縣翔鳳鎮老虎洞衛生所楊洪興。

處方2 豬苦膽1個。（侗族方）

用法 將膽汁倒入銅勺中，放炭爐上煎至乾，製成小丸（如菜籽大）。冷後納入目中，早、晚各納2丸。

說明 藥丸入眼即化成水，能去翳障。

來源 《民族醫藥采風集》。推薦人：張力群。

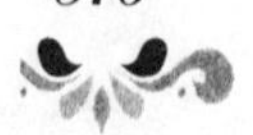

十一、沙　眼

處方1　蜜蒙花50克、木賊40克、黃柏25克。（傈僳族方）

用法　將上藥加水浸過藥面，用文火煎 30 分鐘。薰洗眼睛，每日 1 劑，日用 2 次。

說明　應用本方治療沙眼，臨床驗證，療效滿意。

來源　獻方人：雲南省保山市板橋鎮郎義村蒲益昌。推薦人：雲南省保山市人民醫院蒲有能。

處方2　西紅花1克、黃連5克、冰片1克。（蒙古族）

用法　以上藥放入 500 毫升氯化鈉浸泡 72 小時後每天 3～6 次滴眼，洗眼。

說明　對急慢性結膜炎、沙眼、電光性眼炎、紅眼病等病療效最佳。

來源　內蒙古阿拉善盟蒙醫藥研究所賀巴依爾獻方。

處方3　紅花10克、當歸10克、公英30克、冰片3克、黃連10克、黃柏10克、黃芩10克。（蒙古族方）

用法　以上藥研成細末後每天 2～3 次放入 200 毫升水煎 3～5 分鐘後熱敷眼。

說明　對麥粒腫、急性結膜炎、沙眼、眼紅腫等病療效顯著。

來源　內蒙古阿拉善盟阿左旗嘉蘇木衛生院黃孟和獻方。

處方4　白芷1克、海螵蛸1克、冰片1克、苦礬1克、紅花1克。（蒙古族方）

用法　以上藥研成細末後每天 2～3 次少量放入眼內。

說明　對沙眼、急性結膜炎、白內障、麥粒腫等病療效

顯著。

來源 獻方人：內蒙古阿拉善盟蒙醫藥研究所賀巴依爾。

處方5 白礬10克、枯礬5克、龍膽草15克、杏仁5克、烏梅5克、菊花100克。（土族方）

用法 水煎去渣，每日薰蒸洗眼6次以上，15天為1療程。

說明 清利肝膽濕熱，明目退翳軟堅，主治沙眼，眵多，目癢等。

來源 《民族醫藥采風集》。推薦人：張力群。

十二、角膜潰瘍

處方 鮮毛莨葉20克。（苗族方）

用法 將毛莨葉搗爛敷貼內關穴（左眼病貼右手，右眼病貼左手），敷貼時先墊一枚穿眼銅錢，敷藥後用紗布包妥，待感灼痛起疱，即摘去藥貼。水疱勿弄破，用消毒紗布覆蓋，如果疱破則搽龍膽紫。

說明 本方有消炎、解毒之功。主要用於角膜潰瘍。

來源 獻方人：湖南省城步苗族自治縣州口鄉州口村曾令清。推薦人：湖南省湘西自治州藥檢所羅景方。

十三、瞼緣炎

處方1 薄荷、生薑各適量。（瑤族方）

用法 將生薑搗爛取汁浸泡薄茶一晝夜，曬乾研細。每次用藥4克，水煮沸，用紗布蘸湯洗眼瞼。每日 3 次。

說明 此方治療瞼緣炎有明顯療效。

來源 獻方人：雲南省文山州衛生學校李世昌、黃振德。推薦人：雲南省文山州皮膚病研究所聶正禮。

處方2　鮮千里光適量。（壯族方）

用法　將上藥切碎，砂鍋內煎湯洗眼。每日 1 劑，薰洗 3 次。3 劑即癒。

說明　本法適用於麥粒腫、角膜炎、眼瞼糜爛以及使用不潔毛巾所致之紅眼病。本方具清熱解毒止癢之功效，隨處可採，功效非凡。

來源　獻方人：雲南省文山州醫院鄭卜中。

十四、眼　疔

處方　野芹菜葉10克。（瑤族方）

用法　將藥揉爛，做黃豆大丸狀，用紗布包裹塞鼻孔（左眼病塞右鼻孔，右眼病塞左鼻孔）。每日 3 次，連用 2～3 天。

說明　民間應用廣泛，療效可靠。

來源　獻方人：湖南江華瑤族自治縣中藥資源辦。推薦人：湖南省湘西自治州藥檢所羅景方。

第二節　物理所致眼病

一、眼外傷

處方1　積雪草1把。（畲族方）

用法　上藥用菜油炒，稍涼後敷患眼，每日 1 次。

說明　積雪草，係傘熟形科積雪草屬植物。使用本方時要用鮮品。

來源　獻方人：福建省霞浦縣水門鄉吳立木。推薦人：福建省中醫藥研究院林恩燕。

處方2　野葡萄水10克。（白族方）

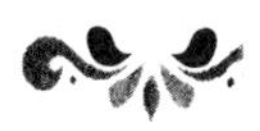

用法　在野葡萄藤上開口子，取出汁裝入消毒後的瓶中，用時滴入眼內，每日用藥3～5次，連續用藥7天。

說明　野葡萄藤水，對急性結膜炎、眼目昏花也有一定的治療作用。每次用藥後眼球十分舒適。

來源　獻方人：雲南省大理市康復醫院許服疇。

處方3　白毛柴葉適量。（畲族方）

用法　敷在眼部。

說明　白毛柴葉為馬鞭草科紫珠葉。

來源　獻方人：福建省福安縣穆雲鄉山頭仔村鐘清明。推薦人：福建省藥品檢驗所周繼斌。

處方4　陳茶葉1撮，人乳、菜油各少許。（畲族方）

用法　上藥同放入鍋內，用文火煮透，待冷敷傷眼。

說明　本方經臨床驗證，療效可靠。

來源　獻方人：福建省霞浦縣崇儒衛生院卓明吉。推薦人：福建省中醫藥研究院林恩燕。

二、電光性眼炎

處方1　新鮮人乳。（蒙古族方）

用法　取新鮮人乳滴眼，每日3～4次。

說明　此方在蒙古族民間流傳甚廣，對電光性眼炎療效頗佳。

來源　獻方人：內蒙古哲里木盟蒙醫研究所拉布傑、包光華。

處方2　熟地適量。

用法　洗淨切片，每片約2公分厚，4片即夠。患者平臥

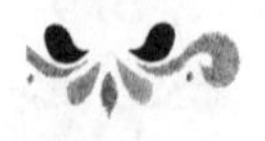

或頭後仰，將熟地片貼在眼上，約 2 分鐘換 1 次，輪流重複使用。

說明 本方簡單方便，藥源廣花錢少，收效迅速。

來源 獻方人：廣東省順德縣容奇鍍鋅線材廠醫療室陳澤泉。推薦人：四川省南充市人民醫院楊國英、張家亮。

處方3 雞腳黃根皮30克、蒲公英200克。（回族方）

用法 藥用鮮品。雞腳黃根去表皮，用刀刮下黃色內皮煎濃汁，過濾後洗眼。1 日 3～5 次。蒲公英水煎服，1 日 1 劑，分 3 次服，連用 3 日為 1 療程。

說明 本方清熱瀉火，驅邪止痛。對眼部被紫外線照射（電焊、氣焊、紫外線燈、高能光源，冰川、雪地、海面、沙漠等環境）後所引起的眼痛乾澀、羞明流淚，或眼驟然劇痛、乾澀難睜、羞明怕熱、淚熱如湯、眼瞼紅赤腫脹、熱，或可見紅斑、水疱；白睛混赤，甚則腫脹者，有顯著療效。

來源 獻方人：雲南省會澤縣新街回族鄉花魚村馬有春。推薦人：雲南省個舊市人民醫院蘇平。

處方4 黃芩15克疱鮮人乳適量。（回族方）

用法 黃芩水煎服。1 日 1 劑，分 3 次服，連用 3 日。鮮人乳適量點眼，1 日數次，症狀消失後停用。

說明 本方清熱瀉火，解毒，止痛。適用於電光性眼炎諸症。若無人乳，可用羊或牛乳代替。

來源 獻方人：雲南省會澤縣新街回族鄉花魚村馬有春。推薦人：雲南省個舊市人民醫院蘇平。

三、角膜炎

處方1 千里光50克、蒲公英50克、蟬衣25克。（苗族方）

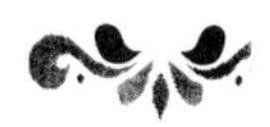

用法　將上藥加水浸過藥面，用文火煎 30 分鐘，薰洗眼睛，每日 1 劑，日洗 3 次。

說明　應用本方治療角膜炎。臨床驗證，療效滿意。

來源　獻方人：雲南省保山市板橋鎮郎義村蒲益珍。推薦人：雲南省保山市人民醫院蒲有能。

處方2　紅花25克、生鐵（鑄鐵）手指甲大的5～7塊、梔子20克、川楝子15克、訶子10克、益母草25克、龍膽草15克。（蒙古族方）

用法　用水煎取藥湯的熱氣反覆薰眼。每天 3～5 次，薰眼之後再將藥湯內服即可。

說明　應用本方 2～3 天可治癒。

來源　摘自《自製驗方》。推薦人：內蒙古科左中旗糖廠職工醫院趙宇明、劉斯日古冷、包哈斯、趙志峰。

處方3　鐵面灰5克、黃柏3克、訶子3克、川楝子3克、梔子3克、紅花10克、龍膽草5克。（蒙古族方）

用法　加水煮沸用熱氣薰眼。

說明　本方主治血熱型眼病。

來源　摘自《自製驗方》。推薦人：內蒙古科左中旗糖廠職工醫院趙宇明、劉斯日古冷、包哈斯、趙志峰。

處方4　木賊草30克、魚鰍串15克、老苦丁茶10克。（布依族方）

用法　水煎取澄清液點眼，每日 3 次。

說明　治療 30 例患者，均有效。

來源　獻方人：貴州省黔南州民族醫藥研究所文明昌。

處方5　豬膽10克、冰片10克、乳汁10克。（蒙古族方）

用法　將以上研製成細粉，過篩後用乳汁調成膏狀點眼。每眼1～2次。

說明　消炎、抗菌。主治角膜炎，經臨床應用療效可靠。

來源　獻方人：內蒙古哲里木盟蒙醫研究所老大夫包水花。推薦人：內蒙古哲里木盟蒙醫研究所徐長林。

處方6　土大黃葉（鮮品）40克、臭靈丹葉（鮮品）40克、鬼針草葉（鮮品）25克。

用法　將上藥洗淨分成2份，1份加水煎煮，過濾，取濾液，薰洗患部；另1份搗爛如泥，外敷患部，每日2次。

說明　本方係自我探索，親身體驗成功的有效方，敷藥後即有清涼舒服感。

來源　獻方人：雲南省保山地區藥檢所衛愛黎。

處方7　咱都尖（果象豇豆、決明子、草決明）40克、菊花20克、荊芥穗5克。（彝族）

用法　水煎服，每日1劑，日服3次，用少許藥液洗眼。

說明　咱都尖性涼，味苦。清肝明目，主治老火眼病（彝族所稱老火眼病，即中醫所說的風熱引起的目赤腫痛，現代醫學中的急性結膜炎、角膜炎，或受異物刺激誘發引起的結膜、角膜感染等）。

來源　獻方人：雲南省彌勒縣人民醫院郭維光。

處方8　龍膽草20克、大黃20克、鮮魚膽1枚。（怒族方）

用法　先將龍膽草及大黃研細粉，加水100毫升煎10分鐘，用8層紗布過濾2次，加魚腥汁2滴攪拌均勻，靜放於量杯內2小時，抽取上層藥液沖洗眼睛。

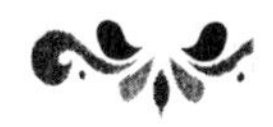

說明　怒族用此方沖洗眼睛，治療角膜炎，結膜炎及眼部疾患，療效滿意。

來源　獻方人：雲南省蘭坪縣衛生局和勝。推薦人：內蒙古自治區哲里木盟蒙醫研究所包光華。

四、雪　盲

處方1　木香20克、麝香0.5克、藏茴香50克。（藏族方）

用法　先將木香用火薰，後用藏茴香煎湯後加入麝香擦患者後頸窩，每日2次。一般3天痊癒。

說明　本方為治療雪盲的良方，曾治癒多例雪盲患者。

來源　獻方人：四川省康定縣昌村降澤仁。推薦人：四川省甘孜州藥檢所紮西攀超。

五、炸油星入眼

處方　老薑汁。（仫佬族方）

用法　取老生薑適量搗爛，榨汁，然後用薑汁滴入眼內，2～3滴即效。亦可外擦患處，每天擦3～5次。

說明　曾運用本方法治療滾燙炸油星入眼睛多例，均在1分鐘內止痛，5～10分鐘內病情轉危為安。

來源　獻方人：廣西民族醫藥研究所吳蘭強。推薦人：廣西民族醫藥研究所何最武。

第三節　功能性眼病

一、青少年假性近視

處方　王不留行籽、取神門、肝、眼、三焦等耳穴。

用法　將王不留行籽貼壓於上述穴位，每天壓5次，以

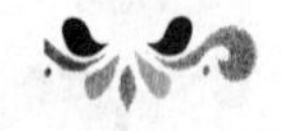

壓痛為止，持續 30 秒鐘。

說明 本方具有舒筋活絡、清肝明目的功用。

來源 獻方人：雲南省文山州醫院鄭卜中。

二、老年迎風流淚

處方1 花椒20克、地乾豆20克、薺菜10克、益母草10克、木賊10克。（白族方）

用法 將以上藥煮 2 小時後，雙層紗布過濾，乾淨毛巾蘸藥水反覆薰洗眼睛，每日用藥 1～2 次，連續用藥 7～10 天。

說明 此方治療老年迎風流淚患者數 10 例，均收到良好的效果。

來源 獻方人：雲南省大理市康復醫院許服疇。

三、白內障

處方1 雲母0.5克，銅綠0.8克，人乳、酒各適量。（彝族方）

用法 雲母放銅鍋內煆爆二三聲響為度。銅綠研為細末，加入人乳和酒，燉湯濃縮，水洗搽點患處，每日點眼 1～2 次。

說明 此方為一古老秘方，除治白內障外，對一切眼病均有療效。亦可用水煎劑洗眼部。

來源 獻方人：雲南省彌勒縣人民醫院郭維光。

處方2 紅花20克、牛黃20克、丁香20克、訶子20克、梔子20克、川楝子20克、麝香少許。（蒙古族方）

用法 以上麝香、牛黃另研，其餘粉碎成細末共用人乳調勻滴眼，每天數次。

說明 本方清熱、通經活血，適用於視力減退、老年性

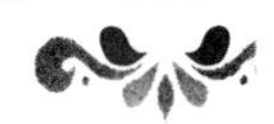

白內障有特效。

來源 獻方人：內蒙古哲里木盟蒙醫研究所付玉蘭。推薦人：內蒙古哲里盟蒙醫研究所色音其木格。

處方3 苦李根、鬼針草、虎杖、十大功勞、銀花藤、青箱子（全草）。（瑤族方）

用法 上方水煎30分鐘，取濾液洗眼，每日3～4次，每次30分鐘。內服時取百草霜、黃花倒水蓮（研粉）各1.5～2克蒸豬肝、吃豬肝及湯，隔3～4天服1次。連用1個月。

說明 獻方者曾用上法治療6例早期老年白內障，都有不同程度好轉。

來源 獻方人：廣西金秀瑤族自治縣三江鄉柘山村黃秀娥。推薦人：廣西民族醫藥研究所莫蓮英。

處方4 吉祥草（鮮品）50～100克。（瑤族方）

用法 上藥洗淨搗爛外敷眼球，外加消毒紗布固定。每日換藥1次。同時水煎內服，每日2次。

說明 本方為獻方者的經驗方。曾治療多例，都有不同程度好轉。

來源 獻方人：廣西南丹瑤族自治縣八圩鄉八圩村黎敬林（74歲）。推薦人：廣西民族醫藥研究所莫蓮英。

四、胬肉攀睛

處方1 白丁香3克（白及）、白牽牛各9克。

用法 上藥研至細膩無聲，放舌上試過，無渣方可收貯。每用少許，點眼，1日3次。

說明 本方治療胬肉攀睛、星翳外障，有消翳平胬、除障明目之效。重者不出1月痊癒，輕者朝點暮好。

來源　摘自《審視瑤函》。推薦人：南京中醫學院華浩明。

處方2　過路黃荊草30克、人乳50毫升。（瑤族方）

用法　將藥焙枯（存性）研成極細末加入人乳調勻，用消毒玻棒蘸藥點患眼。每日 3 次，連用 10～15 天。

說明　經臨床應用，療效顯著。

來源　摘自湖南省江華瑤族自治縣中藥資源普查辦。推薦人：湖南省湘西自治州藥檢所羅景方。

五、翼狀胬肉

處方1　敲塞米鹿（夜蒿花、山合歡、明目花）30～60克。（彝族方）

用法　配合蒸雞蛋或蒸雞肝內服，也可先薰雙目後再服，療效更佳。

說明　本品性平，味苦澀無毒。有清肝明目，退翳，安神解鬱。主治翳狀胬肉，視物昏花；亦可治風濕性關節炎，心神不安，失眠、跌打勞傷等。本品花含酚類鞣質、甙、多糖、甾體皂甙等化合物。此方民間流傳沿用至今，效果一直很好。

來源　獻方人：雲南省彌勒縣人民醫院郭維光。

處方2　羌活16克、防風20克、菊花60克、良薑6克、肉桂12克、膽礬0.5克、甘草6克。（彝族方）

用法　開水 500 毫升煎至 150 毫升，每日分 3 次蘸洗，時間宜長。

說明　此方在彝族中廣為流傳，屢用屢驗。

來源　獻方人：雲南省彌勒縣人民醫院郭維光。

處方3　砂仁、桃仁、杏仁各6克，銅末、膽礬、明礬各1

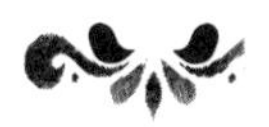

克。（彝族方）

用法　砂仁、桃仁、杏仁共焙乾為末，再加入銅末、膽礬、明礬，加開水 500 毫升，再加母雞 3 個苦膽，與膽汁混合，花針 7 根，貯於水內，以瓷瓶或碗，將口封固，埋入土內 3 天，取出去渣，每日洗眼 1～2 次。

說明　此方為彝醫良方，一般用藥 20～40 天後，即翳退矣。

來源　獻方人：雲南省彌勒縣人民醫院郭維光。

六、角膜雲翳

處方1　頂珠草（滿天星）適量。（苗族方）

用法　上藥鮮品壓汁點眼，每日 3 次，翳退為癒。

說明　頂珠草生長於山坡熟地內，為治療角膜雲翳之要藥，故同名異物者多，唯雲南西疇縣普遍共識，用之甚驗。

來源　民間流傳方。推薦人：雲南省文山州醫院鄭卜中。

處方2　攔江網蜘蛛1隻（用活的）。（瑤族方）

用法　以透氣的布料縫製一小袋子，將蜘蛛放入袋中，縫緊袋口，掛於患側眼角處。

說明　蜘蛛要保持活的，已死應及時更換。據獻方者介紹，對於新起時間不長的眼角膜白膜（雲翳），3～4 次即癒。

來源　獻方人：廣西金秀瑤族自治縣金秀鎮金煥然、韋福生。推薦人：廣西民族醫藥研究所莫蓮英。

處方3　山螞蟥適量、生鹽少許。（瑤族方）

用法　上藥混勻，以乾淨鴨毛沾藥汁點入患處，每日 3～5 次。

說明　本方為獻方者的祖傳秘方。臨床觀察治療 9 例，均有效。應持續用藥 10～30 天。

來源　廣西金秀瑤族自治縣三角鄉蔣移愛。推薦人：廣西民族醫藥研究所莫蓮英。

七、眼　翳

處方1　田基黃30克、地耳草30克。（瑤族方）

用法　將上藥洗淨，搗爛如泥，撚成小條塞鼻，左眼疾塞右鼻，右眼疾塞左鼻，連用7天。

說明　本方簡便易行，療效可靠。

來源　獻方人：湖南省江華瑤族臼治縣藥材公司嚴坤明。推薦人：湖南省湘西自治州藥檢所羅景方。

處方2　山薯葉10克、飛楊10克、水苦菜10克、穿心蓮10克、人乳適量。（畲族方）

用法　將上4味藥磨成粉末，調入適量人乳成糊狀，外敷患眼，每日1劑至癒。

說明　山薯葉係薯蕷科薯蕷屬植物野山藥的葉。若因心火、肝火所致的翳，配合中草藥清火之劑效果更佳。

來源　獻方人：福建省寧德市霍童鎮大石村坑里蘭銘蓮。推薦人：福建省寧德地區醫藥研究所陳澤遠。

處方3　鮮老蝸生6克、鮮天胡荽6克、鮮五瓜龍6克。（土家族方）

用法　將上3味草藥洗淨搗爛如豆大，點敷手大拇指根後，膠布固定，發疱則去藥翳癒。1天換藥1次，3天見效。

來源　獻方人：湖北省來風縣翔鳳鎮老虎洞劉文玉。推薦人：湖北省來鳳縣翔鳳鎮老虎洞衛生所楊洪興。

八、夜盲症

處方 桑葉5000克。（彝族方）

用法 每年立冬日，採桑葉懸風處，令自乾，每日用 10 片，水 1 碗，於砂罐內煎濃縮，去渣溫洗患眼，每日洗眼 1～2 次，忌肉、酒。

說明 此方乃彝族名醫景星常傳一洗眼秘方云：宋元豐年間，有太守年七十，雙目不明，遇神醫傳此方，洗老年目疾，如童子、仙方也。

來源 獻方人：雲南省彌勒縣人民醫院郭維光。

第七章　耳鼻喉口腔科疾病

第一節　耳　病

一、耳痔（外耳道乳頭狀瘤）

處方　鴉膽子7粒。（壯族方）

用法　鴉膽子研細，塞患處，再用藥棉塞住，隔 1～3 天有微痛感，流出膿水，取出，再用冷鹽開水（或生理鹽水）洗淨即可。

說明　應用本方治療耳痔病人 6 例，均獲得較滿意的效果，患此病者，不妨一試。

二、耳　瘡

處方1　黃柏25克、黃芩25克、陳皮20克、秦皮20克。（白族方）

用法　將上藥研細，加菜籽油浸泡 1～2 週，過濾。外搽或滴耳用。每次 1～3 滴。每日 2～3 次。

說明　應用本方治療耳瘡，臨床驗證，療效滿意。

來源　獻方人：雲南省保山市老營鄉王明。推薦人：雲南省保山市人民醫院蒲有能。

處方2　蛇蛻31克、枯礬16克、海螵蛸6克、冰片6克。（土家族方）

用法　將蛇蛻置明火中燒炭存性。取枯礬，海螵蛸研細

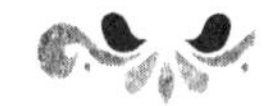

後，加冰片共研細，再與蛇蛻炭混合研細，過 100 目篩 1～2 次即得。取藥粉撒在患處，或用醋調膏外敷處。

說明 本方功效：收斂生肌，消腫止癢止痛。用於黴菌所致的外耳道和中耳道的炎症。

來源 民間驗方。推薦人：湖北省建始縣花坪區衛生院向宏憲。

處方3 鮮木耳適量。（彝族方）

用法 用鮮木耳手掐出水同奶水滴耳內。

說明 應用本方治療耳內紅腫，既簡單又方便，臨床反覆驗證，屢見功效。

來源 摘自《醫病好藥書》。推薦人：雲南省個舊市人民醫院蘇平。

處方4 菊花100克、紫花地丁50克。（毛南族方）

用法 水煎服，年幼者，可分為 2 至 3 天服完。外用方：搗爛，榨取蔥汁，加等量白酒混勻，瓶裝備用。每次滴 2 滴於患耳，日 2 次，內服外用，3 至 5 天為 1 個療程。

說明 清熱解毒，主治各種耳部感染性疾病，如中耳炎、耳癤等。

來源 《民族醫藥集》。推薦人：劉紅梅。

三、耳　閉

處方 龍膽草6克、醋柴胡6克、川芎6克、菊花1克、生地1克。（蒙古族方）

用法 上藥搗爛水煎去渣後滴耳內，每日 2～3 次。

說明 本方適應於肝膽火盛、耳鳴、耳聾等症，平肝清熱代茶用。

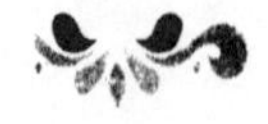

來源　獻方人：內蒙古蒙藥廠張萬林。推薦人：內零古蒙藥廠賀喜格圖、徐青。

四、中耳炎

處方1　海浮石30克、沒藥3克、麝香0.1克。（蒙古族方）

用法　以上3味藥，研為細末。每次用0.05克，吹入耳中。1日數次。

說明　經臨床驗證，本方對耳底有膿有特別療效。

來源　摘自《普濟方》。推薦人：內蒙古哲里木盟蒙醫研究所關寶龍。

處方2　白礬、膽礬、紅花各3克，麝香少許，蛇蛻1條。（燒存性）

用法　上藥研細末，瓷瓶收貯。先用消毒棉花拭乾耳中濃液，再上藥末少許。次日先拭去昨日藥，再上藥，如此以癒為度。

說明　本方治療慢性中耳炎、耳中有膿、時發癢痛。

來源　摘自《楊氏家藏方》。推薦人：南京中醫學院華浩明。

處方3　五倍子10克、烏賊骨10克、冰片3克。（白族方）

用法　上藥研細為末，用藥末少許吹入耳內，每日3次。

說明　曾用此方治療化膿性中耳炎數例，一般3至5日可癒。

來源　白族民間單方。推薦人：許服疇。

處方4　狗響鈴10克。（納西族方）

用法　水煎為濃汁，少許滴入患耳，每日3次。

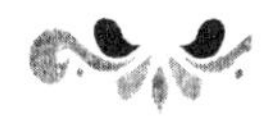

說明　對化膿性中耳炎有效。

來源　納西族民間。推薦人：許服疇。

處方5　五倍子3克、枯礬2克、蛇皮1克。（白族方）

用法　以上8味藥研為細末，裝入瓶內，用時取出少許用香蕉樹汁調勻滴入耳內。每日滴3次。7天為1個療程，2～3個療程即可痊癒。

說明　此方有較好的消炎、收斂作用，對化膿性中耳炎治療效果較好。

來源　獻方人：雲南省大理市康復醫院許服疇。

處方6　鮮魚腥草30克。（苗族方）

用法　將魚腥草洗淨晾乾，搗成泥狀，置於乾淨的布袋內擰汁。用汁滴耳，每次5滴，每日3～4次。

說明　本方為昭通苗族民間方，屢用屢效。獻方者在沒有鮮魚腥草時用糖衣魚腥草片研粉吹入耳內亦有效。

來源　獻方人：雲南省昭通市小李子園王玉珍。推薦人：雲南省宣威縣羊場煤礦職工醫院曾正明。

處方7　狗響鈴（全草）5克、扁竹蘭5克。（白族方）

用法　兩味藥加工為細末，用麥稈吹入耳內，每日2次，治好停藥。

說明　此方用藥簡單，療效確切，是治療化膿化膿性中耳炎的良方。

來源　獻方人：雲南大理市康復醫院許服疇。

處方8　雄黃18克、梅片4.5克、燈芯草4.5克。（烤黃存性）桑螵硝30克（烤黃黑存性）、辰砂6克、枯礬3克、青黛

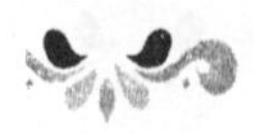

12克，研末成散，密封罐內備用。

用法 先將患者耳內膿物用雙氧水或50度米酒洗淨拭乾，用鵝毛莖或硬膠管末端，裝有一個小皮球做成吸取器，蘸取藥散，噴射耳內。

說明 經臨床觀察，對化膿性中耳炎有較好的療效。一般用藥3～4次即癒。

來源 獻方人：南京海軍電子工程學院門診部郭麗霞。

處方9 蛇蛻6克、冰片1克、血竭2克。（土家族方）

用法 蛇蛻燒灰存性，以冰片、血竭共研細末，將耳用淡水或雙氧水洗淨，藥棉擦乾，再將藥末吹入耳內。

說明 經臨床驗證，對化膿性中耳炎療效顯著。

來源 獻方人：湖南省湘西自治州民族醫院周老。推薦人湖南省湘西自治州民族醫院田奇偉。

處方10 龍膽草籽15克，蘿蔔、廣木香、獨頭蒜各10克，麝香1克，阿魏0.5克。（蒙古族方）

用法 上味共研細麵。用植物油調和滴於耳內。每日滴2～4次。

說明 此方對急性中耳炎。有較好的療效。

來源 獻方人：遼寧省阜新蒙醫藥研究所齊淑芬。推薦人：遼寧省阜新醫藥研究所齊淑琴。

處方11 鉛丹5克、枯礬5克、五倍子5克、青黛5克、冰片3克。（彝族方）

用法 以上藥物共研為細末，每次取少許吹入耳內，每日2次。

說明 一般3至5日見效。

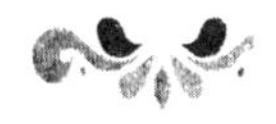

來源　《民族醫藥集》。推薦人：劉紅梅。

處方12　紫草50克、麻油500毫升。（阿昌族方）

用法　把紫草放入麻油中浸泡12小時，然後用火將紫草炸至焦黑狀濾取油液，待涼後裝瓶備用。治療時，先用3%雙氧水把耳內膿液洗淨，用棉籤擦乾，然後把藥油滴入耳內3至4滴，每日4至5次，5日為1個療程。

說明　可用於治療慢性化膿性中耳炎。

來源　《雲南民族醫藥見錄聞》。推薦人：張力群。

處方13　新鮮蒲公英適量。（怒族方）

用法　洗淨後用手揉爛，擠取其汁。先用消毒棉簽將患耳內的膿汁擦淨，再將蒲公英汁滴入患耳內，每次2至3滴，每日3次。連治2至3日。

說明　本方治化膿性中耳炎有一定療效。

來源　《民族醫藥采風集》。推薦人：張力群。

處方14　黃連20克、麻油50克。（土家族方）

用法　將黃連烘乾，搗碎，棄外皮，搗成黃色粉末，入麻油中浸泡7天，使麻油變色即成。臨睡前側臥，病耳向上，將黃連油滴入病耳3至5滴。

說明　連續幾日即癒。治療時忌食辛辣發物。

來源　《民族醫藥采風集》。推薦人：張力群。

處方15　青黛、枯礬、爐甘石各5克，海螵蛸、黃連、龍骨、乳香、五倍子各3克，冰片2克。（滿族方）

用法　共研細末，消毒後瓶裝備用。裝耳內局部用雙氧水清洗後，吹入細末適量，每日1次，2至3天膿液消失，1

週後鼓膜癒合。

說明　清熱燥濕、收斂去腐，止痛生肌，治化膿炎中耳炎有效。

來源　《民族醫藥集》。推薦人：劉紅梅。

處方16　角蒿5克、麝香3克、銅灰3克、蒜4克、蘆薈1克、童便適量。（蒙古族方）

用法　以上5種藥研粉，在童便（8歲男孩尿）裏泡3日濾去藥渣，把清藥水每日3次，每次1～3滴滴入耳裏。

說明　應用本方治療中耳炎、藥物中毒引起的耳聾，療效滿意，無副作用。

來源　此方為蒙醫驗方。推薦人：內蒙古哲里木盟蒙醫研究所色音其木格。

處方17　黃連1克、黃芩、黃柏各3克，焦梔子、虎杖各6克。（撒拉族方）

用法　將上藥加水200毫升，煎煮15分鐘，去渣，再煮濃縮成30毫升。瓶裝備用。每次滴耳2～3滴，日2次。

說明　滴耳前先用雙氧水洗淨膿液。本方治療急慢性中耳炎有特效。

來源　獻方人：青海省民和縣人民醫院劉啟明。

處方18　十大功勞根適量。（壯族方）

用法　將上藥切碎，加水適量煎成濃汁。用時每次取藥液數滴滴入耳內，每日數次，連用至癒為止。如流膿較多，可酌加黃連。

說明　主治慢性化膿性中耳炎，療效滿意。

來源　獻方人：雲南省文山州衛生學校楊學況。推薦

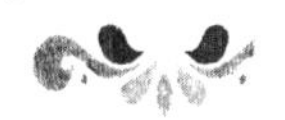

人：雲南省文山縣衛生防疫站李芳。

處方19　石膏50克、白礬50克、黃連30克、大黃50克、甘草30克、冰片2克。

用法　將以上藥物研極細末，加入冰片充分混合，高壓消毒 30 分鐘瓶貯備用。用時先用棉籤蘸 3% 雙氧水洗去膿液、痂皮，再用 75% 酒精棉求拭淨患耳，取出藥末少許吹入耳內，每天 3～5 次。

說明　本方有清熱解毒、止痛生肌之效，對於雙耳嚴重流膿者，經用 5～7 天即可見效。

來源　獻方人：廣東省東昌縣羅家渡衛生院曾沖。推薦人：雲南省文山州皮研所聶正禮、倪翠瓊。

處方20　鮮芭蕉莖汁適量。（佤族方）

用法　先用雙氧水洗淨患耳，以消毒後的 5 毫升注射器抽取芭蕉莖汁，滴入患耳 2～5 毫升，再用消毒棉球塞之，每日 2 次。

說明　本方佤族醫師常用，臨床驗證 20 餘例，效果尤佳。

來源　獻方人：雲南省滄源縣佤醫佤藥門診部李尼茸。推薦人：雲南省滄源佤放大自治縣人民醫院李永明。

處方21　魚腦石適量。（畲族方）

用法　上藥用文火研末，用小竹管吹入耳中，每日數次。

說明　使用本方療效顯著，簡便，易於推行。魚腦石即魚首石。

來源　摘自《畲族驗方選》。推薦人：福建省中醫藥研究院林恩燕。

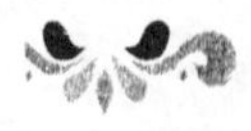

處方22 大活蛤蟆500克，95%酒精500毫升或大活蛤蟆1個，95%酒精100毫升。（壯族方）

用法 將蛤蟆放入寬口瓶，然後倒入95%酒精浸15天過濾即成蛤蟆酊，先用雙氧水將耳內膿液洗乾淨，然後用棉籤將此酊滴入耳內1滴即可。

說明 蛤蟆酊有殺菌消炎作用，對化膿性中耳炎、耳癤、耳道炎症均有效，尤其中耳炎初期有顯著療效。如已化膿用三棱針刺破排膿。筆者用此方10多年，治療數千人確有療效。除治療中耳炎外，對體表各種炎症也有效。

來源 獻方人：廣西自治區百色地區民族醫藥研究所楊順發。

處方23 野棉花根500克。（土家族方）

用法 取淨鮮野棉花根合桐油同熬煎1小時，過濾去渣，用藥油塗搽瘡處或滴耳中，每天2次。

說明 本方對中耳炎、耳瘡、斷耳瘡均有特效。

來源 獻方人：湖北省來鳳縣翔鳳鎮老虎洞衛生所楊洪興。

處方24 野鴉椿200克。（畲族方）

用法 採摘野鞭策椿花曬乾，磨成粉末備用，對於中耳炎流出綠色膿液，臭味大，反覆治療難癒者，取粉末2～3克吹入耳內，每日3～4次，3～4日可停止流膿。

說明 本方與五倍子粉末吹耳內治療化膿性中耳炎是鐘氏祖傳七代的驗方，在當地群眾享有名聲。據現代醫學研究，野鴉椿對綠膿桿菌有抑制作用，說明對流出綠色膿液用野鴉椿花粉末是有一定科學道理的。

來源 獻方人：福建省寧德市飛鸞鎮新岩長園林鐘其和。推薦人：福建省寧德地區醫藥研究所陳澤遠。

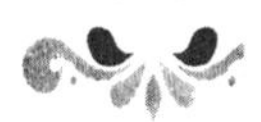

處方25 七葉一枝花根60克、蛇膽1個。（壯族方）

用法 上藥在 75 % 酒精 250 毫升內浸泡，然後過濾，把藥液滴入耳內，每日 3 次。

說明 筆者用本方治療 10 例，均取得滿意效果。患者不妨試一試。

來源 獻方人：雲南省西疇縣興街中心衛生院李光員。

處方26 公丁香5克、黃連2克。（民間方）

用法 上藥用蒸餾水加至 100 毫升，浸泡 1 週，過濾備用，先用雙氧水洗淨中耳，擦乾，然後滴入上藥液 2～3 滴，每日 3 次。

說明 經治 100 餘例，有效率 95% 以上。

來源 獻方人：雲南省通海縣藥品檢驗所岳邦濤。

處方27 大活田螺1個、冰片3克。

用法 將大田螺蓋輕輕打開一條縫，把研細冰片納入，放於陰涼處待田螺化水後，用田螺中水液滴耳。每日 3～4 次。

說明 本方治療中耳炎，屢用效驗。但在滴灌藥液前須先用雙氧水洗淨耳內膿液後方可滴藥。

來源 獻方人：南京中醫學院劉學華。

處方28 胡桃仁3個、冰片3克、苦參2克、人工牛黃1克。（蒙古族方）

用法 胡桃仁用布包好，加壓擠油於碗內，放入冰片使其溶解，洗淨耳內外，滴於耳內。每日 1～2 次。

說明 應用本方治療中耳炎，5～10 天可癒。

來源 摘自《自製驗方》。推薦人：內蒙古科左中旗糖廠職工醫院趙宇明、趙志峰、劉斯日古冷、包哈斯。

處方29 金絲荷葉15克、冰片0.6克。

用法 將金絲荷葉搗汁，然後將冰片研細加入，滴入耳內。

說明 本法對化膿性中耳炎效果尤著。

來源 獻方人：江蘇省淮陰市第一人民醫院張壽延。推薦人：江蘇省南通市中醫院趙孝明。

處方30 廣木香6克、萊菔子6克。（蒙古族方）

用法 將上藥放入水中煎，澄清藥液備用。每日 1～2 次滴入耳內即可。

說明 對治療耳聾、中耳炎有特效。

來源 獻方人：內蒙古哲里木盟蒙醫研究所老蒙醫吳井昌。推薦人：內蒙古哲里木盟蒙醫研究所徐長林。

處方31 訶子100克、廣木香100克、獨頭蒜10克、龍膽子15克。（蒙古族方）

用法 以上 5 味藥研碎用植物油浸文火煎，過濾取油滴入耳內，用新棉花堵塞耳朵。

說明 本方治療各類中耳炎、耳聾療效良好。

來源 獻方人：內蒙古哲里木盟蒙醫研究所名老蒙醫吳井昌教授。推薦人：內蒙古哲里木盟蒙醫研究所拉布傑。

處方32 龍膽草、枯礬、豬苦膽、冰片。

用法 膽草、枯礬納入豬苦膽中（保留膽汁），用絲線紮緊口，置於南簷下陰乾後，加冰片共研細末過篩，貯於無菌瓶中密封備用。先用雙氧水擦淨患耳，取藥末少許用紙筒吹入患耳內，每日 2～3 次，連用 5～7 天可痊癒。

說明 作者用本方治療，36 例，耳道停止流膿，患耳刺痛消失。聽力提高。以上述材料撰寫之論文收載於《全國第二屆中醫外治學術交流會文選編》。

來源 獻方人：山東省淄博市博山區中醫院趙福英。推薦人：新疆維吾爾自治區烏魯木齊市中醫院王輝。

五、耳 聾

處方1 大棗（去核）50枚、蓖麻子（去殼）100克。（布依族方）

用法 共搗爛，分成2包，布包好蒸熟後，捂在耳朵上，左右輪流用熱捂，每次半小時，日2次，連用10至15天。

說明 活血通竅，復聰助聽，主治外傷後耳聾，檢查無鼓膜損害，診斷為神經性耳聾者，對部分患者有效果，可一試。

來源 《民族醫藥集》。推薦人：劉紅梅。

處方2 葛根50克，柴胡25克，沙參25克，黃芩10克，石菖蒲、香附各12克，甘草8克。（水族方）

用法 水煎服，每日1劑，10天為1個療程。藥渣可用布包後蒸墊捂患耳、每次半小時。

說明 調理少陽，開竅益聰，主治突發性耳聾，無明顯誘因，檢查鼓膜正常者。對於藥物性耳聾，應馬上停止使用耳毒性藥物，服用本方。

來源 《民族醫藥采風集》。推薦人：張力群。

處方3 全蠍（去頭足）5隻、白酒10毫升。（土家族方）

用法 將全蠍用白酒浸泡10天（置入玻璃內密封）備用，每日滴耳2～3次，連用5天。

說明 此方主要用於耳聾，療效可靠。

來源 獻方人：湖南省株洲市中藥資源普查辦齊梅卿。

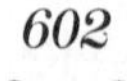

推薦人：湖南省湘西土家族苗族自治州藥檢所羅景方。

處方4 蟬蛻2克、細辛1.5克、清茶2克、荷葉1.5克、麝香0.1克。（蒙古族方）

用法 以上各藥共研細粉，用蔥尖調成糊狀後用藥布泡成一寸長細條納耳。每日換1次，5天為1療程。

說明 使用本方治療耳聾多年，均獲滿意效果。

來源 獻方人：內蒙古蒙藥廠張萬森。推薦人：內蒙古蒙藥廠賀喜格圖、徐青。

六、耳心暴痛

處方 牛角七20克。（土家族方）

用法 採集本品除去黑色皮栓層，切片曬乾研粉備用。用時取小膠管或草管將藥粉少許吹入耳孔中。

說明 牛角七為毛莨科植物尾囊草的根莖。本方為楊洪興祖傳秘方，經臨床反覆驗證，確實神效，多不超過10分鐘疼痛即止。

來源 獻方人：湖北省來鳳縣翔鳳鎮老虎涮衛生所楊洪興。推薦人：湖北省來鳳縣藥品檢驗所錢禎。

七、耵　耳

處方 冰片0.3克、碳酸氫鈉0.3克、大麻油20毫升。（白族方）

用法 將上藥研為細粉，加溫開水數滴調為糊狀，再加入大麻油攪拌均勻，每日滴耳3～5次，致耵聹軟化後取出。

說明 此法在白族民間應用較廣，療效可靠。

來源 獻方人：雲南省蘭坪縣衛生局和勝。推薦人：內蒙古哲里木盟蒙醫研究所格日樂、包光華。

第二節　鼻科疾病

一、鼻　炎

處方1　蒼耳子30克、白芷15克、冰片0.3克。（彝族方）

用法　上藥共研細末，用時取少許布包好塞入鼻孔內，不可塞得太緊，以不影響呼吸為度。

說明　本方治療過敏性鼻炎、慢性鼻炎效果良好。

來源　獻方人：貴州省大方縣醫院丁詩國。

處方2　堇菜（畲語白花地丁）適量。（畲族方）

用法　取上藥加冰糖適量搗爛，外敷鼻頭；再用根燉瘦豬肉，加冰糖少許內服。

說明　此症鼻內發癢，時流臭涕，使用上方療效極佳。白花地丁係堇菜科植物。

來源　獻方人：福建省霞浦縣溪南衛生院雷元明。推薦人：福建省中醫藥研究院林恩燕。

處方3　鵝不食草2克、細辛6克、白芷2克、全蠍2克、薄荷1克、川芎1.5克、青黛1克。（蒙古族方）

用法　以上各藥共研細粉後代鼻煙用，每日數次，也可用濕藥棉蘸藥粉塞鼻約 30 分鐘取出即可，每日 2 次。

說明　本方適應於風癢、鼻塞、各類鼻炎均有效。

來源　獻方人：內蒙古蒙藥廠張萬森。推薦人：內蒙古蒙藥廠賀喜格圖、徐青。

處方4　苦參100克、明礬20克。（侗族方）

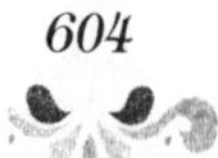

用法　苦參煎取藥汁 50 毫升，加入明礬溶化後瓶裝備用。每日滴 3 次，每次 3 至 5 滴，以癒為度。

說明　清熱解毒，止癢通竅，主治急性鼻炎，鼻黏膜充血，分泌物黃色或帶血絲，或伴發熱，舌紅，脈數等熱象者，對乾燥性或萎縮性鼻炎不宜。

來源　《民族醫藥集》。推薦人：劉紅梅。

處方5　雞屎藤嫩尖1～2支、桃樹嫩尖1～2支。（壯族方）

用法　將上共搓揉成絨團，塞入鼻腔內，時間約 20～30 分鐘。待病人自感鼻腔內有大量分泌物而難以忍受時，即可將藥取出。每日 2～3 次，連用 7 天。

說明　治療萎縮性鼻炎（臭鼻症）有卓效。

來源　獻方人：雲南省文山州衛生學校楊學況。推薦人：雲南省文山州衛生學校任懷祥。

處方6　梅片3克、白芷30克。

用法　共研極細末，取少許，置指上，按於鼻孔，吸入，每日每孔 3 次，交替使用。若用後鼻中發乾，可先塗些香油然後再吸。

說明　該方有較好的通鼻竅的作用，長期使用能取得治癒的效果。該方為筆者經驗方。

處方7　辛夷花5克、蒼耳子5克、川芎5克、北細辛5克、鵝不食草4克、連翹5克、赤芍10克、黃連3克、白芷5克、甘草3克（納西族方）

用法　將上藥水煎 2 次，第 1 次加水 400 毫升，煎至 70 毫升；第 2 次加水 300 毫升，煎至 50 毫升。把兩次藥液混合，用乾淨紗布兩層過濾後，又將藥液用微火濃縮至 50 毫升

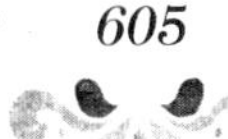

左右，裝入乾淨的空瓶內備用。每日滴鼻2～3次，每次2～3滴。1劑用4～6天，連用5劑為1療程，用完1療程未獲痊癒的，可繼續使用，直至痊癒。

說明 曾用本方在門診治療觀察150多例，效果滿意，無副作用。孕婦及嬰幼兒慎用。

來源 獻方人：雲南省麗江納西族自治縣巨甸中心衛生院和尚禮。

處方8 川芎30克、鵝不食草30克、北細辛6克、辛夷花6克、青黛3克。

用法 上藥共研細末，取少許吹入鼻腔，每日1次。

說明 經治38例鼻炎，療效滿意。

來源 此為古今名方。推薦人：雲南省玉溪地區衛生學校門診部儲從凱。

處方9 過路黃30克。（彝族方）

用法 上藥搗爛，外敷患處，同時以藥適量塞入鼻孔。

說明 此方在彝族民間流傳甚廣，療效可靠。

來源 獻方人：貴州省大方縣醫院丁詩國。

二、急性鼻炎

處方1 辛夷15克、蒼耳子15克、鵝不食草15克、桔梗15克、蜂蜜50克。

用法 將藥研細末，加蜂蜜貯於玻璃瓶中，以浸泡出汁液為度，滴鼻。每日3次。

說明 對慢性鼻炎、萎縮性鼻炎、鼻竇炎、鼻塞日久不聞香臭、鼻中生瘡均有療效。用藥期間忌食辛辣、香燥食物，勿抽菸。少接觸有害氣體和灰塵。

來源　獻方人：雲南省昆明市盤龍區衛生工作者協會李玉仙。

處方2　鵝不食草5克、牙皂4克、法半夏4克、細辛3克、冰片2克。（白族方）

用法　將上述藥品加工為細末，裝入瓶內密封，治療時取出少許藥粉，用麥稈吹入鼻炎患者鼻孔中，每日用藥 2～3 次，5 天為 1 個療程，連用 3 個療程。

說明　此方對於鼻孔不通暢的鼻炎患者，尤為有效，藥粉進入鼻孔中立即打噴嚏自覺鼻孔舒暢。

來源　獻方人：雲南省大理市康復醫院許服疇。

處方3　鵝不食草適量。（獨龍族方）

用法　研為細末，用消毒藥棉在開水中浸濕扭乾，再放藥粉少許，包成細捲塞入鼻孔。

說明　日 1 次，每次 20 至 30 分鐘。用藥 2 至 9 天後，病情明顯好轉或癒。

來源　《民族醫藥集》：推薦人：劉紅梅。

處方4　鵝不食草500克、香茅草500克、薄荷草500克、桉樹葉150克。（壯族方）

用法　用蒸餾法提取含有效成分之藥液 1500 毫升用於滴鼻，配合針灸在大椎、陶道兩穴放血和拔罐效果更好。

說明　本方有消炎殺菌通竅作用，配合放血拔罐可立即見效。

來源　獻方人：廣西壯族自治區百色地區民族醫藥研究所楊順發。

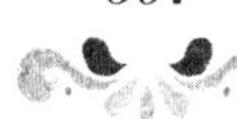

三、慢性鼻炎

處方1 蒼耳子50克。（蒙古族方）

用法 將蒼耳子輕輕捶破，放入小鋁杯中，加入麻油 50 克，用文火煮沸，去蒼耳子。待油冷後，裝入乾燥清潔的玻璃瓶內備用。用時取消毒小棉籤蘸油少許，塗於鼻腔內，每日 2～3 次，2 週 1 療程。

說明 此方用於慢性鼻炎有效。

來源 獻方人：內蒙古哲里木盟紮魯特旗醫院趙達古拉。推薦人：內蒙古哲里木盟蒙醫研究所齊蘇和。

處方2 熟石灰粉10克、川烏粉2克。（傣族方）

用法 將上藥混合加汽水 10 毫升，充分混均後，用棉花塗搽於患部。每日 1～2 次。

說明 係傣族民間驗方，曾治癒患 15 多年的慢性過敏性鼻炎 5 例，用此方後，均收到較好的療效。

來源 雲南路西縣遮放鄉傣族版思換醫生獻方。推薦人：雲南法宏藥檢所段國明。

處方3 蒼耳子160克、辛夷16克、小麻油1000克。（哈尼族方）

用法 先將 1000 克小麻油溫熱後，加入已打碎的蒼耳子及辛夷，浸泡 24 小時，再用文火煮沸至麻油約 800 克左右，冷卻後過濾，瓶裝備用。每天滴 4 次。慢性單純性鼻炎，乾燥性鼻炎 7 天為 1 療程，過敏性鼻炎和萎縮性炎 1 月為 1 程，一般 3 個療程可收到滿意效果。

說明 共治 1576 例，顯效率 73.8 %，有效率 86.9%，其中乾燥性和萎縮性鼻炎療效較好（有效率分別為 95.5% 和

88.9%）

來源 獻方人：房學賢。推薦人：雲南省個舊市人民醫院蘇平。

處方4 蒼耳子40個、麻油50克。（達斡爾族方）

用法 將蒼耳子輕輕捶破，放入清潔小鋁杯中，加麻油文火煮開，去蒼耳子待冷後傾入小瓶中備用。用時以棉籤飽蘸油液塗鼻腔內，1 日 2 至 3 次，2 月為 1 療程。

說明 用此方最好再配合蒼耳子散（辛夷 25 克、蒼耳子 20 克、白芷 15 克、金銀花 30 克、甘草 5 克）共為細末，1 日服 3 次，1 次 10 克。或 1 日 1 劑，水煎服，1 日服 3～4 次。其療效更佳。

來源 獻方人：黑龍江省春市中醫院劉世英。推薦人：雲南省個舊市人民醫院蘇平。

四、鼻竇炎

處方1 黃魚肶45克、青黛3.5克、冰片5克、菖蒲8克。（蒙古族方）

用法 將藥共研細末，每日吸入鼻中 1 次。

說明 應用本方治療急慢性鼻竇炎療效頗佳。

來源 摘自《自製驗方》。推薦人：內蒙古科左中旗糖廠職工醫院趙宇明、趙志峰、劉斯日古冷、包哈斯。

處方2 元參125克、川烏25克、白芷25克、金銀花25克、柴胡25克、薄荷25克、鉤藤25克。（白族方）

用法 諸藥放入砂鍋，加水 2000 毫升，煎至 1000 毫升，倒入臉盆，患者薰鼻（吸入熱氣，從口中呼出，反覆進行）。待藥液熱氣大降後，用藥液洗頭面部。早晚各 1 次，

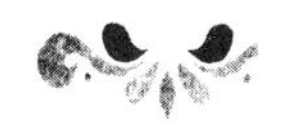

連用 2 劑為 1 個療程。一般 5～10 劑即癒。

說明 經治 70 餘例鼻竇炎，都獲滿意效果。

來源 獻方人：雲南省大理市康復醫院八門診楊中梁。

處方3 百草霜5克、水銀50克、朱砂25克、黑鉛25克、白鉛25克（蒙古族方）

用法 將上藥研成細末，每次 5 克燒出煙味，將煙用細管吸入患者鼻腔。每日數次即可。

說明 用上述方法治療鼻竇炎，具有很好的療效。

來源 獻方人：內蒙古哲里木盟蒙醫研究所拉布傑。

處方4 連錢草50克、細辛10克、冰片末1克。（苗族方）

用法 將 2 藥煎水去渣，藥液加入冰片裝瓶內，用時振搖，取適量滴鼻。每日 5 次，連用 7 天。

說明 經臨床觀察，對鼻竇炎有較好的療效。

來源 獻方人：湖南省湘西土家族苗族自治州吉首市中藥資源普查辦公室。推薦人：湖南省湘西土家族苗族自治州藥檢所羅景方。

處方5 鵝不食草50克、白芷20克、薄荷15克、辛夷花15克、羌活20克、川芎15克、防風15克、樟腦10克、香五加皮15克、細葉香薷30克、橘皮10克、冰片10克。（土家族方）

用法 上藥研粗末，裝入布袋內，放置於患者枕旁，1月 1 換，共需 3 個療程。

說明 此方在臨床上經多年應用療效很好，患者樂於接受，大部分患者用藥後 10 天鼻通，頭不痛，症狀減輕，全療程共 3 個月。

來源 獻方人：湖南省花垣縣吳氏診所吳言發。

處方6 白芷5克、細辛1克、冰片1克、川芎5克、薑黃5克。（蒙古族方）

用法 以上藥研成細末後每天2～3次，每次少量吸入鼻內。

說明 對急慢性鼻炎、頭痛、過敏性鼻炎、酒渣鼻等病療效顯著。

來源 獻方人：內蒙古阿拉善盟蒙醫藥研究所賀巴依爾。

處方7 白芷10克、細辛1克、辛夷3克、冰片1克、麝香0.5克。（蒙古族方）

用法 以上藥研成細禾後，每天3～6次少量吸入鼻內。

說明 鼻竇炎、過敏性鼻炎、頭痛、偏頭痛等病療效顯著。

來源 獻方人：內蒙古阿拉善盟阿左旗嘉蘇木衛生院黃孟和。推薦人：內蒙古阿拉善盟蒙醫藥研究所賀巴依爾。

處方8 辛夷3克、防風2克、白芷2克、細辛1克、冰片1克。（蒙古族方）

用法 以上藥研成細末後每天3～6次少量吸入鼻內。

說明 對副鼻竇炎、慢性鼻炎、頭痛等病療效顯著。

來源 獻方人：內蒙古阿拉善盟蒙醫藥研究所賀巴依爾。

處方9 薄荷20克、蒼朮20克、藿香20克、白芷20克、川芎20克。（納西族方）

用法 上5味藥，先用冷水浸泡30分鐘，急火煎，沸後聞煎藥之蒸氣，約3～5分鐘，服藥液150毫升。隔一小時後再煎再聞並服湯液，1劑如此3次，1日1劑。

說明 本方為筆者創制並臨床應用百餘例，效果滿意。

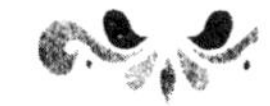

為「芳香通竅、芳香化濁」之直接用法。適用於上頜竇炎。

來源 獻方人：雲南省麗江地區人民醫院和建清

五、萎縮性鼻炎

處方1 桃樹嫩尖葉適量。（怒族方）

用法 每次用1～2片，揉搓成棉球狀，塞入鼻腔直達病處10～20分鐘，待鼻內分泌大量清涕，不能忍受時才棄藥。

說明 每日4次，7日為1個療程。

來源《民族醫藥集》。推薦人：劉紅梅。

處方2 生蜂蜜適量。（景頗族方）

用法 先用溫開水洗淨鼻腔，再用棉籤蘸適量生蜂蜜塗在鼻黏膜上，每日早晚各1次，至鼻腔無痛癢，無分泌及結痂，嗅覺恢復為止。

說明 對萎縮性鼻炎有一定作用。

來源 《雲南民族醫藥見聞錄》。推薦人：張力群。

六、過敏性鼻炎

處方1 蒼耳子、辛夷、白芷、瓜藤各100克，綠礬50克，薄荷80克。

用法 將上藥研細粉過120目篩，裝入瓷瓶備用。每日吹鼻3次，10天為1療程，間隔3～5天，再進行第2療程。

說明 上方是以蒼耳子散為主方的外治吹藥，由鼻黏膜的吸收而取效，在初次使用時鼻腔內稍有痛感，且鼻涕增多，使用幾次後即可適應。

來源 獻方人：江蘇省南通市天生港發電廠保健站吳自強。

處方2 無花果30克，無花果葉10克，鵝不食草、蜂房各

15克。（瑤族方）

用法 煮沸 10 分鐘後薰鼻。每次 30 分鐘，每日 2 次。

說明 治過敏性鼻炎，7 日為 1 個療程，連續用1～2 個療程。

來源 《雲南民族醫藥見聞錄》。推薦人：張力群。

七、鼻出血

處方1 熊膽5克、肉桂50克。（蒙古族方）

用法 以上 2 味藥粉碎成細末過篩，用脫脂棉花蘸乾粉塞鼻可止鼻出血。

說明 本方治各種原因引起的鼻出血均有良效。

來源 獻方人：內蒙古哲里木盟蒙醫研究所名老蒙醫吳井昌教授。推薦人：內蒙古哲里木盟蒙醫研究所色音其木格。

處方2 生大蒜頭50克、新鮮尖椒20克。（壯族方）

用法 將蒜頭搗爛如泥，敷湧穴加艾灸 10 分鐘，可立即止血。

說明 刺激湧泉穴可使腎上腺分泌增加，使血管收縮達到止血的目的。

來源 獻方人：廣西百色地區民族醫藥研究所楊順發。

處方3 蠶殼3克、紅綢子2克、鱔魚血20克、防腐劑1克。（白族方）

用法 將蠶殼及紅綢子置於鱔魚血中浸泡，再投入防腐劑防腐，最好是置於瓶中密封。用時取出蠶殼和紅綢子擦足底湧泉穴（男左女右）。每月反覆用藥 7～10 次，連續用藥 5 天。

說明 此方療效確切，但對於器質性病變所致的出血症

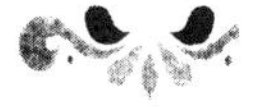

無治療作用。

來源 獻方人：雲南省大理市康復醫院許服疇。

處方4 茶花、百草霜各適量。（苗族方）

用法 將茶花置瓦上文火焙乾與百草霜混合研末，吹入出血之鼻腔黏膜創面。

說明 本方常用於治療血熱所致的鼻流血效果滿意。

來源 獻方人：雲南省文山州衛生學校李世昌。推薦人：雲南省文山州衛生防疫站沈金章。

處方5 仙鶴草5克。（哈尼族方）

用法 上藥搗爛加適量清水擠壓取汁，棉球浸濕汁液放入鼻孔深處或取汁直接滴入鼻內。

說明 此方對急慢性鼻衄患者均有效，具有安全可靠、簡便的優點。

來源 獻方人：雲南省綠春縣戈奎鄉埃倮草醫生陳立才。推薦人雲南省綠春縣衛生局醫政科李榮華。

處方6 山梔炭末10克、香墨塊（研末）5克、枯礬末10克、白及粉15克。（土家族秘方）

用法 以上4味藥拌勻（研細）備用。用時先用脫脂棉團粘上藥粉，塞入鼻孔內，鼻血即止。

說明 本方為錢楨祖傳秘方，經臨床驗證，屢用屢效。

來源 獻方人：湖北省來鳳縣藥品檢驗所錢楨。推薦人：湖北省來鳳縣翔鳳鎮老虎洞衛生所楊洪興。

處方7 景天三七10克、川大黃10克、地榆6克、白及10克。（土家族方）

用法　將上藥研細末，包在消毒棉花內，用藥棉塞在出血的鼻孔內，並囑患者兩手高舉 20 分鐘。再讓人用手塞緊出血側邊耳中，用力在對面的耳口上吹氣，直至鼻衄停止。

說明　吹氣人要氣大而足，使其耳內有悶脹感才有效。經臨床反覆驗證，止血確切。

來源　獻方人：湖北省來鳳縣翔鳳鎮老虎洞衛生所楊洪興。

處方8　大黃30克、肉桂3克、梔子10克。（哈尼族方）

用法　將上藥研細粉後，以米醋適量浸泡藥粉，裝入布袋烘熱滾熨迎香穴和頸部。每次 15～20 分鐘，每日 2～4 次。

說明　藥粉米醋浸泡 24 小時以後應用。本方臨床反覆驗證 300 餘人次，均獲滿意效果。大部分患者用藥 2 次即止血或減少出血量。

來源　獻方人：雲南省綠春縣醫院五官科白玉輝。推薦人：雲南省綠春縣衛生局醫政科李榮華。

處方9　貝齒灰3克。（蒙古族方）

用法　取藥灰少許，吸入鼻內即可。

說明　本方有止血作用。用於失血、鼻衄。臨床應用有特效。

來源　獻方人：內蒙古哲里木盟蒙醫研究院所徐長林。

處方10　獨頭大蒜10克、鮮土牛膝根100克。（苗族方）

用法　將上藥洗淨搗爛如泥，用紗布包裹外敷雙足湧泉穴。每次 1 劑，間日 1 次，連用 3 日。

說明　觀察 50 餘例，療效滿意。

來源　獻方人：湖南省石門縣中藥資源普查辦文澤遠。推薦人：湖南省湘西自治州藥檢秘羅景方。

處方11 梔子、烏梅適量。（納西族方）

用法 先將烏梅炒炭存性，與梔子共研細末，120孔篩子過篩。用消毒棉蘸藥粉塞於鼻孔，直至血止。

說明 用本方治療鼻腔出血，療效滿意。

來源 獻方人：雲南省麗江黃古族自治縣第二人民醫院和尚禮。

處方12 生艾葉30克、蒿枝尖20克。（壯族方）

用法 將生艾葉、蒿枝尖研為細絨團塊，塞入流血之鼻腔內。

說明 本方在民間廣為應用，效果滿意。

來源 獻方人：雲南省文山州衛生學校李世昌。推薦人：雲南省文山州衛生學校黃振德。

處方13 鮮藕適量。（苗族方）

用法 將鮮藕搗取汁，將汁滴入鼻中。

說明 本方治療鼻流血不止效果滿意。

來源 獻方人雲南省文山州衛生學校李世昌。推薦人雲南省文山州衛生學校吳雪芬。

處方14 鵝不食草30克、甘油70克。（土家族方）

用法 上藥研細粉與甘油混合均勻滴鼻腔。

說明 本方適用於鼻衄，經臨床驗證有效、可靠。

來源 獻方人：湖南省湘西自治州民族中醫院張即行。推薦人：湖南省湘西土家族苗族自治州民族醫藥研究所田會偉。

處方15 生煙筒屎適量。（仫佬族方）

用法 取煙筒屎均勻攤在3×3公分的軟紙上，巾敷於

患者兩側乳頭和乳暈部位，用手稍加壓迫1～3分鐘，鼻出血很快自止。

說明　本方法在仫佬族民間中比較廣泛流傳，效果很好，曾治療過數百例，療效達99%。生煙筒屎就是仫佬族同胞採用當地的一種名叫金絲竹做成的煙袋。煙袋杆經過長期使用以後，表面呈烏紅或烏黑色，裏面積結的煙垢就是煙屎。

八、鼻息肉

處方1　鮮芫荽適量。（畲族方）

用法　上藥洗淨後搗爛，然後塞入鼻腔，每日換藥1次。

說明　囑病人回家後要連著按上法用藥7天，鼻息肉自行脫落。經臨床驗證多例，療效顯著。芫荽係傘形科植物。

來源　獻方人：福建省霞浦縣醫院紀澤元。推薦人：福建省中醫藥研究院林恩燕。

處方2　芒硝、青黛各1.5各，乳香、沒藥各0.3克。

用法　上藥研為細末。每用少許，放藥末於鼻腔內。

說明　本方治療鼻息肉閉塞，頷面疼痛。

來源　摘自《儒門事親》。推薦人：南京中醫學院華浩明。

九、酒糟鼻

處方1　滑石粉30克、白芷30克、附子30克、冰片10克、百合10克、綠豆500克。（苗族方）

用法　上藥研成細末，用藥時，拌勻，將患處洗淨，撒在患處上。或用溫開水（濃茶）將藥調成糊狀，敷在患處並用紗布包紮固定。再用藥時，又把患處洗淨。如此反覆用

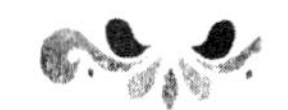

藥，至癒為止。

說明 本方曾介紹給幾位患者使用，均獲得良效，前來告癒。患此病者值得一試。

來源 獻方人：雲南省西疇縣興街中心衛生院李光員。

處方2 大楓子（去殼）16克、水銀3克、核桃仁16克、樟腦3克、豬板油9克。（藏族方）

用法 先將大楓子仁、核桃仁搗爛成泥，再加入水銀，研至不見水銀星為度，再加入樟腦、豬板油，研勻。用時以紗布包裹搽患處。每日數次，每次1～2分鐘。

說明 治酒糟鼻效果顯著，一般10多日可癒。此法對治疥瘡有特效。

來源 獻方人：四川省甘孜州人民醫院王興壁。推薦人：四川省南充市人民醫院楊國英。

處方3 山硫磺（蘿蔔內煨）、乳香、輕粉、烏頭尖、醋各適量。（蒙古族方）

用法 將上藥研各等量細末用醋調敷患處。

說明 用本方治療酒齇鼻療效顯著。

來源 獻方人：內蒙古科左後旗蒙醫整骨醫院包國林。推薦人：內蒙古科左後旗蒙醫整骨醫院包伶。

處方4 氯黴素注射液2支、強的松、甲硝唑各2片，苦參1克。

用法 將藥片研粉，苦參粉碎過100目篩，混勻，再用氯黴素針水拌勻。以消毒棉籤蘸搽鼻部，1日數次。

說明 經用本方治療酒齇鼻109例，療效滿意。注意勿使藥液流入口、目。

來源　獻方人：雲南省普洱縣人民醫院柳克尊。

處方5　大黃50克、硫磺50克。（苗族方）

用法　將上兩藥充分混合均勻，研為極細粉末，以涼開水調成糊，外塗或加生蘿蔔汁外搽。

說明　此為雲南省文山皮研所之驗方，有清熱和營、殺蟲解毒之效。

來源　獻方人：雲南省文山皮研所楊榮德、聶正禮。推薦人：雲南省文山州衛生學校任懷祥、楊學況。

處方6　紅球薑3～5片、蘇子油適量、犁頭尖部。（傣族方）

用法　先將犁頭尖部（犁田用的）用火燒紅，再用黑布蘸蘇子油包燒紅的犁頭尖片部，立即用此布擦患部。1日1～2次。

說明　如出現瘙癢，則用鮮紅球薑片貼在燒紅的犁尖上，用杯接下汁液搽患處便可止癢。

十、疳蟲蝕鼻

處方1　鮮杜衡30克、雞蛋1個。（苗族方）

用法　將藥搗爛，取汁調雞蛋清搽鼻，乾則再搽，連用5天。

說明　此方在民間廣泛流傳，療效可靠。

來源　獻方人：湖南省婁底市蕭壓鄉衛生院王儒生。推薦人：湖南省湘西自治州藥檢所羅景方。

處方2　車前子5克、麝香0.5克、熊膽2.5克。（蒙古族方）

用法　將藥研末後，乾型者用豬髓油調搽患處。濕型者

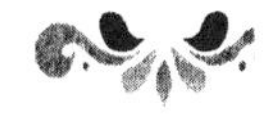

用乾粉塗搽患處。

說明 本方主治鼻疳有特效。

來源 獻方人：內蒙古科左後旗蒙醫整骨醫院包國林。推薦人：內蒙古科左後旗蒙醫整骨醫院包伶。

十一、鼻疔鼻瘡

處方1 金銀花15克、蒲公英15克、黃芩12克、薄荷10克、魚腥草20克、仙人掌10克。（回族方）

用法 仙人掌搗爛敷患處，1日1次。其他藥水煎服。1日1劑，分4次服，3劑為1療程。

說明 本方疏風清熱，解毒消腫。適用於鼻疔初起，外鼻或鼻前庭處輕度疼痛，灼熱，或麻或癢。患處局限性焮紅，如粟粒狀隆起，形小，根腳堅硬。全身多有發熱，微惡寒，周身不適等症。

來源 獻方人：雲南省會澤縣新街回族鄉花魚村馬有春。推薦人：雲南省個舊市人民醫院蘇平。

處方2 核桃（胡桃）1個、巴豆1粒。（哈尼族方）

用法 將胡桃仁取出，與巴豆同燒成灰，菜油調和，擦於患處。1日3次，6日1療程。

說明 本方用於治療鼻疳、鼻瘡（鼻前孔處皮膚紅腫、痛癢、糜爛、結痂等症）。

來源 獻方人：雲南省開遠市中醫院馬淑珍。推薦人：雲南省個舊市人民醫院蘇平。

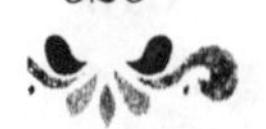

第三節　咽喉科疾病

一、急慢性咽炎

處方1　朱砂1克、麝香0.5克、炮製的硼砂5克、寒水石5克、白硇砂5克、冰片5克、雄黃3克。（蒙古族方）

用法　上藥研成細粉末後煮3～5分鐘，澄清藥液，用霧化吸入器噴到咽部。

說明　應用本方治療急慢性咽炎，甲亢療效滿意。臨床觀察有效率達90%。治癒率達95%。

來源　獻方人：內蒙古哲里木盟蒙醫研究所色音其木格。

處方2　鹿角霜5克、人指甲5克、急性子5克。（納西族方）

用法　上藥碾為細末，少許吹入咽喉，每日3次。

說明　本方對慢性化膿性咽炎有一定療效。

來源　納西族民間方。推薦人：許服疇。

處方3　雞內金10克。（納西族方）

用法　燒焦存性，研細為末。用麥稈吹入口中，每日3～5次。

說明　對急慢性咽炎、咽喉腫痛療效確切。

來源　納西族民間方。推薦人：許高痛。

處方4　北沙參25克、白元參25克、桔梗15克、金櫻子25克。

用法　煎湯漱口，在咽部停留時間要長，前三口吐棄，後可口服。

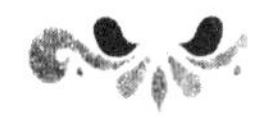

說明　本方對失音、慢性扁桃體炎、氣管炎、梅核氣均有療效。梅核氣加鮮綠萼梅 15 克含漱後吞服。

來源　獻方人：雲南省昆明市盤龍區衛生工作者協會李玉仙。

處方5　餘甘子30克、浙貝15克、玄參15克、百合30克、麥冬20克、訶子10克、桔梗10克、通關散15克、木本反背紅20克、木薑子10克、菖蒲20克、小黃傘20克、雲母10克9。（哈尼族方）

用法　將諸藥研細為末，用麻油熬，黃丹收，牛皮膠 20 克攪拌成膏。用時將膏藥巾於肺俞、下頷兩側皮膚。每隔 1 日換 1 次藥。

說明　本方具有清肺化痰、利咽開音之功效，適用於急慢性咽喉炎。

來源　獻方人：雲南省玉溪地區中醫院王家福。

處方6　穿心蓮100克、鮮蒲公英200克、冰片10克。（水族方）

用法　將上藥水煎 3 次後合併煎液，然後用文火濃縮成流浸膏，再將冰片研細兌入膏內調勻。用時把藥膏攤在寬膠布上貼於天容穴上。

說明　本藥貼敷 1 天後方見效，視病情輕重和病程長短可連貼 7～10 天。

來源　獻方人：雲南省宣威縣羊場煤礦職工醫院曾正明。

處方7　訶子10克、梔子15克、川楝子15克、金銀花5克、丁香100克、廣木香100克。（蒙古族方）

用法　以上 6 味藥研成粗粉水過濾，澄清藥液，用霧化

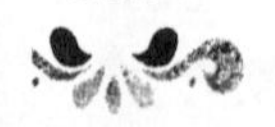

吸入器噴咽部，每日 1～2 次。

說明 應用本方治慢性咽炎、咽喉腫痛和聲音嘶啞均有良效。

來源 獻方人：內蒙古哲里木盟蒙醫研究所名老蒙醫吳井昌教授。推薦人：內蒙古哲里木盟蒙醫研究所色音其木格。

處方8 生地30克、玄參20克、貝母20克、麥冬20克、丹皮15克、牛蒡子15克、大青葉30克、銀花30克、連翹30克、甘草10克。

用法 以上藥各藥加水 1000 毫升，煎至 200 毫升霧化器將藥液霧化，每次 20 分鐘，每日 2 次。

說明 對咽炎、扁桃體炎、急慢性支氣管炎、肺炎咳嗽，都有明顯療效。

來源 武漢市中醫醫院崔金濤。

處方9 生石膏30克、蒲公英50克，研細，用豬膽汁40毫升調成糊狀。

用法 將藥糊攤於布塊上，敷大椎、曲池、合谷，1 日 2 次。

說明 對急慢性咽炎有效。

來源 武漢市中醫院崔金濤。

二、急慢性扁桃體炎

處方1 百草霜5克、明礬5克、食鹽4克。（阿昌族方）

用法 將上藥共碾成細粉，用手指蘸藥粉，在患部輕按3～4 次，患者自覺口涎劇增，吐去涎水，即感輕鬆許多。

說明 本法應注意：過重恐擠傷扁桃體，過輕則療效不顯，可請經驗豐富者或親自操作。禁忌症：化膿性扁桃體炎

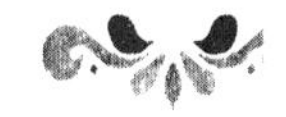

者禁用。

來源 獻方人：雲南省保山市許姑媽。推薦人：雲南省保山地區藥檢秘衛愛黎。

處方2 食鹽、百草霜各適量。（壯族方）

用法 用食指蘸食鹽和百草霜按摩並塗搽扁桃體表面。每日3次。

說明 本方文山地區民間廣為應用，治療急性非化膿性扁桃體炎效果明顯。

來源 獻方人：雲南省文山州衛生學校李世昌、柏應蓮。推薦人：雲南省文山州衛生學校任懷祥。

處方3 毛冬青10克、玄參50克、苦參20克、重樓20克、蛇蛻皮10克。（怒族方）

用法 將前4味藥加水200毫升，煎2次，過濾，去渣，取藥液160毫升，再將蛇蛻皮焙黃研細粉，加入藥液內攪拌均勻，濃縮為浸膏，用棉球塗於扁桃體表面。1日數次。

說明 此方在怒族民間應用很廣泛，療效可靠。

來源 獻方人：雲南省蘭坪縣衛生局和勝。推薦人：內蒙古哲里木盟蒙醫研究所包光華。

處方4 百草霜5克、枯礬2克、硼砂2克、冰片1克。（壯、苗族方）

用法 將上藥共研細末，盛竹管內，吹入患者喉中。每日3次，再次即癒。

說明 本方在缺醫少藥之農村，每用即效。農村是百草霜之產區，經濟實惠，若在城市使用勝過六神丸一籌。

來源 推薦人：雲南省文山州醫院鄭葡中。

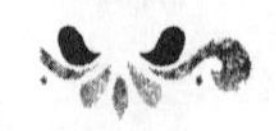

三、喉 癰

處方1 鮮臭靈丹30克、鮮銀花20克、鮮蒲公英50克、鮮紫花地丁40克。（壯族方）

用法 將上藥共搗爛榨汁，取藥汁塗搽患處，每日數次，至癒為止。

說明 主治喉癰成膿期，療效可靠。

來源 獻方人：雲南省文山州衛生學校楊學況。推薦人：雲南省文山州醫院楊忠翠。

處方2 土大黃50克、熊膽1克。（普米族方）

用法 將土大黃搗碎，加水 1000 毫升煎 2 次，過濾去渣得藥液 80 毫升，加入熊膽溶化，每次 5 毫升噴喉或用棉球塗在癰腫表面，也可含服。

說明 普米族民間醫生用此方治療喉癰、扁桃腺炎、咽峽炎等咽喉部疾患，療效滿意。

來源 獻方人：雲南省蘭坪縣衛生局和勝。推薦人：內蒙古自治區哲里木盟蒙醫研究所包光華。

處方3 兒茶30克、黃柏末10克、青魚膽40克（青黛末製）、蘇薄荷6克、上四六片3克、龍骨30克。（彝族方）

用法 共研細末，瓷瓶收貯，勿令洩氣，專治喉痛、牙痛、口痛、牙疳，吹上立效。

說明 製青魚膽是用青黛數兩，研末，取魚膽汁，調拌濕透，愈多愈好，陰乾備用。這是彝醫秘方，在民間廣為流傳，其效如神。

來源 獻方人：雲南省彌勒倒人民醫院郭維光。

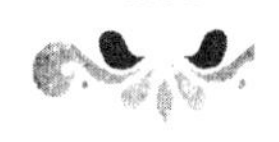

四、急喉風

處方 鉤藤30克、海風藤25克、大蒜20克、冰片5克、麝香3克。（傈僳族方）

用法 將鉤藤、海風藤、大蒜搗粗末。加米酒浸過藥面，浸泡1週後，過濾，加冰片、麝香溶化。裝瓶備用。每日搽廉泉、頰車、下關穴位3～6次。

說明 應用本方治療急喉風，臨床反覆驗證，療效很好。注意勿使藥液入目。

來源 獻方人：雲南省保山市板橋鎮郎義村蒲成芳。推薦人：雲南省保山市人民醫院蒲有能。

五、喉　閉

處方 何首烏根適量。（畲族方）

用法 上藥切片塞牙關內令吐口涎，30分鐘換藥1次。

說明 適用氣閉不能出聲，或咽喉發腫，發生白膜。治癒多例，療效顯著，一般3次即癒。

來源 獻方人：福建省霞浦縣水門衛生院蘭宗燦。推薦人：福建省中醫藥研究院林恩燕。

六、咽喉口齒新久腫痛

處方1 鮮馬鞭草、車前草、蒲公英各30克，食醋少許。（壯族方）

用法 將上藥搗爛取汁調醋含之。每日3次。

說明 此方常用於治療急性咽喉炎、黏膜水腫者，療效滿意。

來源 獻方人：雲南省文山州衛生學校李世昌。推薦人：雲南省文山縣壩心醫院陶自全。

七、骨鯁咽喉

處方 活鴨1隻。

用法 將河水養之活鴨倒掛。垂涎以瓷碗接下，令患者仰臥頻灌，如誤吞獸骨，可用狗1隻倒掛接涎如前法頻灌。

說明 用此法治療因咽物急迫，骨梗於咽喉，妨礙吞咽飲食、吐咽刺痛多例，療效可靠。一般服用2～4次其骨盡化。

來源 獻方人：吉林省中醫中藥研究院陳景芳。推薦人：雲南省個舊市人民醫院蘇平。

第四節 口腔科疾病

一、牙 痛

處方1 細辛6克、薄荷6克、樟腦6克。（白族方）

用法 諸藥加水適量，微火煎30分鐘過濾去渣，將藥液裝瓶備用。使用時取脫脂球浸透藥液，放在牙痛處。

說明 藥液不能內服，經治100餘例，療效滿意。

來源 獻方人：雲南省大理市一院內二科楊莉莉。推薦人：雲南省大理市康復醫院楊中梁。

處方2 松香100克、60°白酒500毫升。（白族方）

用法 將松香研成粉，加白酒浸泡24小時後，用棉球蘸液咬痛牙處。

說明 曾治500餘例，均獲滿意效果。

來源 推薦人：雲南省大理市康復醫院楊中梁。

處方3 草烏葉、訶子各15克，翻白草、黑雲香、茜草銀

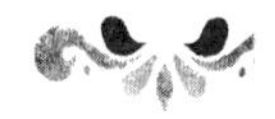

朱各6克，麝香1克。（蒙古族方）

用法 將藥研細，混勻裝瓶備用。取藥粉 3 克包在紗布裏，咬在牙痛處，每日 2～3 次，每次 5～10 分鐘。

說明 該方有清熱解毒、止痛作用。治療血熱蟲牙效果好。一般 1 次見效。

來源 獻方人：內蒙古蒙藥廠徐青。推薦人：內蒙古蒙藥廠加喜格圖。

處方4 金銀花3克、地骨皮2克、石膏6克、大青鹽3克、黃柏1克、薄荷1克、花椒0.4克。（蒙古族方）

用法 以上各藥水煎去渣用清湯漱口，每日 3～5 次。

說明 本方用於牙痛、咽喉腭部起泡、牙周炎和牙齦萎縮。

來源 獻方人：內蒙古蒙藥廠張萬森。推薦人：內蒙古蒙藥廠賀喜格圖、徐青。

處方5 乾蔥籽50克。

用法 將蔥籽放鍋內，以文火炒，數秒鐘後，以內側塗有香油的水杯蓋蓋上，2 分鐘後將蓋子取下，蓋在對側耳朵上，1 次即可。

說明 此方在本地農村廣泛流傳，效果滿意。本法因蓋子很熱，用時需將耳周用布墊好，防止燙傷，病人取側臥位。

來源 獻方人：遼寧省大連解放軍第 210 醫院季梅琴。推薦人：遼寧省錦州市解放軍第 205 醫院楊暘。

處方6 升麻30克、細辛10克、馬鞭梢100克、蜂房30克、十大功勞50克。（仡佬族方）

用法 將上藥加水 1000 毫升，煎成 500 毫升藥液，然後加入適量白糖含漱。每日 3～5 次，分 2 天用完。

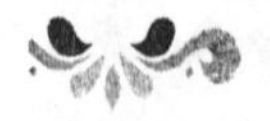

說明　用本方含漱，有立竿見影之效，痛劇者含漱 1 次疼痛減輕，含 2 次痛止，紅腫之牙齦含漱 1 天即消退。

來源　獻方人：雲南省宣威縣羊志煤礦職工醫院曾正明。

處方7　蘿菜根200克、醋250毫升、水250毫升。（蒙古族方）

用法　以上藥共煎之後，待藥湯涼後頻頻含漱。

說明　本方適用於各種原因引起的牙痛，有消炎止痛的作用。

來源　獻方人：內蒙古科左中旗糖廠職工醫院趙宇明。推薦人：內蒙古科左中旗糖廠職工醫院劉斯日古冷、包斯巴根、趙志峰。

處方8　花椒、艾葉適量。（彝族方）

用法　入醋煮煎、漱口，次數不拘。

說明　此方在彝族地區應用歷史悠久，屢用屢驗，適用於風火牙痛，一漱即止。

來源　獻方人：雲南省彌勒縣人民醫院郭維光。

處方9　兩面針200克、冰片10克、樟腦10克、75%酒精500毫升。

用法　將兩面針切細和冰片樟腦裝入寬口瓶，將酒精倒入浸 15 天後過濾即成「牙痛水」。用棉花少許蘸此藥水塞進牙洞，再配合用牙針屏尖 5 分鐘立即止痛。

說明　本方有消炎止痛作用，加上用牙針效果很好。

來源　獻方人：廣西壯族自治區百色地區民族醫藥研究所楊順發。

處方10　花椒嫩枝時50克。（撒拉族方）

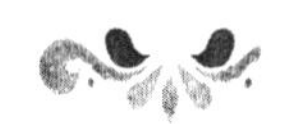

用法　將上藥加水 500 毫升煎煮 10 分鐘，瓶裝備用，每次含漱 2 分鐘，每日 3 次。

說明　本方對無炎症性牙痛效果好。

來源　本方為撒拉族民間偏方。推薦人：青海省民和縣人民醫院劉啟明。

處方11　蜂房20克。（壯族方）

用法　先把蜂房放在 75% 酒精內浸泡 15 分鐘，再把蜂房燒成灰，然後用少許蜂灰慢慢地放入牙洞內，塞滿牙洞為宜。

說明　用本方治療牙痛，1 分鐘後即可止痛。此方無副作用，安全可靠，效果顯著，且藥源廣，適合廣大農村及邊遠山區採用。

來源　獻方人：雲南省西疇縣興街中心衛生院李光員。

處方12　鮮茄蒂、硼砂各30克。（彝族方）

用法　茄蒂陰乾，燒灰存性，混勻，雞蛋清調搽患處。

說明　此方具有消炎、止痛、開竅等療效，搽 2～3 次即癒。

來源　獻方人：雲南省彌勒縣人民醫院郭維光。

處方13　活白頸紅蚯蚓2條、樟腦粉1克。（基諾族方）

用法　將蚯蚓擠去腹中泥後洗淨，與樟腦粉共搗如泥，外塗於病牙的腮部，並以紗布覆蓋，膠布固定。如敷後藥已乾燥而仍痛者，可重製 1 劑繼續外敷。

說明　輕者 1 劑痛止，重者 3 至 4 劑見效，共治 31 例，除3 例痛劇不堅持繼續敷藥而改它法治療外，其餘 28 例均治癒，有效率達 90%。

來源　《民族醫藥集》。推薦人：劉紅梅。

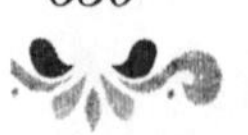

處方14　苦楝樹皮適量。（苗族方）

用法　將苦楝樹皮水煎，取汁含漱，每日數次。

說明　本方適用於齲齒牙痛，有顯著止痛效果。

來源　獻方人：雲南省硯山縣醫院何源信。推薦人：雲南省文山州衛生學校李世昌。

處方15　金蒿枝15克（又名苦蒿枝）或賽素草15克。（彝族方）

用法　將藥放於杯中，加入開水 100 毫升浸泡 10 分鐘後含漱。每隔 2 小時含漱 1 次。

說明　本方有較好的清熱止痛作用，此藥也可內眼。

來源　獻方人：雲南省玉溪地區衛生學校門診部儲從凱。

處方16　公丁香適量。（白族方）

用法　公丁香適量碾碎，按 1：2 比例加入 95% 乙醇浸泡 3～5 天備用，用時取脫脂棉球浸透藥液，放在牙痛處。

說明　丁香性辛、溫、降逆、暖胃。其中含有丁香酚、B～丁香烯，乙醯丁適烯甘，鎮痛效果滿意；也可用丁香粉醋調糊狀，敷牙痛處。

來源　獻方人：雲南省大理市康復醫院楊中梁。

處方17　鮮飛燕草20克、地骨皮20克、王瓜10克、白草莓20克。（土家族方）

用法　水煎上藥，待涼後用藥汁刷牙，每日 3 次。

說明　本方對牙痛及口腔疾患有良效。

來源　獻方人：湖北省來鳳縣翔鳳鎮老虎洞衛生所楊洪興。

處方18　野匠菜根50克、生薑3片。（傣族方）

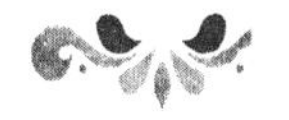

用法　將上藥鮮品共搗爛，放在患牙對側的耳尖部，約10分鐘取下，1～2次即可痊癒。

說明　野芹菜又名水楊梅。

來源　獻方人：雲南省臨滄地區雙江拉祜族佤族布朗族傣族自治縣衛生局俸忠蘭。推薦人：雙江縣民族醫藥研究所李富軍。

處方19　阿魏25克、細辛10克、麝香2克、大蒜晾乾25克。（蒙古族方）

用法　將藥研末後塗於病牙上，或牙周圍，每日2～3次。

說明　應用本方療效滿意。適用於各種原因引起的牙痛均有效。

來源　摘自《自製驗方》。推薦人：內蒙古科左中旗糖廠職工醫院趙宇明、趙志峰、劉斯日古冷、包哈斯。

處方20　花椒10克、石膏20克、紅花5克、白酒50毫升。（蒙古族方）

用法　將花椒、石膏、紅花泡在酒內，10～15天過濾去渣，用湯漱口。

說明　經30多例臨床觀察，效果很好。

來源　摘自《自製驗方》。推薦人：內蒙古科左中旗糖廠職工醫院趙宇明、劉斯日古冷、包哈斯，趙志峰。

處方21　生薑10克、桃樹根皮（去粗皮）各適量。（布依族方）

用法　先以桃樹根皮煎水含漱，再用上2藥共搗爛，放於痛牙上咬之，使涎水流出。

說明　共治100例患者，均獲良效。

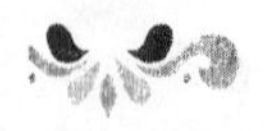

來源　獻方人：貴州省黔南州民族醫藥研究所文明昌。

處方22　水邊楊柳樹根30～60克。

用法　上藥洗淨，搗爛，煎濃湯含漱。

說明　本方對風火牙痛極佳。

來源　獻方人：新疆烏魯木齊市中醫院李文富。推薦人：新疆維吾爾自治區烏魯木齊市中醫院王輝。

處方23　花椒15克、石膏10克、紅花5克、白酒50毫升。（蒙古族方）

用法　將上藥浸泡在酒內，10～15天後過濾去渣漱口。

說明　本方用於各種原因引起的牙痛均有效。

來源　獻方人：同蒙古科左中旗糖廠職工醫院趙宇明。推薦人：內蒙古科左中旗糖廠職工醫院包哈斯巴根、劉斯日古冷、趙志峰。

處方24　桃樹皮2克、大蒜1粒、豬膽汁1毫升。（布朗族方）

用法　刮下新鮮桃樹皮，磨成細末，蒜粒用火烤熟，擠爛。然後把蒜泥、樹皮末、膽汁調和，點塞痛牙。

說明　使用無禁忌。

來源　獻方人：雲南省雙江拉祜族佤族布朗族傣族自治縣猛猛鎮千福村畢大。推薦人：雲南省雙江縣民族醫藥研究所張文彬。

處方25　紫金龍20克、川黃連5克、米酒100毫升。（阿昌族方）

用法　將上藥研粗末，放容器內，加米酒浸泡1週，過濾，裝瓶備用。每日搽患處3次，小兒酌減。

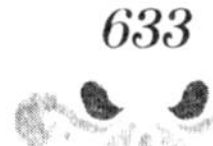

說明　應用本方治療牙痛，臨床反覆驗證，療效滿意。注意勿使藥液入目。

來源　獻方人：雲南省保山市板橋鎮朗義村蒲成芳。推薦人：南省保山市人民醫院蒲有能。

處方26　北細辛10克。（白族方）

用法　將藥研細末，加酸醋調為麻子或黃豆大小，塞牙痛處。

說明　曾治500餘例，均獲奇效。

來源　獻方人：雲南省大理市康復醫院楊中梁。

處方27　酸角樹葉2克。（傣族方）

用法　將新鱒酸角樹葉搗爛，點塞痛牙。

說明　酸角樹，蘇木科高大喬木，傣族多栽培。

來源　獻方人：雲南省雙江拉祜族佤族布朗族傣族自治縣猛猛鎮傣族俸忠蘭，推薦人：雲南省雙江縣民族醫藥研究所張文彬。

處方28　華茇、白芷、細辛各3克、良薑2.5克。（德昂族方）

用法　焙黃研末混勻，瓶貯備用。右側牙痛用左鼻孔吸上藥氣味；左側牙痛用右鼻孔吸上藥氣味。每日早晚各1次。痛重可多吸。

說明　止痛效果好。

來源　推薦人：雲南省普洱縣人民醫院柳克尊。

處方29　野棉花葉。（土家族方）

用法　搗爛塞耳，左邊牙痛塞右耳，右邊牙痛塞左耳。

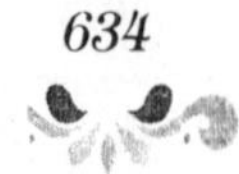

耳內有熱辣感即取出。

說明 經臨床觀察，對牙痛療效甚佳。

來源 獻方人：湖南省湘西自治州民族醫院周老。推薦人：湖南省湘西自治州民族醫院田奇偉。

二、牙出血

處方1 苦瓜藤適量。（納西族方）

用法 取苦瓜藤（乾品）適量，碾細末，填塞或撒於患上。

說明 用本方治療拔牙後出血不止，也可用於牙齦出血。臨床觀察，療效滿意。

來源 獻方人：雲南省麗江納西族自治縣第二人民醫院和尚禮。

處方2 鮮竹茹適量。（畲族方）

用法 上藥浸醋後含口中。

說明 本方簡單，療效神速，一含口中，出血即止，勿吞服。有顯著效果。

來源 獻方人：福建省霞浦縣崇儒衛生院俞際杏。推薦人：福建省中醫藥研究院林恩燕。

處方3 地骨皮15克、麥冬15克。

用法 上藥水煎2次共取汁300毫升，貯於有蓋茶杯內，不時含少量，然後輕輕漱口吐出，天冷時藥汁宜煎濃些（200毫升左右），用時摻少量開水。

說明 此法適用於齒齦紅腫、口乾或有熱臭，於刷牙、嚼嚼食物時齒齦出血。一般含漱1～3天後齒齦出血即明顯減少，5～10天後可完全止血。據臨床觀察數10例，不論何種原因引起的齒齦出血，均可取得臨床療效。

來源 獻方人：江蘇省南通市天生港發電廠保健站吳自強。

處方4 鮮仙鶴草根20克、米泔水100毫升。（京族方）

用法 先將仙鶴草根搗爛如泥，放入米泔水中浸泡半日後即可用水含漱。每日 2 次。

說明 此方對各種牙出血均有效。

來源 獻方人：廣西壯族自治區三江人民醫院何俊興。

處方5 枯礬、苦參各適量。（畲族方）

用法 上藥共研為末，用小竹管吹撒於出血部位。

說明 經臨床驗證，療效顯著。

來源 獻方人：福建省霞浦縣崇儒衛生院卓明吉。推薦人：福建省中醫藥研究院林恩燕。

處方6 生地25克、白茅根25克、旱蓮草25克 。

用法 開水浸泡，含漱。每日 6 次。也可內服。

說明 此證屬陰虛熱極，也可同時內服六味地黃湯加白茅根 25 克，每日 2 次。療效顯著。

來源 獻方人：雲南省昆明市盤龍區衛生工作者協會李玉仙。

三、舌 衄

處方 大薊炭25克、側柏炭20克、黃柏15克。（傈僳族方）

用法 將上藥放在容器內，加水浸過藥面，煎15～20分鐘後，過濾，裝瓶備用。每次 10～15 毫升含漱。每日用 6 次。

說明 應用本方治療舌衄。臨床反覆驗證，療效滿意。

來源 獻方人：雲南省保山市板橋鎮郎義村蒲益富。推薦人：雲南省保山市人民醫院蒲有能。

四、牙 癰

處方1 芫花根二層皮150克。（蒙古族方）

用法 取鮮芫花根皮，剝去第一層紅皮，取第二層皮150克，砸碎置瓶內，加75%乙醇適量，浸泡3～5日備用。用棉球蘸藥液放患牙上3～5分鐘，必要時可重複使用。

說明 本方適用於牙癰效果較好。

來源 獻方人：內蒙古蒙醫學院附屬醫院韓美榮。推薦人：內蒙古哲里木盟蒙醫研究所齊蘇和。

處方2 千葉蓍適量。（納西族方）

用法 用鮮品適量搗爛後外包局部，或適量含嚼。

說明 本方用於治療牙癰，有一定的效果。

來源 獻方人：雲南省麗江納西族自治縣第二人民醫院和尚禮。

處方3 皂角10克、蓽茇10克、細辛5克。（蒙古族方）

用法 上藥加200毫升醋煎湯，放溫後將藥含於口中，每日含漱4～6次，每次幾分鐘，這樣連續含漱1～3天即可治癒。

說明 此藥湯只能含於口中，不能咽下。臨床驗證，療效滿意。

來源 獻方人：遼寧省阜新蒙醫藥研究所趙金福。推薦人：遼寧省阜新蒙醫藥研究所齊淑琴。

五、齦 齒

處方1 五倍子數個。（維吾爾族方）

用法　將五倍子打碎，剔去內容物，只用其殼。研細末，搽患處，或放蛀孔內。

說明　亦可用五倍子 3 克煎湯口含，10 分鐘後吐出，再含，如此 3～4 次。

來源　獻方人：新疆烏魯木齊市中醫院李文富。推薦人：新疆維吾爾自治區烏魯木齊市中醫院王輝。

處方2　五倍子6克、枯礬3克、油脂10克。（侗族方）

用法　上藥研末，油脂調勻，用牙刷塗刷牙齒表面，每日 2 次。

說明　本方也可將前 2 味藥研末塞於牙縫。臨床運用，效驗甚多。

來源　獻方人：雲南省昭通地區人民醫院廖玉芬。推薦人：雲南省昭通市科學技術委員會黃代才。

處方3　花椒樹葉20克、大麻藥15克。（回族方）

用法　將上藥研粗粉。加 70% 乙醇，浸泡 1 週，過濾，瓶裝備用。每次取 1 毫升，加 10 毫升冷開水刷牙。每日刷 2～4 次。

說明　應用上方治療齲齒，臨床驗證，療效滿意，注意勿使藥液入目。

來源　獻方人：雲南省保山市馬俊。推薦人：雲南省保山市人民醫院蒲有能。

處方4　陳醋100毫升、花椒15克。（蒙古族方）

用法　上藥煎 10 分鐘，待溫含漱。每日 2 次。

說明　經臨床反覆驗證，對齲齒療效甚佳。

來源　獻方人：內蒙古哲里木盟蒙醫研究所拉布傑。

處方5 川椒3克、蜂房3克。（壯族方）

用法 水煎後加入食鹽少許。趁熱含漱。每日 1～2 次。

說明 經臨床觀察，此方對齲齒有較好的療效。

來源 獻方人：雲南省文山州衛生學校張炳富。

六、齲齒疼痛

處方 兩面針100克、75%酒精100克。（壯族方）

用法 將兩面針搗碎放入寬口瓶倒入酒精浸過藥面，3天後過濾，裝瓶，即成「土牙痛水」用時先將牙洞用棉籤擦乾淨，然後用藥棉蘸牙痛水塞進牙洞，本方對蟲牙痛有效，對牙齦炎則無效，如配合耳針「屏尖」穴可立即止痛。

來源 獻方人：廣西百色地區民族醫藥研究所楊順發。

七、牙齦腫痛

處方1 馬鞭梢（鮮）200克。（水族方）

用法 將上藥洗淨切碎用水 1000 毫升煎，取藥液 400 毫升，含漱並慢慢咽下。分 4 次用完，每日 4 次。

說明 本方經多次臨床觀察確有療效，亦可用於牙本質過敏症，是民間一種「牙痛水」的秘方，藥水中可兌有蜂蜜適量。

來源 獻方人：雲南省宣威縣羊志煤礦曲古都礦井包其先。推薦人：雲南省宣威縣羊場煤礦職工醫院曾正明。

處方2 七層塔、醋各適量。（畲族方）

用法 七層塔磨醋搽患處。

說明 七層塔為百合科七葉一枝花（又名重樓）的根莖。本方為當地畲族民間用方。

來源 獻方人：福建省福安縣王樓村蘭石祥。推薦人：

福建省藥品檢驗所周繼斌。

處方3 大黃3克、黃連3克、冰片0.5克。(彝族方)

用法 上藥水煎,時時漱口。

說明 本方治療胃火上攻的牙齦腫痛有顯效。若牙齦出血者,則加生地3克共煎。

來源 獻方人:貴州省大方縣醫院丁詩國。

處方4 生蒲黃2克、紅花1.5克、當歸尾1.5克、沒藥2克、大青鹽4克。(蒙古族方)

用法 上藥水煎,用清湯待溫後漱口。每次漱3~4回,每日3次。

說明 本方具有清熱解毒、消腫止痛等良好作用。

來源 獻方人:內蒙古蒙藥廠張萬森。推薦人:內蒙古蒙藥廠賀喜格圖、徐青。

八、牙齦炎

處方1 臭牡丹鮮葉50克。(壯族方)

用法 先把臭牡丹鮮葉在砂鍋內炒焦後研成細末,用麻油或花生油調勻,熱敷患處,每天3次。

說明 用本方治療30例牙齦炎患者,均取得顯著的療效。用藥後,牙齦疼痛、腫脹便消失,請患者不妨一試。

來源 獻方人:雲南省西疇縣興街中心衛生寵李光員。

處方2 鑼鍋底(曲蓮)1.5克。(回族方)

用法 取0.5克含於痛處,1克用開水送服。1日3次,6日為1療程。

說明 忌酸、冷、豆類,勿空腹服藥。心衰、低溫、虛

寒病人禁用。本方主治牙齦炎，亦可用於風火牙痛、口腔炎、舌炎、扁桃體炎、咽炎、喉炎等病症。

來源 獻方人：雲南省會澤縣者海中心衛生院馬應乖。推薦人：雲南省個舊市人民醫院蘇平。

九、牙周炎

處方 滑石粉10克、甘草粉6克、朱砂麵3克、雄黃1.5克、冰片1.5克。（蒙古族方）

用法 上藥共研為細粉過篩備用，早晚刷牙後撒於患處。

說明 應用本方治療急慢性牙周炎療效良好。

來源 獻方人：內蒙古哲里木盟蒙醫研究所丹森。推薦人：內蒙古哲里木盟蒙醫研究所拉布傑。

十、急慢性牙槽感染

處方 蒲公英30克、知母9克、赤芍9克、黃芩9克、炙大黃9克。（蒙古族方）

用法 上藥共研細粉過篩，早晚刷牙後撒在患處。妊娠婦女和1周歲以內小孩禁用。

說明 應用本方治療急慢性牙槽炎，絕大部分病例用藥3～6次後炎症控制，療效良好。

來源 獻方人：內蒙古哲里木盟蒙醫研究所名老蒙醫吳井昌教授。推薦人：內蒙古哲里木盟蒙醫研究所色音其木格。

十一、牙齒動搖

處方1 骨碎補50克、炒杜仲25克、金櫻子25克 。

用法 水煎，含漱後吞下。每日6次。

說明 本方對腎虛所致牙齒動搖、外傷性牙齒動搖、牙齒作酸、咬合無力均有顯效，且有固齒健齒作用。

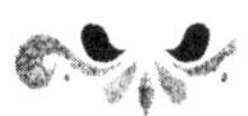

來源　獻方人：雲南省昆明市盤龍區衛生工作者協會李玉仙。

處方2　五倍子、乾地龍（微炒）各15克。（彝族方）

用法　共研細末，用時先用生薑揩牙根，後撒上藥末。每晚1次，7日之內不咬硬物。

說明　本方法對各種原因引起的牙齒鬆動均有效。

來源　獻方人：貴州省大方縣醫院丁詩國。

十二、口　瘡

處方1　煆石膏10克，雄黃、薄荷腦、冰片、黃連各1克，青黛1.5克。（土族方）

用法　將上藥混合研成粉，瓶裝密封備用。每次取藥粉塗搽口瘡，口含片刻吐出。

說明　臨床治療口瘡132例，口腔潰瘍24例，用藥5～7天，治癒133例，顯效23例。口瘡初期每日用藥，口腔潰瘍每日2～3次。

來源　獻方人：青海省民和縣人民醫院劉啟明。

處方2　兒茶50克。（蒙古族方）

用法　上藥細末，在病變部位適量撲藥粉。每日2次，治癒為止。

說明　本方使用於口腔潰瘍有效。

來源　獻方人：同蒙古哲里木盟蒙醫研究所齊蘇和。

處方3　黃連10克、大黃10克、青黛30克、冰片5克、麝香1克。（彝族方）

用法　上藥共研成細末和勻，瓷瓶收裝，密封。用時撒

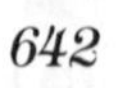

藥末於潰瘍面上。每天 1～2 次。

說明 筆者曾用本方法治療口腔潰瘍 100 多例，療效顯著。

來源 獻方人：貴州省大方縣醫院丁詩國。

處方4 鮮雞蛋5枚。（白族方）

用法 將雞蛋放入鍋中加水煮熟，取其蛋黃於鐵飯勺內，先用微火烤至色變黃，再用武火烤至出油，濾渣留油瓶裝備用。用小棉籤蘸油搽患部。每日 1～2 次，搽 2 天即癒。

說明 經治 200 餘例，效果滿意。

來源 獻方人：雲南省大理市康復醫院楊中梁。

處方5 花椒10克。（鄂溫克族方）

用法 花椒 10 克加 100 毫升水煮沸 2 分鐘後停火，待溫度降到40度時，用藥棉蘸水塗搽患處。每日 2～3 次，3～5 天治癒。

說明 本方對口角炎有明顯效果。

來源 獻方人：內蒙古哲里木盟結防所張紅霞。推薦人：內蒙古哲里木盟蒙醫研究所齊蘇和。

處方6 女貞子嫩葉20克。（壯族方）

用法 上藥清水洗淨，嚼爛含漱 10 分鐘，然後咽下藥液，藥渣吐出。或搗爛取汁塗在患處，每日 3 次。

說明 筆者採用本方治療口腔炎，對口腔潰瘍也有作用，連用5天即癒，且不復發，值得推廣應用。

來源 獻方人：雲南省西疇縣興街中心衛生院李光員。

處方7 兒茶30克、梔子20克、旋覆花30克。（蒙古族方）

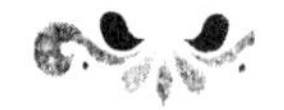

用法 上藥研末後用蜜調劑備用，病變部位抹藥，每日2～3次，治癒為止。

說明 本方使用於口腔潰瘍有效。經50例臨床觀察效果明顯，一般5～7天內治癒。

來源 摘自《蒙藥學試用本》。推薦人：內蒙古哲里木盟蒙醫研究所齊蘇和。

處方8 黃連20克、黃柏50克、黃芩50克、金銀花50克。（苗族方）

用法 將上藥加水1000毫升文火煎至600毫升過濾後加入白糖250克、苯甲酸3克，煎開裝瓶備用（叫三黃糖漿），用棉簽蘸藥塗在患處，再配合放血拔罐效果更佳。

說明 本方有消炎解毒作用。

來源 獻方人：廣西壯族自治區百色地區民族醫藥研究所楊順發。

處方9 鮮淡竹葉適量、冰片1克。（京族方）

用法 先將淡竹葉煮水取500毫升，冷卻後放入冰片溶化，含漱，每日3次。

說明 經臨床驗證，對口瘡有較好的療效。

來源 獻方人：廣西壯族自治區三江春民醫院何俊興。

處方10 海螵蛸，白礬各3克，硼砂2克，青黛、冰片各0.5克，綠豆7粒。（德昂族方）

用法 先將綠豆、白礬、硼砂裝入一個蠶繭內，用鑷子挾住放香油燈上燃燒，以蠶繭焦黑，白礬化開為度，然後摻入少量青黛、冰片用海螵蛸研末，瓶貯備用。用時塗搽在患面上，每日3～4次。

說明 絕大多數患者在用本方1～2天後，即見減輕或痊癒。

來源 推薦人：雲南省普洱縣人民醫院柳克尊。

處方11 紅棗25克、蔥頭（連鬚）5個、冰片0.9克。（布依族方）

用法 前2味藥水煎，去渣加冰片，用藥棉蘸液搽口腔，每日2次。

說明 曾用此方治數百例患者，有效率達90%。

來源 獻方人：貴州省黔南民族醫藥研究所文明昌。

處方12 雪蓮花全草50克。（藏族方）

用法 將採集的鮮雪蓮花洗淨，加醋適量，搗爛，晚上睡前敷貼足心，次晨除去。連用5～7次。

說明 本方用於脾胃積熱和虛火上炎引起的口瘡，療效十分顯著。

來源 本方為藏族民間驗方。推薦人：青海省民和縣人民醫院劉啟明。

處方13 冬青樹葉10～20張。

用法 早晨陽光尚水十分強烈時，摘取冬青樹葉10～20張，用冷開水洗淨備用。用時先用冷鹽水含漱，清潔口腔，然後將洗淨之冬青葉放入口中嚼爛。

說明 當感到有苦澀的感覺時，即迅速用舌尖將此推向口瘡處，使之敷蓋在瘡面上，此時會有少許澀痛，但很快患處即感麻木而痛感消失。一般可連續敷3小時以上，敷藥時間以午飯和晚飯後為佳。

來源 獻方人：南京海軍電子工程學院門診部郭麗霞。

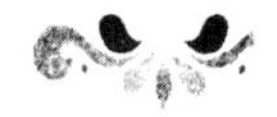

處方14 朱砂2.5克、冰片0.5克、硼砂5克、玄明粉5克、青黛0.5克、血竭0.5克。

用法 將上6味藥共研細末，適量直接塗於潰瘍面上，小兒最好在睡前塗，每日2～3次。

說明 本方臨床應用20餘年，門診及病房共觀察600餘例，其療效優於冰硼散，西瓜霜等，一般患者用藥1～2次即可治癒。用藥後局部有痛感，囑患者塗藥保留時間越長效果越佳。

來源 獻方人：遼寧省錦州金城造紙總廠職工醫院王仲才。推薦人：錦州解放軍第205醫院楊暘。

處方15 蜂蜜50克、大青葉15克。（蒙古族方）

用法 將蜂蜜和大青葉煎湯含漱。

說明 此方簡便易行，可靠有效，無毒副作用。

來源 獻方人：內蒙古哲里木盟蒙醫研究所吳井昌。推薦人：內蒙古哲里木盟蒙醫研究所包光華。

處方16 薑黃8克、冰片3克、兒茶7克、熊膽0.5克。（蒙古族方）

用法 上藥共為細末，香油調敷口腔潰瘡處。每日敷1～3次，3～5天即可癒。

說明 使用本方治療各種口腔潰瘍、口腔糜爛，有清熱解毒、祛腐生肌之功能。

來源 獻方人：遼寧省阜新市蒙醫藥研究所齊國義。推薦人：遼寧省阜新市蒙醫藥研究所齊淑琴。

處方17 黃柏100克、硼砂200克、苦參150克、蕎葉矮陀300克。（拉祜族方）

用法　將以上幾種藥研麵，混勻，取少許撒布患處。每日 2～3 次，6～7 天痊癒。

說明　此方適用於慢性口腔炎、潰瘍、鵝口瘡、口舌潰瘍。

來源　本方為拉祜族民間常用方。推薦人：雲南省雙江拉祜族佤族布朗族傣族自治縣民族醫藥研究所李富軍。

處方18　生大蒜1個、吳茱萸30克、醋適量。（土家族方）

用法　先將吳茱萸研細粉，再把大蒜搗成泥，醋調做成銅錢大的小圓餅，貼敷在兩湧泉穴上，外用紗布敷料包紮。

說明　本方經治療口腔炎 30 多人，用後第 2 天病情大轉，能進食且痛減，連用 3 天痊癒。

來源　獻方人：湖北省來鳳縣藥檢所錢楨。推薦人：湖北省來鳳縣翔鳳鎮老虎洞衛生所楊洪興。

處方19　天青地白30克、水靈芝30克、生石膏30克。（苗族方）

用法　天青地白、水靈芝二藥先搗爛，用青包包好，生石膏兌淘米水研磨成漿，再用藥布包放石膏水泔漿中浸透布包在口中蘸洗。

說明　本方為祖傳方，經筆者臨床反覆驗證，療效可靠。

來源　獻方人：湖北省來鳳縣藥檢所錢楨。推薦人：湖北省來鳳縣翔鳳鎮老虎洞衛生所楊洪興。

處方20　山茱萸400克、陳醋200毫升。

用法　山茱萸研為粉末，用陳醋調成糊狀，分別置於兩塊 3 × 3cm 乾淨紗布中央，敷貼於雙足湧泉穴處。

說明　本方治療復發性口瘡 92 例，同時作了追蹤觀察，

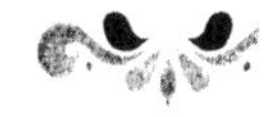

取得滿意的效果。

來源 獻方人：湖南省岳陽市二醫院劉智敏。推薦人：內蒙古哲里木盟蒙醫研究所色音其木格。

處方21 青黛、海蛸、琥珀各6克，朱砂3克，冰片4克，生硼砂、滑石各10克，甘草5克。（傣族方）

用法 各研細末，再將朱砂與硼砂和勻，共研極細末後諸藥和之，裝瓶密封備用。用時將藥粉塗在潰瘍面上即可，每日3次。

說明 所治40餘例，效果頗佳，一般2天止痛，4～7天潰瘍面癒合。

來源 獻方人：雲南省普洱縣人民醫院柳克尊。

處方22 生梔子10克、生大黃10克、冰片5克。（彝族方）

用法 上3味藥共碾細粉，食醋調成糊狀填於肚臍眼內，外用紗布固定。

說明 本方療效可靠，用於治療5例患者當天即見效。

來源 獻方人：雲南省宣威縣羊場煤礦職工醫院曾正明。

處方23 臭野芝麻30克。（哈尼族方）

用法 全草煎水含漱。上藥加水500毫升，煮沸5分鐘即可。每日1劑，每日4次。

說明 臭野芝麻為唇形科刺蕊草屬植物。臨床療效滿意。

來源 獻方人：雲南省元江縣藥檢所李學恩。推薦人：雲南省玉溪地區藥檢所周明康。

處方24 水薄荷適量。（哈尼族方）

用法 取本品嫩枝葉搗細，用淘米水沉澱的米泥調勻，塗搽患處。

說明　水薄荷為唇形科尖頭花屬植物。哈尼族意譯：螺絲薄荷。

來源　獻方人：雲南省元江縣藥檢所李學恩。推薦人：雲南省玉溪地區藥檢所周明康。

十三、口　臭

處方1　石椒草30克、大馬蹄香15克、木香10克、公丁香10克、藿香10克、白芷10克、香茅10克、粉葛根20克。（壯族方）

用法　將上藥切節研碎，加水1000毫升共煎10分鐘。經常用藥液含漱，但不可服下，口腔黏膜有糜爛潰瘍者不宜採用。每日1劑，用至痊癒為止。

說明　主治口臭，有特效。

來源　獻方人：雲南省文山州衛生學校楊學況。推薦人：雲南省文山州政府楊林。

處方2　兒茶10克、石葦10克、檳榔10克。（蒙古族方）

用法　上藥研末後用水浸泡30分鐘，每日早晚漱口或刷牙即可。

說明　本方適用於胃火上炎的口臭病。

來源　摘自《普濟方集》。推薦人：內蒙古哲里木盟蒙醫研究所齊蘇和。

處方3　藿香15克、蒼朮10克、冰片1克。（京族方）

用法　將藿香、蒼朮兩藥煎水，取藥液500毫升，加入冰片溶化，含漱。每3～4次。

說明　此方對各種原因引起的口臭均有效。

來源 獻方人：廣西壯族自治區三江縣人民醫院何俊興。

處方4 丁香5克、茶葉3克。（蒙古族方）

用法 將丁香和茶葉嚼於口中5分鐘即可。5天為1療程。

說明 對口腔疾病引起的口臭療效頗佳，對內臟疾病引起的口臭，配合相應內服藥，療效更好。治療期間忌吃辛辣之物。

來源 獻方人：內蒙古哲里木盟蒙醫研究所包光華、格日樂。

處方5 黑礬1克、枇杷葉3克、訶子2克。（蒙古族方）

用法 以上幾種藥研成粗粉煮後濾去藥渣，用藥水漱口，每日3～5次治癒為止。

說明 本方治療口臭、口腔糜爛、口腔潰瘍、牙周炎，療效滿意

來源 蒙醫傳統驗方，推薦人：內蒙古哲里木盟蒙醫研究所色音其木格。

處方6 可哥粉60克、蜂蜜100克。（蒙古族方）

用法 取10克可哥粉，用適量蜂蜜調成糊狀。每天3～4次，每次5克放入口中慢慢含咽，連用3～4天。

說明 可哥粉為梧桐科植物可哥樹的種子研成的粉。

來源 獻方人：內蒙古自治區蒙藥製藥廠實驗室徐青。推薦人：內蒙古蒙藥廠賀喜格圖。

處方7 臭靈丹50克、薄荷腦5克。（阿昌族方）

用法 將臭靈丹用米酒浸過藥面，浸泡1週，過濾，裝

瓶備用，每次取 10 毫升，加涼開水 25 毫升，含漱。2 次用完。

說明 應用本方治療口臭。臨床反覆驗證，療效滿意。

來源 獻方人：雲南省保山市馬俊。推薦人：雲南省保山市人民醫院蒲有能。

處方8 白蔻15克。（蒙古族方）

用法 上藥研末煮 30 分鐘，澄清藥液裝入瓶內備用。每日 2～3 次漱口即可。

說明 本方使用於口臭均有效。

來源 獻方人：內蒙古哲里木盟蒙醫研究所齊蘇和。

處方9 大黃炭100克、冰片10克。（土族方）

用法 將上藥共研為細末，裝瓶密閉備用。用時，取此粉適量刷牙漱口，每日早晚各 1 次。

說明 經用藥 3 至 7 天後，口臭症狀均消失。

來源 《民族醫藥集》推薦人：劉紅梅。

十四、慢性唇炎、口腔炎、口腔潰瘍

處方1 掉毛草10克、刺天茄根10克、小買馬藤10克、賽樹草10克、蛇床子10克、白鮮皮15克、黃精20克、苦絞股藍10克、木薑子6克。（傣族民間方）

用法 將諸藥研細為末，撒於患部即可。

說明 本方有收斂、清熱、解毒、調節免疫功能的作用。適用於慢性唇炎。

來源 獻方人：雲南省玉溪地區中醫院王家福。

處方2 山苦草12克、魚眼草12克、生甘草10克、大黃10

克。（回族方）

用法 水煎，1 半口服，1 半漱口，1 日 1 劑，分 3 次服及漱口，3 日為 1 療程。

說明 本方清熱瀉火，消炎解毒。適用於口腔黏膜紅腫，斑點較多，表面覆有大量凝乳狀白腐物，局部灼熱疼痛。全身可伴發熱，口乾而渴，心中煩熱，大便秘結，小便短赤等症。

來源 獻方人：雲南省會澤縣新街回族鄉花魚村馬有春。推薦人：雲南省個舊市人民醫院蘇平。

處方3 黃柏50克、兒茶50克、冰片10克。（赫哲族方）

用法 把上藥塗於患處，1 日 3～6 次，此病易復發，遂發遂塗藥。

說明 此方應用多年經治口腔炎都有效。

來源 獻方人：黑龍江省伊春市中醫院劉新宇。推薦人：雲南省個舊市人民醫院蘇平。

處方4 兒茶10克、苦礬5克、黃連5克、黃柏5克、黃芩5克、板藍根10克。（蒙古族方）

用法 以上藥研成細末後，每天 3～6 次，每次 3 克放入溫水漱口，有潰瘍的患處可以將藥面搽在患處。

說明 對潰瘍性口炎、鵝口瘡，疱疹性口炎等病治療效果最佳。

來源 獻方人：內蒙古阿拉善盟蒙醫藥研究所賀巴依爾。

處方5 天南星根適量。（蒙古族方）

用法 天南星根研細末備用。使用時涼開水或食醋調成糊狀，貼在雙腳底湧泉穴上，膠布固定。每日 1～2 次。

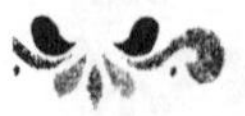

說明　本單方治療口腔炎，口腔潰瘍。配合維生素類藥物口服治療效果更佳，一般 3 天內見效。

來源　獻方人：內蒙古自治區阿拉善盟蒙醫藥研究所趙雙德。推薦人：內蒙古自治區阿拉善盟蒙醫藥研究所賀巴依爾。

處方6　大黃60克、冰片6克、青黛30克、黃芩40克、白及20克、天膽星20克、皂角刺20克。

用法　共研末裝瓶備用，將藥末直接撒在潰瘍面上，2 小時 1 次。

說明　治療 50 例，48 例痊癒，2 例好轉。

來源　武漢市中醫院崔金濤推薦。

處方7　牛黃1克、青黛5克、冰片1克、硼砂5克。（回族方）

用法　將藥研為細末，瓶裝備用。用時將藥粉塗於患處。1 日 4 次，3 日為 1 療程。

說明　本方具有清熱消炎之功。對口腔潰瘍有顯著療效。

來源　獻方人：雲南省會澤縣新街回族鄉花魚村馬有春。推薦人：雲南省個舊市人民醫院蘇平。

處方8　白礬6克、白糖4克。（哈薩克族方）

用法　將上藥置器皿內加熱，待其熔化成膏後，稍冷卻即可使用。氣候寒冷時需加溫熔化再用。用棉籤蘸本藥膏塗於潰瘍面上，每日 1 次。用藥後，潰瘍處疼痛增劇，口流涎水。一般 3～5 分鐘後即可消失。

說明　治療 95 例，1次治癒者 90% 以上，一般不超過 3 次。適用於口腔潰瘍。

來源　獻方人：新疆昌吉縣醫院吳傳平。推薦人：雲南

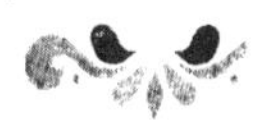

省個舊市人民醫院蘇平。

處方9 迎春柳30克。（哈尼族方）

用法 加入適量酸米泔水煎薰洗患部。1日2次，3天為1療程。

說明 本方清熱消炎，祛腐生肌。臨床用於小兒口腔潰瘍屢驗屢效。

來源 獻方人：雲南省開遠市飲服公司金風蓮。推薦人：雲南省個舊市人民醫院蘇平。

處方10 山豆根10克、大黃10克、冰片1克。（回族方）

用法 共研細末，涼開水泡30分鐘後取液外擦患處。1日1劑，分4次用，3日為1療程。

說明 本方瀉火解毒，消炎止痛，適用於小兒口腔炎、口腔潰瘍、舌炎等證。

來源 獻方人：雲南省會澤縣者海中心衛生院馬應乖。推薦人：雲南省個舊市人民醫院蘇平。

十五、重　舌

處方 朴硝3克、元明粉3克、麝香0.3克、雄黃6克。（畲族方）

用法 將上藥調勻成糊狀，塗搽在患處，不要直接吞下，頻頻塗搽，每日1劑。

說明 重舌係舌下血脈脹起，形似小舌，色或紅或紫，或連貫而生，狀似蓮花，頭痛項強，飲食難進，言語不清，口流清涎，日久潰爛，伴全身發熱等症。將上藥調成糊狀，頻頻地塗抹患處，每日數次，不宜塗抹過厚。

來源 獻方人：福建省福安市上白石鄉南山頭村雷則水。

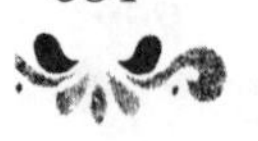

推薦人：福建省寧德地區醫藥研究所陳澤遠。

十六、緊　唇

處方　地榆20克、蛇床子10克、地膚子10克、麻油20毫升。（普米族方）

用法　將前3味藥研為細粉，過篩，加入麻油調勻，用棉球塗於患處。1日2～3次。

說明　此方在普米族民間應用甚廣，療效可靠。

來源　獻方人：雲南省蘭坪縣衛生局和勝。推薦人：內蒙古哲里木盟蒙醫研究所包光華。

十七、唇　疔

處方　韭菜頭50克、雞蛋1枚。（畲族方）

用法　將鮮韭菜頭除去雜質，搗爛，納入雞蛋清，塗敷患處，至癒。

說明　此方在本民族民間流傳甚廣，療效可靠。

來源　獻方人：福建省寧德地區醫藥研究所陳澤遠。

十八、舌紅腫與舌炎

處方1　黃連15克、竹葉10克、雞冠子血適量。（回族方）

用法　先取雄雞冠血（10毫升左右）放碗內，令患者伸舌於血中浸泡1～3分鐘，後將黃連、竹葉煎濃汁（分成2份），取1份塗擦舌上，1份內服，1日2次。

說明　本方瀉心火、消腫脹。適用於心火熱極所致的舌腫大，伸出口外，一般1～2次即可消退。雞冠血數量不夠時，可同時取幾隻雞同用。

來源　獻方人：雲南省會澤縣新街回族鄉花魚村馬有

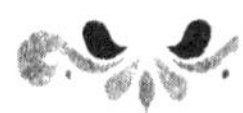

春。推薦人：雲南省個舊市人民醫院蘇平。

處方2 金銀花15克、紫草9克、板藍根10克、蒲公英15克、生甘草5克。（回族方）

用法 水煎後用藥液含漱。1日1劑，分4次用，5日為1療程。

說明 本方有清熱解毒止痛之功效。適用於急性口腔炎、舌炎所致的口舌糜爛。臨床上屢驗屢效，無毒副作用。且使用方便，藥源廣。一般3~5天即可治癒。

來源 獻方人：雲南省巍山縣計生委米俊偉。推薦人：雲南省個舊市人民醫院蘇平。

處方3 鍋底煙子（百草霜）適量、酸醋適量。（回族方）

用法 醋底鍋煙子塗舌上下，1日3次。

說明 本方清熱解毒，消瘀散腫。對舌腫大有明顯療效。鍋底煙子以燒柴草的為佳，燒炭者不用。

來源 獻方人：雲南省會澤縣新街回族鄉花魚村馬雲生。推薦人：雲南省個舊市人民醫院蘇平。

處方4 黃柏10克、大黃10克、硼砂2克、冰片2克、生甘草20克。（回族方）

用法 上藥共研細末。1次取藥粉2克乾搽患處，含化片刻，將痰涎吐出。1日數次。小兒用量酌減。

說明 本方清熱燥濕，瀉火解毒，收斂生肌。適用於口舌糜爛，口腔炎，舌炎等病症。

來源 獻方人：雲南省會澤縣者海中心衛生院馬應乖。推薦人：雲南省個舊市人民醫院蘇平。

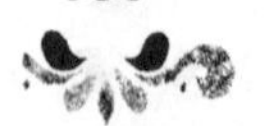

處方5 川黃連10克、黃柏20克、兒茶5克。

用法 上藥共研極細末。塗於瘡上，1日數次，6日為1療程。

說明 本方具有清心火，瀉熱毒，斂瘡定痛之功效。對舌炎，口腔炎有顯著療效。

來源 獻方人：上海市南蒲東市區蓬萊路段醫院鄭珊君。推薦人：雲南省個舊市人民醫院蘇平。

處方6 麥冬15克、天冬15克、玄參15克、黃柏2克。（回族方）

用法 麥冬、天冬、玄參水煎服。1日1劑，分4次服，6劑為1療程。黃柏用蜂蜜炒黃，研細末撒患處。1日4次，連用3日。

說明 本主養陰、清熱、潤燥。適用於虛火上炎所致的舌炎，口舌生瘡等症。

來源 獻方人：雲南省會澤縣者海中心衛生院丁尚龍。推薦人：雲南省個舊市人民醫院蘇平。

十九、失　語

處方 蟬衣35克、蘇葉30克、防風25克、薄荷油10毫升冰片5克。（阿昌族方）

用法 將上藥放容器內，加75%乙醇浸泡1～2週外搽患處。取廉泉、天突、華蓋穴揉擦，以局部發熱為度。每日用藥3～5次。

說明 應用本方治療失語、療效滿意。注意勿使藥液入目。

來源 獻方人：雲南省保山市人民醫院蒲有能。

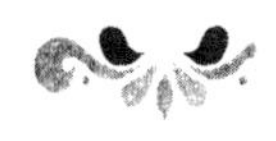

二十、頜關節功能紊亂症

處方1 透骨草100克、五月艾100克。（壯族方）

用法 將上藥搗碎放鍋內加酒炒熱，用布包像圓球狀紮緊，趁熱敷患處。並用此藥球輕輕按摩20～30分鐘，每天1次，7天為1療程。

說明 本方有活血化瘀、溫通經絡、消腫止痛作用。

來源 獻方人：廣西壯族自治區百色地工民族醫藥研究所楊順發。

處方2 五月艾葉適量。（苗族方）

用法 將五月艾葉曬乾搗碎，用布包製成鴨蛋大的藥球，用線紮緊，每天用此藥球按摩患部，每次15分鐘，每日按摩3～5次，連續按摩30～60天。

說明 本方有疏通經絡，調節頜關節功能，消腫止痛功效。但此證是慢性病，不能急於求成，治療要有耐心，要向患者說清，曾用本法治癒7人。

來源 獻方人：廣西百色地區民族醫藥研究所楊順發。

二十一、流　涎

處方 天南星4克、五倍子1克。

用法 上藥共研粉，每天用醋調包兩足心（湧泉穴）1次。

說明 曾使用本方治療7例均痊癒。

來源 獻方人：雲南省通海縣藥品檢驗所岳邦濤。

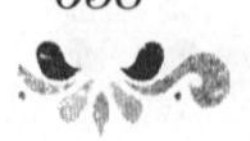

第八章　皮膚科疾病

第一節　病毒性皮膚病

一、帶狀疱疹

處方1　枯礬50克、雄黃60克、五倍子70克。

用法　共研細末，過篩，加凡士林20克、豆油或菜油適量調勻，瓶裝備用。治療時直接塗於患處，用紗布覆蓋，膠布固定。1日1～2次。

說明　治療100餘例，均治癒，一般用藥2～4天。

來源　獻方人：浙江省溫嶺縣高龍衛生院江志秋。

處方2　雄黃15天、大黃15克、柏樹枝50克、冰片3克、麻油適量。

用法　柏樹枝燒灰，與雄黃、大黃共研極細末，麻油放在勺中用火加熱，等沸後倒入藥末中，涼後放入冰片，徐徐搗成細糊狀。將患處暴露，用藥膏均勻地塗敷，外用敷料包紮，每日早晚各換藥1次，換藥時將舊藥去淨。

說明　應用本方治療帶狀性瘡疹療效滿意，經56例觀察，治癒率達98%以上。

來源　獻方人：河南省正陽縣公費醫院門診王新梅。推薦人內蒙古自治區哲理木盟蒙醫研究所音其木格。

處方3　新鮮小浮萍100克、生糯米100克。（傣族方）

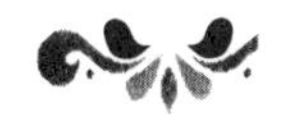

用法　取以上兩種藥搗糊，塗抹患處，5天為1療程。

說明　傣族民間單方，效果良好。浮萍有清熱解毒，糯米有收斂止癢的作用。

來源　獻方人：雲南省潞西市目瑙路健民醫藥店上官明烽；推薦人：雲南省德宏州食品藥品監督管理局陶建兵。

處方4　無花果嫩葉適量。（德昂族方）

用法　切碎搗爛後，加食醋少許，調成糊狀，外敷患處。每次30分鐘，每日2次。

說明　皮膚已潰者不宜用此法。

來源　《雲南民族醫藥見聞錄》。推薦人：張力群。

處方5　仙人掌適量。（苗族方）

用法　去皮刺，洗淨，切碎搗爛，加冰片3份，雄黃2份，共搗勻成糊狀，外敷患處，敷料覆蓋，膠布固定。

說明　每日換藥1次，連用3至5日可痊癒。

來源　《雲南民族醫藥見聞錄》。推薦人：張力群。

處方6　鮮蛇莓100至200克、糯米15至20克。（瑤族方）

用法　一起搗爛取汁塗患處。若病在顏面等暴露部位處，可用棉籤蘸藥液塗於患處；若病變在軀幹等部位，可將消毒紗布浸濕後敷患處，並覆蓋塑膠薄膜，膠布固定，12個小時換藥1次。

說明　或取鮮蛇莓葉適量洗淨搗爛取汁外塗患處，每日多次，或取蛇莓搗爛後直接外敷（包紮），每日換藥1次。

來源　《民族醫藥集》。推薦人：劉紅梅。

處方7　地龍5條、百草霜12克。（侗族方）

用法　研末，以菜油調勻，油適量，調稀糊狀，清洗乾淨皮損處，擦乾後塗以菟絲子藥糊，每日 2 次。用藥期間停用其他療法。

說明　或將絲瓜絡置於高溫電爐內烤焦，冷卻後研末，加 50% 酒精調成糊狀，塗於患處。可反覆塗抹，乾後再塗，直至疼痛消失，水疱結痂脫落為止。塗藥前用 75% 酒精清洗疱面。

來源　《民族醫藥集》。推薦人：劉紅梅。

處方8　蒲公英30克、苦參30克、黃柏20克、旱蓮草30克。（維吾爾族方）

用法　水煎 20 分鐘後，趁熱濕敷。1 日 3 次。

說明　有清熱解毒，燥濕斂疱之效。

來源　獻方人：新疆維吾爾自治區烏魯木齊市中醫院蒲映祥。推薦人：新疆烏魯木齊市中醫院李文富。

處方9　雄黃20克、天葵全草適量。（土家族方）

用法　上藥同搗成泥狀，紗布包裹，外搽患部。塗搽前，先用溫水洗淨患部。1 日塗搽 3～5 次。

說明　使用本方法治療帶狀疱疹 100 人次。療效顯著，有效率達 98%。

來源　獻方人：湖北省來鳳縣農村衛生協會楊義正。推薦人：湖北省來鳳縣翔鎮老虎洞衛生所楊洪興。

處方10　魚子樹果實（紫珠種子）200克、茶油500克。（土家族方）

用法　先將魚子樹果實研粉，調入茶油之中浸泡一星期，用藥油外搽患處，1 日多次。

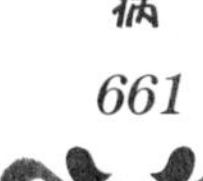

說明 本方為土家族醫生常用良方。經臨床反覆驗證，確有清熱解毒之效。

來源 獻方人：湖北省來鳳縣藥檢所錢楨。推薦人：湖北省來鳳縣翔鳳鎮老虎洞衛生所楊洪興。

處方11 黃連30克、山豆根30克、雄黃20克、密陀僧20克、蟾酥5克、冰片10克、青黛20克、呋喃西林70克、0.5%普魯卡因50毫升、50%甘油50毫升、70%酒精200毫升。

用法 將上藥研成細末，充分混勻，加普魯卡因、甘油、酒精調呈糊狀，貯瓶密封備用。用3%碘酊消毒，以針頭刺破水疱後，取糊劑塗搽患處。

說明 用上法治療帶狀疱疹，最短3天，最長8天，即可治癒。

來源 獻方人：廣東省東昌縣兩江區衛生院曾部。推薦人：雲南省文山州皮研所聶正禮。

處方12 穿山龍根適量、白酒少許。（畬族方）

用法 先將上藥洗淨，研細末再同白酒外塗，1日數次。

說明 穿山龍係衛矛科植物哥蘭葉。

來源 獻方人：福建省霞浦縣溪南衛生院雷去明。推薦人：福建省中醫藥研究院林恩燕。

處方13 香茶菜根（鐵棱角根）適量、泔水適量。（畬族方）

用法 上藥去鬚根，洗淨，磨泔水頻頻外塗。

說明 香茶菜係唇形科植物。此法亦適用於燙傷。

來源 獻方人：福建省霞浦縣牙城衛生院吳木春。推薦人：福建省中醫藥研究院林恩燕。

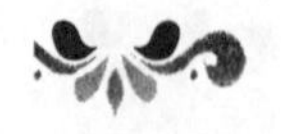

處方14 白及15克、雄黃6克、蜈蚣2條。（瑤族方）

用法 將白及沙黃，蜈蚣焙脆，加入雄黃，3味藥共研為細粉，用雞蛋清適量調成糊狀，塗搽於患處，1日塗搽2次，連用至癒為止。

說明 若疼痛不止，可酌加冰片少量。

來源 獻方人：雲南省文山州衛生學校楊學況。推薦人：雲南省文山縣衛生防疫站李芳。

處方15 王爪鳳、滿天星、雄黃各15克。（苗族方）

用法 將上藥搗爛敷貼患處，1日1次。

說明 此係湘西民間單方。方有清熱解毒止痛之效。

來源 獻方人：湖南省湘西土家族苗族自治州民族中醫院張印行。

處方16 半邊蓮、黃瓜香各30克。（土家族方）

用法 將上藥搗爛，敷貼患處，1日1次。

說明 本方為湘西民間單方，有清熱解毒利濕之效。

來源 獻方人：湖南省湘西土家族苗族自治州民族中醫院張印行。

處方17 千里光莖120克。（苗族方）

用法 上藥用濕紙包好，置火上烤熱，再取汁外搽。

說明 本方有清熱解毒之效。

來源 獻方人：湖南省湘西土家族苗族自治州民族中醫院張印行。

處方18 奶漿草60克。（土家族方）

用法 搗爛，敷貼患處，1日1次。

說明　此藥臨床用後有明顯效果。

來源　獻方人：湖南省湘西土家族苗族自治州民族中醫院張印行。

處方19　葡萄樹根60克、茶油30克。（土家族方）

用法　葡萄樹根絞爛，調茶油敷患處，1日1次。

說明　此方係湘西民間單方。有清熱解毒之效。

來源　獻方人：湖南省湘西土家族苗族自治州民族中醫院張印行。

處方20　貓兒草、黃瓜香、喇叭花香各30克。（苗族方）

用法　搗爛敷貼患處，1日1次。

說明　本方有清熱解毒止痛之效。

來源　獻方人：湖南省湘西土家族苗族自治州民族中醫院張印行。

處方21　鮮香芋30克。（傣族方）

用法　上切片，塗搽患處。或將切片曬乾碾成粉，撒敷患處。1日1次。

說明　香芋為天南星科史徒芋屬植物Steudnera Henryana Engl的根。

來源　摘自《德宏傣藥驗方集》。推薦人：雲南省德宏熱帶作物研究所楊春華。

二、尋常疣

處方1　板藍根30克，狼毒15克，生牡蠣30克，薑蟲15克，桃仁10克，木賊草20克，敗醬草、製香附各15克。

用法　上藥水煎，每次煎汁約1000毫升，將患病手足浸

於藥汁中，以小毛巾或紗布擦洗疣體，每次20～30分鐘，1日2次，每劑可煎洗3次。

說明 謝氏用本方治療32例，用藥10～26劑，痊癒23例，好轉8例，無效1例，總有效率為96.9%。

來源 獻方人：江蘇省如白市中醫院謝勇。推薦人：山西省寧武縣中醫院李致仁。

處方2 生石灰200克、燒鹼20克、麻雀糞10克、糯米7粒。（土家族方）

用法 石灰、鹼、麻雀糞放於大碗中調勻，加水適量，候半時許，再將糯米置石灰漿上，水不可高出1粒橫米之上。7天後，將米撈出，搗膏敷疣上，3天疣可自落。

說明 用本方治療百例，皆癒。此方亦可除痣。注意勿沾於正常皮膚。

來源 獻方人：湖北省來鳳縣翔鳳鎮老虎洞衛生所楊洪興。

處方3 雄黃3克、枯礬3克。

用法 上藥共研細粉備用，用時將疣體用針刺破，再將藥敷患處，小膠布固定。1日2次，1週為1療程，輕者1療程，重者3～5療程可癒。

說明 此方名「雄礬拔猴散」。筆者用此方治療尋常疣11例，皆收良效。

來源 獻方人：山西省太原市中醫研究所張剛。推薦人：山西省寧武縣中醫院李藩。

處方4 冰醋酸原液、麵粉各適量。

用法 上2藥混合，調成糊狀備用。疣體直徑小於0.3公分者，用冰醋酸糊直接塗於疣體表面，厚約0.2公分（注

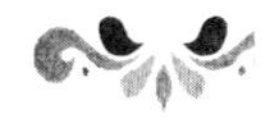

意勿塗於正常皮膚），4～6 小時後除去藥湖，疣體亦隨之脫落。局部創面抹龍膽紫，保持 3～4 天，勿著水。

說明 應用本方治療 50 例，不論皮膚部位、疣體大小，均痊癒。

來源 獻方人：江蘇省無錫市第二人民醫院皮膚科俞美英。推薦人：雲南省文山州皮膚病研究所正禮、倪翠瓊。

處方5 鮮大黃500克、土槿皮300克、地膚子100克、海桐皮100克、蛇床子100克、龍衣10克。（佤族方）

用法 把以上藥物置瓷壇中，加入白酒 5000 毫升，密封浸泡 1 個月備用。用時將藥液直接塗搽疣表面，須稍用力，1 日 3 次。

說明 根據筆者臨床應用，療效確切。一般連用3～6週可痊癒，無副作用。

來源 獻方人：雲南省臨滄地區雙江拉祜族佤族布朗族傣族自治縣民族醫藥研究所李富軍。

三、扁平疣

處方1 板藍根30克、銀花30克、香附20克、紅花10克、赤芍10克、木賊20克。（苗族方）

用法 將諸藥用紗布包好，兌水 500 毫升，武火煎取 400 毫升，待溫後洗搽面部，1 日 1～3 次，1 週為 1 療程。

說明 本方有清熱解毒，活血化瘀之效。主治面部扁平疣。筆者曾治 21 例，經 1～3 個療程全部治癒。本方也可以內服。

來源 獻方人：湖南省湘西自治州民族中醫院楊官林。

處方2 枯礬、雄黃各10克，木賊30克。

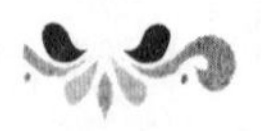

用法　上藥共煎、用紗布蘸汁搽洗患處，每次半小時，1日3次，每劑可連用3天。

說明　共治9例，全部治癒。面部患者注意勿使藥液流入眼內。

來源　獻方人：山西省寧武縣中醫院郜玉寶。

處方3　鴉膽子15克、板藍根粉10克。（瑤族方）

用法　鴉膽子去皮取仁，搗爛如泥，與板藍根粉拌勻，用刀片將角化部分削去，塗上藥泥，病損周圍用膠布固定。3～4日換藥1次，連用數次。

說明　經治500餘例，有效率達90%以上。

來源　獻方人：雲南省馬關縣醫院施文友、陸宗嬋。推薦人：雲南省文山州衛生學校任懷祥。

處方4　濃鹼水（氫氧化鈉）100毫升、糯米60粒（研粉）、石灰粉適量。（過篩）

用法　將上藥調成糊狀，點在扁平疣上，令其自然脫落，再配合服薏米湯則效果更佳。

說明　本方還可點痣（10～15分鐘）、雞眼（24小時）。此方有較強的腐蝕性，注意勿讓藥液沾上正常皮膚。已用本方治癒百餘人。

來源　獻方人：廣西壯族自治區百色地區民族醫藥研究所楊順發。

處方5　地石榴葉5克（鮮用）。（白族方）

用法　先用70%酒精在扁平疣上及周圍進行消毒，用針刺破疣子出血，出地石榴葉汁，搽於疣上。1天5～8次，10天後疣子陸續消失。

說明　臨床治療數 10 例，均收到良好的效果。

來源　獻方人：雲南省鶴慶縣白族醫生失文彪。推薦人：雲南省大理市康復醫院許服疇。

處方6　香附500克、木賊250克、蒼耳子125克、70%乙醇適量。

用法　上藥分別研粗粉，浸泡於乙醇中泡 10 天，濾過後備用。有該酊劑塗患處，早晚 1 次。

說明　用本法治療 45 例，總有效率為 91.1%。皮損消退時間最短 3 天，最長 2 週。

來源　獻方人：浙江省永康市中醫院沈鵬。推薦人：新疆維吾爾自治區烏魯木齊市中醫院李文富。

處方7　香附子100克、食醋200毫升。（土族方）

用法　將香附子焙乾研成粉末，浸泡於食醋內 24 小時後，文火煎煮濃縮成 100 毫升，塗搽患處，1 日 3～4 次。

說明　本方適用於老年性扁平疣，一般用藥 2 週可見效。

來源　獻方人：青海省民和縣人民醫院羅子寬。推薦人：青海省民和縣人民醫院劉啟明。

處方8　苦參15克、蒼朮12克、陳皮15克、細辛5克、蜂房10克、蛇床子12克、白芷5克。（壯族方）

用法　將上藥浸入 60% 的酒精中，浸泡 7 天後取液外搽患處，1 日多次。

說明　本方係雲南省文山州皮研所之外用方。

來源　獻方人：雲南省文山州皮研所聶正禮。推薦人：雲南省文山州衛生學校任懷祥、楊學沉。

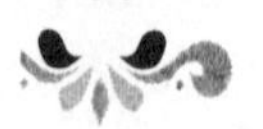

四、尖銳濕疣

處方 黃芪、黃柏、苦參、薏苡仁各15克。（維吾爾族方）

用法 上藥研細末，用竹板敷於患處，輕輕用力摩擦使藥粉與患處緊貼。每次用0.5～1克，10次為1療程。一般1～2個療程可癒。

說明 作者用本方治療125例，總有效率為92%。

來源 獻方人：新疆維吾爾自治區烏魯木齊市中醫院康新、劉健蘇。推薦人：新疆維吾爾自治區烏魯木齊市中醫院王輝。

第二節　真菌性皮膚病

一、癬

處方1 斑蝥6克，川椒、海桐皮、丁桐皮、白鮮皮各10克，芒硝25克，車前子、蛇床子各15克，陳醋300毫升。（苗族方）

用法 將上藥加入陳醋浸泡3～5日，用時取藥液塗搽患處，1日1～2次，連用至癒為止。

說明 主治各種頑癬。搽藥後皮膚起水泡，3天後可自然脫落。

來源 獻方人：雲南省文山州衛生學校楊學況。推薦人：雲南省文山縣防疫站李芳。

處方2 雞子黃數個、斑蝥（去足翅）3個。

用法 將雞子煮熟，將蛋黃取出，在鐵勺內煎出油，調斑蝥細末，塗搽患處，1日2次。

說明 本方治療多種癬病數十例，均收到較好的療效，而且簡單方便。

來源 獻方人：山西省寧武縣人民醫院李敏、李秀英。

處方3 石灰霜35克、硫磺35克、大黃50克、七葉一枝花50克、自然銅30克、梅片5克。（傈僳族方）

用法 上藥打碎，酒精泡 15 天後塗擦患部，1 天 1～3 次。

說明 本方有殺菌、止癢、軟化角質的作用。

來源 獻方人：雲南省保山地區人民醫院董安民。

處方4 丁香25克。（蒙古族方）

用法 上藥為粗粉，用 75% 酒精 100 毫升浸泡 1 週，取上清液搽患處，1 日 3～4 次，3 天為 1 療程。

說明 應用本方治療皮膚癬病，臨床反覆驗療效滿意。

來源 獻方人：甘肅省蘇北蒙族自治縣人民醫院紮· 熱格德勒。推薦人內蒙古自治區蒙藥廠賀喜格圖。

處方5 土大黃根適量、花椒粉少許。（白族方）

用法 用土大黃根切片，研細粉，加花椒粉用菜子油拌勻，塗搽或敷貼。冰片 3～5 克，用酒精浸泡後塗搽或敷貼患處。

說明 此方有清熱祛濕、殺蟲止癢之效。

來源 摘自《大理白族藥及單方驗方》。推薦人：雲南省大理醫學院周波。

處方6 生麥芽40克。（水族方）

用法 加入 75% 酒精 100 毫升在室溫下浸泡 1 週，或密

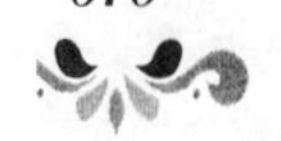

閉後於 70℃ 至 80℃ 水中浸泡 3 至 4 日。取以上浸液過濾，為橙黃色澄明液，外搽患處，每日 2 次，早晚各 1 次，一般用藥 4 週左右。

說明 一般用藥 3 日症狀好轉。治股癬、花斑癬、手足癬，40 歲以下及病期短者效果好。

來源 《雲南民族醫藥見聞錄》。推薦人：張力群。

二、頭 癬

處方1 博蘿回100克、三顆針100克、苦參50克、蚤休50克。（布依族方）

用法 用 75% 酒精浸泡半月，過濾，去渣，加蒸餾水 1000 毫升，密封備用。外搽頭部。

說明 臨床治療 100 餘例，療效滿意。

來源 獻方人：貴州省黔南州中醫院羅昭全。

處方2 大蔥、松香各適量。（彝族方）

用法 取大蔥管數段，將松香末裝在蔥管內，兩頭用線紮緊，放在磁片內，上面蓋嚴，放在鍋內蒸 1 小時，棄蔥，加熟香油調，塗患處，1 日 1～2 次。

說明 搽藥前，先用米泔水和花椒熬水，洗去瘡上結痂，用藥 5～6 次即癒。

來源 獻方人：雲南省彌勒縣人民醫院郭維光。

處方3 公豬膽1個、雄黃粉15克、苦參5克。（蒙古族方）

用法 苦膽取汁，放入雄黃粉調勻，塗患處，1 日 1 次。

說明 本方有殺蟲、解毒、止癢之效。

來源 摘自《自製驗方》。推薦人：內蒙古自治區寶龍

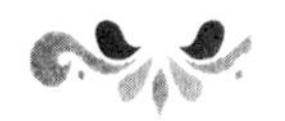

山醫院劉斯日古冷。

三、手　癬

處方1　土槿皮、白及各30克，蛇床子12克，銅綠、枯礬、老膽礬、雄黃、樟腦各10克，信石 0.5克。

用法　上藥研為細末，裝瓶備用。備豬膀胱 1 個（無豬膀胱者，用塑膠袋代替），食醋 1500 毫升，將藥倒入醋內煎開後，趁熱將藥連醋倒入膀胱內，然後將患手浸入 24 小時，取出後 1 週內患手不下水。

說明　本方以夏季使用為佳，如冬季，需用溫開水將患手浸泡 20 分鐘後，再浸入藥內，臨床觀察治療 20 例，均 1 次治癒，未見復發。

來源　獻方人：河南省洛陽市第二人民醫院王偉琴、河南省欒川縣第二人民醫院楊鐵濤。

處方2　苦參100克、千隻眼100克、千里光100克、地膚子50克、苦膽3枚、酒精1000毫升。（苗族方）

用法　將前 4 味藥用 75% 酒精浸泡 7 天，取出，兌苦膽入內攪勻，外搽患處。

說明　經過 300 多例患者的臨床反覆驗證，效果滿意。

來源　獻方人：雲南省文山州衛生學校任懷祥。推薦人：雲南省文山衛生學校李世昌、黃正德。

處方3　黃連20克、吳茱萸10克、75%酒精300毫升。（瑤族方）

用法　上 2 藥研為粗末，入瓶，加入 75% 乙醇 300 毫升，浸泡 36 小時後即可使用，1 日 3 次。

說明　本方亦可用於足癬、甲癬，連續塗搽 3～6 天即

癒。

來源 獻方人：雲南省文山州醫院鄭卜中。

處方4 紫荊皮100克。

用法 將藥研為粗末，加水煎煮30分鐘，用藥液浸2泡患部30分鐘，1日2次。

說明 連續浸泡3日可治癒。

來源 獻方人：雲南省昆明市延安醫院趙庚。推薦人：雲南省宣威縣中醫院符光利。

處方5 荊芥、明礬、花椒、雞冠花各15克，米醋250克。（普米族方）

用法 除米醋外，諸藥水煮，取汁與米醋調勻，將患手浸入藥汁中，日2至3次，每劑藥可用1至2天。

說明 殺菌止癢，主治手癬，瘙癢脫屑，久治難癒者。

來源 《雲南民族醫藥見聞錄》。推薦人：張力群。

處方6 黃柏50克、明礬30克。（壯族方）

用法 先將黃柏研碎，加水煮15分鐘成200毫升藥液，濾渣後，再加入明礬，趁熱泡患部，1日2次，每次20～30分鐘，連用至癒為止。

說明 主治手癬和腳癬，療效可靠，一般3～5日即癒。

來源 獻方人：雲南省文山州衛生學校楊學沉。推薦人：雲南省文山縣衛生防疫站李芳。

處方7 大黃、玉竹、生首烏各15克，雄黃10克，食醋50毫升。（民間方）

用法 上藥與醋加水1000毫升，共煎10分鐘，待溫，

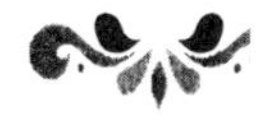

將手泡入藥液中，每次 10～20 分鐘，1 日 2 次。

說明 為防止復發，泡至瘡癒後，可用豬油（凡士林亦可）加入適量雄黃粉塗患掌數日。

來源 獻方人：天津中醫學院一附院靳文瑾。推薦人：山西省寧武縣中醫院郜玉寶。

處方8 金毛狗脊30克，蒼耳子、金錢草、白芷、五倍子、苦草、當歸各15克。

用法 上藥加水 3000 毫升，煮取 2000 毫升，將患處浸泡在藥液中，每次 10 分鐘，1 天 1 次，1 日 2～3 次，輕者 1 劑，重者 2 劑即癒。

說明 本方對患部搔癢、乾燥、粗糙、附有層狀鱗屑，勞動時皸裂出血、手足指（趾）皮膚失去彈性屈伸不利者有效。

來源 獻方人：雲南省昆明80303部隊533醫院李治方。推薦人：山西省寧武縣中醫院李藩。

處方9 （1）解毒醋浸液方：木槿皮15克、苦參15克、百部15克、黃柏10克、枯礬1克、全蟲3條、白鮮皮10克、土茯苓10克、荊芥10克、陳醋500毫升。

用法 加水適量，煎 30 分鐘，在端約前 5 分鐘入醋，先薰後浸患手，1 日 2 次，每次 30 分鐘，10 天為 1 療程。手浸後要自乾，忌下水洗。

（2）二仁兩黃膏：生桃仁100克、生杏仁100克、硫磺30克、雄黃10克、白凡士林300克。

用法 二仁搗如泥，兩黃研細粉，共與凡士林調配成膏備用。前方薰洗乾後，外敷此膏，熱烘 15 分鐘。

說明 解毒醋浸液具有清熱祛風、殺蟲解毒、止痛止癢

之功；二仁兩黃膏有祛風潤燥、殺蟲作癢、活血生新、通絡止痛之效。加上熱薰、熱浸、熱烘法、借其熱力的作用使腠理開疏氣血流暢，同時藥物滲入皮膚，直達病所。若血虛血燥者，可內服祛風潤燥湯（當歸 24 克、生熟地 10 克、生白芍 10 克、黃芩 10 克、荊芥穗 6 克、秦艽 10 克、烏蛇 5 克、土茯苓 10 克、白鮮皮 10 克、雞血藤 10 克、生草烏 6 克）。

來源 獻方人：山西省陽泉鋼鐵公司醫院周永銳。推薦人：山西省寧武縣中醫院李藩。

處方10 金毛狗脊、百藥煎、蒼耳子、白鮮皮、金錢草、半邊蓮、萹蓄等量。

用法 煎湯薰洗，1 日 3 次，每次 30 分鐘，5 天為 1 療程。

說明 濕熱型內服除濕湯，風邪型內服防風解毒湯，氣血兩虛型內服八珍湯，療效更佳。

來源 獻方人：山西省離石縣中醫院李懷金。推薦人：山西省寧武縣中醫院李致仁。

處方11 使君子20克、苦參20克、明礬12克、艾葉12克、生草烏9克、乾薑9克、川椒9克、五加皮16克、海桐皮16克、土槿皮16克、冰片1.5克（後下）、米醋1000毫升。

用法 上藥共研末，紗布包裹，然後加入米醋 1000 毫升浸泡 24 小時後使用。用時將患部浸入藥液中，每次 15～20 分鐘，1 日 3 次。上藥為 3 日量。

說明 本方亦可治療足癬。

來源 獻方人：江蘇省南京中醫學院劉學華。

處方12 黃柏15克、黃芩15克、黃連15克、蒲公英15

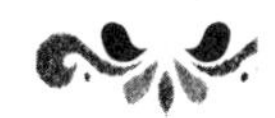

克、土槿皮30克、蛇床子30克、蛇蜕30克、枯礬15克。

用法 將前7味加水300毫升，煮沸15分鐘，濾出藥渣，加入枯礬溶化即可。待藥液溫度適宜時，浸洗患處，早、晚各1次，每次15分鐘。每劑可用2天。

說明 此方亦可用於腳癬。

來源 獻方人：江蘇省南京海軍電子工程學院門診部郭麗霞。

四、甲 癬

處方1 苦參50克、蛇床子50克、滿坡香30克、黃柏30克、白芷30克、土茯苓100克、白礬100克。（布依族方）

用法 上藥加水1500毫升左右，煎沸15～20分鐘，溫後浸泡患趾，1日2次，每次20～30分鐘。

說明 臨床運用本方治療100餘例，療效滿意。

來源 獻方人：貴州省黔南州中醫院羅昭金。

處方2 杠板歸60克、金銀花60克。（苗族方）

用法 水煎外洗，1日2次。

說明 用此方治療50例股癬患者，均收到滿意效果。

來源 獻方人：貴州黔南州民族醫藥研究所皮膚科文明昌。

處方3 犁頭草（鮮用）適量、煤油適量。（壯族方）

用法 犁頭草洗淨搗爛，用煤油浸泡1週以上，取藥液外擦患處，每日4～5次，每次外擦時稍用力，至皮膚均有灼熱感時為止。

說明 獻方者介紹，臨床治療數十例均癒，大多於用藥1～2天即開始見效。

來源　獻方人：廣西金秀瑤族自治縣三江鄉道番村李善業。推薦人：廣西民族醫藥研究所何最武。

處方4　狼毒20克、斑蝥20個。（蒙古族方）

用法　將藥研細末，用 95% 酒精 100 毫升浸泡 48 小時，敷患處。每日 1～2 次。

說明　用本方治療牛皮癬 15 例，效果顯著。

來源　獻方人：內蒙古科左後旗蒙醫整骨醫院包國林。推薦人：內蒙古科左後旗蒙醫整骨醫院包伶。

處方5　木鱉子50克、冰片5克、樟樹葉60克、野棉花葉30克、60%乙醇2000毫升。（土家族方）

用法　冰片研細末，其他藥加入乙醇中浸泡 7 天，每天振搖 1 次，過濾，將冰片放入藥液中溶解，即得，用棉籤外擦患處，每日 3 次。

說明　本法適用於體癬，牛皮癬，全身各部位癬症。

來源　祖傳秘方，獻方人：鄂西建始縣花坪區衛生院向宏憲。

處方6　鮮夜號樹葉500克。（土家族方）

用法　用地瓜葉兩片，將上藥包緊，放入柴火中炮製，地瓜葉燒焦為度，然後趁熱將夜號樹葉敷在患處，1 日 1 次，連續 1 週痊癒。

說明　本方適用於各部位癬，對初發癬症療效達80%以上。

來源　湖北省始縣花坪區衛生院程仕明。推薦人：湖北省建始縣花坪區衛生院向宏憲。

五、體　癬

處方1　核桃殼5～10克。（哈尼族方）

用法　將上藥燒成炭，研為細末，用大楓油調呈糊狀，摩擦患處，1 日 3 次，每次 5～10 分鐘。

說明　連用 1 週治癒。

來源　獻方人：雲南省綠春縣防疫站計免科羅解德。推薦人：雲南省綠春縣衛生局醫政科李榮華。

處方2　杠板歸60克、金銀花60克。（苗族方）

用法　煎水外洗，1 日 2 次。

說明　用此方治療 50 例股癬患者，均收到滿意效果。

來源　獻方人：貴州黔南州民族醫藥研究所皮膚科文明昌。

處方3　犁頭草（鮮用）適量、煤油適量。（壯族方）

用法　犁頭草洗淨搗爛，用煤油浸泡 1 週以上，取藥液外擦患處，每日 4～5 次，每次外擦時稍用力，至皮膚有灼熱感時為止。

說明　獻方者介紹，臨床治療數十例均癒，大多於用藥 1～2 天即開始見效。

來源　獻方人：廣西金秀瑤族自治縣三江鄉道番村李善業。推薦人：廣西民族醫藥研究所何最武。

處方4　狼毒20克、斑蝥20個。（蒙古族方）

用法　將藥研細末，用 95% 酒精 100 毫升浸泡 48 小時，敷患處。每日 1～2 次。

說明　用本方治療牛皮癬 15 例，效果顯著。

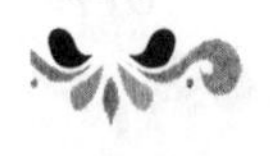

來源 獻方人：內蒙古科左後旗蒙醫整骨醫院包國林。推薦人：內蒙古科左後旗蒙醫整骨醫院包伶。

處方5 木鱉子50克、冰片5克、樟樹葉60克、野棉花葉30克、60%乙醇2000毫升。（土家族方）

用法 冰片研細末，其他藥加入乙醇中浸泡7天，每天振搖1次，過濾，將冰片放入藥液中溶解，即得，用棉簽外擦患處，每日3次。

說明 本法適用於體癬，牛皮癬，全身各部位癬症。

來源 祖傳秘方。獻方人：鄂西建始縣花坪區衛生院向宏憲。

處方6 鮮夜號樹葉500克。（土家族方）

用法 用地瓜葉兩片，將上藥包緊，放入柴火中炮製，地瓜葉燒焦為度，然後趁熱將夜號樹葉敷在患處，1日1次，連續1週痊癒。

說明 本方適用於各倍位癬，對初發癬症療效達80%以上。

來源 湖北省建始縣花坪區衛生院程仕明，推薦人：湖北省建始縣花坪區衛生院向宏憲。

六、足 癬

處方1 滑石15克、海螵蛸（刮去背面的硬層）15克、製爐甘石15克、蛤粉15克、赤石脂15克、輕粉10克、黃丹12克、冰片5克。（白族方）

用法 諸藥研細，過120目篩調勻，用瓶貯藏。用時把腳洗淨擦乾後，將藥粉撒於趾縫間糜爛瘙癢處，每日臨睡前1次。嚴重者可先用荊芥、艾葉、蛇床子、地膚子、蒼朮、

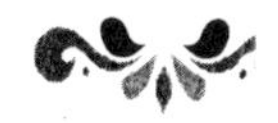

花椒、明礬水煎薰洗，再用此粉撒於糜爛處。

說明 此方適用於水疱、糜爛型。經治 150 餘例，療效滿意，一般 1～5 次即癒，無任何副作用。

來源 獻方人：雲南省大理市康復醫院楊中梁。

處方2 苦參50克、紅根30克、地膚子15克、白鮮皮15克、水楊酸36克、硼酸18克、10%碘酒10克、甘油60克、75%乙醇1000毫升。（壯族方）

用法 將上藥裝入瓶內，加酒精浸泡 15 天後取出裝瓶備用。外搽患部。

說明 該方適用於脫屑型足癬，止癢效果可靠。經治 300 多例，有效率達 90% 以上。

來源 獻方人：雲南省文山州皮研所聶正禮。推薦人：雲南省文山州衛生學校任懷祥、楊學況。

處方3 小毛葉子草適量。（哈尼族方）

用法 本品莖葉燒灰存性，用苦蒿汁調勻，敷患處，1日1次。

說明 本品為唇形科香茶菜屬植物。適用於水疱、糜爛型。

來源 獻方人：雲南省元江縣藥檢所李學恩。推薦人：雲南省玉溪地區藥檢所周明康。

處方4 雄黃5克、枯礬5克、密陀僧3克、凡士林15克。（白族方）

用法 上藥為末，凡士林調勻成膏，塗於患處，1 日換藥 1 次，連續用藥 15～20 天。

說明 本方有殺蟲燥濕之效。

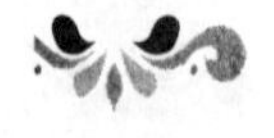

來源　獻方人：雲南省大理市康復醫院許服疇。

處方5　蒼耳草（全草）35克，蛇床子20克，苦參、蜂房各15克。（傈僳族方）

用法　趾間糜爛者加白礬、黃柏各 15 克，放入鍋內，加水 1000 毫升，煎至1/3小時去渣濾取藥液。於臨睡前加入溫開水適量，浸洗患腳 30 分鐘。

說明　每天 1 次，連用 3 至 5 天可治癒。

來源　《雲南民族醫藥見聞錄》。推薦人：張力群。

處方6　大黃10克、萹蓄10克、蛇床子15克、白礬10克。

用法　上藥加水 2000 毫升，水煎，待溫後浸泡患腳，1 日 1 次，每次 30 分鐘。

說明　腳癬分為乾、濕兩型。本方對於濕型者療效較佳。上藥在實驗室試驗證明有抑菌作用。

來源　獻方人：北京市第六醫院陳興才。推薦人：遼寧省錦州解放軍第 205 醫院楊暘。

處方7　枯礬1.8克、雄黃1.2克。

用法　上藥共研細，備用，用時將腳洗淨擦乾，把藥粉敷於患處，1 日 1 次，亦可以此藥粉沖水泡腳。

說明　有感染者禁用。本方共治 40 例，均在近期治癒。

來源　獻方人：山西省寧武縣中醫院邵玉寶。

處方8　苦參、黃柏、蛇床子、白鮮皮各30克，花椒、木槿皮、白礬各15克 。

用法　將上藥加水藥 2000 毫升，煮沸半小時左右，濾取藥液於盆中，趁熱先薰患足，待藥液溫度適宜後再浸泡患

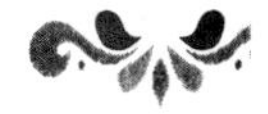

足，早、晚各 1 次，每劑藥用 2 次。

說明 用此法外洗，10 日即癒。

來源 獻方人：山東省東平縣梯門衛生院梁北松。推薦人：雲南省楚雄彝族自治州中醫院王敏。

處方9 苦豆子100克。（維吾爾族方）

用法 苦豆子加涼水 1000 毫升，浸泡 1 小時，煮沸約 10 分鐘，待溫度適宜後將手足放入浸泡，每次 10 分鐘，1 日 2 次。

說明 本方殺菌止癢效果好，但不可內服。

來源 獻方人：新疆維吾爾自治區烏魯木齊市中醫院李文富。推薦人：新疆維吾爾自治區烏魯木齊市中醫院王輝。

處方10 白礬25克、輕粉15克、豬蹄甲5對、羊蹄甲5對、膽汁適量。（蒙古族方）

用法 將前4味藥研細，混勻，用牛膽汁調勻，塗搽患處，1 日 1～2 次。

說明 本方有殺蟲解毒，燥濕止癢之效。

來源 獻方人：內蒙古自治區哲裏木盟醫院蒙醫科白濤。推薦人：內蒙古自治區蒙藥廠徐青。

處方11 枯礬10克、爐甘石10克、阿司匹林30克。

用法 共研細末，洗淨後乾搽患處，用藥3天後即可達到收濕止癢之效。

說明 本方適用於腳丫濕癢、糜爛、滲液者。

來源 獻方人：福建省晉江市青陽衛生院許反軒等。推薦人：山西省甯武縣中醫院李藩。

處方12　生百部20克、生艾葉20克、蒲公英20克、敗醬草20克、連翹20克。

用法　上藥煎湯，先趁熱外薰，而後洗之，12天痊癒。

說明　本方可燥濕解毒殺蟲、清熱涼血消腫，適用於腳癬併發感染者。

來源　獻方人：山西省洪洞縣楊可心。推薦人：山西省甯武縣中醫院李致仁。

處方13　水柳葉適量。（壯族方）

用法　取水柳葉洗淨，搗爛如泥，先將患部洗乾淨，把搗爛的水柳葉敷於患處，早、晚各1次。

說明　敷藥期間患處嚴禁接觸污水。

來源　推薦人：廣西壯族自治區三江縣人民醫院何俊興。

七、花斑癬

處方1　硼砂粉40克、了哥王20克、苦楝皮20克、土大黃10克、打碎碗花花10克。（壯族方）

用法　水煎外洗患處，1日3次。

說明　筆者用此方治療花斑癬30例，取得滿意效果。

來源　獻方人：雲南省西疇縣興街中心衛生院李光員。

處方2　密陀僧30克、烏賊骨30克、硫磺15克、蜀椒15克。

用法　上藥共為細末，過篩備用。用時取生薑一塊，斜行切斷，以斷面蘸藥粉少許搽於患處，反覆至潮紅為止，1日2～3次，7日為1療程。

說明　臨床治療100餘例，患者用藥後皮膚潮紅，1～2週後皮損消失。

來源　獻方人：遼寧省錦州金城造紙總廠職工醫院趙飛。

推薦人：遼寧省錦州解放軍第 205 醫院楊暘。

處方3 黃精酊70毫升、川芎酊30毫升、水楊酸2克、碘酒5～10滴。

用法 將前 2 種藥液合併，水楊酸用 5 毫升蒸餾水溶解後兌入，加入黃酒。用食指蘸搽患處，1 日 2～3 次。

說明 以黃精 100 克，加酒精 500 毫升，川芎 60 克，加酒精 500 毫升，分別浸泡 1 週，即為黃精酊、川芎酊。汗斑多見於亞熱帶青年男性，筆者工作於亞熱帶，求治者甚多，用之均癒，故將此方命名為「汗斑藥水」。

來源 獻方人：雲南省新平縣中醫院趙永康。

處方4 鮮山薑20克、酸醋100毫升。

用法 取鮮山薑洗淨，入缽內搗碎，放酸醋浸泡 12 小時，密封保存。用時先用肥皂水洗淨患處，以毛刷蘸藥液塗患處，1 日 1 次，連用 3 次即癒。

說明 治療期間應勤換洗內衣、被子，以免再發。曾治 105 例，痊癒 97 例，復發 8 例。

來源 獻方人：廣東省地質局 704 地質隊醫務所唐章偉。推薦人：四川省南充市人民醫院楊國英、張家亮。

處方5 奶汁草100克。（壯族方）

用法 鮮奶汁草搗碎，加入煤油100毫升，浸泡10小時，早、晚各搽患部 1 次。

說明 搽後勿用水洗。一般 2～3 天皮疹即脫落，1 週痊癒。

來源 獻方人：廣西壯族自治區德保縣中醫院黃育文。推薦人：雲南省楚雄彝族自治州中醫院王敏。

處方6 輕粉、海螵蛸。（土家族方）

用法 上藥各等份，先將海螵蛸置瓦片上焙乾研粉，再入輕粉和勻，瓶裝備用。用時先洗局部，再撲搽該粉適量（若微汗後搽之，效果更好）。

說明 治療31例，均獲良效。初發者1次可癒，最多3次收功，無復發病例。

來源 獻方人：湖南省茶陵縣中醫院陳華。推薦人：雲南省個舊市人民醫院蘇平。

處方7 浙貝母、南星各50克。（畲族方）

用法 研細末。另取鮮生薑，切開後蘸藥末擦患處，日2次，15天為1個療程。

說明 滅菌治癬，治花斑癬（汗斑）有一定的效果。

來源 《民族醫藥采風集》。推薦人：張力群。

處方8 早晨草地蜘蛛網上的露珠水。（景頗族方）

用法 取露珠水塗抹汗斑（花斑癬）處，1日1次，15天為1療程。

說明 景頗族民間單方，效果良好。

來源 獻方人：雲南省潞西市目瑙路健民醫藥店上官明烽；推薦人：雲南省德宏州食品藥品監督管理局陶建兵。

第三節　動物性皮膚病

一、疥　瘡

處方1 蒼朮、白芷、蛇床子、苦參、花椒、狼毒、荊

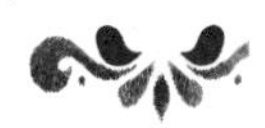

芥、防風、綠豆各30克，硫黃60克，枯礬60克。

用法 上藥除硫磺外，共為細末，過 200 目篩，將藥粉倒入已溶化硫磺中，充分拌勻冷凝後再研成細粉過篩，加凡士林適量攪勻為麵團狀，均成 50 克一塊備用。使用時先將全身洗淨，再將藥塊以紗布包好，在火上烤至藥液浸出，用力塗搽好發部位，再塗全身，每日早、晚各1次，連用3天，第4天洗澡換洗衣被為1療程。

說明 臨床使用本方治療疥瘡 200 餘人，一般 1～3 個療程均可痊癒，治癒後隨訪問 2 年未見復發。

來源 獻方人：河南省欒川縣第二人民醫院孫合岑、張士英。推薦人：河南省欒川縣第二人民醫院楊鐵濤。

處方2 花椒20克、苦參30克、地膚子30克。（土家族方）

用法 以水 1000 毫升，煎至 800 毫升，去渣後浸洗患部。每次 10 分鐘，1 日 2 次，3 天為 1 療程。必要時可重複用1療程。

說明 本方有殺蟲止癢之功。專治疥疱。筆者用本方治療200 例以上，均在 1～2 個療程治癒。小兒用量酌減。

來源 獻方人：湖南省湘西自治州民族中醫院楊官林。

處方3 百部40克、硫磺70克、蛇床子30克、苦參30克、明礬20克、地膚子15克、大鹽10克、生石灰15克。

用法 將硫磺、生石灰放入容器內，加水適量，用文火煎煮一小時左右。待石灰與硫磺混合成橘黃色的液體後，冷卻，沉澱，澄清，取上清液用細紗布過濾。百部、蛇床子、苦參、明礬、地膚子、大鹽共為細末，加水 1000 毫升煎煮過濾，加入乙醇 400 毫升，把硫磺、石膏煎液加在一起，即可外用。用時洗淨患部後搽藥，早、晚各 1 次。

說明　經治500餘例疥癬患者，其中乾疥213例占42.5%，濕疥129例占25.8%，膿疥158例占31.6%，總有效率為98.4%。

來源　獻方人：河南省尉氏縣蔡莊瑤台醫院趙志宇。推薦人：雲南省文山州衛生學校任懷祥、楊學況。

處方4　花椒葉、松樹葉、千里光、金銀花各適量。（壯族方）

用法　上藥水煎，取湯兌水洗浴，1日2次。

說明　本方有殺蟲解毒之效。治療期間，應常將內衣內褲煮沸日曬。

來源　獻方人：雲南省文山州衛生學校李世昌，推薦人：雲南省文山州皮膚病研究所聶正禮。

處方5　千隻眼50克、千里光50克、苦參100克、石椒草100克、黃精100克、蒼朮50克、無娘藤100克。（彝族方）

用法　用燙雞的水煎上藥30～60分鐘後，脫衣泡洗30分鐘，早、晚各1次，連洗3～5天。

說明　此方在主治疥瘡、濕疹等所致皮膚瘙癢。臨床治療疥瘡82例、濕疹41例、蕁麻疹41例，共164例，治癒128例，顯效10例，好轉22例，無效4例，總有效率97.6%。急性患者平均用藥3.5天，慢性患者平均用藥6.6天。該方在雲南文山、老山壯、苗、彝族等地共廣泛用於各種皮膚瘙癢症。

來源　獻方人：雲南省文山縣酒卡彝族醫生李正國、任懷思。推薦人：雲南省文山州衛生學校任懷祥、楊學況。

處方6　老君鬚200克、雄黃30克、明礬50克。（侗族方）

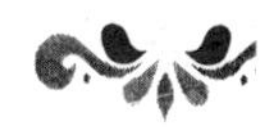

用法 上藥各研成細末，混勻，用凡士林調成膏備用。外搽患處。

說明 臨床治療100餘例，療效滿意。用藥期間，需經常清洗衣物。

來源 獻方人：貴州省黔南州中醫院羅昭金。

處方7 鮮狼毒90克、食醋100毫升。

用法 將狼毒洗淨搗爛，用紗布過濾去渣，將擠出的乳白色液體，加入食醋100毫升，儲存瓶中備用。先煎花椒水洗浴，然後將藥液外搽患處，1日2～3次。

說明 本藥有毒，切忌內服。以本方治療疥瘡患者30餘例，療效顯著，一般用藥1天後癢止，3～5天可癒。如有復發者，繼續使用本方仍然有效。

來源 獻方人：浙江省溫嶺縣慢性疑難疾病、支氣管哮喘專科門診部趙貴銘、吳素華。

處方8 扛板歸60克、千里光60克、白鮮皮30克、蛇床子30克、金錢草60克、荊芥30克、防風30克、黃柏30克、雄黃60克研粉、苦參50克。（土家族方）

用法 水煎，取藥法趁熱坐浴，每次30分鐘，1天3次。

說明 曾用本方治療30多例，皆於1～3日痊癒。

來源 獻方人：湖北省來鳳縣藥品檢驗所錢楨。推薦人：湖北省來鳳縣翔鳳鎮老虎洞衛生所楊洪興。

處方9 雄黃25克、生百部25克、蛇床子25克、地膚子25克、川椒10克、荊芥25克、苦參50克、白鮮皮25克、鶴虱25克、輕粉2.5克（後下）、枯礬10克。（朝鮮族方）

用法 將上藥水煎取汁，趁熱外洗患處，1日2次，每

次 10 分鐘，7 天為 1 療程。

說明 用本方治療 300 例，療效滿意。本方集數種殺蟲止癢藥為一體，用於局部，取效較快。

來源 獻方人：吉林省和龍縣中醫院盧光益。推薦人：遼寧省錦州市解放軍第 205 醫院楊暘。

處方10 石硫磺500克、生地黃500克、土木槿花銀皮100克、露蜂房40克、馬桑葉30克、土大黃100克、輕粉20克。（土家族方）

用法 上藥用60度白酒浸泡15天，外搽患處，1日4次。

說明 用本方藥治療疥癬，搽後當即止癢，有舒適感。一般 1 劑藥酒可治癒 20 人。有破潰者慎用。

來源 獻方人：湖北省來鳳縣翔風鎮老虎洞衛生所楊洪興。

處方11 了哥王100克、苦楝皮100克。（壯族方）

用法 加水 7000 毫升煎湯外洗，1 天 2 次，換衣服 2 次，配合硫磺粉外搽，效果更佳。

說明 本方有殺蟲止癢作用，一般用藥後 3～5 天癒，已用本方治癒 100 餘人。

來源 獻方人：廣西壯族自治區百色地區民族醫藥研究所楊順發。

處方12 硫磺粉20克、雄黃粉5克、冰片1克。（苗族方）

用法 將上藥共研成粉，調菜油外搽患處，1 日 2 次，3～5 天可癒。

說明 本方配合外洗效果更佳。已用此法配合外洗治癒數百人，效果極好。

來源 獻方人：廣西壯族自治區百色地區民族醫藥研究

所楊順發。

處方13 企邊桂2克、巴豆5克、紅娘子2克、硇砂2克蜂蜜適量。（蒙古族方）

用法 研為細末，用蜂蜜調成藥膏，貼於患處，1日換藥1次，治癒為止。

說明 應用本方治療各類疥瘡痛，療效滿意。經臨床觀察有效率達99%，治癒率達95%。

來源 摘自《蒙古族傳統驗方》。推薦人：內蒙古自治區哲里木盟蒙醫研究所色音其木格。

二、稻田皮炎

處方1 硫礦30克（研粉）、苦參300克。（布依族方）

用法 將苦參水煎，加硫磺粉外洗患處，1日2次。

說明 以本法治療上百例患者，有效率達95%以上。

來源 獻方人：貴州省黔南州民族醫藥研究所皮膚科文明昌。

處方2 三叉苦50克、紫草30克、黃柏25克、椿樹葉30克。（德昂族方）

用法 取上藥加水浸過藥面，煎25～40分鐘，淋洗患處，1日1劑，每日用3次。

說明 本方有清熱解毒、燥濕消腫之效。

來源 獻方人：雲南省保山市潞江董雲。推薦人：雲南省保山市人民醫院蒲有能。

處方3 桉樹葉50克、金銀花藤30克、明礬10克、蒲公英10克、野菊花10克。（壯族方）

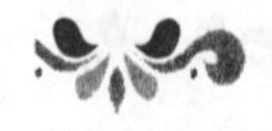

用法 水煎浸泡患處，1日2次。

說明 本方有清熱、收濕、解毒、斂疱之效。

來源 獻方人：雲南省西疇縣興街中心衛生院李光員。

處方4 三叉苦50克、白鮮皮30克、黃柏25克、蛇床子25克、椿樹葉30克。（德昂族方）

用法 將上藥加水浸過藥面，煎沸25～40分鐘。淋洗患處，1日1劑，每日用3次。

說明 本方有清熱、涼血、解毒、燥濕之效。

來源 獻方人：雲南省保山市潞江董雲。推薦人：雲南省保山市人民醫院蒲有能。

第四節　濕疹、皮炎類皮膚病

一、濕　疹

處方1 黃柏粉20克、甘草粉20克、滑石30克、煅石膏10克。（瑤族方）

用法 水煎，趁熱（以不燙傷皮膚為宜），外洗患處，1天1～2次。

說明 應用本方治療濕疹50例，均獲痊癒。此方還可治療濕疹、足趾糜爛、痱子等病。

來源 獻方人：雲南省西疇縣興街中心衛生院李光員。

處方2 苦參60克、白礬50克、芒硝15克、蜀椒15克、艾葉15克、荊芥15克、蛇床子30克、地膚子30克。

用法 將上藥水煎，先薰後洗，1日1次，每次20～30分鐘。

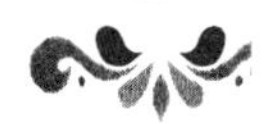

說明　用此方治療全身泛發性濕疹 72 例，均有顯著療效，用藥後 3～5 次，瘙癢減輕皮疹消退，無不適感及不良反應。此方還可用於瘙癢症。

來源　獻方人：遼寧省錦州市金城造紙總廠職工醫院趙飛。推薦人：遼寧省錦州市解放軍第 205 醫院楊暘。

處方3　苦參100克、車前草100克、小米柴葉50克。（布依族方）

用法　水煎外洗患處，1 日 2 次。

說明　臨床共治小兒濕疹 1000 例，有效率達 89% 以上。

來源　獻方人：貴州省黔南州民族醫藥研究所文明昌。

處方4　生艾葉20克、蛇床子15克、地膚子15克、川椒9克、白礬15克。

用法　上藥煎湯洗患處。每劑煎 3 次，早、午、晚各洗 1 次，7 劑為 1 療程，一般 2～3 療程即癒。

說明　筆者用本方治療濕疹 61 例，均獲滿意療效。

來源　獻方人：山西省寧武縣中醫院李藩。

處方5　龍膽草30克、虎杖25克。（阿昌族方）

用法　將上藥研粗末，加米酒（浸過藥面）浸泡 1～3 週，過濾，裝瓶備用。每次用棉球蘸藥外搽患處。1 日搽 3 次。

說明　本方有清熱解毒、化濕止癢之效。

來源　獻方人：雲南省保山市板橋鎮郎義村蒲成明。推薦人：雲南省保山市人民醫院蒲有能。

處方6　千里光150克、白胡椒6克。（苗族方）

用法　將上藥共水煎2000毫升，等水溫降至不燙手時，搽洗患部，每次20～30分鐘，1日1～2次，連用至癒為止。

說明　本方有清熱收濕之效。

來源　獻方人：雲南省文山州衛生學校楊學況。推薦人：雲南省文山州醫院楊忠翠。

處方7　青黛粉100克、煅石膏200克、滑石粉50克、黃柏100克、千里光200克、千隻眼200克、凡士林750克。（壯族方）

用法　將上藥共研細末，混勻。用時厚塗於皮損處，將疱面覆蓋。1日換藥1次，連用數次。

說明　本方除濕疹外，尚可用於神經性皮炎。

來源　獻方人：雲南省文山州皮研所聶正禮。推薦人：雲南省文山州衛生學校任懷祥、楊學況。

處方8　瓦松500克、香椿葉250克。（布朗族方）

用法　上藥用開水泡後曬乾，燒灰研末，調麻油或茶油塗患處，1日3次，連用10～15天。

說明　本方有清熱燥濕止癢之效。

來源　獻方人：雲南省雙江縣民族醫藥研究所李富軍。

處方9　扁地金100克、千里光500克、千隻眼500克、苦參500克、無娘藤500克、透骨草300克、大楓子葉300克、黃精500克。（瑤族方）

用法　水煎，先薰後泡浴。

說明　此方係雲南省文山縣柳井鄉名醫任樹倡、楊瓊珍家傳經驗方。除濕疹外，尚可用於蕁麻疹、神經性皮炎。

來源　獻方人：雲南省文山州柳井鄉任保金、任懷明、

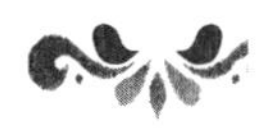

推薦人：雲南省文山州衛生學校任懷祥。

處方10　黃柏50克、冰片10克。（納西族方）

用法　將黃柏碾細，用 120 孔篩子過篩，冰片研末，二藥混勻即成。局部清潔後，撒上藥粉，不必包紮，1 日 1～2 次。

說明　本方有清熱燥濕之效。

來源　獻方人：雲南省麗江納西族自治縣第二人民醫院和尚禮。

處方11　恰西木乎魯斯（相思子）適量。（維吾爾族方）

用法　水煎外洗，1 日 1 次。

說明　本品有毒，不可入口，內服 0.5 毫克即有中毒危險。5 克為限。

來源　獻方人：新疆維吾爾自治區烏魯木齊市中醫院李文富。推薦人：新疆烏魯木齊市中醫院王輝。

處方12　司馬枯巴哈伊（五倍子）適量。（維吾爾族方）

用法　上藥研粉撒布於患處。

說明　本法適用於滲出較多者。

來源　獻方人：新疆維吾爾自治區烏魯木齊市中醫院李文富。推薦人：新疆烏魯木齊市中醫院王輝。

處方13　（1）洗方：蒼朮、黃柏、苦參、土茯苓、蒼耳子、浮萍各15克。

（2）擦劑：煅石膏20克、黃柏30克、棗炭30克、蓖麻油120克。（民間方）

用法　將（1）方水煎薰洗患處後，再用（2）方（前 3

味共研細末，用蓖麻油調勻）搽患處，1日1次。

說明 本方用於下肢濕疹療效較好。

來源 獻方人：山西省寧武縣人民醫院李秀英。

處方14 密佗僧15克，硫磺、蛇床子、黃柏各10克，地膚子、蒼朮、雄黃、冰片、輕粉各5克。（土族方）

用法 共研成細末，貯瓶備用。臨用時取藥粉適量，加食醋調成糊狀外塗患處，每天3次。

說明 適用於頑固性濕疹。

來源 《民族醫藥集》。推薦人：劉紅梅。

處方15 柴草20克、大黃5克、黃柏4克。（撒拉族方）

用法 用水沖洗乾淨後，切成碎塊，裝入大口瓶內，再加入生菜仔油200毫升，浸泡1個月後使用。用藥時先用溫開水清洗患處，後用消毒棉籤蘸藥液塗搽患部。每日早晚各1次，搽後用無菌紗布覆蓋。

說明 本方適用於慢性濕疹，一般用藥2至3天瘙癢減輕，6至10天即獲痊癒。

來源 《民族醫藥集》。推薦人：劉紅梅。

處方16 黃連10克、川大黃6克、烏賊骨15克、冰片2克。

用法 將四藥搗末過篩，裝瓶備用。用時有滲出者，用藥末直接塗於患處；無滲液者，用清茶水調成糊狀，塗於患處，7天痊癒。

說明 本方對口瘡、口糜爛、化膿性中耳炎、乳頭皸裂、腳氣等病亦有效。

來源 獻方人：山西省廣靈縣中醫院白峻峰。推薦人：山西省寧武縣中醫院李藩。

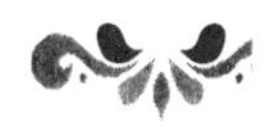

處方17　苦參30克，枯礬、雄黃各10克，艾葉、蟬衣蛇床子、川椒各15克。

用法　上方共煎，取汁150毫升，裝瓶備用。用時用棉棒蘸塗患處，1日3次。

說明　慢性濕疹需堅持用藥30天以上或更長時間，否則難以痊癒。

來源　獻方人：山西省寧武縣中醫院邵玉寶。

處方18　蛇床子、地膚子各30克，五倍子、苦參15克。

用法　加水2000至3000毫升，水煎20分鐘後離火濾取藥液，另取冰片末5克，枯礬末10克置於盆中，隨即沖入藥液，趁熱先薰肛周患處，待水溫不燙手時，將患處全部浸入藥液中外洗，切勿抓破痂皮。洗後讓皮膚自然晾乾。

說明　每日2次，每日1劑，治肛周濕疹。

來源　《雲南民族醫藥見聞錄》。推薦人：張力群。

處方19　鮮橄欖100克。（苗族方）

用法　搗爛，水煎，使藥液呈青色為度。用消毒紗布吸藥液敷患處。

說明　對急性濕疹有一定效果。

來源　《雲南民族醫藥見聞錄》。推薦人：張力群。

處方20　苦參40克、蛇床子30克、白芷10克、金銀花20克、黃柏12克、野菊花15克、地膚子15克、菖蒲9克。（侗族方）

用法　水煎濾液，先薰後洗，每次15至20分鐘，每日2次。

說明　曾用本方治療陰囊濕疹患者23例，一般選用3至8天即癒。

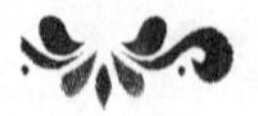

來源 《民族醫藥采風集》。推薦人：張力群。

處方21 苦參30克、地膚子15克、蛇床子12克、花椒10克。（瑤族方）

用法 先將上藥加水15升，煎取藥汁，早、晚各洗患處1次，每次15至20分鐘，1劑藥可連用2天。洗完後，用清潔軟毛巾擦乾患處，每用複方滑石粉（滑石粉15克，枯礬6克，青黛9克），塗擦患處。

說明 本方適用於陰囊濕疹，用中藥薰洗時，藥液濕度宜低不宜高，以35℃左右為宜。

來源 《民族醫藥集》。推薦人：劉紅梅。

處方22 苦參50克，百部、蛇床子、益母草各30克。（瑤族方）

用法 加水煮沸10分鐘，待藥汁水溫適宜時洗患處。

說明 如全身濕疹，可用藥液洗澡，洗澡後不洗掉藥水，待晾乾。一般治療2至3天後可見效。

來源 《民族醫藥集》。推薦人：劉紅梅。

處方23 苦參適量、冰片少許。（白族方）

用法 將苦參搗爛煎汁，加入冰片調勻，反覆搽洗患處，1日數次。

說明 此方有清熱燥濕之效。

來源 摘自《大理白族藥及單方驗方》。推薦人：雲南省大理醫學院周波。

處方24 大狼毒乾品少許、凡士林30克。（白族方）

用法 將大狼毒乾品研粉，拌凡士林調勻，塗搽患處。

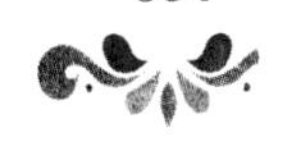

說明　此方易過敏起疱，疱退濕疹即消，適用於各類陰部濕疹，灼熱癢痛甚者。

來源　摘自《大理白族藥及單方驗方》。推薦人：雲南省大理醫學院周波。

處方25　蕨菜根、莖、葉、柳葉嫩枝、老葉適量。（白族方）

用法　將上藥洗淨加水適量，文火煎煮2小時，浸洗患處或全身。

說明　此方對嬰兒濕疹有較好療效。

來源　摘自《大理白族藥及單方驗方》。推薦人：雲南省大理醫學院周波。

處方26　雪上一枝蒿10克、川椒20克、三棵針20克、百部20克、苦參20克、蛇床子20克、樟腦10克、白鮮皮20克、水楊酸鈉60克、石炭酸15克、硫磺粉60克。（侗族方）

用法　上藥共為粗末，用70%酒精1000毫升泡1週後備用。取藥汁搽患部，1日3次。

說明　此方殺蟲止癢、清熱燥濕，對慢性濕疹、皮膚瘙癢、蚊蟲叮咬效果較好。曾治療1000多例病人，均有良效。

來源　獻方人：貴州省黔南州中醫院李凡益。

處方27　千里光100克、五爪金龍葉100克、地膚子50克、蛇床子50克、苦參30克。（白族方）

用法　將上述藥水煎，薰洗患處，1日2次，連續用藥15～30天。

說明　在用上藥前，先用艾葉灸病灶，療效更佳。此方適用於濕疹樣皮炎。

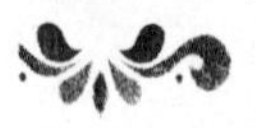

來源　獻方人：雲南省大理市白族民間醫生王福槐。推薦人：雲南省大理市康復醫院許服疇。

處方28　苦參30克、艾葉15克、蛇床子30克、五倍子10克、蒼耳子20克、白鮮皮30克、刺蒺藜30克。

用法　上述藥加水 1500 毫升煎至 1000 毫升，洗或紗布蘸藥液敷患處，每天早、晚各 1 次，每劑藥連續 2～3 天。1 週為 1 療程。

說明　本方具有清熱解毒、涼血止癢、祛風之功效。用此藥治療一般 2 療程基本治癒。

來源　獻方人：雲南省昆明鐵路分局中心院余昆。

處方29　馬尾黃連30克、半支蓮25克、蜜蒙花葉20克。（土族方）

用法　將上藥中水煎沸 25～35 分鐘，去渣，和藥液薰洗患處。1 日 1 劑，日洗 3 次。

說明　本方主治陰部濕疹，有清熱解毒、收濕止癢之功效。

來源　獻方人：雲南省保山市阿石寨王冰。推薦人：雲南省保山市人民醫院蒲有能。

處方30　土茯苓、虎杖各100克。（回族方）

用法　上藥加水 2500 毫升，煎煮 25 分鐘，先薰後洗，1 日 2 次。

說明　本方有解毒利濕、止癢殺蟲之功效。

來源　獻方人：青海省民和縣人民醫院劉啟明。

處方31　百部30克、烏梅30克、銀花30克。（水族方）

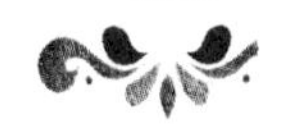

用法 上方水煎，取汁外洗，1日3次。

說明 本方以文火煮微沸即可使用，不宜久煎，否則影響療效。

來源 獻方人：雲南省昭通市灑漁中心衛生院許正明。推薦人：雲南省昭通市科學技術委員會黃代才。

處方32 鮮杠板歸250克、鮮火炭母250克、鮮青蒿250克、蒼耳草250克。（壯族方）

用法 水煎外洗患部。

說明 本方有止癢、祛濕之效，適用於陰部濕疹，對皮炎和其他皮膚病也有效。

來源 獻方人：廣西壯族自治區百色地區民族醫藥研究所楊順發。

處方33 繡球防風50克、苦參25克、蛇床子25克、十大功勞根25克、滑石15克。

用法 上藥水煎，趁溫坐浴患部。1日2次。

說明 繡球防風能祛風清熱、解瘡毒。本方主治陰部濕疹，對膿疱瘡、疥瘡、毛囊炎、皮膚瘙癢、神經性皮炎、夏季皮炎有療效。若癢期可加白鮮皮25克、刺吉力25克；疥瘡，加硫磺25克。

來源 獻方人：雲南省昆明市盤龍區衛生工作者協會李玉仙。

處方34 黃柏90克、苦參60克。（壯族方）

用法 上藥研末，濃茶或油調敷，也可水煎外洗，1日2次。

說明 外洗時，注意勿使藥液流入尿道、陰道。

來源　獻方人：雲南省西疇縣興街中心衛生李光員。

處方35　苦菜50克、五倍子10克、冰片1克。（佤族方）

用法　上3味藥共研細粉，以香油調成膏狀備用。使用前先用千里光100克煎水，去渣。坐浴20分鐘，擦乾後外敷此藥，1日2次。

說明　苦菜為菊科野苦蕒屬材山苦蕒，全草入藥。臨床治療10餘例，療效滿意。

來源　獻方人：雲南省滄源佤族自治縣人民醫院李永明。

處方36　孵小雞蛋80克、輕粉30克、冰片20克、黃丹80克。

用法　將蛋殼焙焦，研成細末，加入輕粉、冰片、黃丹共研極細末，裝瓶密封備用。陰囊皮膚乾燥結痂、無滲液者，用麻油調敷患處；滲液流黃水者，將藥粉乾摻患處，1日數次，直至痊癒。

說明　此方適用於陰囊濕疹。臨床治療65例，有效率為100%。

來源　獻方人：湖北省蘄春縣李時珍中醫藥研究所遊佳斌。推薦人：山西省寧武縣中醫院李藩。

處方37　千里光500克、野菊花100克。（布依族方）

用法　水煎外洗患處，1日2次。

說明　用本方治療陰囊濕疹，有效率達90%。

來源　獻方人：貴州省黔南州民族醫藥研究所文明昌。

處方38　黃柏10克、芒硝30克、食鹽30克。

用法　上藥一次倒入盆內，以沸水適量衝開攪勻，待溫

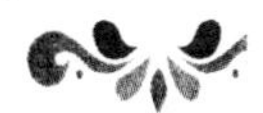

後浸洗患部，1 天 3～5 次。

說明 用治陰囊濕疹數十人，一般 3 天左右見效。

來源 獻方人：山西省寧武縣人民醫院李敏、李秀英。

處方39 生百部20克、生艾葉20克、黃柏20克、苦參20克、防風20克。

用法 上藥水煎洗患處，1 日 3 次，10 天可癒。

說明 本方用百部、艾葉燥濕解毒，黃柏清利下焦濕熱，苦參清熱燥濕止癢，防風祛風除濕，共奏清熱燥濕、祛風止癢之效。

來源 獻方人：山西省洪洞縣中醫院楊可心。推薦人：山西省寧武縣中醫院李致仁。

處方40 （1）洗方：苦參30克、蒼耳子30克、土茯苓30克、地膚子15克、蛇床子15克、川椒10克。

（2）塗藥方：爐甘石6克、枯礬6克、滑石粉15克、青黛10克。（民間方）

用法 （1）方水煎，早、晚各洗患處 1 次，每次 20 分鐘，2 天 1 劑。（2）方研細末，於洗後塗搽患處。

說明 用藥期間，忌食蔥、薑、蒜、魚類等。

來源 獻方人：山西省寧武縣人民醫院李秀英、李敏。

二、嬰兒濕疹

處方1 花椒葉50克、茄子葉40克、麻子葉30克、陳草煙20克。（白族方）

用法 上藥煮 1 小時後倒入盆中，先用藥水薰小兒患部，待藥水不燙之後，再用毛巾蘸藥水輕輕擦洗小兒軀體。每日薰洗 2 次。

說明　小兒皮膚嬌嫩，用藥時要倍加小心嚴防燙傷。此方經本人臨床用藥20餘年治癒100例，均收到良好的效果。

來源　獻方人：雲南省大理市康復醫院許服疇。

處方2　地膚子10克、蛇床子10克、苦參10克、白礬5克、川椒10克、黃連5克、黃柏10克、防風10克。（彝族方）

用法　以上諸藥，水煎外洗，1日2次。

說明　本方具有祛風清熱、燥濕止癢之功效。一般用2～4次，病可癒，禁內服。

來源　獻方人：雲南大理州賓川縣人民醫院張洪輝。

三、黃水瘡

處方1　杏核油適量。

用法　塗患處，1日2次，3～7日癒。

說明　用本方治輕型黃水瘡61例，均在1週內痊癒。

來源　獻方人：山西省寧武縣中醫院李藩。

處方2　千里光葉30克、冰片3克、枯礬3克。（布依族方）

用法　上藥研細末，混勻，封裝，高壓消毒備用。

說明　臨床運用30餘人，療效尚好。

來源　獻方人：貴州省黔南州中醫院羅昭金。

處方3　綠豆10克、白礬5克。

用法　將綠豆和白礬同置新瓦上焙乾，研極細麵，裝瓶備用。用時根據患部面積大小，以香油適量調成糊狀外塗，1日1次。

說明　屈氏治68例，痊癒62例，無效6例，總有效率91.1%。一般用藥2次見效，症狀消失後繼續2～3次即癒。

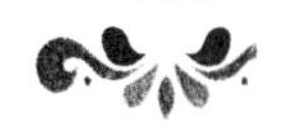

來源 獻方人：山西省運城地區中醫院屈哲。推薦人：山西省寧武縣中醫院李藩。

處方4 銅青、煉松香、雄黃各等份。

用法 共研細末，備用，視瘡面大小，取藥末適量，用香油調成糊狀，塗患處，1 日 1～2 次。

說明 方中松香、雄黃燥濕解毒、生肌止痛；銅青祛腐斂瘡。筆者用此方治療濕熱型黃水瘡 110 例，均在 1 週內痊癒。

來源 獻方人：山西省寧武縣中醫院李藩。

處方5 白花草30克、蒼耳草30克、千里光30克、桉樹葉30克、苦楝葉20克、了哥王20克。（壯族方）

用法 水煎外洗患處，1 日 3 次。

說明 筆者採用本方治療黃水瘡 24 例，均獲滿意效果。

來源 獻方人：雲南西疇省縣興街中心衛生院李光明。

處方6 五倍子18克、苦楝根皮30克、野菊花30克。（苗族方）

用法 水煎外洗患處，1 日 3 次。

說明 治療 38 例，有效率達 90%。

來源 獻方人：貴州省黔南州民族醫藥研究所皮膚科主治醫師文明昌。

處方7 生石灰160克、硫磺250克。（布朗族方）

用法 並研末，加水 1250 毫升，文火煎 2 小時（如水不足時可再加），最後煎至 1000 毫升，靜置，取上清液，裝入用過的青黴素小瓶內，蓋緊膠塞，蠟封備用。用時將棉籤蘸

藥液塗敷患處，1 日 3～5 次。

說明 經治 50 餘例均獲痊癒，療效滿意。

來源 獻方人：雲南省普洱縣人民醫院柳克尊。

處方8 松香15克，銀朱2.5克，銅綠、枯礬、血餘炭各10克，官粉7.5克。（蒙古族方）

用法 共研細粉，用芝麻油調之敷於患處，1 日 2 次。

說明 此方有解毒收濕之效。

來源 獻方人：內蒙古自治區哲里木盟標曼旗蒙醫院那木吉拉。推薦人：內蒙古自治區哲里木盟蒙醫研究所拉布傑，格日樂。

處方9 菊花30克，川黃、黃連、黃柏、彰丹各5克，冰片3克。（蒙古族方）

用法 共為細末，混勻，用香油調敷患處。

說明 本方對黃水瘡療明顯，一般敷 3～5 次即癒。

來源 獻方人：遼寧省阜新縣衛生局專家門診部齊守青。推薦人：內蒙古自治區蒙藥廠徐青。

處方10 訶子12克、製草烏12克、木香3克、水草蒲2克、麝香0.01克。（蒙古族方）

用法 以上各藥粉碎成極細粉，用黃油調成糊狀，搽患處，1 日 1 次。

說明 獻方人：內蒙古自治區蒙製藥廠雙金寶。推薦人：內蒙古自治區藥廠賀喜格圖、徐青。

處方11 鍋鏟葉100克、土連翹30克、川黃連10克。（土族方）

用法 將上藥研粗粉，放容器內。加香油浸過藥面，浸泡2～3週，過濾。外搽患處。1日3～6次。

說明 本方有清熱、解毒、燥濕之功。

來源 獻方人：雲南省保山市阿石寨王冰。推薦人：雲南省保山市人民醫院蒲有能。

處方12 土大黃葉、黃柏、茶油各適量。（侗族方）

用法 上藥曬乾或焙乾，研細末，洗淨患處，塗上茶油，再將藥末撒於患處。

說明 土大黃即羊蹄草。

來源 獻方人：湖南省花垣縣吳氏診所吳言發。

處方13 白礬、潵粉、松香各50克。（彝族方）

用法 共為細末，用菜油調勻，塗患處。

說明 此方具有消腫收斂等功效，一般用藥3～5天，病情即可好轉。

來源 獻方人：雲南省彌勒縣人民醫院郭維光。

處方14 葛根藤、香油各適量。（彝族方）

用法 葛根藤曬乾，燒成灰，香油周搽，1日1～2次。

說明 此法治療黃水瘡，一般5～7天即癒。

來源 獻方人：雲南省彌勒縣人民醫院郭維光。

處方15 松脂（松樹油）100克。（普米族方）

用法 將松脂塗於牛皮紙上，做成膏藥狀貼於皮膚痛灶處。

說明 拔膿生肌，活血化瘀，可治療黃水瘡、痤瘡、膿瘡等皮膚疾患。

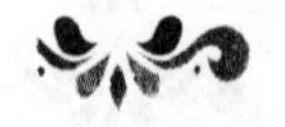

來源　普米族民間方。推薦人：許服疇。

處方16　桃仁10克（炒黃），黃豆10克（炒黃），冰片3克，枯凡、雄黃、硫磺各5克。（白族方）

用法　研為細末，菜油加熱調勻。將藥塗於病灶處。24小時時換藥。

說明　經臨床運用，對於黃水瘡，濕疹，疥瘡均有較好的治療效果。

來源　雲南大理市幸福社區衛生服務站許服疇獻方。

四、接觸性皮炎

處方1　鮮黃荊枝葉500克。（土家族方）

用法　先將其切碎，入炒鍋，兌水 1500 毫升，武火煎至 1000 毫升，外洗皮損部位。1 日 1 次。

說明　本品為多年生的小灌木。有清熱祛風、利濕解毒的功能。作者曾治 112 例，治癒 98 例，好轉 14 例。總有效率達 100%。

來源　獻方人：湖南省湘西自治州民族中醫院郭桂春。推薦人：湖南省湘西自治州民族中醫院楊官林等。

處方2　臭椿葉250克。（傈僳族方）

用法　取鮮品洗淨，加水煮沸15分鐘，用藥液薰洗患部，1 日 2 次。

說明　本方有清熱、解毒、祛濕之效，主治漆瘡。

來源　獻方人：雲南省保山市人民醫院蒲有能。推薦人：雲南省保山地區藥檢所衛愛黎。

處方3　一枝花、清明花、蛇莓各適量。（畲族方）

用法　上藥煮茶油，敷患處。

說明　一枝花係菊科毛大丁草屬植物，清明花係金縷梅科屬植物，蛇莓係薔薇科蛇莓屬植物。

來源　摘自《畲族驗方選》。推薦人：福建省中醫藥研究院林恩燕。

處方4　楊梅（量不拘）。（畲族方）

用法　用食鹽醃取其汁，外搽或塗洗之，1日數次。

說明　楊梅需用鮮品。

來源　摘自《畲族驗方選》。推薦人：福建省中醫藥研究院林恩燕。

處方5　毛果算盤子根、葉適量。（德昂族方）

用法　將上藥水煎，搽洗患處，1日3次。

說明　主治漆瘡。連用2～3次。

來源　摘自《德宏德昂族藥集》。推薦人：雲南省德宏州藥物檢驗所方茂琴。

五、漆　瘡

處方1　香椿葉100克、薄荷50克。（回族方）

用法　水煎濃汁，擦洗患處。1日2次。

說明　本方清熱解毒。祛風止痛。對接觸生漆或漆製品引起的皮膚腫脹發癢，或發生風團樣疹塊、有顯著療效。

來源　獻方人：雲南省會澤縣新街回族鄉花魚村馬有春。推薦人：雲南省個舊市人民醫院蘇平。

處方2　花椒葉50克。（回族方）

用法　水煎薰洗。1日2次。

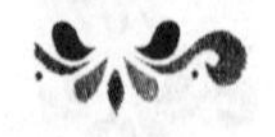

說明　本方解毒止癢。對漆瘡痛癢起疹有較好療效。

來源　獻方人：雲南省會澤縣者海中心衛生院馬應乖。推薦人：雲南省個舊市人民醫院蘇平。

第五節　蕁麻疹和瘙癢性皮膚病

一、蕁麻疹

處方1　羌活9克、芥穗9克、川芎9克、厚朴12克、橘紅12克、黨參12克、雲苓12克、薑蟲9克、蟬衣6克、薄荷6克、苦參30克、土茯苓30克、浮萍草30克、蒼耳子30克。

用法　上15味藥，水煎2次口服，第3煎加白礬15克洗之。

說明　筆者用本方治療蕁麻疹120例，均收到滿意療效。實踐證明，內服加外洗效果優於單純內服。部分不宜內服病人僅用本方外洗同樣可以取效。

來源　獻方人：山西省寧武縣中醫院李藩。

處方2　香茅100克、青蒿100克。（瑤族方）

用法　水煎外洗全身。

說明　本方有祛風、清熱、止癢作用，已用此方治癒14人。

來源　獻方人：廣西壯族自治區百色地區民族醫藥研究所楊順發。

處方3　鮮一枝黃花500克。（畲族方）

用法　洗淨搗爛絞汁，燉熱，搽全身。

說明　本方有祛風止癢消疹之效。

來源 獻方人：福建省霞浦縣城關嶺頭村鐘馬賢。推薦人：福建省寧德地區醫藥研究所陳澤遠。

處方4 石椒草50克、千里光50克、臭牡丹50克、杏葉防風各50克。（納西族方）

用法 將上藥混合煎水外洗，1日1劑。

說明 本方有祛風止癢之效。

來源 獻方人：雲南省麗江納西族自治縣第二人民醫院和尚禮。

處方5 柚子葉50克、薄荷30克、防風30克、紫蘇20克、大蒜10克。（苗族方）

用法 水煎外搽全身，1日2次。

說明 本方有祛風消疹之效。

來源 獻方人：雲南省西疇縣興街中心衛生院李光員。

處方6 大黃60克、千里光50克、石椒草50克、花椒30克、桃葉20克、麻子葉20克。（白族方）

用法 以上藥物採集後入鍋內煮沸，先薰後洗患處，再將整個軀體置於藥水中浸泡15～20分鐘。1日2次。

說明 以上藥物以鮮品為佳。本方對老年性皮膚瘙癢也有一定療效。

來源 獻方人：雲南省鶴慶縣北衙鄉水井村白族醫生朱文彪。推薦人：雲南省大理市康復醫院許服疇。

處方7 透骨草100克、千里光80克、青蒿50克。（白族方）

用法 將上藥加水浸過藥面，煎25～35分鐘，用藥液浴

洗患處，每日 1 劑，每日 2 次。

說明 本方有祛風清熱之效。

來源 獻方人：雲南省保山市老營王正華。推薦人：雲南省保山市人民醫院蒲有能。

處方8 浮萍草150克、桂枝100克。

用法 上藥加水 5000 毫升，煎沸 40 分鐘，令患者脫去衣服薰洗，以全身微汁為宜。1 日 1 次，每劑藥用 2 次。視病情可連續用藥 7～15 劑。

說明 此方主治慢性蕁麻疹。方中浮萍辛寒，祛風解表透疹，桂枝辛甘溫，溫經通脈解肌，二藥合用，不寒不熱，適用於各型蕁麻疹。風寒，加麻黃 50 克；風熱，加木通 50 克、苦參 50 克；脾胃積熱，加酒軍 30 克；氣血不足，加黃芪 100 克、當歸 50 克；風甚者，加蟬蛻 30 克、荊芥 50 克。蔚氏用本法治 51 例，全部治癒。

來源 獻方人：山西省五寨縣中醫院蔚芳田。推薦人：山西省寧武縣中醫院李致仁。

處方9 毛桃樹葉300克、蒼耳葉300克、透骨草300克、小白蒿200克。（彝族方）

用法 以上藥物均用鮮品，洗淨後加水 3000 毫升，水煎 30 分鐘，溫熱時搽洗患處皮膚。1 日 1～2 次，3～5 日為 1 療程。

說明 本方適用於慢性蕁麻疹，皮膚經常反覆發生風團，病程在 1 至 2 個月或以上者。

來源 獻方人：雲南省會澤縣者海中心衛生院孫成芳。

處方10 新鮮桃葉500克。（壯族方）

用法　切碎，加水3000毫升，武火煮沸之後，文火再煮15分鐘，去渣取液，加食鹽20克，拌勻，候溫，用手巾蘸藥液趁熱洗擦患處15～20分鐘；然後上床蓋被休息2小時，不讓風吹患處。1次即癒，十分靈驗。

說明　突如其來，局部瘙癢，用手搔之，越搔越癢，越搔越浮，越搔越紅，形成腫塊，不斷蔓延；心情煩躁，坐立不安，叫苦不迭，遇風尤甚。壯入稱之為「出斑」。

來源　《雲南民族醫藥見聞錄》。推薦人：張力群。

處方11　蠶沙60克。（水族方）

用法　水煎2次，分早晚2次溫服，每日1劑。另取蠶沙120克，水2500毫升，煎湯薰洗患處，每次20分鐘，每日2次，洗時避風。

說明　本方對蕁麻疹有一定效果。

來源　《雲南民族醫藥見聞錄》。推薦人：張力群。

二、結節性癢疹

處方1　蛇床子25克、黃連9支、冰片7克、鴉膽子（去皮）9克、雄黃6克、輕粉3克。

用法　將上6味藥，用75%酒精120毫升浸泡7日，去渣，外塗結節表面，1日數次。

說明　此方名「蛇床子散結酊」。適用於初起結節小、浸潤表淺者，用前須作皮膚過敏試驗。

來源　獻方：人山西省長治市中醫研究所附屬醫院李北翔。推薦人：山西省寧武縣中醫院南樹林。

處方2　雄黃6克、朱砂5克、生山梔10克、生白礬30克、千金子（去皮）5克。

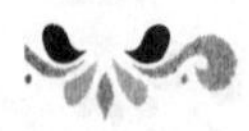

用法　上藥共研極細粉，用黃瓜把蘸藥粉外搽結節表面，1 日 3～4 次。

說明　此方名「雄黃解毒搽劑」。適用於結節較大、浸潤深者。用藥前須作皮膚過敏試驗。治療期忌食辛辣、海味、雞羊肉、奶粉、蛋類食物，避免蟲咬、搔抓，痊癒後 3 月內同樣禁忌。

來源　獻方人：山西省長治市中醫研究所附屬醫院李北翔。推薦人：山西省寧武縣中醫院南樹林。

三、神經性皮炎

處方1　白花蛇舌草50克、金銀花30克、千里光30克、生薑30克。（壯族方）

用法　共搗爛，用酸醋浸泡，取汁外搽患處。

說明　用本方治療神經性皮炎 20 例，效果顯著。

來源　獻方人：雲南省西疇縣興街中心衛生院李光員。

處方2　蜈蚣5條、生半夏10克、活斑蝥20隻、鮮花椒10克。（彝族方）

用法　將上藥用醋浸泡 7 天，取其醋液塗搽患處。1 日 2～3 次。

說明　本方除對神經性皮炎有較好療效外，亦可用於瘢痕疙瘩忌入口服。

來源　獻方人：雲南省會澤縣迤車鎮朱家溝趙光正。推薦人：雲南省會澤縣者海中心衛生院孫傳芳。

處方3　大戟30克。（納西族方）

用法　洗淨，剝去老皮，切碎，加水煎煮，直至用手一撚即成粉末為止。然後用紗布過濾，藥液繼續煎煮濃縮至一

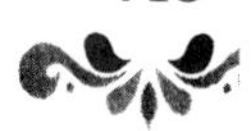

定黏度，待涼後塗在布上，敷於患處，每日或隔日 1 次。

說明 對神經性皮炎有一定效果。

來源 《雲南民族醫藥見聞錄》。推薦人：張力群。

處方4 馬錢子5克、草烏5克、細辛5克、80%來蘇水溶液200毫升。（苗族方）

用法 把上藥浸泡於來蘇水內，1 週後可用。每週搽患部 1 次，直至痊癒為止。

說明 此係雲南省文山皮研所的常用驗方。

來源 獻方人：雲南省文山皮研所陸世學、趙學新。推薦人：雲南省文山州衛生學校任懷祥、楊學況。

處方5 砒石3克、花椒6克、枯礬9克、火硝12克、硫磺25克、附子15克。（土家族方）

用法 將以上諸藥碾粉，用豬油調成糊狀，塗患部。再用火烤熱，1 日 1 次，反覆使用。

說明 本方為民間驗方。由辛熱有毒之品組成，具有解毒、收濕、殺蟲之功效。除神經性皮炎外，尚可用於各種頑癬、慢性濕疹以及贅生性皮膚病。用後有灼熱或微痛之感。皮膚紅腫發熱者禁用。不能入口。

處方6 槐白皮250克、柳白皮250克、苦參50克、梔子30克、芒硝100克、大黃50克、紅豆250克、連翹50克、桑白皮50克。

用法 先令患者脫去衣服，用大塑膠袋將頸以下全部套入，然後將上方水煎之蒸氣導入袋中，隨著袋內蒸氣積聚，患者全身沾汗淋漓，約半小時即停，休息 2 日，如上法再行 2 次。待全身硬痂十退七八，再予內服藥善後。

說明　主治重症大面積牛皮癬、硬痂高隆、瘙癢不止、舌紅苔黃脈滑數、濕熱邪毒極重者。輕症不宜使用。

來源　獻方人：山西省太原市鋼鐵公司迎新街醫院石明山。推薦人：山西省寧武縣中醫院李致仁。

處方7　臭格子10克、苦參10克、大黃藤10克、地膚子10克、蛇床子10克、西沙搜10克、烏梢蛇10克、掉毛草10克、虎杖10克、攔地青10克、刺天茄10克、滿山香10克、金蒿枝10克、木陀10克、茺蔚子10克、苦膠股蘭10克、木槿皮10克、狀元紅10克。（傣族民間方）

用法　上藥混合研末，過100目篩，加75%酒精以浸沒藥面再稍高5～6公分為度，浸泡10日後濾出藥渣，用棉花球蘸藥液，直接塗搽患部，1日6～7次。

說明　本方具有祛風清熱、脫敏止癢之功效。主治神經性皮炎，亦可治療疥瘡，足癬等病。

來源　獻方人：雲南省玉溪地區中醫院王家福。

處方8　石榴皮100克、雷公藤嫩葉100克、苦參50克、黃柏30克、冰片10克。（苗族方）

用法　將上藥用75%酒精浸泡7天，取出，外搽患處。1日3次，連搽數日。

說明　本方係經驗方。有清熱、祛風、燥濕、止癢之效。經臨床反覆驗證，療效可靠。

來源　獻方人：雲南省文山州衛生學校任懷祥。推薦人：雲南省文山州衛生學校李世昌。

處方9　虎掌根適量、香油適量。（白族方）

用法　將虎掌草根搗爛研細，用香油調勻。外搽或浸洗

患處，1 日 5 次。

說明 此方對頑固性皮癬有效。

來源 摘自《大理白族藥及單方驗方》。推薦人：雲南省大理醫學院周波。

四、皮膚瘙癢症

處方1 白花蛇舌草30克、鵝不食草30克、樟樹根30克。（苗族方）

用法 水煎外洗，1 日洗 2 次。

說明 經治 200 例患者，有效率達 95% 以上。

來源 獻方人：貴州省黔南州民族醫研究所皮膚科文明昌。

處方2 淘米水2000毫升、食鹽200克、羊角藤100克。（白族方）

用法 3 藥混合，置於砂鍋內煮沸 10～20 分鐘後，連渣倒入洗臉盆中。溫度適宜時，用毛巾洗搽局部，早、晚各 1 次，每次 5～10 分鐘，一般 1～2 次顯效。

說明 經治 20 餘例，療效滿意，無副作用。

來源 獻方人：雲南省大理市康復醫院楊中梁。

處方3 硫磺適量。（回族方）

用法 將硫磺研成粉末，放入手掌，塗搽皮膚，至皮膚發熱，每次 10～15 分鐘，1 日 2 次。

說明 臨床治療頑固性皮膚瘙癢症 20 餘例，效果令人滿意。

來源 獻方人：青海省民和縣人民醫院劉啟明。

處方4　苦參30克、金銀花根100克、硫磺粉30克。（布依族方）

用法　上藥煎湯，薰蒸患部。1日1次。

說明　通常連薰3次可癒。

來源　獻方人：貴州省黔南州民族醫藥研究所文明昌。

處方5　苦參、千里光、水馬桑葉各適量。（納西族方）

用法　將上藥水煎，外洗。

說明　本方可用於各種皮膚瘙癢症。注意：水馬桑葉有毒，嚴禁入口。

來源　獻方人：雲南省麗江納族自治縣巨甸鎮金河辦事處郜文基。推薦人：雲南省麗江納西族自治縣第二人民醫院和尚禮。

處方6　白毛藤30克、小蓽麻20克、蛇床子15克、苦參30克。（哈尼族方）

用法　上藥共為粗末共煎，煮沸約5分鐘，濾過去渣，取煎液浸泡並洗滌患部。每劑2次，1日1～2次。

說明　白毛藤為茄科紅絲線屬植物。哈尼族意譯：紐子果樹。

來源　獻方人：雲南省元江縣藥檢所李學恩。推薦人：雲南省玉溪地區藥檢所周明康。

處方7　三丫苦100克、臭靈丹80克。（傈僳族方）

用法　將上藥洗淨，加水煎煮30分鐘，溫洗患部，1日1劑。

說明　本方適用於風熱血燥型皮膚瘙癢。

來源　獻方人：雲南省保山市人民醫院蒲有能。推薦人：

雲南省保山地區藥檢所衛愛黎。

處方8　野藿香葉適量。（傣族方）

用法　上藥水煎浸洗，1日1次。

說明　野藿香為唇形科香茶菜屬植物，滇中又稱土蘇子、野蘇子。

來源　獻方人：雲南省通海縣藥檢所岳邦濤。推薦人：雲南省玉溪地區藥檢所周明康。

處方9　鮮麻風樹葉250克、鮮香椿樹葉100克。（佤族方）

用法　把上藥共置火上烤熱，至葉柔軟時揉爛，搽患處，1日3～6次，6～7天痊癒。

說明　本方適用於老年性皮膚瘙癢、濕疹等。

來源　獻方人：雲南省雙江縣民族醫藥研究所李富軍。

處方10　美麗胡枝仔（金漂帶）適量。（畬族方）

用法　將上藥煎湯洗患處，1日2次。

說明　美麗胡枝仔係豆科植物。

來源　摘自《福安縣畬族單驗方彙編》。推薦人：福建省中醫藥研究院林恩燕。

處方11　海金沙藤、積雪草、鳳尾草、天竹根各適量、雄黃少許。（畬族方）

用法　前4味藥用來泔水浸120分鐘後，取出，加入雄黃，搗爛外搽，1日2～3次。

說明　使用本方的同時，並應常食豬油。天竹係小蘗科植物南天竹。

來源　獻方人：福建省霞浦縣崇儒衛生院余運招。推薦

人：福建省中醫藥研究院林恩燕。

處方12 千隻眼、蛇床子各適量。（哈尼族方）

用法 水煎洗全身，1日洗1次。

說明 千隻眼係芸香料黃皮屬植物，性味辛，微苦，微溫。可祛風、活血、止癢，藥用葉、根。

來源 獻方人：雲南省彌勒縣人民醫院郭維光。

處方13 大萬年青適量。（彝族方）

用法 上藥水煎外洗。

說明 大萬年青係桑科榕屬植物。性味微苦澀，涼。可清熱祛濕、解毒止痛，藥用鮮葉。

來源 獻方人：雲南省彌勒縣人民醫院郭維光。

處方14 野棉花適量、龍葵適量、苣蕒菜適量。（白族方）

用法 將3藥搗爛，水煎成湯液，全身擦洗，1日2次。

說明 孕婦忌用。

來源 摘自《大理白族藥及單方驗方》。推薦人：雲南省大理醫學院周波》。

處方15 海芋30克、岩芋30克、土半夏30克、曼陀羅30克、土瓜子20克、草煙30克、硫磺30克。（傣族方）

用法 將上7味藥切細，放入瓶中，加75%的酒精淹過藥面，浸泡7天即得。外搽患處，1日3次。

說明 此方在傣族民間應用甚為廣泛，有良好的止癢作用。

來源 摘自《德宏傣藥驗方集（一）》。推薦人：德宏

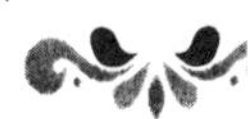

州藥物檢驗所方茂琴。

處方16 苦參30克、川椒9克。（傣族方）

用法 上藥水煎，浸洗患處。每劑用1日，1日2次。

說明 此方有清熱燥濕、殺蟲止癢之效。

來源 摘自《常見病驗方選編》。推薦人：雲南省玉溪地區藥檢所周明康。

處方17 苦參60克、苦楝根皮60克、千里光60克。（布依族方）

用法 水煎外洗，1日2次。

說明 經治700多例，有效率達95%以人。

來源 獻方人：貴州黔南州民族醫藥研究所皮膚科文明昌。

處方18 蛇床子50克、花椒10克、荔枝殼50克、明礬20克。（傣族方）

用法 每日1劑，水煎外洗或坐浴，1日2次。

說明 用本方治療外陰搔癢和陰道炎共50餘例，效果顯著。

來源 獻方人：雲南省通海縣藥品檢驗所岳邦濤。

處方19 蛇床子10克、當歸10克、威靈仙10克、苦參10克、明礬10克。

用法 上藥加水1000毫升，濃縮為700毫升，外洗患部（或坐浴），每次20～30分鐘。

說明 本方治療外陰部搔癢、潰瘍及頑癬，可先薰後洗，但不宜口服。對於腎囊風屬濕熱為患，患處有顆爛狀小疙瘩，搔癢難忍，搔之疼痛才亦有效，但需連續用藥10天以上。

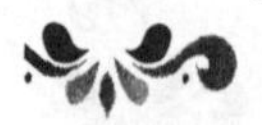

來源　獻方人：江蘇省南京中醫學院劉學華。

處方20　楸木樹皮、蛇床子、黃柏各適量。（納西族方）

用法　將上藥水煎外洗，1日1～2次，2～3日1劑。

說明　本方有清熱燥濕之效，治療陰癢。

來源　獻方人：雲南省麗江納西族自治縣巨甸鎮金河辦事處鄧文基。推薦人：雲南生活上麗江納西族自治縣第二人民醫院和尚禮。

處方21　苦參20克、黃柏20克、蛇床子10克、地膚子10克、貫衆15克、花椒10克、蒼朮15克。（納西族方）

用法　將上藥水煎外洗。1日2次，2日1劑，直至痊癒。

說明　本方有清熱燥濕、殺蟲止癢之效。對外陰瘙癢尤為有效。

來源　獻方人：雲南省麗江納西族自治縣第二人民醫院和尚禮。

處方22　蛇床子15克、鶴虱15克、黃柏10克、苦參10克、風化硝15克。

用法　水煎先薰後洗。

說明　陰部瘙癢，有臭穢者，加適量冰片。

來源　獻方人：四川省綿竹縣醫院陳伯威。推薦人：四川省南充市醫院張家亮、楊國英。

處方23　蛇床子、艾葉、地膚子、冰片、樟腦適量。

用法　前3藥水煎，後兩味洗前研細放入藥湯混勻，薰洗並用毛巾熱敷患處。

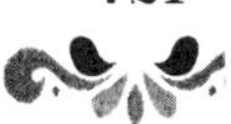

說明　本方有清熱燥濕、祛風止癢之效，主治肛周瘙癢。

來源　獻方人：山西省浮山縣中醫院衛炯鬥。推薦人：山西省寧武縣中醫院李藩。

處方24　地膚子50克。（壯族方）

用法　水煎外洗，1天3次。

說明　本方常用於治療手足瘙癢症，同時內服，效果更佳。還用於皮膚濕疹。

來源　獻方人：雲南省西疇縣興街中心衛生院李光員。

處方25　桃樹葉30克、蛇床子30克、地膽頭30克、地膚子20克。（瑤族方）

用法　水煎外洗，1日2次。

說明　筆者用本方治療和足瘙癢症多例，均取得滿意療效。

來源　獻方人：雲南省西疇縣興街中心衛生院李光員。

第六節　物理性皮膚病

一、痱　子

處方　鮮苦瓜葉適量。（壯族方）

用法　取鮮苦瓜葉搗爛如泥，擠汁，塗搽患處，1日3次。

說明　此方有清暑解毒之效，可治身體各部的痱子。

來源　推薦人：廣西壯族自治區三江縣人民醫院何俊興。

二、夏季皮炎

處方1　鮮黃皮果葉500克、鮮青蒿500克。（壯族方）

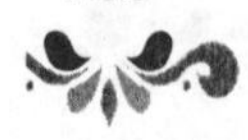

用法 加水7000毫升，煎開後過濾，待溫洗全身，連洗3～5天。

說明 本方有清熱解暑、消炎止癢作用，已用本方治癒9人。

來源 獻方人：廣西壯族自治區百色地區民族醫藥研究所楊順發。

處方2 鮮馬齒莧500克、鮮薄荷葉500克。（苗族方）

用法 將上藥切細如煙絲，用50度酒浸泡24小時後過濾，用此藥水外搽患部。

說明 本方藥有清暑解毒、化濕止癢作用，治療20餘例均見效。

來源 獻方人：廣西壯族自治區百色地區民族醫藥研究所楊順發。

處方3 花椒50克、黃柏30克、喜樹葉30克。（苗族方）

用法 取上藥加水浸過藥面，煎30～40分鐘，洗浴患處，1日1劑。

說明 本方有清熱化濕止癢之效。

來源 獻方人：雲南省保山市丙麻鄉楊德周。推薦人：雲南省保山市人民醫院蒲有能。

處方4 金銀花根30克、野菊花30克、魚鰍串30克。（侗族方）

用法 水煎外洗患處，1日2次。

說明 臨床運用該方治療150例患者，有效率達95%以上。

來源 獻方人：貴州省黔南州民族醫藥研究所皮膚科主任文明昌。

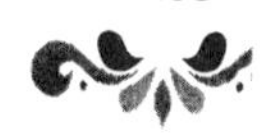

三、手足皸裂

處方1 醫用甘油、55度白酒、甘草各等份。（白族方）

用法 甘草加白酒浸泡，1 週後過濾，其液與等量甘油混合攪勻，外搽患部，1 天 1～2 次。

說明 經治門診病人 100 餘例，療效滿意，但外搽需用溫水浸泡局部皮膚，洗淨污垢。

來源 獻方人：雲南省大理市康復醫院楊中梁。

處方2 香蕉100克、白及粉50克。

用法 上 2 味藥，加水 1000 毫升，煎兩沸，置容器中浸泡 72 小時，過濾去渣，兌入乙醇 100 克或白酒 150 克，防腐裝瓶備用。用時取小棉籤蘸藥水搽患處，1日 1～2 次，以癒為度，一般 2～3 天即癒。

說明 一料藥可治 10～15 人。

來源 獻方人：河北平泉縣中醫院關力軍。推薦人：山西省寧武縣中醫院李藩。

處方3 明礬、地骨皮、白及、馬勃、白鮮皮適量。

用法 水煎，洗患處，1 日 3～4 次。待皸裂刺痛減輕、增生肥厚軟化、角質層剝脫，再以複方水楊酸軟膏外搽，10 天左右即可痊癒。

說明 本方除對皸裂外，對慢性濕疹、腳癬等亦有效。

來源 獻方人：福建省晉江市青陽衛生院許百玲、許佩玲。推薦人：山西省寧武縣中醫院李藩。

處方4 豬下頜骨1具。（蒙古族方）

用法 用文火烤豬下頜骨，取其油，抹於裂傷之處，1

日 2 次。

說明　此法有滋潤皮膚之效。

來源　獻方人：內蒙古自治區哲里木盟科左中旗烏力吉圖衛生院吉木彥。推薦人：內蒙古自治區哲里木盟蒙醫研究所格日樂。

處方5　白芥子100克、莨菪子50克、石菖蒲100克、光明鹽100克。（藏族方）

用法　以上4味藥共研細末，製成藥膏，搽臉，1日2次。

說明　用本方長期搽臉，可令肌膚潤澤。

來源　拉自藏醫《身存八種雜病的簡易療法》。推薦人：四川省甘孜州藥品檢驗所紮西攀超。

處方6　艾蒿50克、柳葉50克（鮮乾均可）。（怒族方）

用法　放 3000 克水文火煮開，倒入腳盆裏。待溫度適宜時，將手腳放入泡洗 30 分鐘。

說明　冷後不要倒掉，留下次加溫繼續泡洗，治手足脫皮，一般 3 次見效。

來源　《雲南民族醫藥見聞錄》。推薦人：張力群。

處方7　血餘（即頭髮）62克、蛇蛻31克、豬油500克。（彝族方）

用法　先將豬油煮沸，投入頭髮、蛇蛻繼續加熱，以竹筷頻攪，熬至頭髮、蛇蛻完全熔化，待其冷卻即成。用時先以溫開水洗淨患處，將膏塞進裂口中，1 日 1 次。

說明　此膏用上立時止痛，效果顯著。

來源　獻方人：四川省甘孜州人民醫院王光壁。推薦人：四川省南充市人民醫院楊國英。

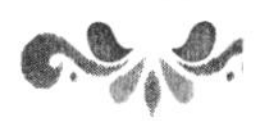

處方8　陳醋500毫升。

用法　將陳醋放入鐵鍋內煮沸 5～10 分鐘，倒入盆裏，待稍涼後浸泡皸裂手腳，擦洗 10 分鐘，1 日 2～3 次。5 日為 1 療程。每日用醋 500 毫升。一般藥用 2 個療程可治癒。

說明　本方為西北地方民間驗方。亦可用於足跟骨刺疼痛。

來源　獻方人：青海省民和縣人民醫院劉啟明。

處方9　白及粉末5克、獾油100克、丹皮3克。（回族方）

用法　先將丹皮焙乾研成粉末，後與白及粉、獾油調勻，瓶裝備用。用藥膏塗搽患處，1 日 2～3 次。

說明　上藥前先將用足用溫開水浸泡，洗淨皮屑。一般用藥 7～10 天痊癒。

來源　獻方人：青海省民和縣人民醫院劉啟明。

四、雞　眼

處方1　血竭5克（研粉）、濃鹼水100毫升、石灰粉適量（過篩）。（壯族方）

用法　將上藥調成膏，取黃豆大藥膏塗在雞眼上，上覆少許棉花，用大塊膠布固定。24 小時雞眼自然脫落，然後改用鴉膽子仁外敷 24 小時。

說明　本法可使整個雞眼脫落，但有復發。已用本法治療 100 餘例，均有效。

來源　獻方人：廣西壯族自治區百色地區民族醫藥研究所楊順發。

處方2　破故紙30克、白酒50克。

用法　前藥入酒浸 1 週。用時先將雞眼硬皮刮去，以蘸酒塗之，1 日 2 次，1 週後雞眼自然脫落。

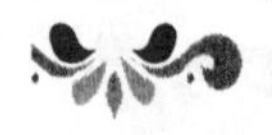

說明　筆者用本方治雞眼 6 例，皆效。

來源　獻方人：山西省寧武縣中醫院李藩。

處方3　明礬7克、鴉膽子1.5克、硫酸銅3克。（苗族方）

用法　將明礬與硫酸銅放入鐵鍋內炒成白色粉末，鴉膽子去殼研細，混勻而成。用時將雞眼削去角質層，將藥粉填入，周圍用膠布貼緊。1 天換藥 1 次，取下藥後，用熱水泡足，再上藥，直至雞眼脫掉為止。

說明　本方有腐蝕作用，可使雞眼與正常組織分離。

來源　獻方人：雲南省文山州皮研所楊榮德、陸自學。推薦人：雲南省文山衛生學校任懷祥、楊學況。

處方4　蘆薈適量。（壯族方）

用法　先洗淨患處，酒精消毒，用刀片輕輕削去雞眼表層，隨即將新鮮蘆薈切片，敷貼於雞眼處，膠布固定。1 日換藥 1～2 次，連用至癒為止。

說明　主治雞眼，療效極佳。經臨床反覆驗證，均於數日內治癒。

來源　獻方人：雲南省富寧縣科委姜壽錄。推薦人：雲南省文山州衛生學校楊學況。

處方5　紫皮大蒜1只、蔥頭1個、酸醋適量。

用法　把大蒜和生蔥壓碎如泥，再加入酸醋調勻。患處作常規消毒，用手術刀或普通利刀割除雞眼表皮粗糙角質層，以不出血或剛出血為度，接著用鹽水（溫開水 200 毫升加食鹽 5克）浸泡 20 分鐘，用布抹乾。將蒜蔥泥塞滿切口，用消毒紗布、繃帶和膠布包好。每天或隔天換藥 1 次。一般 5～7 天可癒。

說明　用此法治療20多例，均獲良效，未見復發。

來源　獻方人：廣東省廣州市第十橡膠廠陳華顯。推薦人：四川省南充市醫院楊國英、張家亮。

處方6　冰片1克、活蜈蚣1條。（白族方）

用法　諸藥研成糊狀。用溫水將皮膚浸軟，削去雞眼硬皮後，外敷該藥，藥膏固定。

說明　用該法去除雞眼，病人無痛苦。

來源　獻方人：雲南省大理市飲食服務公司雲鶴餐廳楊莉媛。推薦人：雲南省大理市康復醫院楊中梁。

處方7　橘皮適量。（毛南族方）

用法　先將橘皮在雞眼患處不斷摩擦，每將患部放入橘皮煮成的溫水中，浸泡20至30分鐘，連續2至3天，即可見效。

說明　或用茄子1個，切片取汁塗於患處，每日3次，即可見效。

來源　《民族醫藥見聞錄》。推薦人：張力群。

處方8　生石灰30克。（獨龍族方）

用法　加冷水100毫升沖泡，1天後濾出石灰水，將20克糯米放入水中浸泡24小時，即可使用，可供數次使用。

說明　將浸泡過石灰水的糯米2至6粒（多少根據雞眼面積大小而定）敷在雞眼，用膠布固定，24小時更換1次，直至雞眼除盡。一般在7日之內可治癒。糯米用石灰水浸泡後，搗爛成膏，貼敷患部，對痣、疣、瘢痕疙瘩等也有效。石灰水主要成分為氫氧化鈣，外用有收斂生肌等作用。

來源　《雲南民族醫藥見聞錄》。推薦人：張力群。

第七節　紅斑、丘疹、鱗屑性皮膚病

一、銀屑病

處方1　輕粉1克、雄黃9克。

用法　先將上藥混合研成粉末，以氯氟軟膏 100 克調勻，塗搽患處。

說明　上為 1 療程用量，經治 50 餘例，藥用 2～3 療程，即可治癒。注意不可入口。

來源　獻方人：青海省民和縣人民醫院劉啟明。

處方2　鮮核桃青皮3克、鮮蒼耳子6克、蜂房炭1.5克。

用法　上方共搗成糊狀，塗患處，1 日 1 次，連用 5 天，休息 1 天再用，至癒為止。

說明　本法共治 5 例，均獲治癒。

來源　獻方人：山西省寧武縣中醫院邵玉寶。

處方3　紅花10克、桃仁15克、乳香30克、冰片10克、苦參10克、黃連20克。（苗族方）

用法　上藥研粗末，入瓶，加 75% 乙醇 500 毫升浸泡 1 週。連續塗搽 10 分鐘，1 日 4 次，10 日為 1 療程。

說明　使用上方有效率在 85% 以上，一般兩個療程後屑落膚平無異感，若有復發，再塗即癒。

來源　獻方人：雲南省文山州醫院鄭蒨中。

處方4　水牛角粉10克、生地黃10克、赤芍10克、丹參9

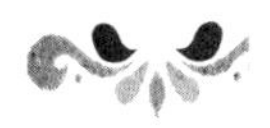

克、生甘草9克、蟬蛻6克、去殼大楓子8克、綠升麻9克、乾葛粉30克、地膚子6克、冰片8克。(土家族方)

用法 上藥共研細末，備用。用時將藥粉填滿臍眼，外用麝香追風膏膠布固定。1天換藥1次，10天為1療程，連續用10個療程。

說明 用本方治療銀屑病，經臨床驗證，效果滿意，一般最短2個療程，最長6個療程可治癒。

來源 獻方人：湖北省來鳳縣翔鳳鎮老虎洞衛生所楊洪興。

處方5 黑礬、銅灰、雄黃等量。(蒙古族方)

用法 研末後以香油調藥，塗在患處，每日3克。

說明 應用本方治療牛皮癬效佳。

來源 摘自《自製驗方》。推薦人：內蒙古科左中旗糖廠職工醫院趙宇明、劉斯日古冷、包哈斯、趙志峰。

處方6 黑胡椒85克、穿山甲10克、冰片5克。

用法 共研細末，過80～120目篩後裝瓶備用。取雙耳支點穴、陽谿(雙)、大椎、解谿(雙)，先用75%的酒精消毒，再用手術刀或三棱針在穴位上劃「一」或「+」字型痕跡(劃痕長3～5毫米，以微見出血為義，不宜過深，防止感染)，然後撒少許藥粉，用膠布貼敷固定。並用指端揉壓穴位片刻，以增強局部刺激。每週1次，10次為1療程。

說明 治療89例，其中近期治癒61例，好轉24例，無效4例，有效率達95%。

來源 獻方人：武裝員警部隊山東省總隊醫院王效平。推薦人：雲南省個舊市的民醫院蘇平。

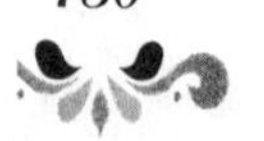

處方7　雷公藤15克（去皮）、黃芪30克、黃芩10克、苦參15克、丹參15克、威靈仙15克。

用法　煎湯400毫升分2次溫服，餘藥渣再煎湯1000毫升外洗，10劑為1療程。

說明　臨床應用，效果良好。

來源　獻方人：皖南醫學院附二院皮膚科陶潔。推薦人：雲南省個舊市人民醫院蘇平。

二、剝脫性皮炎

處方1　桉樹老若干。（彝族方）

用法　用水清洗乾淨後加水適量，水煎2次，每次煎煮半小時，合併2次藥液，再濃縮成流浸膏，裝瓶備用。用消過毒的新毛筆或棉籤醮藥塗患處。

說明　此方不但治剝脫性皮炎療效好，而且可治多種感染性皮膚病。

來源　獻方人：雲南省宣威縣孫雲遠。推薦人：雲南省宣威縣中醫院符光利。

處方2　紫草5克、黃連1克、地榆炭3克、青黛1克。（土族方）

用法　先將前3種藥焙乾，研成粉末，加青黛調勻，再以複方魚肝油軟膏100克調勻，塗搽患處。1日2次。

說明　上藥前須用溫水浸泡，洗淨皮屑。

來源　獻方人：青海省民和縣人民醫院劉啟明。

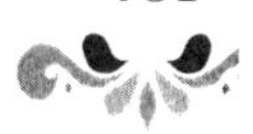

第八節　結締組織性皮膚病

一、硬皮病

處方1　樟木樹皮30克、田三七100克、油皂角5個。（侗族方）

用法　水煎外洗，1日2次，3天1劑。

說明　經臨床收治25例，有效率達95%。

來源　獻方人：貴州省黔南州民族醫藥研究所皮膚科文明昌。

處方2　紫草根皮150克、菜油250毫升。（納西族方）

用法　先把菜油在鍋裏燒沸，再加入紫草根皮，炸至焦黃，撈出藥渣，待油冷後裝瓶備用。把藥液適量倒在手掌心上，邊搽邊輕輕揉搓。在陽光下或火塘邊邊曬邊搽，療效更佳。1日2次。同時要注意保溫。

說明　本方主治新生兒硬皮病。

來源　獻方人：雲南省麗江納西族自治縣第二人民醫院和尚禮。

第九節　疱疹樣皮炎

處方1　生南星25克、大血藤30克、千葉著25克、吳茱萸10克、胡椒10克。（納西族方）

用法　將上藥研細末，用雞蛋清及溫水調成糊狀，外敷局部。

說明　劑量可按創面大小適量增減。

來源　獻方人：雲南省麗江納西族自治縣巨甸鎮金河辦事處鄧文基。推薦人：雲南省麗江納西族自治縣第二人民醫院和尚禮。

處方2　鮮女貞葉數片。（基諾族方）

用法　將女貞葉稍加揉搓（勿揉爛），揉出液汁，在火上烤熱，貼於患處，1日1換，連貼5天。

說明　本方亦可用於濕疹性潰瘍、膿疱瘡。

來源　獻方人：雲南省昆明水電設計院馮開明。推薦人：雲南省宣威縣羊場煤礦職工醫院曾正明。

處方3　穿山龍50克、鹽膚木（蒲連鹽）50克。（畲族方）

用法　上藥煎湯外洗，1日1次。

說明　穿山龍為衛予科植物哥蘭葉，鹽膚木係漆樹科植物。

來源　獻方人：福建省霞浦縣沙江鄉方厝城村雷秀興。推薦人：福建省中醫藥研究院林恩燕。

第十節　色素異常性皮膚病

一、雀　斑

處方1　肉桂60克、密陀僧20克、輕粉5克、麝香1克、檀香10克。（土家族方）

用法　先將諸藥碾細末，再納入麝香拌勻。用時以雞蛋清調，塗面部。晚間塗藥，次晨洗去。

說明　本方多以溫通之藥組成。溫以活血脈，通以散瘀。主治雀斑、面部色素斑。以本方治療45例，治癒25

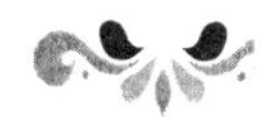

例，好轉13例，無效7例，孕婦慎用。

來源 獻方人：湖南省湘西自治州民族中醫院楊官林。

處方2 白僵蠶、白附子、硼砂、石膏各10克，滑石粉、白丁香、冰片各1克。

用法 上藥共研極細末，用水調勻，睡前塗於患部，晨起洗掉，堅持1月。

說明 此方臨床運用數年，確有祛斑增白之效。

來源 獻方人：廣東省寶安縣21區司法局大樓烈輝。推薦人：雲南省楚雄彝族自治州中醫院王敏。

處方3 透骨草300克。（白族方）

用法 將透骨草水煎3次，合併藥汁計1000毫升，再加入5毫升甘油，調勻，每晚用此水洗臉1次。

說明 本方尚可用於皺紋增多、皮膚老化、粗糙變黑者。

來源 獻方人：雲南省大理白族自治州賓川縣皮廠村江鳥。推薦人：雲南省大理白族自治州賓川縣億醫院張洪輝。

處方4 硇砂50克 酒糟適量。（藏族方）

用法 將硇砂和酒糟共研細粉，用水調勻，搽患處，1日3次。

說明 有祛斑美容之效。

來源 藏醫《身存八種雜病的簡易療法》。推薦人：四川省甘孜藏族自治州藥品檢驗所紮西攀超。

二、黃褐斑

處方 白及6克、白芷6克、白附子6克、白蘞4.5克、白丁香4.5克、密陀僧3克。

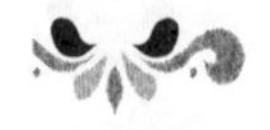

用法　上藥研細末，每次用少許藥末放入雞子清或白蜜內攪調成稀膏。晚睡前，先用溫水浴面，繼將此膏塗於斑處，晨起洗淨。

說明　應用本方治療 20 餘例，收到較好療效，一般 1 個月內斑可消退。

來源　獻方人：山東省臨朐縣營子公社醫院吳紹伯。推薦人：雲南省個舊市人民醫院蘇平。

三、黧黑斑

處方1　白蒺藜20克、白芷15克、白附子10克、杏仁20克、滑石粉30克、楊柳根白皮30克、青黛6克、輕粉4克、冰片5克。（土家族方）

用法　上藥研極細末，過篩，裝瓶備用。於每晚睡前以雞蛋清或增白霜調成糊狀，塗於面部，於第 2 天早上洗去藥物。連用 30 日，黑斑可除。

說明　多年來用此方治療面部黑斑及面部疤痕色素沉著，效果滿意。

來源　獻方人：湖南省花垣縣吳氏診所吳言發。

處方2　霜打之冬瓜1個、水和白酒適量。（蒙古族方）

用法　取霜打之冬瓜 1 個，洗淨，切成薄片，再加水和白酒，熬成膏，夜間塗於面部，早起洗掉，如此多次有效。

說明　本方對面部黑斑有效。

來源　摘自《蒙醫妙診》。推薦人：內蒙古自治區哲里木盟蒙醫研究所白音孟和。

處方3　川木香20克、薑黃20克、小柏皮20克、白芥子15克、鍋煙塵5克、白薇20克。（藏族方）

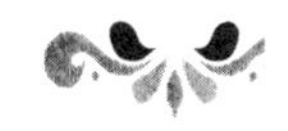

用法　以上藥共研細末，搽患處。1日2次。

說明　本方主治皮膚色素斑點，對皮屑、痘疹、天花、瘡等皮膚病也有一定療效。

來源　藏醫《身存八種雜病的簡易療法》。推薦人：四川省甘孜州藥品檢驗所紮西攀超。

四、白癜風

處方1　紫草、地骨皮、全蠍、青黛、雄黃各6克，補骨脂、白附子、何首烏各15克，蜈蚣5條。（傣族方）

用法　上藥用500毫升酒精浸泡7天。用時取鮮茄蒂1個，蘸藥液外搽患部，以局部發紅為度，1日2～3次，1個月為1療程。

說明　一般治療1個療程後可見病灶處縮小，連續治療3個療程後痊癒。經治6例，療效滿意。

來源　獻方人：雲南省普洱縣人民醫院柳克尊。

處方2　梔子30克、菟絲子30克、補骨脂30克。（水族方）

用法　用75%酒精200毫升浸泡上藥1週，外塗患處，1日2～3次，同時配合日曬。

說明　有的病人塗後會起疱，待疱吸收後再塗、再曬。

來源　獻方人：雲南省宣威縣人民醫院李鴻斌。推薦人：雲南省宣威縣中醫院符光利。

處方3　硫磺10克、密陀僧9克、白蒺藜15克、紫草10克、蟬蛻6克、肉桂4克。（土家族方）

用法　將上藥共研細末，用水酒各半浸泡2週。用桑枝木蘸藥汁外搽患處，1日數次。

說明　直至皮膚發紅時，方可停止外搽本方。

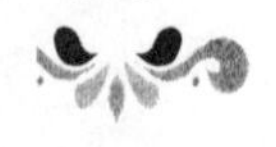

來源　獻方人：湖北省來鳳縣翔鳳鎮老虎洞衛生所楊洪興。

處方4　白蒺藜適量。

用法　上藥用白酒浸1週，塗患處，1日2～3次，直至痊癒。

說明　本方對發病時間短、患部面積小者效果較好。

來源　獻方人：山西省寧武縣中醫院李藩。

處方5　蚯蚓5條、香油50克。（拉祜族方）

用法　將蚯蚓用香油浸泡，15日可用，用時取此油塗搽患處，1日2至4次。

說明　此方經多人試用，一般7至14日即可見效。無任何副作用。

來源　《雲南民族醫藥見聞錄》。推薦人：張力群。

第十一節　皮膚附屬器疾病

一、脂溢性皮炎

處方1　蒼耳子30克、苦參15克、留行子30克、明礬9克、地膚子20克、白鮮皮20克、側柏葉60克。（土家族方）

用法　將上7味藥水煎，去渣，洗患處，1日2次，每劑藥用1天。

說明　此方有祛風清熱之效。

來源　獻方人：湖北省來鳳縣翔鳳鎮老虎洞衛生所楊洪興。

處方2　花椒50克（炒熟）、輕粉30克（微炒）、白礬30克（炒枯存性）、硫磺30克（微煅）、銅綠30克（炒為末）。

用法　以上共為細末用香油調成膏。將藥膏塗抹患處。

說明　用此方治療脂溢性皮炎 300 餘例，全部治癒。

來源　摘自《河北省中醫中藥展覽會醫藥集錦》。推薦人：河北省交河縣倪秉榮、河北省承德醫學院符景春。

處方3　生大黃100克、冰片20克、食醋250毫升。（東鄉族方）

用法　將大黃、冰片共研細後，浸泡入食醋中，24 小時後即可應用，每日塗患處 3 次。

說明　本方對脂溢性皮炎有一定效果。

來源　《民族醫藥采風集》。推薦人：張力群。

二、痤　瘡

處方1　黃芪6克，花粉、白芍、乳香、甲珠、皂刺、刺蒺藜、地骨皮、白及各4克。（拉祜族方）

用法　將上方藥物裝入乾淨瓶內，用 75% 的酒精浸泡 3 天，取濾液，加入 5～10 毫升甘油混勻。於每日晚用香皂洗臉後外搽於面部，1 天 1 次，1 週為 1 療程。

說明　治療粉刺患者 32 例，一般 1 個療程顯效，2 個療程痊癒。癒後皮膚光滑潤澤，無不良反應。

來源　獻方人：雲南省普洱縣人民醫院柳克尊。

處方2　桑白皮30克、石膏30克、野菊花30克。（布依族方）

用法　水煎外洗，1 日 2 次。

說明　治療上千例患者，有效率達 95% 以上。一般輕者半月可治癒。

來源　獻方人：貴州省黔南州民族醫藥研究所皮膚科文

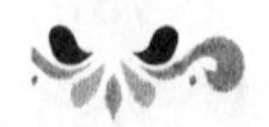

明昌。

處方3 銀花、黃柏、丹皮、夏枯草、烏梅各等份。

用法 上藥為粗末，以五倍量的75%酒精浸泡1週，過濾。另取明礬5克，研細，溶解於15毫升甘油內，加入浸液至1000毫升。以毛筆蘸藥水塗患處，1日2～3次。

說明 開始塗藥後有一過性輕微痛癢感，不影響繼續治療。

來源 獻方人：山西省代縣人民醫院高俊林。推薦人：山西省寧武縣中醫院李藩。

處方4 草鞋板、蒙麻花、野棉花各適量，百部30克，豬骨頭適量。（瑤族方）

用法 前3味藥水煎外洗患部，每日2次，每次30分鐘。同時取百部與豬骨共燉，吃肉醬湯，每日1劑。

說明 蒙麻的根、莖、葉均可用，但以花為最好。本方臨床應用數十例，療效明顯。

來源 獻方人：廣西金秀瑤族自治縣三江鄉柘山村黃秀娥。推薦人：廣西民族醫藥研究所奠蓮英。

處方5 苦李根、水楊梅、千里光、圓麻根、金銀花藤、大葉桉樹葉各適量。（壯族方）

用法 上方洗淨加水煎煮30分鐘，取藥液洗患處，每日2次，每次60分鐘。

說明 應用本方門診治療50餘例痤瘡，均獲滿意療效，有的是多年不癒月經期病情加重的患者。注意治療期間及治癒後一定時期內，應吃清淡易消化之食物，少進油膩之品。

來源 獻方人：廣西民族醫藥研究所何最武。

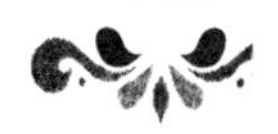

處方6　斷腸草100克、70%酒精500毫升。（壯族方）

用法　將斷腸草切細放入寬口瓶並水倒進酒精浸過藥面，15天過濾裝瓶備用，每天搽2～3次。

說明　粉刺是一種毛孔與皮脂腺的慢性炎症性皮膚病，在青春期與雄性激素分泌增加有關，斷腸草酊外搽有殺菌消炎作用，配合在大椎、肺俞放血加拔罐有一定療效，本人用此法治癒6人。

來源　筆者經驗方，獻方人：廣西百色地區民族醫藥研究所楊順發。

三、腋　臭

處方1　西藏土鹼20克、花椒20克、大蒜20克、鍋煙塵20克、檀香30克。（藏族方）

用法　以上5味藥共研為細粉，用犛牛酥油調勻，搽腋下。1日1次。

說明　本方有除臭之效。

來源　獻方人：四川省甘孜州藏醫院澤任多吉。推薦人：四川省甘孜州藥檢所紮西攀超。

處方2　①陀僧156克、輕粉16克、白芷31克、滑石93克、公丁香16克、冰片10克。②三仙丹16克、陀僧16克、冰片3克。

用法　將藥均碾極細末，密封儲藏。將患部洗淨，外搽患處，1日2～3次，連用半月。

說明　①、②方可任選一種。二者均有較強的除臭作用。

來源　獻方人：四川上海成都中醫學院文琢之。推薦人：四川省南充市人民醫院楊國英、張家亮。

處方3 辣椒、碘酒各適量。

用法 將辣椒泡入碘酒中1週後，外塗患處。

說明 本主治療狐臭，短期內即可見效。

來源 獻方人：安徽省阜南縣人民醫院胡友祥。推薦人：南京中醫學院劉學華。

處方4 大田螺1個、巴豆2粒。（蒙古族方）

用法 將巴豆放入田螺內，用藥棉蘸田螺滲出液搽腋下，1天3～4次，連續用藥1星期。

說明 如加少許麝香，療效更佳。

來源 獻方人：內蒙古自治區哲盟科左中旗烏力吉圖衛生院吉木彥。推薦人：內蒙古自治區哲裏木盟蒙醫研究所格日樂。

處方5 雄黃、赤石脂、血竭各9克，朱砂、冰片各3克，黃連10克，輕粉0.3克，紅丹0.5克，枯礬21克，0.5%普魯卡因6毫升。

用法 將上述藥物分別研成細末，先取雄黃、赤石脂、血竭、黃連，加蒸餾水600毫升，煎至200毫升，濾取藥汁備用。之後再取餘下的藥渣、輕粉、紅丹、朱砂，加蒸餾水400毫升，煎150毫升，濾取藥液。將兩次藥液混合煮沸後加入枯礬，攪拌至全溶，所煎藥液由紅轉黃時停火。將藥液用濾紙濾過，加入冰片、普魯卡因，待藥液溶後再以針頭抽濾，最後分裝2毫升安培內，高壓殺菌備用。

注射方法是：患者仰臥，手臂上舉，充分暴露腋窩，常規消毒後將14毫升藥液加0.5%普魯卡因6毫升，注射於腋毛分佈區域淺層皮下，每側注射10～20毫升。注射後蓋上無菌紗布，按揉半分鐘，使藥液分佈均勻。

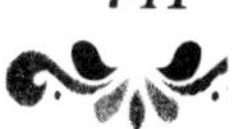

說明 注射不能過深過淺，過深沒有效果，過淺則招致皮膚點狀壞死，以注入皮下組織交界處為佳，腋臭能很快治癒。

來源 獻方人：浙江省龍泉市衛生防疫站郭振東。推薦人：雲南省楚雄彝族自治州中醫院王敏。

處方6 丁香1克、石膏2克、滑石粉2克、明礬1.5克、（傣族方）

用法 將藥研末混勻。用肥皂水洗淨患部，再敷藥，1日1次。

說明 如汗液過多，可把藥末放在紗布袋內，係牢挾腋下。一般輕者半月，重者1～2月可癒。

來源 獻方人：雲南省普洱縣人民醫院柳克尊。

處方7 精製澱粉適量、艾絨適量。（土家族方）

用法 先剃去腋毛，洗淨。將澱粉水調成糊狀，塗於腋下，3～7天後腋出現一黑色小點，名「氣孔」。用生薑片貼於氣孔，艾灸3壯。

說明 用此法一般3～5次可痊癒。

來源 獻方人：湖北省來鳳縣衛生協會。推薦人：湖北省來鳳縣藥品檢驗所。

處方8 白礬20克、鮮薑50克。（彝族方）

用法 白礬細粉以雙層紗布包敷腋下，過夜棄之，即用生薑汁塗搽敷處。每晚1次，連用3～5次可癒。

說明 白礬用量可根據患者患面大小有增減。

來源 獻方人：雲南省東川民間醫藥研究所張生武、李發祥。

處方9 麝香0.5克、黑礬10克、硫磺10克、銅銹1克、羊毛炭5克、胡椒10克、蓽茇20克、乾薑30克。（藏族方）

用法 將以上諸藥共研細末，用陳舊酥油調勻，搽腋下。1日1次。

說明 塗搽後可在陽光下曬乾再搽，反覆多次。此法長期使用方可奏效。

來源 藏醫《身存八種雜病的簡易療法》。推薦人：四川省甘孜州藥檢所紮西攀超。

處方10 丁香5克、白豆蔻5克、沉香5克、白檀香5克肉豆蔻5克、甘松5克、側柏葉5克。（蒙古族方）

用法 上藥研末後用適量香油調劑，用藥之前將腋窩洗淨，1日1～2次塗藥，治癒為止。

說明 本方有明顯的除臭效果。

來源 摘自《普濟方集》。推薦人：內蒙古自治區哲里木盟蒙醫研究所齊蘇和。

處方11 米醋100克、茴香粉5克、香草粉5克、白檀香5克。（蒙古族方）

用法 調勻塗搽。

說明 應用本方時，需將汗毛刮掉洗淨。

來源 摘自《自製驗方》。推薦人：內蒙古自治區科左中旗糖廠職工醫院趙宇明。

處方12 蜘蛛7隻、雄黃10克、冰片1克、醋2克。

用法 取蜘蛛用淨潤黃土包密，放熱炭火烤乾，研末再加雄黃、冰片、醋調稀塗腋下。

說明 本方為閩東民間單驗方。

來源 摘自《閩東民間單驗方選編》。推薦人：福建省藥品檢驗所周繼斌。

四、脫髮、脫眉

處方1、酸泔水、生茶油適量。（京族方）

用法 把洗米水倒入瓷缽內，長期放在火堂邊烤，1 週後即成酸泔水。舀適量酸泔水，加幾滴生茶油拌勻，用此水洗頭，用手將酸泔水反覆搓揉頭髮。搓完後用毛巾將頭發包住，3 小時後再把酸泔水洗乾淨。

說明 此法主治脫髮和頭髮枯萎無光澤，有極佳的去汙、去頭屑、止癢、護髮功效。

來源 獻方人：廣西壯族自治區三江縣人民醫院何俊興。

處方2 陵零香、辛夷、玫瑰花、白檀香、大黃、甘草、牡丹皮、山奈、公丁香、細辛、白芷、蘇合油各等量。（蒙古族方）

用法 以上各藥除蘇合油外，共研細粉，用蘇合油拌勻。晾乾後研細粉，用時摻勻撒在頭髮上，2 天 1 次。

說明 本方專治脫髮，可重生至老不白。撒撲完藥粉後勿用水洗。

來源 獻方人：內蒙古自治區蒙藥廠張萬林。推薦人：內蒙古自治區蒙藥廠賀喜格圖、徐青。

處方3 雄黃25克、硫磺25克、孵育過的雞蛋或蛋殼內白皮25克、豬油25克、豬苦膽1個、炮製穿山甲15克。（白族方）

用法 諸藥研細末，用豬油和豬苦膽汁調和。用時以紗布包好用力搽患處，1 日 2～3 次。

說明 經治 5 例脫髮後均發長。

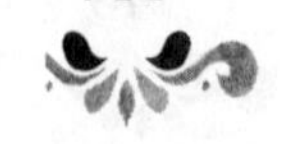

來源 獻方人：雲南省大理市康復醫院楊中梁。

處方4 鹿茸0.3克、黃柏1克、生薑1克、大棗10枚。（哈尼族方）

用法 上藥共泡水3天。用藥液摩搽脫髮部位，1日3次，每次10分鐘。

來源 獻方人：雲南省綠春縣防疫站計免科羅解德。推薦人：雲南省綠春縣衛生局醫政科李榮華。

處方5 土細辛50克、鐵線蓮50克、酒糟水100克、清油50克。（藏族方）

用法 將土細辛煆燒成灰，放入鐵線蓮，加水煮沸，再入酒糟水和清油攪勻，搽洗頭部，2天1次。

說明 若將此藥搽在白髮上，則可使白髮變黑。因為燙傷等所致無毛髮者，搽此藥則可生髮，並比原有毛髮長得更為濃密。

來源 摘自藏醫《身存八種雜病的簡易療法》。推薦人：四川省甘孜州藥品檢驗所紮西攀超。

處方6 馬尾松果1粒。（畲族方）

用法 上藥加入白礬及酸醋少許磨汁，然後外塗頭部。

說明 馬尾松果應選3粒簇生者，取其中1粒。

來源 摘自《畲族驗方選》。推薦人：福建省中醫藥研究院林恩燕。

處方7 新鮮側柏枝葉（含青綠色種子）25至35克。（怒族方）

用法 切碎，浸泡於60%至75%的酒精100毫升中，7

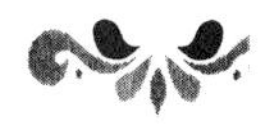

天後過濾，靜置取上，中層深綠色液備用。用時以棉棒蘸藥液塗擦毛髮脫落部痊，每日 3 至 4 次，開始宜反覆多少次塗擦；待毛髮開始再生時，宜反覆蘸塗，以防因塗擦引起再生髮毛脫落；待發已較粗黑，則稍用力反覆塗擦。

說明 本方對脂溢性禿發有一定效果。

來源 《雲南民族醫藥見聞錄》。推薦人：張力群。

處方8 生香榧子6粒、核桃4個。（獨龍族方）

用法 兩藥都去殼打爛，側柏葉 50 克，三藥共搗如泥，加淡鹽水 200 克，浸泡 7 天，即可使用。

說明 用梳子蘸此藥液，不斷梳頭，使頭髮都濕潤，每日 2 次，連續 2 至 3 個月後，頭髮不再脫落，光潤且黑。

來源 《雲南民族醫藥見聞錄》。推薦人：張力群。

處方9 川楝子50克。（蒙古族方）

用法 上藥研細末，治療取藥末 5 克，用香油調成泥狀，敷於患處。每日 1 換，2 週為 1 療程。

說明 該藥具祛溫、化瘀、生髮之效。對斑禿也具療效。主要用於脫眉毛。

來源 獻方人：哈順高娃。推薦人：哲盟紮旗蒙醫隊朝克圖。

五、斑　禿

處方1 乾柏枝、椒紅、生半夏各90克。

用法 上藥銼碎，用水 500 毫，煎至 250 毫升，入蜜少許，再煎一二沸。臨用時入生薑汁少許，塗搽患處。

說明 本方刺激新發再生，治療斑禿，脂溢性脫髮。

來源 摘自《楊氏家藏方》。推薦人：南京中醫學院華浩

明。

處方2 紅花60克、乾薑90克、當歸10克、赤芍10克、生地10克、側柏葉10克。

用法 將上藥切碎放入75%酒精3000毫升中密封浸泡10天後外用。每日搽患處3～4次。

說明 此法對斑禿治療有效，忌內服。

來源 獻方人：中國人民解放軍第191醫院李曉華。推薦人：雲南省個舊市人民醫院蘇平。

處方3 紅花60克，乾薑90克，當歸、赤芍、生地、側柏葉各100克。

用法 將上藥切碎，放入75%酒精3000毫升中密封浸泡，10天後備用。1日搽患處3～4次。

說明 治療23例，其中治癒15例，顯效4例，好轉3例，無效1例。

來源 獻方人：浙江省溫嶺縣衛生院林冬友。推薦人：浙江省溫嶺縣高龍衛生院江志秋。

處方4 側柏葉60克。

用法 上藥浸於60%酒精中7天。塗脫髮處，1日3～4次，3週後新發始生。

說明 用本方治療27例，均痊癒。

來源 獻方人：山西省寧武縣中醫院李藩。

處方5 鮮旱蓮草100克、鮮薑100克、鮮側柏葉100克。（瑤族方）

用法 將上藥共搗爛，用三層紗布包裹，擰出汁液，再

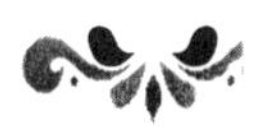

兌上蜂蜜調勻，搽患處，1 日 3 次，連用 10 天以上。

說明 試治 8 例斑禿，均有效。

來源 獻方人：雲南省宣威縣羊場煤礦職工醫院曾正明。

處方6 山蔥50克。

用法 將山蔥碾為末，用香油調之，加醋少許。頭部用清溫水洗淨後敷藥。1 日 1 次。多喝開水，頭汗出為止。

說明 本方主治斑禿，通常 1 週可癒。

來源 獻方人：山西省寧武縣人民醫院李秀英。

處方7 貓糞散3克、生薑糊1克、單軟膏16克。

用法 乾燥貓糞適量，放入小鐵鍋內，置炭火上，炒至焦黃，研末，即為「貓糞散」。鮮生薑適量，洗淨搗爛取汁，過濾後，蒸發濃縮成稠粘狀，即為「生薑糊」。香油 7 份，黃蠟 3 份，先將香油放入小鍋內，煎微沸，投入黃蠟，再煎至以無黃沫為度，取起離火，放冷凝固，即為「單軟膏」。用藥前先將脫髮區周圍 2～3 公分寬頭髮剃掉，一併塗搽藥膏。1日塗搽 3 次，每次用力反覆塗搽 2～3 分鐘，以局部發熱有輕微的刺痛感為度。連續塗搽 1 週，中間停藥休息 1 天，直至頭髮復元為止。

說明 本方適用於圓形脫髮。

來源 獻方人：江蘇省南京海軍電子工程學院門診部郭麗霞。

處方8 生薑100克、指天辣椒50克、側柏葉100克、70%酒精800毫升。（苗族方）

用法 將上藥切細，酒精浸泡 15 天，過濾，裝瓶。搽患處，1 日 1～3 次，50 天為 1 療程。

說明 本方有刺激皮膚、改善血液循環、有促進毛髮生長之效，如配合內服胱胺酸片，1天3次，每次2片，效果更佳。

來源 獻方人：廣西壯族自治區百色地區民族醫藥研究所楊順發。

處方9 鮮猴薑1000克、鮮側柏樹葉500克、老虎薑60克。（土家族方）

用法 上藥用酒精浸匯7天，塗搽患處，1天數次，有新頭髮生出即停用。

說明 本方主治斑禿。治療期間，禁止男女同房。

來源 獻方人：湖北省來鳳縣翔鳳鎮老虎洞衛生所楊洪興。

處方10 馬腦1具。（藏族方）

用法 將上藥塗搽患處。7天為1個療程。

說明 應用本方治療斑禿和不明原因的禿頭都具有較好的療效，一般1～3個療程就能重新生毛髮。

來源 獻方人：四川省康定縣昌昌村降澤仁。推薦人：四川省甘孜州藥檢所紮西夢超。

處方11 側柏葉200克、60%酒精500毫升。（壯族方）

用法 將側柏葉浸於酒精中泡7天，濾取藥液外搽禿髮處，1日3次，連用數天。

說明 本方名「側柏酊」，係雲南省文山皮研所之驗方。

來源 獻方人：雲南省文山州皮膚研究所聶正禮。推薦人：雲南省文山州衛生學校任懷祥、楊學況。

六、黑　髮

處方1　訶子50克、黑礬50克。（藏族方）

用法　先把頭髮剃光，洗淨，用浸泡後的訶子水搽洗頭部7天，再搽黑礬水7天，1天1次。

說明　此法可使白髮變黑。常人以此藥搽頭，可增加頭髮光澤。

來源　摘自藏醫《身存八種雜病的簡易療法》。推薦人：四川省甘孜州藥品檢驗所紮西攀超。

七、去頭屑

處方　鮮松針500克。（壯族方）

用法　上藥加水2500毫升，水煎洗頭。

說明　本方係廣西民間驗方，有去屑止癢之效。

來源　獻方人：廣西壯族自治區百色地區民族醫藥研究所楊順發。

八、多汗症

處方1　夜寒舒1300克、楊梅樹皮100克。（苗族方）

用法　煎水洗浴，1日1次，一般1週後可癒。

說明　本方主治自汗。臨床收治200例，均有良效。

來源　獻方人：貴州省黔南州民族醫院研究所文明昌。

處方2　枯礬60克、乾葛根60克。（白族方）

用法　2味藥水煎2次，混合，倒盆浸泡手腳20分鐘，適當用力擦洗多汗皮膚，1天1次，連用6天為1療程，一般1～2療程治癒。

說明　藥液可用搪瓷盆、塑膠盆或木盆盛；忌用鐵器

皿。忌食蔥、蒜、生薑及辣椒。主治手足多汗。

來源 獻方人：雲南省大理市康復醫院楊中梁。

處方3 白礬25克、葛根25克。（瑤族方）

用法 上藥為粗粉，加水500毫升，煎煮片刻，棄渣，趁熱將腳掌浸入藥液中15～30分鐘。1日1～2次，連洗5天。

說明 該方主治腳汗。一般浸洗二次腳汗開始減少。如欲增加水量，藥量也應隨之增加。

來源 獻方人：雲南省東川市會澤民族民間醫學研究所李發祥。

處方4 枯礬10克、苦杏仁30克、白蘿蔔200克。

用法 水煎泡腳，每次15分鐘。

說明 本方可燥濕斂汗，暫時緩解腳臭。若能堅持一段時間，亦可達根治之效。

來源 獻方人：福建省晉江市青陽衛生院許佩玲。推薦人：山西省寧武縣中醫院李藩。

處方5 黃芪30克、白朮20克、防風20克、葛根30克。（布朗族方）

用法 加水1000毫升浸泡30分鐘，然後煎煮30分鐘。濾取藥液薰洗患手。

說明 本方治手汗症，每日1至2次，每劑可用2日，3劑藥為1個療程。一般用藥2個療程可治癒。

來源 《民族醫藥集》。推薦人：劉紅梅。

處方6 海螺10克、白礬10克、冰片5克。（蒙古族方）

用法 研末成麵子，粘於棉紗和棉花上然後將乾粉塗灑

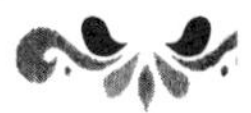

在洗過的腳板處和腳趾之間。

說明 必須把海螺在爐灶上烤紅烤熟，把白礬放進鐵器裏，倒入水用火煮乾，待涼後使用。應用此方法治療腳汗，療效顯著。

來源 獻方人：內蒙古巴彥淖爾盟蒙期待醫院巴雅爾。推薦人：內蒙古阿拉善盟蒙醫藥研究所賀巴依爾。

處方7 五倍子。

用法 上藥研粉，津調和塗臍中。

說明 《靈樞·決氣》載：「腠理發洩，汗出溱溱，是謂津。」津指唾液。方中用唾液和藥粉塗臍，以津補津，又伍以五倍子收斂止汗，故有效。筆者曾治8例諸藥無效的汗症病人，用此方均獲痊癒。

來源 獻方人：山西省寧武縣中醫院李藩。

處方8 撲粉、龍骨、牡蠣等量。

用法 上藥共為細粉，撲身，1日1次，7日即癒。

說明 3藥伍用，收斂止汗。筆者用本方治療6例汗症病人，均獲效。

來源 獻方人：山西省寧武縣中醫院李藩。

處方9 薄荷10克、細辛10克、40°白酒20毫升。

用法 將薄荷、細辛研末，放入盛酒容具，振盪混勻後噴灑足底。1日2次。

說明 本方不僅對腳汗效佳，對腋汗、手心汗皆有良效。一般用藥3次即效。

來源 獻方人：雲南省昭通市中醫院江傳榮。推薦人：雲南省昭通市科學技術委員會黃代才。

九、汗皰疹

處方 藿香、玉竹、生首烏、枯礬、大黃、雄黃各15克。

用法 上方共煎取汁1500毫升，趁熱將患手泡入其中，1日2～3次，每次20分鐘，至癒為止。

說明 共治汗皰疹17例，全部在1週內治癒。

來源 獻方人：天津中醫學院第一附屬醫院靳文瑾。推薦人：山西省寧武縣中醫院邵玉寶。

十、鵝掌風

處方 鮮大蒜20克、鮮包手花（鳳仙花）20克。（回族方）

用法 搗碎，紗布包裹擦患處。1日4次，10日1療程。

說明 本方解毒、殺蟲，祛濕止癢。適用於鵝掌風。

來源 獻方人：雲南省會澤縣新街回族鄉花魚村馬有春。推薦人：雲南省個舊市人民醫院蘇平。

第十二節　其他類皮膚病

一、瘢痕疙瘩

處方1 黃薑（明楞）適量。（傣族方）

用法 黃薑曬乾，研末備用，用水調搽，或用鮮塊根外搽。1日2次。

說明 本方對新鮮疤痕效果較好。

來源 獻方人：雲南省德宏傣族景頗族自治州潞西縣芒市鎮衛生院楊德寬。

處方2 ①金不換、白礬各適量，雞蛋清1個。（毛南族方）

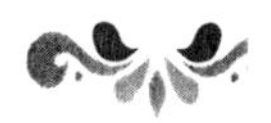

②生石膏30克，十六功勞、仙鶴草各20克，燈芯草、車前草、陳皮、甘草各10克，穿破石30克。（瑤族方）

用法 方①前2味藥研末，加雞蛋清和水調勻敷患處，每日1劑。方②水煎分2～3次服，每日1劑。

說明 獻方者用本方治療手術後傷口疤痕硬痛多例，效果滿意。例陳××，男，60歲，胃潰瘍手術後上腹部有一大硬塊疤痕，疼痛，投以上二方外敷、內服1週後腫塊縮小、疼痛消失。

來源 獻方：人廣西龍勝縣日新村黃維德。推薦人：廣西民族醫藥研究所莫蓮英。

二、皮膚癌

處方1 鮮馬陸、鮮斑蝥、埋葬蟲、威靈仙、皂角刺各20克，硫磺30克、紅砒、冰片各15克，麝香5克。（瑤族方）

用法 將前3味藥搗爛，後6味藥共研細末後，混合調勻，製成三蟲膏。外敷於癌腫上，上面覆蓋紗布，周圍正常組織用膠布緊貼保護。

說明 本方不僅對皮膚鱗狀上皮癌有效，而且對基底細胞癌、惡性黑色素瘤、肉瘤、乳腺癌也有較好療效。

來源 獻方人：湖南省洞口縣西中衛生院尹恒生。推薦人：雲南省個舊市人民醫院蘇平。

三、淋巴肉芽腫

處方 天花粉20克、薑黃10克、白芷10克、黃柏10克大黃10克、膽南星5克、厚朴5克、陳皮5克、蒼朮5克。（壯族方）

用法 上藥共研細末，雞蛋清或菜油調勻，外敷患處。

說明　應用本方可治療淋巴芽肉腫（橫痃）。用藥後1～2週，紅腫熱痛消失，腫塊消退，膿腫破潰流出膿液，膿液流乾後即可痊癒。

來源　獻方人：雲南省西疇縣興街中心衛生院李光員。

第十三節　性　病

一、梅　毒

處方1　水螺螄5個、冰片5克。（彝族方）

用法　洗淨水螺螄，與冰片同裝入瓶內。1日後用浸出液塗搽局部，1日2次，用藥前取淡鹽水清洗局部。

說明　本方主治下疳陰莖腫痛破潰者，亦可用於其他部位之瘡瘍腫痛。但此藥液不宜久放，1次浸出液最多可用3天。

來源　獻方人：雲南省魯甸縣人民醫院王炎烈。推薦人：雲南省昭通市科學技術委員會黃代才。

處方2　子哥王100克、土黃柏皮100克。（壯族方）

用法　將上藥煎水3000毫升，過濾洗陰部。

說明　一般情況下梅毒不易診斷，要叫病人到醫院抽血做康氏反應，陽性者才能算梅毒，不要隨便說病人是梅毒。診斷後配合西藥治療，本方藥有消毒殺蟲殺菌作用。

來源　本方為廣西民間方。推薦人：廣西壯族自治區百色地區民族醫藥研究所楊順發。

處方3　苦地膽、玉米各適量。（瑤族方）

用法　取鮮苦地膽洗淨搗爛外敷患處，再撒上一層薄薄的玉米粉，每天換藥1次，7天為1療程。

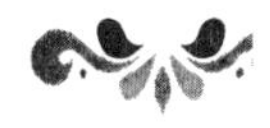

說明 獻方者曾親手治療6例梅毒患者均有效。

來源 獻方人：廣西都安瑤族自治縣馬恒裕，推薦人：廣西民族醫藥研究所莫蓮英。

處方4 雷公根適量。（壯族方）

用法 洗淨搗爛，敷潰瘍處，每天換藥1次。

說明 本方民間廣為流傳，對梅毒下疳潰爛的治療有較好的療效。

來源 廣西區衛生廳醫藥古籍辦搜集。推薦人：廣西民族醫藥研究所莫蓮英。

處方5 毛算盤、獼猴桃藤、扛板歸、鹽夫木、苦楝樹皮中楊梅樹皮、楓樹皮各適量。（瑤族方）

用法 前4味藥煎水外洗，每日2～3次，後3味藥烤乾共研細末，搽油調勻，於每次洗後外塗患處（皮膚、黏膜損害）。

說明 此方對Ⅰ、Ⅱ級後天梅毒的皮膚、黏膜損害有一定效果。對全身的治療，應加用其他抗梅毒藥。

來源 獻方人：廣西金秀瑤族自治縣瑤醫研究所趙榮奇。推薦人：廣西民族醫藥研究所何最武。

處方6 硼砂60克、朱砂10克、明雄15克、乳香（去油）10克、沒藥（去油）10克、生石膏100克、甘草（水飛）10克。

用法 擴大肛門後，敷上此散。

說明 適用於梅毒性肛門狹窄。

來源 獻方人：武漢市八醫院蔡春生。

處方7 六月雪、天星樹、沙梨葉、黄枝葉、節節花各30克。（壯族方）

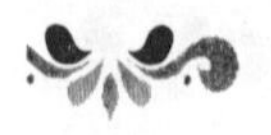

用法　上藥共煎水外洗患處，每日3～4次，每次30分鐘。

說明　獻方者用本方治療梅毒，龜頭紅腫患者數十例，均獲滿意療效。

來源　獻方人：廣西岑溪縣韋幹臣。推薦人：廣西民族醫藥研究所莫蓮英。

處方8　川麝香1克、冰片1.2克、沉香1.8克、水銀1.5克、雄黃1.5克、三仙丹1.2克、輕粉3克、乳香1.5克、蒼朮3克。（壯族方）

用法　上藥焙乾共研末，用福紙捲藥末製成藥條，長四寸，患者口中含綠豆水，坐在蚊帳內點燃藥條，以鼻聞藥氣，每日1條，分早、中、晚3次燃聞，連聞7日。

說明　獻方者曾用本方治療楊梅銅鼓，米子疔、鵝絮、鹹痯便毒多例，均獲療效。

來源　獻方人：廣西寧明縣楊軍鮮。推薦人：廣西民族醫藥研究所莫蓮英。

處方9　鋪地楊梅、七葉一枝花、千里光、黃柏皮、十大功勞、朝天罐、鹽膚木各適量。（瑤族方）

用法　上藥共水煎外洗，洗後用黃柏皮研末撒患處，每日1劑。

說明　獻方者臨床反覆應用，均取得滿意效果。本方主治爛皮蛇（瑤醫對性病某一階段的叫法）。

來源　獻方人：廣西金秀瑤族自治縣趙妹天。推薦人：廣西民族醫藥研究所莫蓮英。

二、淋　病

處方1　黃芩50克、川黃連20克、穿心蓮20克。（壯族方）

用法 將上藥加水2000毫煎開15分鐘過濾，待溫度降到40度時外洗陰部，並以上方減量水煎內服，配合在腰部放血拔罐效果更佳。

說明 本方有抗菌消炎作用，對淋菌有殺滅作用。

來源 獻方人：廣西壯族自治區百色地區民族醫藥研究所楊順發。

處方2 土大黃15克、十大功勞根15克、草薢15克、敗醬草15克、蒲公英15克、土茯苓25克、苦參15克、蛇床子15克地膚子15克、白鮮皮15克。

用法 水煮，待溫度降到40℃時坐浴。每日2次。

說明 土大黃加名牛舌頭葉，係昆明民間常用草藥，清熱解毒，消炎通便，外用消炎殺蟲。本方可內服外洗，效果顯著。若內服去苦參、土大黃、蛇床子，加生地、蟬蛻、生黃芪、薏仁米各15克。癢甚者，可加刺吉力25克，對尿道炎、滴蟲病、尖銳濕疣、傳染性軟疣、初期梅毒均有療效。有潰瘍者忌用。

來源 獻方人：雲南省昆明市盤龍區衛生工作者協會李玉仙。

三、軟下疳

處方1 苦楝皮30克、艾葉30克、黃連30克、花椒30克。（壯族方）

用法 以上4味藥水煎後薰洗患部，每日2次。

說明 用本方治療軟下疳，在壯族民間較常用，並且有一定的療效，適合患者自用，並且較為安全。

來源 獻方人：雲南省西疇縣興街中心衛生院李光員。

處方2　紫蘇葉100克、明礬30克。（壯族方）

用法　明礬研末同紫蘇嫩葉水煎後，邊薰邊洗陰部毛囊。

說明　曾用本方治療毛囊性軟下疳病人20例，均有療效。

來源　獻方人：雲南省西疇縣興街中心衛生院李光員。

處方3　綠豆500克、茶葉20克。（壯族方）

用法　將綠豆煮爛，然後把茶葉研細末後倒入綠豆湯內，趁熱薰洗患處，每日洗2次。

說明　運用本方治療軟下疳，經臨床反覆驗證，確有實效。

來源　獻方人：雲南省西疇縣興街中心衛生院李光員。

處方4　黃連40克、五倍子30克、乳香20克、沒藥20克冰片20克。（瑤族方）

用法　上藥共為細末，外撒患處，每天1次。

說明　應用本方治療軟下疳，療效滿意。

來源　獻方人：雲南省西疇縣興街中心衛生院李光員。

處方5　雞內金3個、黃連100克、黃柏20克、橄欖核（煆）20克。（苗族方）

用法　上藥研為細末，外搽患處，每天1次。

說明　用藥期間及病癒後半年內不准性交，以免影響治療效果。

來源　獻方人：雲南省西疇縣興街中心衛生院李光員。

處方6　蛤蟆皮5隻、冰片5克、薄荷腦3克、茶油30克。（瑤族方）

用法　將蛤蟆處死剝取其皮曬乾研粉過篩加入冰片、薄荷腦、茶油、共調成糊狀，外塗患處。本方有收斂、殺菌消

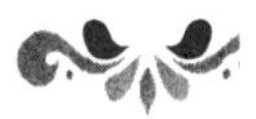

炎、止癢、止痛、去腐生肌作用，同時每天用青蒿煎水外洗1次，10～15天為1療程。

說明 蛤蟆皮有毒，本方採用以毒攻毒的方法來治療軟下疳。

來源 獻方人：廣西壯族自治區百色地區民族醫藥研究所楊順發。

四、尖銳濕疣

處方1 老紫草60克、土茯苓60克、山豆根15克、莪朮片15克、雄黃8克、枯礬10克、苦參20克。

用法 上述外洗方水煎濃縮後裝入瓶中，讓患者直接用消毒棉籤蘸藥液塗搽患處。在坐浴後用重約1.5克的帶線消毒棉球浸透藥液送入陰道病變處，對改善局部病變較好。

說明 本方可用於女性生殖道尖銳濕疣所致的外陰瘙癢或灼痛、白帶呈膿性增多。臨床觀察26例，經病檢入婦檢證實，在3個月內，治療痊癒23例好轉3例。

來源 獻方人：江蘇省南通市中醫院姚石安。

處方2 水牛角100克（挫末先煎）、炮山甲20克（先煎）、大青葉30克、皂角刺20克、板藍根20克、昆布30克、蜈蚣3條、牛膝20克、柴胡20克。

用法 水煎服，每日1劑，30天為1個療程。配合外用氟尿嘧啶軟膏塗敷。

說明 解毒散結，清利濕熱，行外病內治之功。對男子不潔性生活染發尖銳濕疣，陰莖起小肉粒樣增生性皮疹，瘙癢等有一定療效。

來源 《民族醫藥集》。推薦人：劉紅梅。

處方3 野艾（苦艾）100克、火炭母100克、千里光100克、苦楝根皮100克。（壯族方）

用法 將上藥入鍋加水3000毫升煎開後過濾，待溫度降到40℃時給病人坐浴，同時在腰部拔罐。

說明 本方味苦，有消炎殺菌作用。

來源 獻方人：廣西壯族自治區百色地區民族醫藥研究所楊順發。

處方4 黃連素粉2克、輕粉1克、冰片5克、薄荷腦3克、茶油50克。（瑤族方）

用法 將上藥共調成糊狀，裝瓶，同時以棉簽蘸藥點在患處（藥不宜多），再配合西醫治療。

說明 本方有去腐生肌、消炎、止癢作用。

來源 獻方人：廣西壯族自治區百色地區民族醫藥研究所楊順發。

處方5 青黛40克、蒼朮40克、黃柏40克。（壯族方）

用法 上藥共研細末，用花生油調勻，塗搽患處，每天2次。

說明 本方對尖銳濕疣有特效。

來源 獻方人：雲南省西疇縣興街中心衛生院李光員。

處方6 苦參20克、大青葉20克、地膚子20克、蒼朮20克、黃柏20克。（壯族方）

用法 水煎外洗，每天2次。

說明 且本方治療性病尖銳濕疣6例，效果顯著。

來源 獻方人：雲南省西疇縣興街中心衛生院李光員。

處方7 生黃柏、板藍根、紫草、木賊、生薏仁、桃仁、紅花、當歸、川芎、牡蠣各50克。（苗族方）

用法 上藥水煎趁熱薰患部，涼後再用紗布輕輕搽洗病變部位，早、晚各1次。每日1劑，連用10天。

說明 用此法治療，可避免手術或化學藥品腐蝕劑等，療效滿意。

來源 獻方人：廣西壯族自治區柳州工程機械廠醫院潘彥清。推薦人：雲南生活上楚雄彝族自治州中醫院王敏。

處方8 大黃20克、黃柏30克、石葦20克、鴨蛋子20克。（阿昌族方）

用法 共研為末，加凡士林50克，製成膏劑，經高壓清毒後塗陰莖龜頭之冠狀溝，每日3次，7天為1療程。

說明 本方主治尖銳濕疣。它有清邪毒，利水通淋、軟堅散瘀等作用。

來源 獻方人：雲南省施甸縣人民醫院王光元。推薦人：雲南省個舊市人民醫院蘇平。

五、男性念珠菌性陰莖包皮炎

處方 苦參30克、蛇床子30克、當歸20克、狼毒10克、靈仙10克、明礬10克。（苗族方）

用法 煎湯薰洗或坐浴，每天1劑。

說明 用本方治療男性念珠菌性陰莖包皮炎15例，均痊癒。此方還可用於治療男子念珠菌性陰莖炎、女子念珠菌性陰道炎。

來源 獻方人：雲南省西疇縣興街中心衛生院李光員。

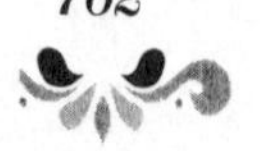

附錄　雲南部分民族民間常用藥物功效分類及名稱

一、解表類

1. 一支黃花（正）：菊科

一支黃花屬Solidago virgo-aureoL. var. Ieiocar（Benth.）A. Gray 別名螞蟥草、山白菜（麗江）、芒種花、土細辛（玉溪）、蛇頭王（上海）、金柴胡（西南）、山厚合、老虎尿。分佈於中國江蘇、浙江、江西、湖南、湖北、廣西、廣東、四川、貴州和雲南等省區。

2. 千里馬：芸香科

松風草屬Soenning hausenia sessilicarpa Le'vl. 石椒草（正）。別名千里馬、羊不吃（麗江）、石胡椒、九牛二虎草（昆明、麗江）、羊膻草、羅灶（紅河）、壁虱草、貓腳跡（思茅）、白虎草（臨滄）、銅腳一枝蒿（楚雄）、小豆藤根（保山）、鐵掃把（昭通）、二號黃藥等。中國西南各省區及雲南省大部分地區有分佈。與本品效同的，另有松風草、舊哈（傣藥）Boenning hausenia albiflora（Hk.）Meisson.

3. 小野雞尾：中國蕨科

金粉蕨屬Onychium japonicum（Thunb.）Kunze. 金粉蕨（正）。別名人頭髮（昆明）、野雞尾、柏香蓮、小金花草、水金雞尾、孔雀尾、土黃連、解毒蕨、日本烏蕨。廣布於長江以南各省區，向北到河北西部，河南南部和陝西秦嶺南坡亦有分佈。雲南省分佈於滇中、滇南地區。

4. 土荊芥（正）：藜科

藜屬Chenopodium ambrosioides L. 別名臭草（昆明、福建、江西）、臭蕨藿、殺蟲芥、鉤蟲草、鵝腳草、狗咬癀。分佈於中國江蘇、浙江、江西、福建、湖北、湖南、廣西、廣東、四川、雲南、貴州等省及台灣。

5. 纈草（正）：敗醬草

纈草屬Valeriana officinalis L. 別名拔地麻、鹿子草、臭草、蛇頭細辛、小救駕（陝西）。分佈於中國東北、河北、山西、內蒙古、陝西、甘肅、青海、山東、河南、雲南、西藏等地。同科黑水纈草V.amurensis P. Smirn. ex Kona. 功效相似。

6. 大發汗：豆科

崖豆藤屬Mllettia bonatiana Pamp. 滇桂岩豆藤（正），有毒。別名大毛豆（玉溪）、斷腸葉、白龍藤、白仙丹（文山）、白藤（昆明）、白花藤。在雲南省滇中、滇西等地區有分佈。服本藥過量可致汗出不止，四肢發涼，顫抖，以致虛脫。飲冷開水500毫升，或冷稀飯一碗可解。

7. 大發表：豆科

杭子梢屬Campylotropis trigonoclada（Fr.）Schindl. 三棱枝杭子梢（正）。別名三楞草、野蠶豆根（紅河），三棱梢爬山豆（昆明）。

8. 勝紅薊（正）：菊科

勝紅薊屬Ageratum conyzoides L. 別名勝紅藥、廣馬草（文山），水丁藥，油貼貼果（保山），白花草，消炎草，臭草。

9. 牙刷草：唇形科

香薷屬Eltsholtzia bodinieri Vaniot. 東紫蘇（正）。別名雲松茶（玉溪）、小香茶、小松毛茶、鏽山茶、小山茶（曲靖）、風尾茶、野山茶、小山茶（昆明）。

10. 野芝麻：梧桐科

山芝麻屬Helicteres angustifolia Linn. 山芝麻（正）。別名山芝麻（雲南）、野芝麻棵（思茅）、牙呼領（傣藥名）、崗芝麻、油麻甲、芝麻頭、假芝麻。在中國廣東、廣西、福建、湖南、雲南，以及臺灣、印尼、泰國均產。

11. 山辛夷：木蘭科

木蘭屬Maguolia delavayi Franch. 山玉蘭（正）。別名羊皮袋、皮袋香、山梔子（昆明）、山玉蘭、野玉蘭、土厚朴。分佈於雲南省

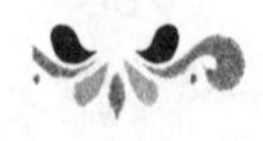

滇中、滇西、滇東南地區。

12. 馬尾黃連：毛莨科

唐松草屬Thalictrum foliolotum DC. 多葉唐松草（正）。別名草黃連、土黃連、篩子花（麗江）、唐松草（江川）。同屬植物高原唐松草T. cultratum Wall. 亦有同樣功效，分佈於中國甘肅省南部、四川、雲南、西藏。貝加爾唐松草分佈在中國東北、西北部。

13. 土連翹：金絲桃科

金絲桃屬Hypericum patulum Thunb. 別名：芒種花、小黃花（思茅）、黃花香（紅河、昆明）、黃香果（曲靖）、土連翹（思茅、保山、麗江）、洱海連翹、雲南連翹、金絲桃（曲靖、昆明）、山梔子（玉溪）、栽秧花（昆明）。在雲南省各地均有分佈。

14. 四方蒿（正）：唇形科

香薷屬Elsholtzia blanda Benth. 別名四楞蒿、黑頭草（思茅）、雞肝散（紅河）、白香薷、四棱蒿、雞骨柴、沙蟲菊、大香薷、滇香薷。分佈於雲南、四川、貴州等省區。

15. 野壩蒿：唇形科

香薷屬Elsoltzia rugulosa Hensl. 野壩子（正）。別名野壩蒿、野蘇、香蘇草、野拔子、野巴子、狗尾巴香、香芝麻蒿、皺皮香薷、小鐵蘇、鐵蘇蘇、鐵蘇棵、小山蘇（曲靖）。雲南省各地均有分佈。

16. 大黑蒿：菊科

艾納香屬Blumea densiflora （Heyne）DC. 蜜花艾納香（正）。

17. 芸香草：菊科

天名精屬Carpesium cernuum Linn。別名毛葉草、毛葉芸香草、煙管頭草、煙鍋草、野葵花、挖耳草、金挖耳（滇南本草）、杓兒菜、倒提壺。同科倒蓋菊 C. divaricatum Sieb et Zucc效用相同。在吉林、福建、湖南、廣東、四川、貴州及雲南省均有分佈。

18. 七里香：馬錢科

醉魚草屬Buddleja asiatica Lour. 別名十里香（臨滄）、糯米香、千里香（思茅）。

19. 追風散：防己科

防已屬Sinomenium acutium（Thunb.）Rehb. et Wils. Var. cinarum

（Diels）Rehd. et Wils. 別名青藤、青防已、漢防己。在雲南省大部地區有分佈。

20. 竹葉防風：傘形科

邪蒿屬Seseli mairei Wolff. 馬氏邪蒿（正）。別名雞腳暗消（紅河）、雞腳防風（昆明）雲防風。

21. 松葉防風：傘形科

邪蒿芹屬Seseli yunnanense Franch. 雲南邪蒿（正）。別名竹葉防風（保山、曲靖、玉溪）、松葉柴胡（昆明）、雲防風。

22. 杏葉防風（正）：傘形科

茴芹屬Pimpinella Candolleana Wight. et Arn. 別名羊膻臭（昆明、保山、曲靖、）馬蹄葉（紅河）、地胡椒（昭通）、馬蹄防風（玉溪）、兔耳防風。

23. 銅錢麻黃：蝶形花科

宿苞豆屬Shuteria sinensi Hemsl. 別名宿包豆（思茅）。

24. 燈盞細辛：菊科

飛蓬屬Erigeron breviscapus（Van.）H. –M. 短葶飛蓬（正）。別名燈盞花、土細辛（昆明）、燈盞草（曲靖）、地頂草、狗吞草（麗江）。

25. 浮萍：浮萍科

紫萍屬Spirodela polyrrhiza（L.）Schleid. 紫萍（正）。別名水萍。

26. 大芫荽：傘形花科

刺芫荽屬Eryngium foetidum L. 刺芫荽（正）。別名阿瓦芫荽（思茅）、德馬炸鎖、模納野酸模、野芫荽（紅河）。

27. 水芹菜：傘形科

水芹屬Oenanthe javanica（B1.）DC. 水芹（正）。別名野芹菜、馬芹（昆明）、野水芹（思茅）、帕安俄（傣藥音譯）、蘆尾菜（傣意譯）、雲南省各地均有分佈。

28. 桉樹：桃金娘科

桉屬Eucalyptus globulus Labill. 藍桉（正）。別名洋草果樹、油加利樹、灰楊柳、玉樹、油樹。分佈於福建、廣東、廣西、四川、貴州和雲南等省區。

29. 鬼針草：菊科

刺針草屬Bidens pilosa L. 三葉刺針草（正）。別名鬼針刺、一包針（昆明）、叉叉草、金盞銀盤（文州）、盲腸草（麗江）、三葉鬼針草、粘連子（曲靖）、婆婆針、家脫力草（上海）、杈杈草（思茅）、牙金甫（傣）、跟人走、鋼叉草。中國陝西、江蘇、安徽、浙江、福建、廣西、廣東、四川、貴州和雲南等省及台灣均有分佈。同科刺針草B. bipinnata L. 效用亦同。

30. 水薄荷：唇形

拉薄荷屬Mentha haplocalyx Briq. 別名水益母、接骨草（昆明）、香花菜、留蘭香（文山）。

31. 水朝陽：菊科

旋覆花屬Tnula helianthus-aquatilis C. Y. Wu ex Ling. 別名水旋覆、金佛花、水葵花。

32. 老虎刺尖：豆科

雲實屬Caesalpinia sepiaria Roxb. 雲實（正）。別名青刺、百鳥不停、黃牛刺、牛王刺、藥王子。

33. 老米酒：忍冬科

莢迷屬Viburnum foetidum Wall. 臭莢迷（正）。別名山五味子、冷飯果、糯米果（紅河）、碎米果樹尖（保山）、碎米團果（臨滄）、老米酒（昆明）、碎米果（江川、峨山）、糯米飯條（新平）、碎米條（華寧）、小葉莢迷、老米醋、千斤藤（曲靖）。

34. 燕麥靈：菊科

兔耳風屬Ainsliaea yunnanensis Fr. 別名倒吊花、銅腳威靈、接骨一枝箭。

35. 臭靈丹（正）：菊科

臭靈丹屬Laggera pierodonta（DC.）Benth. 別名臭葉子、獅子草（昆明）、魚富有（曲靖）、臭樹、歸經草（玉溪）、山林丹（楚雄）、野臘煙（紅河）、六棱菊（麗江）、鹿耳林，分佈於中國四川、貴州、雲南等省。

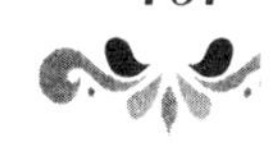

36. 紅升麻：虎耳草科

落新婦屬Astilbe vivularis Buch. – Ham. 落新婦（正）。別名升麻、水寒藥、野高粱、山花七、鐵杆升麻、陰陽虎、虎麻。分佈於中國東北及寧夏、山東和長江流域中、下游各省區，雲南省各地均有分佈。

37. 西河柳：檉柳科

檉柳屬Tamarix chinensis Lour. 檉柳（正）。別名觀音柳（昆明、麗江）、五蕊檉柳、西湖楊柳（上海）。

38. 田邊菊：菊科

雞兒腸屬Asteromaea indica（L.）B1. 別名馬蘭、魚鰍串、路邊菊。

39. 千隻眼：芸香科

九里香屬Murraya paniculata（L.）jacK. 九里香（正）。別名臭千隻眼、千隻眼（江川、華寧、易門）、七路香（峨山）、九秋香、九樹香、七里香、千里香、萬里香、過山香、黃金桂、山黃皮。分佈於中國福建、湖南、廣東、廣西、雲南、貴州等省及台灣。

40. 紅頭小仙：菊科

艾納香屬Blumea lacera（Burm. f.）DC. 別名紅根白毛倒提壺（玉溪）、紅頭草、見霜黃、紫背倒提壺（昆明）。

41. 野菊花：菊科

菊屬Chrysanthemum indicum L. 野菊（正）。別名菊花腦、田邊菊、小黃菊花、野黃菊、苦薏、山菊花、路邊菊。分佈於中國江蘇、浙江、福建、雲南、貴州、四川、湖南、湖北、江西、安徽、河北、甘肅、廣西、廣東以及台灣、日本等。

42. 野白菜：菊科

千里光屬Senecio chrysanthemoides DC.。

43. 野黃皮：芸香科

小芸木屬Micromelum integerrinum（Ham.）Roem.別名癩蛤蟆鐵打（思茅）。

44. 化桃樹：樺木科

樺木屬Betula alncides Ham.Var. pyrifolia Fr.。別名花皮木、吾處

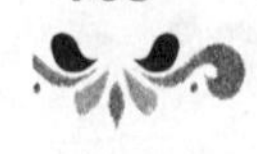

處樹（思茅）。

45. 萬壽菊（正）：菊科

Tagetes erecta L . 別名蜂窩菊、金菊花、金雞菊（昆明）、臭芙蓉（《植物名實圖考》）金菊、黃菊、里苦艾（《廣西藥物名錄》）。

46. 露水草：鴨蹠草科

蘭耳草屬Cynotis arachnoidea C. B. Clavkc. 蛛毛蘭毛草（正）。別名珍蛛露水草、換肺散、如意草（曲靖）、雞冠參、蘭耳草（昆明）。

47. 季敲詩（彝藥名）：菊科

假蓬屬Conyza blinii Levl. 別名金蒿枝、苦頭一支蒿、毛腳一支蒿、拖一拖、毛苦蒿、金龍膽草、熊膽草、細苦蒿、油蒿（楚雄）、苦艾、魚膽草、勁真假蓬。

48. 嘿柏弄什（彝藥名）：菊科

白酒草屬Conyza jabonica（Thunb）Less. 白酒草（正）。別名喉痛草、山地菊、喉痹草（楚雄），酒藥草（曲靖）。

49. 羅娃（彝藥名）：菊科

蟹甲草屬Cacalia palmatisecta（Jeffr）Hana. Mazz. 掌裂海甲草（正）。別名虎草（楚雄）。

50. 格多諾起（彝藥名）：黑三棱科

黑三棱屬Sparganium stoloniferum Buch. –Ham。黑三棱（正）。別名三棱子草、麂子草（楚雄）、三棱。分佈於中國東北、黃河流域、長江中下游、西藏及雲南省大部分地區。

51. 石青菜：苦苣苔科

被萼苣苔屬Chlamydoboea sinensis（Oliv.）Stapt。別名厚臉皮、石頭菜、門聽（壯語）。分佈於雲南省大部分地區。

52. 冰片葉：菊科

艾納香屬Blumea balsamifera（L.）DC. 真金草（正）（思茅）。

53. 朋麻醒（傣藥）：樟科

樟屬Cinnamomum camphora （L.）Presl. 樟樹（正）。別名樟腦樹、香樟樹（思茅）、香樟、烏樟、油樟、香通、芳樟。分佈於中

國長江中下游至南部各省區以及印度半島、馬來西亞等地。

54. 楊翠木：海棡花科

海棡花屬Pittosporum kerri Craib. 別名白箐檀樹（思茅）。中國南方各省均有分佈。

55. 怕克（傣藥）：胡椒科

胡椒屬Piper Sarmentosum Roxb. 畢拔菜（正）。湯菜（傣意譯）。

56. 木薑子：樟科

木薑子屬Litsea cubeba（Lour）Pers.（L.）citrata Blume. 山雞椒（正）。別名沙海藤（傣藥音譯），木香子、木築子皮（思茅）、山胡椒（思茅、大理）、野胡椒（大理）、畢澄茄、山雞椒、山香椒、山香根、豆豉薑、山蒼子、山蒼樹、過山香。廣泛分佈於中國南部各省區，雲南省大部分地區均有分佈。

57. 當介（傣藥名）：五加科

五加屬Acanthopanax trifoliatus（L.）Merr。三加（正）。別名三葉五加（思茅、西雙版納）、白勒、白勒花、白刺根、刺三加、刺三甲、勒鉤菜。分佈於中國中部和南部各省區，雲南省分佈於思茅、德宏、西雙版納等地。

58. 叫哈慌（傣藥名）：蘿摩科

鬚藥藤屬Stelmatocrypton kha-sianum（Benth.）Baill. 鬚藥藤（正）。別名生藤、羊角藤、冷水發汗、水逼發汗、水逼藥（思茅）、玉香根（傣意譯）、大花藤。分佈於雲南省。

59. 小黃皮：芸香科

黃皮屬Clansena excavata. Burm. f. 別名臭麻木（思茅）、迫皮囡（傣藥名）、五暑葉、小葉臭黃皮、臭黃皮。雲南省滇南地區有分佈。

60. 娃梯格來母（彝藥）：蓼科

酸模屬Rumex hastatusd Don. 別名土麻黃、老車武草、豹子離、野麻黃（楚雄）。

61. 苦處喜（彝藥）：豆科

木蘭屬Lndigofera pseudotinctoria Mats. 別名必火丹、野綠豆、一

味藥、馬料梢、山皂角、野蘭枝子（楚雄）。

62. 小扁豆：蝶形花科

野百合屬Crotalaria szemaoensis Gagnep. 別名思茅豬屎豆（思茅）。

63. 虎頭刺：蘇木科

蘇木屬Caesalpinia sepiaria Roxb. 別名老虎刺（易門）、爬牆刺（華寧）、倒掛刺（新平）、閻王刺（易門、通海）

二、清熱類

1. 十大功勞：小蘗科

十大功勞屬Mahonia mairei Takeda. 滇刺黃柏（正）。別名刺黃柏、土黃柏、木黃連。分佈於中國陝西、貴州等省。雲南省大部分地區均有分佈。此外不同地區，功效相似尚有西藏十大功勞、闊葉十大功勞、狹葉十大功勞、華南十大功勞、光葉十大功勞、大葉刺黃柏等。

2. 小兵打：金絲桃科

金絲桃屬Hypericum japonicum Thunb. 地耳草（正）。別名牙黃草、細黃條、田基黃、田基王、小田基黃、七寸金、細葉黃、對葉草、黃花仔。分佈於中國江蘇、浙江、江西、福建、湖南、廣西、廣東、四川、貴州等省區。雲南省各地均有分佈。

3. 星秀花：龍膽科

龍膽屬Gentiana rhodantha Franch. 紅花龍膽（正）。別名星秀草、小青魚膽（紅河）、小龍膽草（昭通、大理）、血龍膽（昆明）、益膽草（思茅）、小酒藥花根（保山）、寒風草（昭通）、細龍膽、鳳凰花、小雪里梅、九月花、冷風吹、小白蓮。分佈於中國湖北、四川、貴州等省。雲南省滇西北、滇中、滇東北等地區有分佈。

4. 白牛膽：菊科

旋覆花屬Inula cappaBuch. – Ham. DC. 羊耳菊（正）。別名馬甘蔗（楚雄、保山）、拈絲棍、大力王、過山香、羊耳風、斑毛葉（玉溪）、見腫消（文山）、葉下白、山白芷（廣東、福建）、白

麵風、白背風、棉毛旋覆花、天鵝絨、毛舌頭、毛山消。

5. 牙齒草：眼子菜科

眼子菜屬Potamogeton delarayi A. Benn. 眼子菜（正）。別名水案、水板凳、金梳子草、地黃瓜、壓水草。

6. 小黃散：芸香科

吳茱萸屬Erodia lepat（Spreg.）Merr. 三丫苦（正）。別名三岔葉（紅河、保山）、九節曆（保山）、三叉苦、雞骨草、三支槍、郎晚（傣藥名）、三叉虎（廣西、海南島）。分佈於中國南部各省區。印度、菲律賓、日本、越南等均有分佈。

7. 黃花地丁：豆科

豬屎豆屬Crotalaria albida Heyne響鈴豆（正）。別名響鈴草、土曼荊，野豌豆（紅河）、狗響鈴（紅河、楚雄）、響鈴根（思茅）、擺子藥（保山）、黃花地丁（玉溪、昆明）。

8. 對節巴：鼠李科

鵲梅藤屬Sageretia theezans（L.）Brongn. 別名刺楊梅、對節疤（通海）、楊松毛（峨山）、對節刺（華寧）。

9. 虎耳草（正）：虎耳草科

虎耳草屬Saxifraga stolnifera Meerb. 同屬植物滇大萼虎耳草S. imparilis Balf. f. 亦應用於臨床。別名石荷葉、耳聾草、金絲荷葉、天青地紅。分佈於中國東北、華東、河北、陝西、河南、湖南、廣西、廣東和雲南等省及台灣。

10. 朱砂根：紫金牛科

紫金牛屬Ardisid bicolor Walker. 紫背紫金牛（正）。別名大羅傘、鐵芝撒、山豆根、天綠地紅、大涼傘、涼傘遮珍珠、高腳金雞、豹子眼睛果、鐵涼傘、開喉箭、山豆根。同屬植物圓齒紫金牛Ardisia crenata SimS. 和紫綠果根Ardisia maculosa Mez. 與本品效同。雲南省大部分地區有分佈。

11. 白花蛇舌草：茜草科

耳草屬Oldenlandid diffusa （Willd.）Roxb. 別名蛇舌草、小葉鍋巴草（峨山）。雲南省大部分地區有分佈。

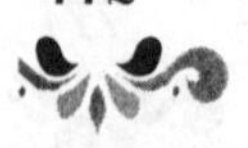

12. 野蕎麥：蓼科

蓼屬Polygonum cymosum Trevir. 天蕎麥（正）。別名土茯苓，血娃娃（曲靖）、地榆（臨滄）、野蕎根、萬年蕎（玉溪）、金鎖銀開、野蕎菜（文山）、野苦蕎頭、紅草薄（麗江）、澤蘭妮（彝藥名）。分佈於中國陝西、江蘇、浙江、河南、湖北、廣西、廣東、四川和雲南等省區。

13. 虎杖（正）：蓼科

蓼屬Polygonum cuspidatum Sieb. et Zucc. 別名斑莊、九股牛、花斑竹、苦杖、酸杖、花酸杆、大蟲杖、蕎葉岩陀、老君丹（思茅）、畢別罕（傣藥名）、斑杖根、竹節環（昆明）、酸筒杆、酸湯梗、川筋龍、大葉蛇總管。中國西北、華東、華中、華南、西南各省區和雲南省大部分地區均有分佈。

14. 苦馬菜：菊科

苦貝屬Sonchus oleraceus Linn. 別名苦貝菜、奶漿草、羊奶漿、牛奶菜、空心苦馬菜、小鵝菜，（玉溪）、野苦貝菜（紅河）、黃菜花（麗江）、尖刀苦貝菜（文山）、蒲公英（東川、楚雄、紅河）、滇苦貝菜、奶漿葉、滇苦菜（《滇南本草》）。

15. 九里光：菊科

千里光屬Senecio scandens Buch. –Hem. 千里光（正）。別名風藤草、粗糠花（紅河）、猛努、千里及、九里明、千里明。分佈於中國陝西、華東、中南、西南等省區。

16. 草河草：延苓草科

重樓屬Paris Polyphylla Smith 七葉一枝花（正）。別名七葉一枝花（昆明、臨滄）、蟲樓（大理、麗江）、蚤休、七葉一枝蒿（思茅）、獨腳蓮（昭通、東川）、螺絲七。分佈於中國華南、華東、西南及陝西、山西、甘肅、河南、湖北、西藏等地。雲南省各地均有分佈。

17. 石膽草：苦苣苔科

珊瑚苣苔屬CorallobiScus flabetllata （Fr.）B. L. Burtt 扁葉珊瑚盤（正）。別名生扯攏（昭通），石蓮花、紐子藥、岩指甲（昆明）、鎮心草（保山），石荷葉、虎耳還魂草、石瑚蝶。

18. 紫花地丁：遠志科

遠志屬Polygala sibirica L. 小丁香（正）。別名蘭花地丁（玉溪）、神砂草（文山、大理）、地丁（紅河）、瓜子金（昆明）、遠志（大理、保山、昆明）、野花生、地米菜、金葛根（麗江）。

19. 蜜桶花：玄參科

來江藤屬Branbisia hancei HK. f. 來江藤（正）。別名蜂蜜果、鐵林杆、小白葉（曲靖）、蜂蜜花（通海、華寧）、紫蜜花（峨山），蜂蜜罐（思茅）、蜜糖罐、蜂糖花、蜂糖罐。分佈於湖北、廣西、四川、貴州及雲南等省區。

20. 撥葜：百合科

Smilax china L. 別名金剛刺、金剛藤、冷飯頭、龍爪菜、冷飯巴、金剛鞭、馬加勒、筋骨柱子。

21. 鐵馬豆：豆科

宿苞豆屬Shuteria pampaniniana Hand. Mazz. 毛宿苞豆（正）。別名蝴蝶草、軀蛇通、紅藤（四川成都）。分佈於雲南、廣西、四川、貴州等省區。

22. 紫茉莉：紫茉莉科

紫茉莉屬Mirabilis jalapa L. 別名丁香花、胭脂花、白丁香花、白花參（昆明），白粉角（曲靖）。

23. 刺天茄：茄科

茄屬Solanum Khasianum C. B. C1arke 丁茄（正），有小毒。別名苦顛茄（文山）、阿公、苦天茄（紅河）、凱西茄、黃角刺（楚雄）、喀西茄、狗柿花、鈕茄根、刺丁茄、大顛茄、紅顛茄。分佈於中國長江以南至福建、廣西、廣東等省及台灣。雲南省滇中、滇南地區有分佈。

本品有毒，種子、果實及果皮毒性尤大，如用量過大，可致口乾渴，吞咽困難，體溫升高，皮膚乾燥發紅，瞳孔擴大，重者可出現呼吸循環抑制以致衰竭而死亡。本品主要含龍葵鹼及水解龍葵鹼。

24. 猴子背帶：仙茅科

仙茅屬Curculigo copitullata（Lour.）O. Ktze. 別名大仙茅、爬借玉

桂（傣藥音譯）。

25. 半支蓮：唇形科

黃芩屬 Scutellaria barbata D. Don別名並頭草、狹葉韓信草、四方馬蘭。分佈於中國中部、南部及西南各省區。

26. 綠莖牙痛草：龍膽科

Swertia bimaculata（Sieb. et Zucc.）C. B. Clarke別名涼蒿（昆明）。

27. 白花果：山茶科

Ternstroenua gymuanthera（Wight. et Arn. ）Spragus別名稱杆紅、紅果樹（昆明）。

28. 地八角：豆科

黃芪屬Astragalus dhotanensis Baker 旱皂角（昆明）。

29. 金絲蓮：旱金蓮科

Tropaeolum mejus Linn. 旱金蓮（正）。別名金獅蓮（昆明）。原產南美洲、現雲南省均有栽培。

30. 犁頭草：堇菜科

堇菜屬Viola philippica Cav. 寶劍草（正）。別名地黃瓜、地丁草（昭通）、地草果（昆明）、地茄子、犁嘴菜、矮人使橫勁，剪頭菜、鏵頭菜。省外尚有長萼堇菜V. inconspicua BLume和地草果V. philiphica Car. ssp malesia W. 與本品效用相同。

31. 荷蓮豆草：石竹科

荷蓮豆草屬Drymaria cordata Willd別名月亮草（保山）、苦桃花、野豌豆菜、哈煮馬哈（紅河）、白花龍膽草（文山）。

32. 滇香薷：唇形科

牛至屬Origanum vulgare L. 牛至（正）。別名白花茵陳（昆明）、蛇藥（曲靖）、土香薷、暑草、琦香、滿坡香。分佈於中國山西、陝西、新疆、江蘇、安徽、浙江、江西、河南、湖北、四川、西藏等省及台灣。雲南省各地均有分佈。

33. 良旺茶：五加科

假浸屬Nothopanax delavayi（Fv.）Haryms ex Diels別名白雞骨頭樹（紅河），寶金剛、金剮樹（思茅）、粱王茶（昆明）。在雲南省各地均有分佈。

34. 韭葉芸香草：禾本科

香茅草屬Cymbopogon distans-（Nees）A. Camus芸香草（正）。別名細葉茅草、野芸香草（大理）、麝香草（麗江、大理）、臭草、韭葉芸香草（保山）、香茅草（思茅）、沙海（傣藥音譯）、香草、石灰草、山茅草、諸葛草。分佈於雲南、四川及甘肅等省區。

35. 哥麻管（傣藥名）：椴樹科

破布葉屬Microcos paniculata L. 破布樹（正）。別名布渣葉（思茅）、蓑衣子、麻布葉、爛布渣、布包木、破布樹、解寶葉。分佈於中國廣西、廣東等省區以及印度、印尼等國。雲南省熱帶、亞熱帶地區有分佈。

36. 舍利次（彝藥）：薔薇科

蛇莓屬Duchesnea inbiCa（Anbre.）Focke蛇莓（正）。別名三葉莓、蛇咬草、豹子眼睛、蛇泡草，蛇盤草、麻蛇果、哈哈果、龍吐珠、寶珠草、紅頂果（楚雄）、蛇蒿（麗江）、雪丁草（昭通）。分佈於中國陝西，甘肅、寧夏、山東、江蘇、安徽、浙江、江西、福建、河南，湖北，湖南、廣西、廣東、四川、雲南、貴州等省區。

37. 則娃白（彝藥）：傘形科

天胡荽屬Hydrocotyle sjbhorpioides Lam（H. rotundifolia Roxb）天胡荽（正）。別名明鏡草、小馬蹄草（楚雄）、天胡荽、滿天星、破銅錢（曲靖）、鋪地錦（廣東、湖南）。分佈於中國華東、華中、華南、西南各地區。

38. 哪代母（彝藥）：傘形科

旱芹屬Apium grareolens L. var. dulce. DC別名川芎菜、芹菜、毛驢菜。

39. 苯之多七（彝藥）：罌粟科

紫堇屬corydalis Edulis Maxim，有小毒。別名乳苦草、蠍子花、斷腸草（楚雄）。

40. 葫蘆茶：豆科

山螞蟥屬Desmobium triquetrum（L.）Desy. 別名田刀柄、鹹魚草

（思茅）、劍板茶、百勞舌、追頸草。分佈予中國南部各省區以及印度、馬來西亞等地。

41. 地苦膽草：菊科

地苦膽屬Elephantopus scaber L. 地膽頭（正）。別名理肺散（思茅、臨滄）、地松牛、追風散（保山）、小朝陽（臨滄）、磨地膽、牛吃埔、牛托鼻、鐵燈盞、草鞋底等。分佈於中國福建、廣東、廣西、雲南、貴州等省區。

42. 石妹刺：小檗科

小檗屬Berberis wilsonae Hemsl. 小黃蓮刺（正）。別名小黃連（曲靖）、小三棵針、三爪黃連（東川）、刺黃連。同屬獠豬刺B. julianae Schneid細葉小檗B. poiretil Sehneib. 黃蘆木B. amurensis Rupr. 等具有同樣效用。前二種分佈於中國陝西、甘肅、江西、湖北、西南三省等，後兩種分佈於中國東北、河北、山西、內蒙古及寧夏等地。

43. 羅鍋底：葫蘆科

雪膽屬Hemsleya macrosperma C. Y. Wu. 雪膽（正），有小毒。別名曲蓮、羅鍋底、苦金盆、蛇蓮、金腰蓮、癩黃瓜、金龜蓮、金盆、賽金剛、大籽雪膽。同屬中華雪膽、短柄雪膽、粗莖羅鍋底、思茅山墩均與本品效用相同。

44. 通光散：蘿摩科

牛奶菜屬Marsbenia tenacissim（Roxb.）Wight et Arn.通光散（正）。別名烏骨藤、蘿摩藤（臨滄），大苦藤、地甘草、通光散（思茅）、白漿藤（文山）、苦菜藤、團時藤（玉溪）、草奶藤、奶漿藤（麗江）、黃木香。分佈於中國南部、西南部以及臺灣等地。在雲南省個別地區有以同科南山藤屬植物南山藤（中華假夜來香）Dregea sinensis Hemsl〔Wattakaka sinensis（Hemsl.）Stapf〕作通光散用的。本品分佈於湖北、四川、貴州及雲南等省。

45. 大瓦葦：水龍骨科

星蕨屬Micvosorium membranaceum（Don）Ching 大風草（正）。別名爬山薑（保山）、老筋丹、木暗、老君丹（思茅）、斷骨粘（紅河）、寶劍草（玉溪）。

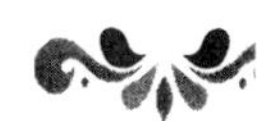

46. 扁竹蘭：鳶尾科

鳶尾屬Iris tectorum Maxim. 別名燕子花、扁雀、百樣解、大白解、金鴨子（保山）、九把刀（昭通）、蜘蛛蹓（臨滄）、扁竹蘭（昆明）、蘭花矮托、扁竹（思茅）。同屬植物金網鳶尾I. chrysographes Dykes. 與本品同效。

47. 珍珠黃連：毛茛科

唐松草屬Thalictrum trichopus Franch毛髮唐松草（正）。

48. 青葉膽：龍膽科

獐牙菜屬 Swertia pulchella （D. Don）Buch· –Ham. 小當藥（正）。別名肝炎草、小青魚膽、土疸藥（紅河），紫花苦膽草、苦草、走膽藥、小龍膽草、滇獐牙菜、雲南當藥。同屬雲南當藥S. yunnanensis Burkill同效入藥。分佈於雲南省滇中、滇南地區。

49. 欄地青：買麻藤科

買麻藤屬Gnetum parvifolium（Warb）C. Y. cheng小葉買麻藤（正）。別名狗裸藤、接骨草、竹節藤、脫節藤、大節藤、木花生、古歪藤、細樣買麻藤。分佈於中國江西南部、福建、湖南、廣西、廣東和雲南等省區。

50. 吳烏模（彝藥）：遠志科

遠志屬Polygala tatarinowill Regel小扁豆（正）。別名豬大腸（楚雄）。

51. 伯苗紅：殼斗科

櫟屬Ouercus mongolica Fisch蒙櫟（正）。別名波羅櫟、柴樹、青岡、小葉角樹（楚雄）。

52. 長春花（正）：夾竹桃科

長春花屬Catharantnus roseus（L.）G Don（Vinca Vosea L.）別名日日新、雁來紅。變種白長春花亦入藥。

53. 石打穿（正）：唇形科

鼠尾草屬Salvia chinensis Benth別名紫參、石見穿、月下紅、紫丹花。分佈於中國江蘇、安徽、江西、湖北、廣東、四川、雲南等省。

54. 太陽草：蓼科

蓼屬Polygonum capitatum Buch. Ham. ex D. Dcn頭花蓼（正）。別名滿地紅、四季紅、火溜草，小紅草、小銅草、紅花地丁。在雲南省大部地區均有分佈。

55. 矮腳龍膽：龍膽科

Gentiana pubigera Marguand；另有小龍膽草，龍膽草科　龍膽屬Gentiana rhodantha Fr. 別名土白蓮、雪龍膽、雪蓋被、雪里明、小黃連、酒藥草（昆明）、紅花龍膽、雪里梅、小內消（文山）。雲南省大部分地區均有分佈。

56. 山鳳梨：露兜樹科

露兜樹屬Pandanus tectorius（L.）Parkins露兜筋（正）。別名帕梯（傣藥名）、假鳳梨（元江）、野鳳梨（易門，思茅）、露兜（思茅）、筋鳳梨、婆鋸筋、母豬鋸，老鋸頭、勒古、水拖髻。廣布於熱帶、亞洲至太平洋各島。中國分佈於廣東、廣西、雲南等省區。

57. 辣蓼：蓼科

蓼屬Polygonum hydropiper L. 水蓼（正）。別名辣蓼草（楚雄）、辣子草（曲靖）、馬蓼草、水紅花、蓼草、大馬藥、白辣蓼（昆明）、辣柳草（保山）、攝期（紅河）、水紅花子。分佈於中國東北、華東、中南，西南和河北，陝西、甘肅、新疆等地和雲南省各地。同科辣蓼P. floccidum Meisn. 與本品同效。

58. 算盤子：大戟科

算盤子屬Glochidion ericarpum Champ。毛葉算盤子（正）。別名丹藥良（傣藥名）、毛葉算盤子（思茅）、藤藍果、漆大姑、漆大伯、毛漆、生毛漆、癢樹棵，毛七公。分佈於中國福建、廣西、廣東、貴州和雲南及台灣。雲南省滇南、滇西及滇東南熱帶地區有分佈。

59. 地豇豆：十字花科

焊菜屬Rorippa montana（Wa11.）Small. 焊菜（正）。別名野蘿蔔菜（保山）、野青菜（玉溪）、驚解豆、地平豆（麗江）、野菜子、鐵菜籽、野油菜，乾油菜，山芥菜。分佈於中國江蘇，江西、福建、湖北、四川、貴州，雲南等省。雲南省各地均有分佈。

三、和解類

1. 黃花萊：百合科

Hemerocallis flava Linn. 別名連珠炮、下奶藥（昆明）、金針菜、真筋菜（《滇南本草》）。

2. 紫薇花：千屈菜科

紫薇屬Lagerstroemia indica Linn. 紫薇（正）。別名怕癢花、抓癢花（《滇南本草》）、搔癢花、紫荊皮（四川）、紫金標（江西）。分佈於中國華東、中南及西南等地區。

3. 痄腮樹：桑科

柘樹屬Cudrania tricuspideta（Carr.）Buf. 柘樹（正）。別名柘桑、黃龍蛻殼、痄樹、痄刺、刺桑、柞桑（曲靖）。分佈於中國中、南部各省區和雲南省各地。

4. 狗屎蘭花根：紫草科

倒提壺屬Cynoglossum amabile Stapfet. et. Drumm. 倒提壺（正）。別名攔路虎、狗屎花、狗屎蘿蔔、大肥根（曲靖）、蓮子葉、綠花心、綠花葉（昭通）、倒提壺（昆明、麗江）、藍花參（紅河）、藍布裙、七星箭（四川重慶）。分佈於中國四川、貴州等省。雲南省各地均有分佈。

5. 樓臺夏枯草：唇形科

Lagopsis supina（Steph. ex willd. IK. –Gal. ex Knorring白花夏枯草（正）。別名益母夏枯草、白花夏枯、連台夏枯草、屋波諾（彝藥名）。

6. 柴胡：傘形科

柴胡屬Bupleurum longicaule Wa11. 長莖柴胡（正）。別名金柴胡，飄帶草（昆明）、大柴胡（麗江）、柴胡（臨滄、東川）、竹葉柴胡。

7. 雞矢藤（正）：茜草科

雞屎藤屬Poedeia scandens（Lour.）Merr. 別名臭藤、狗屁藤（昆明）、臭丹草、臭蛋草（曲靖）、雞屎藤、牛皮凍、解薯藤、皆治

藤。本品與毛雞矢藤P. scandens（Lour.）Merr. var. tomentosa（Blunme.）Hand. -Mazz. 效用相同。中國除東北及西北外，其餘各省區均有分佈。印度、馬來西亞、日本等國亦有分佈。

8. 素馨花：木犀科

索馨屬 Jasminum Polyanthum Fv. 多花素馨（正）。別名雞爪花（玉溪）。

9. 馬蹄香：敗醬草

纈草屬 Valeriana jatamansi Jones（V. wallichii Dc.）蜘蛛香（正）。別名鬼見愁、蜘蛛香（昆明）、臭狗藥、磨腳花（保山）、雞屎臭藥、摸摸香（昆明）、心葉纈草、養血連，臭藥、貓兒尿、老虎七，香草、烏參。分佈於中國河南、湖北、四川、貴州、雲南等省，陝西有栽培。

10. 山海棠：秋海棠科

秋海棠屬Begonia cathayana Hemsley別名野海棠、白棉胡，老鴉枕頭、裂葉秋海棠，岩紅、紅孩兒、小桃紅、雲南秋海棠、老母豬菜、一口血（曲靖）、紅葉耳，紅酸杆、無翅秋海棠、丹葉。雲南省大部分地區有分佈。

11. 葉子花：紫茉莉科

葉子花屬Bougainvillea glabra Choisy. 光葉子花（正）。別名紫三角、紫亞蘭（昆明）。

12. 洋號花：旋花科

Calystegia sepium（L.）R. Br. var.（choisy）Makino別名打破碗花（昆明）、金腰花、小黃花。

13. 羊蹄暗消：西番蓮科

西番蓮屬Passiflora franchetiana Hemsl。別名蝴蝶暗消、月葉西番蓮、藤子暗消、苦膽七、燕子尾、馬蹄暗消。

14. 含糯那瓷（彝藥）：馬兜鈴科

馬兜鈴屬Aristolocthia calcicola C. Y. Wu. 別名地檀香、大葉南朮香、青香藤、蛇生根。

15. 事羧（彝藥）：樟科

木薑子屬Litsea euosma W. W. Smith. 娑羅子（正）。別名清香朮

棒子、水蒼、山蒼子。

16. 丕鄉（彝藥）：七葉樹科

七葉樹屬Aesculus chinensis Bunge· 別名七葉蓮（楚雄）、五爪葉。

17. 扛板歸：蓼科

蓼屬Polygonum perfoliatum L. 別名蛇倒退、蛇牙草、穿葉蓼、穿破葉。

18. 黃花馬豆：蝶形花科

Astagalus sinicus Linn. 別名鐵馬豆、翹搖。本品除前面介紹過的毛宿苞豆外，另有細葉碗豆Lathyrus Palustris Linn. var. linearifolius Ser. 亦作鐵馬豆入藥。

19. 大黑頭草：屬形科

香薷屬Elsholtzia Panduliflora W. W. Smith. 垂花香薷（正）。別名垂花香茹、黃虆（思茅）。

20. 澤漆（正）：大戟科

大戟屬Euphorbia helioscopia L. 別名五朵雲、貓眼草、五鳳草、燈檯草、倒毒傘、爛腸草、五點草、綠葉綠花草。分佈於中國寧夏、山東、江蘇、江西、福建、河南、四川、雲南、貴州等省區。

21. 虎掌草：毛茛科

銀蓮花屬Anemone rivularis Buch. –Ham. 溪畔銀蓮花（正），小毒。別名草玉梅（紅河、保山、玉溪、楚雄、麗江、昭通）、漢虎掌（臨滄、麗江）、見風青（玉溪）、土黃芪、大狗腳跡（昭通）、小綠升麻、見風黃（保山），蜜馬常（文山），白花舌頭草（昆明）、白花虎掌草、破舊草。分佈於中國甘肅、廣西西部、四川、貴州、西藏等省區，我省各地均有分佈。

22. 金雞納樹：茜草科

金雞納屬Cinchona ledgeriana Moens. 別名奎寧樹（思茅）。

23. 雞骨常山：夾竹桃科

雞骨常山屬Alstonia yunianensis Diels. 小毒。別名三台高，野辣子，永固生、紅花岩托、四角楓、小苦桃，五颱風、雲南雞骨常山（曲靖）。

24. 了刁竹：蘿藦科

Pycnostema panicu latum（Bunge.）Schum. 別名徐長卿、逍遙竹、寥刁竹，一枝香、山刁竹。

25. 安息香：安息香科

安息香屬Styrax tonkinensis Gagn. 此外，在雲南省思茅、西雙版納等地區還有野生的白背安息香、雲南安息香、滇桂安息香等，是否可作本品的代用品，尚待進一步研究。

26. 野京豆：蝶形花科

福特木屬Fordia cauliflora Hemsl. 別名勒勒葉（思茅）。

27. 棕巴葉：百合科

蜘蛛抱蛋屬Aspidistra typica H. Br. 別名蜘蛛抱蛋（思茅）、保歪溜（傣藥名）。

28. 山烏龜：防己科

千金藤屬Stephenia delavayi Diels. 地不容（正），小毒。別名白地膽（曲靖）、荷葉暗消、烏龜抱蛋（紅河）、抱母雞、地烏龜、肚拉（昆明）。內服應掌握劑量。

29. 小苦蒿：菊科

Conyza dlinii Levl。別名矮腳苦蒿，金蒿枝、熊膽草、苦蒿、細葉苦蒿（《滇南本草》）。

30. 苦刺花：蝶形花科

槐屬Sophora viciifolia Hance別名苦刺樹、苦豆刺、白刺毛（曲靖）。

31. 葉下珠：大戟科

油柑屬Phyllanthus niruri L. 別名葉下黄花。

32. 樹蔥：蘭科

毛蘭屬Eria pannea Lindl毛蘭（正）。別名金釵股（思茅）、阿撥舌波（紅河）、岩蔥、蜈蚣草、石蔥。

33. 鵝不食草：菊科

苡芭菊屬Epaltes australis Less. 別名地胡椒、球子草。在中國南部、印度、澳洲均有分佈。

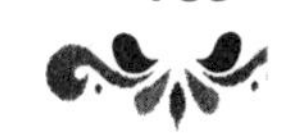

34. 青蒿：菊科

艾屬Artemisia vulgaris L. 或Artemisia annua Linn. 黃花蒿（正）。別名黑蒿（麗江）。

35. 常山：繡球科

白常山屬Dichroa febrifuga Lour. 小毒。別名黃常山、雞骨常山、白常山（文山）、大常山、樹盤根，一枝藍、黃常山、俄比比尼（哈尼族藥名）。

36. 鐵杆馬鞭草：馬鞭草科

馬鞭革屬Verbena officinalis L. 馬鞭草（正）。別名馬鞭稍（思茅、文山、楚雄、曲靖、保山、東川）、土仙鶴草（大理）、燕尾草（文山）、鐵馬鞭（麗江）、六杆草、鐵杆馬鞭草、白馬鞭、瘧馬鞭。在中國大部分地區有分佈，雲南省各地均有分佈。

37. 三台紅花：馬鞭草科

赬桐屬Clerodendron Serratum（L.）Spreng. 三對節（正），小毒。別名三台紅花、火山麻（思茅），蘭皮柳、八棱馬（臨滄）、希期努恰（哈尼語）、對節生、三台花（文山）。在雲南省滇南及滇西南地區有分佈。

38. 野棉花：毛茛科

銀蓮花屬Anemone hupehensis Lemoine f. alba W. T. Wang白背湖白銀蓮花（正），有小毒。別名花升麻（保山）、綠升麻（楚雄）、水棉花（麗江）、野牡丹、接骨蓮、大星宿草、土羌活（昆明）、另有Anemone vitifolia Buch. –Ham. 大火草Anemone tomentosa（Maxm）pei與本品性效相同。

39. 帕笠（傣藥名）：茄科

茄屬Solanum spirale Roxb. 別名苦涼菜、大苦溜溜（思茅），跌打西（紅河）。

40. 賊骨頭：豆科

槐屬Sophara glauca Lesch. var. albescens Rehd. et wils. 別名千層皮。

41. 砂糖根：茜草科

耳草屬Oldenlandia capitellata（Wall.）O. ktze. 小頭涼喉茶

（正）。別名蕎花黃蓮（曲靖）、節節烏、黑節草（紅河）、中參、小伸筋草（保山）、接骨丹、楚蘭花、小蘭花（思茅）、土紅參（玉溪）。

42. 洗碗葉：茄科

茄屬Solanum verbascifolum L. 野茄樹（正），有小毒。別名醬杈樹（思茅）、戈嗎黑（傣藥名）、大毛葉（玉溪）、洗碗葉、土煙葉、假煙葉、山煙葉、臭煙、臭鵬木、茄樹。分佈於中國南部各省區。雲南省滇西、滇中、滇南、滇東南地區有分佈。

43. 玫瑰花：薔薇科

薔薇屬Rosa yugosa Thunb. 玫瑰（正）。在中國均有栽培。主要產於江蘇、浙江、山東、安徽。在雲南、河北，湖北、四川等地也有分佈。

44. 小雞骨草：蝶形花科

相思子屬Abrus cantoniensis Hance. 別名細葉龍鱗草、黃食草。分佈於中國廣東，廣西等省區以及雲南省思茅、德宏、西雙版納等地方。

45. 蘋（正）：蘋科

蘋屬Marsilea quadrifolia L. 別名田字草，四葉草、四葉蘋、十字草、破銅錢、水銅錢。分佈於中國華東、中南、西南及遼寧、陝西、河北等省區。

46. 帕貢：白花菜科

魚米屬Crataeva falcata（Lour.）DC. 別名雞爪菜、樹頭菜（思茅）。

47. 青頭菌：紅菇科

Russula virescens （Schaeff.）Fr. 綠菇（正）。雲南省各地均有分佈。

48. 黑頭草：茜草科

耳草屬Oldenlandia uncinalla O. Ktze. 別名一掃光，小勾耳草（曲靖）。

49. 魯里（傣藥名）：豆科

山螞蟥屬Phyllodium pulchellum（L.）Desv排錢樹（正）。別名

排錢草（思茅，西雙版納、文山）、笠碗子樹、尖葉阿婆錢、錢串草（文山）、虎尾金錢、串錢革、疊錢草、阿婆錢、龍鱗草、午時台。分佈於中國的福建、廣西、廣東等省及台灣。雲南省熱帶、亞熱帶地區亦有分佈。

50. 七葉蓮：五加科

鵝掌柴屬Schefflera arboricola Hayata. 鵝掌柴（正）。和S.venulosa（Wight）.et Arn. Harms. 密脈鵝掌柴（正）。別名五架風、木克買（思茅）、萬年青（通海）、五爪葉（玉溪）、七加皮、漢桃葉、狗腳蹄，七葉藤、龍爪樹。鵝掌柴主要分佈於雲南省滇西和滇南地區。

51. 飛機草（正）：菊科

澤蘭屬Eupatorium odoratum L.別名香澤藍（紅河）。

四、瀉下逐水類

I. 土大黃：蓼科

酸模屬Rumex nepalensis Spreng. 別名羊蹄根（紅河、麗江）、牛舌頭葉（昆明、曲靖、麗江）、牛耳大黃（楚雄）、羊蹄大黃（思茅）、羊蹄草、尼泊爾酸模。雲南省大部分地區有分佈。

2. 山桃根：大戟科

海漆屬Excoecaria aceerifolia E. Diedr. 別名野桃根（通海）、岩槐（易門）。分佈於雲南省滇東、滇南等地區。

3. 鐵股路：木樨科

白蠟樹屬Fraxinus malacophylla Hamsl.別名老鵝飯（元江）、大樹皮（通海、華寧）。

4. 蝴蝶花根：鳶尾科

鳶尾屬Lris japonica Thunb. 別名鐵扁擔、叉菜。

5. 烏桕根皮：大戟科

烏柏屬Sapium sebiferum（L.）Roxb.烏桕（正）。別名桕樹、桉丫子樹。

6. 喇叭花籽：旋花科

牽牛屬Pharbitis nil（L.）Choisy. 牽牛（正）。別名黑白二丑、二

丑。

7. 霸王鞭：大戟科

大戟屬Euphorbia antiquorum L.火秧勒（正），劇毒。別名圓金剛（楚雄）、小青龍、柴木通（思茅）、百步回陽（臨滄）、刺金剛、霸王鞭（昆明）。

8. 桃花：薔薇科

桃屬Prunus persica（L.）Batsch. 桃（正）。

9. 跳樹皮：木犀科

白蠟樹屬Fraxinus ferruginea Lingelsh. 別名鏽毛白槍桿（思茅）。

10. 雄黃豆：蘇木科

山扁豆屬Cassia javanica L. Var.iudochinensis Gagn. 別名臘腸豆，排錢豆。

11. 羊脂菌：紅菇科

Lactarius piperatus（L.ex Fr.）Gray.白乳菌（正）。

12. 亞洛輕：楝樹科

漿果楝屬Cipadessa cinerascens （Pell.）H.-M.別名灰毛漿果楝（思茅）。

13. 仙人掌（正）：仙人掌科

仙人掌屬Opuntim monecantha Haw.別名扁筋鋼、玉芙蓉，仙巴掌、霸王樹、火掌、火焰。分佈在中國山東、江西、福建、湖北、湖南、廣東、廣西、四川、貴州和雲南等省區。

14. 綠刺皮：鼠李科

鼠李屬Rhamnus leptophyllus Schneid. 別名綠皮刺、綠刺（徽江）、火把刺（華寧）、牛釘刺（江川、通海）、土黃柏（玉溪）、牛筋刺（曲靖）。

15. 草決明：豆科

決明屬Cassia occidentalis L. 望江南（正）。別名野花生、光決明（思茅）、牙拉猛（傣藥名）。

16. 雅郎（傣藥名）：百合科

蘆薈屬Aloe vera L. var. chinensis（Haw.）蘆薈（正）。別名黑藥草（傣意譯）、逼火丹（通海）。

17. **泡通：玄參科**

泡通屬Paulownia fortunei（Seein.）Hemsl. 及鏽毛泡通P. tomentosa（Thunb.）Stend. 別名空桐木、白桐、水桐、桐木。

18. **地蜈蚣：水龍骨科**

節肢蕨屬Arthromeris mairei （Bvanse.）Ching. 節肢蕨（正）。別名毛消、毛蟲（紅河），搜山虎（思茅、昆明、曲靖）、鳳尾草（玉溪）、鑽地風（臨滄）、鑽地蜈蚣（東川）。

19. **野蕨菜：水龍骨科**

扇蕨屬Neocheiroftris palmatopedata（Bak.）Christ. 扇蕨（正）。別名虎爪搜山虎（易門）、青雞尾（峨山）、鴨腳板、八爪金龍、搜山虎、野蕨（曲靖）。

20. **土瓜狼毒：大戟科**

大戟屬Euphorbid nematocypha H. –M. 大狼毒（正），劇毒，慎用。別名：格枝糯（大理白族語）、烏吐、五朵下西出（昭通）、狼毒（玉溪）。

21. **滑皮：水東哥科**

水東科屬Saurauia napalensis DC. 別名牛鼻涕樹、鼻涕樹、牛鼻涕（玉溪）。

22. **豆腐菜：落葵科**

落葵屬Basella rubra L. 別名滑菜果、落薈（思茅）。

23. **麻葉子：紫威科**

毛子草屬Amphicome arguta Linal. 別名毛子草、大九加、岩喇叭花、炮丈花、鼓手花、羊鬍子花、牆花（曲靖）。

五、溫裏理氣類

1. **薑味草：唇形科**

薑味草屬Micromeria biflora Benth. 別名小薑草（曲靖、紅河、昆明）、小香薷（麗江）、胡椒草（曲靖）、小草草（昆明）。

2. **蘆子藤：胡椒科**

胡椒屬Piper sarmenosa Roxb. 假蔞（正）。別名葉子蘭、蘆子蘭（思茅）、大麻疙瘩（思茅）、鑽骨風、畢茇子、臭蔞、山蔞、大柄蔞、馬蹄萎、蛤萎。同屬植物蕁麻葉胡椒Piper bochmerifolium. Wall，亦用於臨床。廣泛分佈於中國廣西、廣東等省區。雲南省滇南，滇西南地區有分佈。

3. 哥哈（傣藥名）：薑科

高良薑屬Alpinia galanga（Linn.）Willd. 紅豆蔻（正）。別名串根薑（傣意譯）。

4. 麗披（傣藥名）：胡椒科

Piper longum L. 畢拔（正）。別名芭蕉花果（傣意譯）。

5. 野薑：薑科

薑花屬Hedychium spicatum Buch. Ham. 別名土良薑（昆明）、野薑花、獨葉台、四合紅（曲靖）、山草果（麗江）、草果藥、野薑（楚雄）、良薑。

6. 剪子草：菊科

斑鳩菊屬Vernonia teres Wall. 別名鳳毛菊、黑繼參（紅河）。

7. 菊花暗消：菊科

紫菀屬Aster mairei Le'v1. 別名胃藥（紅河）。

8. 綠藤：胡椒科

胡椒屬Piper hancei Maxin. 別名蘆子藤（曲靖）。

9. 午香草：菊科

香青屬Anaphalis bulleyana（Jaffr.）H. –M. 昆明香青（正）。別名五花草（麗江）、大楓香、香草。

10. 青香藤：馬兜鈴科

馬兜鈴屬Aristolochia calcicola C. Y. Wu. 別名青木香（昭通、文山）、大暗消（文山）。

11. 野花椒：芸香科

花椒屬Zanthoxylum planispinum Sieb. et Zuce. 竹葉椒（正）。別名茶椒（通海、峨山）、狗椒（玉溪）、木本化血丹、岩椒、野花椒（昆明）、兩面針、竹葉椒、山花椒、土椒、假胡椒。傣藥哈啷喝Zanthoxylum nitidum（Roxb.）DC. 勾刺藤（傣意譯）即兩面針，與本品臨床效用相同。雲南省大部分地區有分佈。

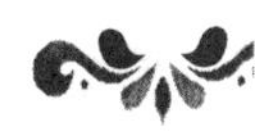

12. 竹蠟皮：瑞香科

蕘花屬Wikstroemia canescens（Wall.）Meisn. 別名黃花血草（峨山）、山鞭須（江川）、出鞭條（徽江）。

13. 黃緬桂：木蘭科

含笑屬Michelia champaca L. 別名大黃桂（思茅）、賣仲哈（傣藥名）。

14. 莎草：莎草科

莎草屬Cyperus rotundus L. 別名三棱草根、香附子（昆明）、酒藥芸香草（曲靖）。

15. 老虎須：薯科

薯屬lacca esquirolii（Le'vl.）Koha. 有小毒，別名箭根薯（思茅）。

16. 蘭錫莎菊（正）：菊科

錫莎菊屬Cicerbita cyanea（D. Don）Becuverd。別名苦參（紅河洲）。

17. 枸橘：芸香科

構橘屬Poncirus trifoliata（L.）Raf. 枸橘（正）。別名臭橘、枸橘李、苦橘子。

18. 米碌塞（彝藥名）：菊科

斑鳩菊屬Vernonia saligna（Wall.）DC. 柳葉斑鳩菊（正）。別名鐵球草（楚雄）。

19. 通氣香：番荔枝科

瓜馥木屬Fissistigma polyanthum（Wall）Merr別名黑皮跌打、大力丸（思茅）、埋罕（傣藥名）。

20. 野厚朴：木蘭科

木蘭屬Magnolia delavavi Fr. 別名山玉蘭、優曇花、雲南玉蘭（曲靖）。

21. 氣鼓靈：虎耳草科

虎耳草屬Saxifraga sp.

22. 臭椿皮：苦朮科

Simarubaceae Ailanthus altissima（Mill）Swingle別名椿皮。雲南

省滇中地區有分佈。

23. 小暗消：蘿摩科

馬連鞍屬Streptocaulon griffithii Hoo1. f. 馬連鞍（正）。

24. 一文錢：防己科

千金藤屬Stephania yraciliflora Yamaote別名一文錢（思茅）、金頂荷葉、荷葉暗消。

25. 地靈根：木樨科

女貞屬Ligustrum delavayanum Har. 川滇蠟樹（正）。別名地柏靈根（麗江）。

26. 心不甘：百合科

開口箭屬Tupistra pachynema Wang. et Tang. 粗絲開口箭（正）。別名岩芪、岩七（曲靖）、萬年扒、開口劍、心不乾（文山）。

27. 良藤：防己科

輪環藤屬Cyclea racemosa Oliv. 總序輪環藤（正）。別名細蘆藤。

28. 南木香：馬兜鈴科

馬兜鈴屬Aristochia yunnamensis Fv. 雲南馬兜鈴（正）。別名小木香南（昆明），土木香、打鼓藤、串石藤（楚雄）、毛葉子寒藥（東川）、白防己（保山）、金不換（思茅）、蘭木香，分佈於中國南方各省區。

29. 胃友：黃楊科

野扇花屬Sarcococca ruscifolia Stapt. 清香桂（正）。別名葉上花、野櫻桃、萬年青（昆明）、野扇毛、大風消、桂花矮陀陀。分佈於中國江西、湖北，四川、貴州、雲南等省，在雲南省各地均有分佈。

30. 拐棗：鼠李科

拐棗屬Hovenia dulcis Thunb. 別名雞爪梨（文山）。

31. 感應草：酢漿草科

感應草屬Biophytum sessile（Ham.）Kunth別名安胎藥（思茅）、骨筋草（玉溪）、嚇唬草（紅河）。

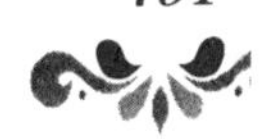

六、消導類

1. 樹冬瓜、番木瓜科

番木瓜屬Carica Papaya L. 別名大樹木瓜、番木瓜（思茅）、緬芭蕉、樹瓜（文山）。

2. 喝麻亞毫（傣藥）：桑科

榕屬 Ficus simplicissima Lour. var. hirta（Vahl）Migo 掌葉榕（正）。別名餓飯果（傣意譯）。

3. 鐵線牡丹：毛茛科

Clematis florida Thunb. var. Plena D. Don別名鐵線牡丹花。多於庭園栽培觀賞。

4. 芭蕉花：芭蕉科

Musa basjoo Sieb. et Zucc. 芭蕉（正）。在雲南省滇中，滇南及滇西等地均有栽培。

5. 無花果（正）：桑科

榕屬Ficus carica L. 別名文先果、奶漿果、樹地映日果、明目果、天仙子（昆明）、密果、古度、優曇缽。中國各地均有栽培。

6. 火把果：薔薇科

火棘屬Pyracantha fortuneana （Maxim.）Li. 別名救軍糧、赤陽子，豆金娘（昆明），刺果（江川、玉溪）、小花紅樹（易門）、嘿果（思茅）。

7. 地石榴：桑科

榕屬Ficus tikoua Bur. 別名遍地金、地板藤（思茅）、母豬地瓜，匍地蜈蚣，萬年扒（昭通）、地爪，地枇杷（昆明），地裳果、地糖果藤（江川）。

8. 馬蹄蕨：觀音座蓮科

觀音座蓮屬Angiopteris magna Ching. 別名馬蹄根，觀音座蓮（思茅）。

9. 土射香：薑科

三條屬 Kaempferia galanga L. 別名山奈（思茅）。

10. 土沉香：瑞香科

沉香屬Aquilaria sinensis（Lour.）Gilg. 別名白木香、女兒香（思茅）、外弦順（傣藥名）、元香、六麻香，芽香樹、六麻樹、理娃資姓（彝藥名）。分佈於中國福建、廣西、廣東、雲南等省區。雲南省分佈於滇西、滇南等地區。

11. 苦楝藤：買麻藤科

買麻藤屬Gnetum montanum Mgl. 別名買麻藤、倪藤（思茅）。

12. 香港岩角藤：天南星科

岩角藤屬Rhaphidphora hongkongensis Schott.別名頑糾占（傣藥名）。

13. 老蘿蔔頭：十字花科

蘿蔔屬Raphanus sativus L. var. longipinuatus Bailey. 別名地骷髏、地枯蔞（為蘿蔔收穫後之老根）。中國各地區均有分佈。

14. 隔山消：攏牛兒苗科

老鸛草屬Geranium strictipes R. kunth. 別名隔山消（昆明、曲靖、東川、玉溪）、赤地榆（麗江、楚雄），紫地榆。雲南省大部份地區均有分佈。

15. 野胡蘿蔔：傘形科

胡蘿蔔屬Daucus carota L. 全國各地均產。江蘇、安徽、浙江、河南、湖北、雲南、西藏以其果實為鶴虱。

16. 野檳榔：山毛櫸科

Lithocarpus dealbata（Hookf. et Thoms.）產地昆明。

17. 山雞頭：豆科

毛瓣花屬Eriosema chinense Vogel. Vat. tuberosum（Buch-Ham.）C. Y. Wu. 球根毛瓣花（正）。別名化食、雞素，山草果、排紅草，棉三七、雞心矮陀陀。雲南省滇中、滇西地區有分佈。

18. 大皮樹：木樨科

白蠟樹屬Fraxinus pisacifolia Feng. 別名踏皮樹、粘冒老（曲靖）。

19. 爬岩香：胡椒科

胡椒屬Piper hancei Maxim. 別名上樹風、石南藤（文山）。

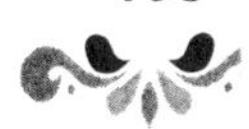

20. 化肉藤：蘿摩科

匙羹藤屬Gymnema yunnanense Tsiang. 雲南匙羹藤（正）。別名化肉丹（玉溪）、藤子化石膽（紅河）。

21. 羊蹄暗消：西番蓮科

西番蓮屬Passiflora altebilobata Hemsl. 別名蝴蝶暗消、月葉西番蓮、藤子暗消、苦膽七、燕子尾。在雲南省滇南、滇西南地區有分佈。

22. 鎖吶花：紫葳科

毛子草屬Amphicome argula Roye. 兩頭毛（正）。別名馬尾連、羊奶子、燕山紅（昭通）。

七、理血類

（一）活血祛淤類

1. 大紅袍：豆科

杭子梢屬Campylotropis hirtelle（Fr.）Sehindl. 硬毛杭子梢（正）。別名山皮條（玉溪）、大紅袍、大和紅（昆明、麗江）、地油根（紅河）、白藍地花（楚雄）、山黃豆（昆明）、鏽釘子、鐵銹根、扁皂角、牛吐血、毛杭子梢。主產於中國四川、貴州和雲南等省。雲南省溫暖地區（海拔1800至2500米左右）多有分佈。

2. 血當歸：蓼科

蓼屬Polygonum runcinatum Buch-Ham. 別名花蝴蝶，草見血、花葉天、散血膽，小血飛（曲靖）、金不換（思茅）。

3. 大血藤（正）：大血藤科

大血藤屬Sargentodoxa cuneata（Oliv.）Rehd. et Will. 別名紅藤，山紅藤、大活血（文山）、雞血藤、血風、血藤、三葉雞血藤、昆明雞血藤、血通。分佈於中國陝西、江蘇、安徽，浙江、江西、福建、河南、湖南、湖北、廣西、廣東、四川、雲南、貴州等省區。雲南省大部分地區均有分佈。

4. 卷柏（正）：卷柏科

卷柏屬Selaginella tamariscina（Beauv.）Spring 或 S. pulvinata（Hk. et G rev.）Maxim墊狀卷柏（正）。別名一把抓（玉溪、東川、大

理）、石花（保山、思茅）、岩花（大理）、神仙一把抓（曲靖）、老虎爪、長生不死草、不死草、九死還魂草、鳴鹿嘟、石蓮花（《滇南本草》）。在雲南省各地均有分佈。

5. 水丁香：柳葉菜科

柳葉菜屬Epilobium hirsutum L. 硬毛柳葉菜（正）。別名水丁香（昆明），通經草（紅河）、水蘭花、菜籽靈（曲靖）、西域柳葉菜、地母懷胎葉。雲南省大部分地區有分佈。

6. 小紅參：茜草科

茜草屬Rubia yunnanevisis（Fr.）Diels雲南茜草（正）。別名小茜草、滇紫參、小活血、小舒筋、砂糖根（曲靖）。雲南省滇中、滇西北、滇東北等地有分佈。

7. 拔毒散：錦葵科

黃花稔屬Sida szechuensis Maisuda. 黃花稔（正）。別名迷馬粧棵（文山），王不留行（玉溪、曲靖、昆明、文山、楚雄）、小黃藥（玉溪）、小迷馬粧（紅河）、小克麻（保山）、黃花母、膿見愁、黃花猛、白背黃花稔（文山），媽媽多、肯麻尖（曲靖）、牙罕滿囡（傣藥名）、迷吃是（彝藥名）、尼馬莊河、小拔毒散。分佈於廣西、廣東、雲南等省及臺灣，雲南省各地均有分佈。

8. 老鴉花藤：豆科

油麻藤屬Mucuna wangii Hu. 密絨毛油麻藤（正）。

9. 山貨榔：衛茅科

南蛇藤屬Celastrus stylosus Wall. ssp. glaber Ding Hou. 無毛南蛇藤（正）。

10. 珠子參：五加科

人參屬Panax major（Burck.）Ting. 別名扭子七、疙瘩七（麗江）、野三七（紅河）、土三七（大理）、盤七（曲靖）、竹子三七、大葉三七、竹節人參。分佈於中國陝西、甘肅、寧夏、河南、湖北、四川、雲南、貴州等省區。雲南省滇西北、滇東北、滇中高海拔地區有分佈。

11. 山紅花：豆科

木蘭屬Lndigofera stachyoides Lindl. 茸毛木蘭（正）。別名紅苦刺

（紅河）。

12. 土三七：菊科

土三七屬Gynura segetum（Lour.）Merr. 有小毒。別名牛頭七（麗江、昆明）、九頭七（思茅）、盤龍七（東川）、水三七、白蒿枝根（紅河）、癩頭九子、葉下紅（昆明）、大澤蘭、三七草、紅背三七（麗江）、紫背三七、破血丹、菊三七、血三七。中國大部份地區都有栽培。雲南省各地均有分佈。

13. 白藥資（彝藥名）：槭樹科

槭屬Acer davidii Franch. 別名雞腳手、五龍皮、茶條鹼（楚雄）。

14. 雞冠花（正）：莧科

青箱屬Celosia cristala L. 別名雞公花、雞髻花、雞冠頭。分佈於中國各省區，雲南省大部分地區均有分佈。

15. 蝸牛：蝸牛科

Eulota simiaris Ferussac. 別名天螺螄、野螺螄、土牛兒、蝸蟲。

16. 散血丹：胡椒科

椒草屬Peperormia heyneana Miq. 海尼豆瓣綠（正）。別名狗骨頭（玉溪、昆明）、散血膽、豆辦七、石馬菜、賊骨果、大包藥、豆瓣綠、紅豆瓣。雲南省滇南、滇西南有分佈。

17. 銅錘玉帶草（正）：桔梗科

銅錘玉帶草屬Pratiabegonifolia（Wall.）Lindl別名小銅錘（玉溪、楚雄、東川）、地石榴（思茅）、米湯果（玉溪）、地鈕子（昭通）、紅頭帶、地茄子。分佈於中國南部至西南各省區，雲南省大部分地區有分佈。

18. 紅娘子（正）：蟬科

Hucnehys sanguinea De Gerr. 別名樗雞（《本經》）、灰花娥（《綱目》）、紅娘蟲（《藥材資料彙編》）、麼姑蟲（《中藥志》）、紅女、紅蟬、紅姑娘（《四川中藥志》）。分佈於中國湖南、湖北、河南、河北、江蘇、浙江、安徽、福建、廣東、廣西、四川、雲南等省及台灣。

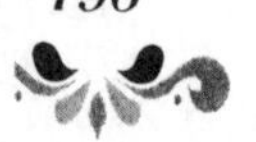

19. 哥西瀉（傣藥音譯）：含羞草科

金合歡屬Acaciacatechu（L.）Willd. 兒茶（正）。

20. 魚子蘭：金粟蘭科

草珊瑚屬Chloranthus glaber（Thunb.）Makino〔Sarcandra glaber（Thunb.）Nakai〕草珊瑚（正）。別名珍珠蘭、接骨金粟蘭（思茅）、九節茶、九節花、九節風、竹節茶、接骨連。分佈於中國華東、中南及西南各省區。

21. 狗腳跡：葡萄科

烏蘞莓屬Cayratia trifolia（L.）Dcmin. 別名三葉烏蘞莓、三爪龍（思茅）。

22. 青竹標：大戟科

紅雀珊瑚屬Pedilanthus tithymaloides（L.）Poir. 別名廣好修（傣藥音譯）、紅雀珊瑚（思茅）。

23. 戈梅芳（傣藥音譯）：蘇木科

蘇木屬Caesalpinia Sappan L. 蘇木（正）。

24. 抱龍（傣藥音譯）：大戟科

巴豆屬Croton lacvigata Vahl. 別名光葉巴豆（思茅）。

25. 洞荒（傣藥）：千屈菜科

蝦子花屬Woodfordia fruticosa（L.）Kurz. 別名銅皮樹（傣意譯）、紅蜂蜜花（思茅）。

26. 糯罕（傣藥）：菊科

紅花屬Carthamus tinctorius L. 別名金花（傣意譯）。

27. 卡魯腳（彝藥）：蘭科

萬帶蘭屬Vanda amesiana Reichb. f. 九爪龍（正）。別名石吊蘭、萬帶蘭、千台木。分佈於中國四川、雲南和西藏等省區。

28. 三八草：菊科

豨薟草屬Siegesbeckia orientalis L. F. glabrescens Makino. 光葉豨薟草（正）。別名婆娘草、敗火草（文山）。

（二）止血類

1. 炸腰果：野牡丹科

野牡丹屬Melastoma polyanthum B1. 鐮葉扁擔杆（正）。別名老

掃葉、多花野牡丹（思茅）、野廣石榴。分佈於中國江西、福建、廣西、廣東、四川、貴州和雲南等省區及台灣。雲南省滇南、滇西地區有分佈。

2. 山螞蟥：豆科

山螞蝗屬Desmodium sinuatum B1. ex Baker. 波葉山螞蟥（正）。別名路螞蟥、餓螞蟥、粘衣草、野毛豆，羊帶歸、粘人草（文山）。

3. 雪三七：蓼科

大黃屬Rheum lidjiangense Samuels. 麗江大黃（正）。

4. 榆樹：榆科

榆屬Ulmus pumila L. 榆（正）。別名大年榔、樹粘榔、粘榔樹、洗暗嬰，毛枝榆、毛白榆（曲靖），滇榆，棉榔樹（文山）、榔榆。同屬滇榆U. 1anceaefolia Roxb. 毛枝榆U. pumila. L. var. pilosa Rehd. 等亦應用於臨床，兩種在雲南省各地區均有分佈。

5. 絳頭：蓼科

蓼屬Polygonum denticulatum Huangsp. nov. ined. 別名血地膽（曲靖）、大紅藥（楚雄）、赤地膽。雲南省滇西、滇中、滇西北有分佈。

6. 反背紅：菊科

千里光屬Senecio nudicaulis Buch. –Ham. 紫背鹿銜草（正）。別名草本反背紅（玉溪）、天青地紅、老母豬花頭（思茅）、金致、反背綠丸（曲靖）、紫背天葵草、紫背鹿銜草（昆明）。

7. 岩人參：桔梗科

黨參屬Codonopsis purpurea Wall. 紫花黨參（正）。

8. 小柿子：大戟科

黑面神屬Breynia patens Benth. 小葉黑面神（正）。別名跳八丈（臨滄）、小面瓜、黑面神（思茅）、牙萬賣（傣藥音譯）。

9. 鐵藤：豆科

巴豆藤屬Craspedolobium schochii Harms. 巴豆藤（正）。

10. 一匹綢：旋花科

白鶴藤屬Argyreia liliflora C. Y. Wu 紫苞銀背藤（正）。別名白背

絲綢、白底絲綢（文山）。

11. 滑葉跌打：桑科

格屬Pseudostreblus indica Bur. 假鵲腎樹（正）。別名止血樹皮、清水跌打（思茅）、梅戈秧（傣藥音譯）、止血樹、青樹跌打。分佈於中國廣西、廣東和雲南南部等省區；雲南省滇南、滇西南地區有分佈。

12. 棕樹：棕櫚科

棕櫚屬Trachycarpus fortunei（Hk. f.）H. Wendl. 棕櫚（正）。別名小棕根、棕衣樹。雲南省各地均有分佈。

13. 一炷香：玄參科

毛蕊花屬Verbascum. thapsus L. 別名虎尾鞭、霸王鞭（昆明）、鬼番、樓臺香、鬼羽箭、鬼火把（麗江）、大毛葉、龜與箭，毛蕊花。雲南省滇中，滇西北有分佈。

14. 刀口藥：菊科

Ainsliaea triflora（Buch.-Ham.）Druce。別名白鬍子狼毒、大葉一支箭（昆明）。

15. 山棗子：薔薇科

地榆屬Sanguisorba officinalis L. 地榆（正）。別名花椒地榆、水橄欖根（玉溪、臨滄）、棗兒紅（曲靖）、鼠尾地榆、線形地榆、水檳榔（紅河），山棗參（東川）、黃根子（麗江）、化食丹、八面威風（麗江）、蕨苗參（保山）、白地榆、土畢撥、水橄欖（昆明）、棗子紅、暖骨草（文山）。雲南省大部分地區有分佈。

16. 地膏藥：菊科

Anaphalis adnata（wall.）DC·

17. 黑牛筋：薔薇科

Cotoneaster microphylla Lindi. 別名耐冬果、刀口藥（昆明）。

18. 三條筋：樟科

樟屬Cinnamomum tamala Nees. 柴桂（正）。別名三股筋、鈍葉樟、膠桂（思茅）、梅宗英龍（傣藥名）。同屬植物鈍葉樟C. obtusifolium Nees. 亦與本品效用相同。

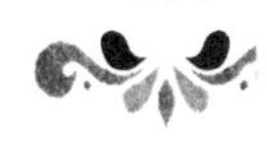

19. 矮腳苦蒿：菊科

假蓬屬Conyza blinii Levl. 別名苦蒿尖、金蒿枝、熊膽草、苦蒿、細葉苦蒿、蒿支龍坦草、蒿買、龍膽蒿。

20. 紅靛：莧科

血莧屬Iresine herbstii Hk. 別名漢宮秋（思茅），一口紅（文山）。

21. 乾香樹：檀香科

沙針屬Osyris wightiana Wall. 沙針（正）。別名山蘇木、沙針（思茅）、小青皮、乾檀香（昆明）、杜檔香（玉溪）、乾香樹（思茅）、香疙瘩（文山、昆明）。

22. 翻白葉：薔薇科

委陵菜屬Potentilla fulgens Wall. 銀毛委陵菜（正）。別名管仲（昆明）、翻白草、白蒲草（麗江）、天青地白、雞腳爪、雞腿子（文山）、白地榆、地檳榔、西南委陵菜。分佈於中國四川、貴州、雲南及西藏等省區。雲南省各地均有分佈。

23. 小紫珠葉：馬鞭草科

紫珠屬Callicarpa rubella Lindl. 紅葉紫珠（正）。別名細米油珠、止血草、斑鳩站、小米團花。分佈於中國浙江、江西、湖南、廣西、廣東，四川、貴州、雲南等省區。雲南省尚有同科植物老鴉糊C. griraldiana Hase. ex Rehd。其效用相同，雲南省大部分地區有分佈。

24. 喬木紫珠：馬鞭草科

紫珠屬Callicarpa arborea Roxb. 大樹紫珠（正）。別名紫珠、漆大白、假大艾、紅大白，趕風紫、大風葉、木紫珠、埋怕破（傣藥名）。分佈於廣西、雲南等省區。雲南省滇南、滇西、滇西南地區有分佈。

25. 千里找娘：防己科

青牛膽屬Tinospora crispa（L.）Miers. 別名隔夜找娘、小賴藤、皺波青牛膽、克賽麻奈（傣藥名）。在雲南省西南地區有分佈。

26. 大白藥：蘿摩科

鵝絨藤屬Cynanchum callialatum Ham. Vex Wight. 美翼杯冠藤

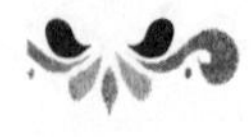

（正）。別名小白藥、蛆藤、大對節生、大掰解。雲南省滇南地區有分佈。

27. 半截葉：西番蓮科

西番蓮屬Passiflora wilsonii Hemsl. 別名鍋鏟葉、金防蓮、鐮葉西番蓮、老鼠鈴（元江）、燕子尾（元江，通海）、半截葉、半節觀音（思茅）、牙南壩（傣藥名）。雲南省滇南，滇西、滇西南地區有分佈。

28. 小紅花：唇形科

鼠尾草屬Salvia coccina Fuss. ex Merr. 別名朱唇、小紅花。雲南省滇南地區有分佈。

29. 蘭胡麻草：玄參科

胡麻草屬Centranthera cochinchinensis（Lour.）。別名皮虎懷（傣藥名）。

30. 雞掛骨草：唇形科

刺蕊草屬Pogostemon glaber Benth. 別名刺蕊草（思茅）。

31. 山紅稗：莎草科

苔屬Carex baccans Nees. 山稗子（正）。別名珍珠沙（思茅）、紅稗（保山）、野紅米果（文山）、水高粱（楚雄）、野雞稗（臨滄）、紅米（紅河）、野高粱（昭通）、野紅稗（昆明）、山稗子、紅果莎、旱稗，烏稗（文山）。

32. 牛尾七：蓼科

大黃屬Rbeum Emodi Wall. 別名大岩七、白牛尾七（麗江）。

33. 百靈草：蘿摩科

牛奶藤屬Marsdenia longipes W. T. Wang. 長柄牛奶藤（正），有毒。別名羅摩小白藥、小對節生、小掰角，雲南百部、小爬角、出漿藤。分佈於雲南省滇西南地區。

八、滲濕類

1. 酒瓶花：杜鵑花科

杜鵑花屬Rhododendron microphyton Franch. 小杜鵑（正）。雲南省各地均有分佈。

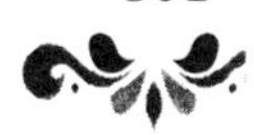

2. 細木通：毛茛科

鐵線蓮屬Clematis peterae H. –M. 木通藤（正）。別名小木通、風藤草（紅河）、粗糠藤（文山）。雲南省各地均有分佈。

3. 炮掌筒（正）：忍冬科

耙木屬Leycesteria formosa Wall. var. glandulosissima Airy–shaw. 別名炮竹筒、鬼竹子、大筆桿草（曲靖）、空心草（大理、曲靖）、猴桔子、梅竹葉、金雞一把鎖（麗江）、炮脹筒、梅葉竹、鬼吹簫、炮杖筒、大追風、大木比替力（彝藥名）。雲南省各地均有分佈。

4. 金絲木通（正）：毛茛科

錢線蓮屬Clematis chrysocoma Franch. 別名小木通（曲靖、東川、麗江）、鐵腳威靈（曲靖）、山棉花（麗江）、花木通、金毛木通、金毛鐵線蓮、風藤草。雲南省各地均有分佈。

5. 豬鬃草：鐵線蕨科

鐵線蕨屬Adiantum philippense L. 鐵線蕨（正）。別名白馬分鬃（臨滄）、黑竹絲（思茅）、旱豬鬃草、黑雞腳（玉溪）。在雲南省各地均有分佈。

6. 秧草根：燈心草科

燈心草屬Tuncus setchuensis Buchenan. var. effusoides Buchean. 野燈心草（正）。別名水通草（麗江）、水燈芯、虎鬚草（文山）。

7. 八月瓜：木通科

鷹爪楓屬Holboellia parviflora （Hemsl.）Gagn. 小花鷹爪楓（正）。別名三葉蓮（文山）、大木通、牛腰子果（紅河）。

8. 龍葵草：茄科

茄屬Solanum nigrum L. 龍葵（正）。別名怕點怕（傣藥名）、酸漿草（臨滄）、狗鈕子、天茄子、黑天天、苦葵、野辣椒、黑茄子、小燈籠（峨山）、水茄子（玉溪）、天天茄。中國及雲南省各地均有分佈。

9. 毛葉木通：八仙花科

山梅花屬Philadelphus henryi Koehne. 山梅花（正）。中國南方各地均有分佈。

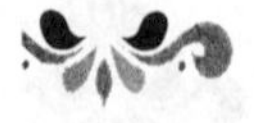

10. 小白花蘇：玄參科

獨腳金屬Striga masuria（Buch. –Ham.）Benth. 大獨腳金（正）。雲南省滇西、滇南分佈較多。

11. 三張葉：報春花科

珍珠菜屬Lysimachia insignis Hemsl. 奇異排草（正）。別名三塊瓦、跌打鼠（文山）。中國南方各省均有分佈。

12. 鳳尾草（正）：鳳尾蕨科

鳳尾蕨屬Pteris multifida Poir. 別名黑枸杞（曲靖）、井邊草、井邊鳳尾、鳳尾蕨、雞腳草、金雞尾、井口邊草、井欄草、五指草、龍鬚草、小葉鳳尾草、五葉靈芝。分佈於馬來亞、印度。中國在河北、陝西、甘肅、山東、江蘇、安徽、浙江、江西、福建、湖北、湖南、廣西、廣東、四川、貴州和雲南等地及台灣均有分佈。

13. 魚眼草：菊科

魚眼草屬Dichrocephala benthamif C. B. Clarke. 別名地胡椒（保山）、鼓丁草、星宿草（昆明）、帕滾母（傣藥名）、我迷肚（彝藥名）、白頂草、雞眼草、草霸王、饅頭草（《滇南本草》）。雲南省各地均有分佈。

14. 朝天罐：野牡丹科

金錦香屬Osbeckia crinita Benth. 張天師（正）。別名小倒貫果、火煉金丹、槙達海良（保山）、小紅參（臨滄）、九里罐（思茅）、酒瓶罐、裝天缸（曲靖）、酒裏壇、尿罐草、沖天罐（昆明）。雲南省各地均有分佈。

15. 茄子花：茄科

茄屬Solanum melongana L. 茄（正）。

16. 辮子草：豆科

山螞蟥屬Desmodium microphyllum（Thunb.）DC. 別名馬尾草（紅河）、細鞭打、消黃散、細葉蘭（臨滄）、逍遙草、喜鵲窩、斑鳩窩（昆明）、小山皮條、散風散（曲靖）、馬龍通、地盤茶（保山）、斑鳩鼻、小木通（麗江）。雲南省各地均有分佈。

17. 土茯苓：拔葜科

拔葜屬Smilax glabra Roxb. 光拔葜（正）。別名紅萆薢、花萆薢

（玉溪）、千斤力（文山）、萆薢藤（曲靖）、花藤（紅河）、鐵葉拔葜，光葉拔葜、毛尾薯、山歸來、龍須菜（文山）。雲南省大部分地區有分佈。

18. 蛇蛋參：骨碎補科

腎蕨屬Nephrolepis Cordifolia（L.）Presl. 腎蕨（正）。別名石窩蛋、天鵝抱蛋、騮卵、貓蛋果（文山），何汗蕨（曲靖）。雲南省各地均有分佈。

19. 過路黃：報春花科

珍珠菜屬Lysimachia christinae hanee. var. pubescens Franch. 多毛過路黃（正）。別名金錢草、真金草。雲南省各地均有分佈。

20. 素珠：禾木科

薏珠屬Coix lachryma-jobi L. 別名野薏苡仁、音提子、薏苡（曲靖）、野綠米（峨山）、必提珠（新平）、素珠果（通海）、吸脈果、吸馬紮果（華寧）、鼻涕珠（昆明）、阿者（紅河）。中國江南各省和雲南省大部分地區均有分佈。

21. 血滿草：忍冬科

接骨木屬Sambucus adnata Wall. 紅山花（正）。別名接骨藥（紅河）、大血草（保山）、接骨丹、血莽草、紅血滿草（曲靖）、血管草（大理）、珍珠麻。分佈於中國四川、西藏等省區和雲南省各地。同屬植物陸英S javanica Reiuw upud B1. 與本品效用相同，雲南省各地均有分佈。

22. 豬殃殃：茜草科

拉拉藤屬Galium aparine L. 別名拉拉藤、鋸子草、細茜草（昆明）、小舒筋（華寧）、八仙草（通海、江川）、豬秧秧（新平、峨山）。雲南省各地均有分佈。

23. 積雪草：散形科

積雪草屬Centella asiatica（L.）Urban. 別名馬蹄草、馬蹄葉（曲靖）、大馬蹄金（新平）、美人扇（通海）、馬蹄碗（江川）、崩大碗（微江）、落得打（新平）、跌破碗、燈盞菜、雷公碗。分佈於中國江西、浙江、廣東、廣西、湖南等省區及台灣。雲南省各地亦有分佈。

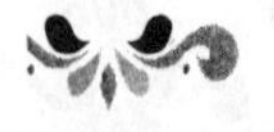

24. 腎炎草：菊科

兔兒風屬Ainsliaea spicata var. obovata（Fr.）C. Y. Wu 別名杏葉兔耳風（思茅）。

25. 腎茶：唇形科

腎茶屬Orthosiphon spiralis（Lour.）Merr. 別名貓鬚草（思茅）、牙努秒（傣藥名）。同屬植物Orthosiphon aristatus（B1.）Mig. 功效和本品相似。

26. 木棉（正）：木棉科

木棉屬Gossampinus malabarica（Dc.）Merr. 別名攀枝花。

九、熄風解痙類

1. 炮掌果：無患子科

倒地鈴屬Cardiospermum halicacabum L. var. microcarpum（Kunth.）B1. 小果倒地鈴（正）。別名倒地鈴、三角泡、包袱草（紅河）。

2. 珍珠草：石竹科

漆姑草屬Sagina japonica（Sm.）Ohwi var. Darviflora（Burtt-Dary）C. Y. wu. 別名羊毛草（昭通）、星秀草、屋簷下生（曲靖）。

3. 岩蘭花：桔梗科

風鈴草屬Campanula colorata wall. 著色風鈴草（正）。別名雞肉參（紅河）、蘭花石參、小石參、風鈴草、岩蘭花（曲靖）。

4. 舞草（正）：豆科

山螞蟥屬Desmodium gyrans（L.）DC. 別名無風自動草、風流草、害羞草、自動草（紅河）。

5. 驚風草：毛茛科

唐松草屬Thalictrum esquirolii Le'V1. et van. 別名亮星草、亮葉子草、岩蓮（曲靖）、小青草、疳積藥（楚雄）、色特咪鹿吉（彝藥名）。

6. 大荃麻：蕁麻科

蠍子草屬Girardinia Palmata（Forsk.）Gaucl. 蠍子草（正）。別名錢麻、蕁麻（昆明）、活麻（玉溪）、梗麻、大荃麻、大前麻

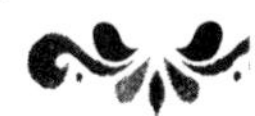

（《滇南本草》）。雲南省大部分地區有分佈。

7. 抽筋草：石竹科

繁縷屬Stellaria saxatilis Buch. –Ham. 菁姑草（正），小毒。別名滇繁縷、背單草、單背葉。

8. 紫膠蟲：膠蚧科

Laccifer Lacca Kerr. 分佈於中國西南各省區。

9. 羅芙木：夾竹桃科

羅芙木屬Rauwolfia yunnanensis Tsiang. 別名麻三端（傣藥名）、白花矮陀（思茅）、蛇根草、羊屎米根、山馬蹄根（文山）。

10. 屎咕咕：佛法僧目　戴勝科

Upupa epops epops L. 戴勝（正）。別名：雞冠鳥、山和尚。

11. 龍虱：龍虱科

Cybister tripunctatus Orientalis Gschew. 東方潛龍虱（正）。別名水鱉蟲、射尿龜、尿缸賊、水龜子。

12. 大千生：茄科

假酸漿屬Nicandra physaloides（L.）Gaerth. 假酸漿（正），小毒。別名藍花天仙子、野木瓜、田珠（昆明）。

13. 龍樹：桑科

榕屬Ficus microcarpa L. f. 別名萬年青（紅河）。

14. 蓖麻：大戟科

蓖麻屬Ricinus communis L. 有毒。別名天麻子果（臨滄）。

15. 羊角天麻：槭科

多檳槭屬Dobinea Delavayi Baill. 別名九股牛（永勝）。

16. 鰻鱺（正）：鰻鱺科

Anguilla japonica Temminck. et. schlegel. 別名白鱔、蛇魚、風鰻（《綱目》）、鰻魚（《本經逢原》）、白鰻、青鱔（《中國動物圖譜・魚類》）。

17. 羅布麻（正）：夾竹桃科

茶葉花屬Apocynum Venetum L. 別名紅麻、茶葉花、紅柳子、野麻、羊肚拉角。

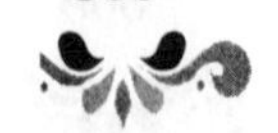

18. 黑風散：防己科

細圓藤屬Pericampylus glaucus（Lam.）Merr. 別名細圓藤。雲南省各地均有分佈。

19. 瓶爾小草（正）：瓶爾小草科

瓶爾小草屬Ophioglssum vulgatum L. 別名獨葉一枝蒿（昆明）、一矛一盾（文山）、獨葉一支箭、矛盾草（麗江）、蛇頭草、獨葉一枝槍、蛇藥一枝箭。雲南省大部分地區有分佈。

20. 麗蚌：蚌科

Lamoprotula leai（Gray.）別名蚌、河蚌。

21. 蜂猴：靈長目

Prlmates Nycticebus Coucang Boddaert. 別名懶猴、風猴、風猩。

十、止咳平喘類

1. 牛嗓管樹：撒羅夷科

撒羅夷屬Sourauia napaulensis DC. 撒羅夷（正），小毒。別名粘心果（紅河）、大接骨、鋼皮（保山）、鼻涕果，馬耳子果、蜜心果、明星果、粉心果。多分佈於雲南省西南部。

2. 燈檯樹（正）：夾竹桃科

雞骨常山屬Alstonia scholaris（L.）R. Brown. 鴨腳木（正）。別名大樹將軍、肥豬菜、肥豬葉（思茅）、買擔別（傣藥名）、鴨腳木、鴨腳樹、大樹理肺散。雲南有分佈。

3. 胡頹子（正）：胡頹子科

胡頹子屬Elaeagnus pungene Thunb. 別名吊燈龍（通海）、白綠葉，羊奶果、羊奶子根、半春子、半含春、石滾子、四棗、柿模、羊奶奶、甜棒槌。分佈於中國江蘇、安徽、江西、湖北、四川、雲南等省。

4. 棣棠花（正）：薔薇科

棣棠花屬Kerria japonica（L.）DC. 別名金旦子花（楚雄）、蜂棠花（昆明）。分佈於中國陝西、甘肅，河南、湖北、雲南等省。

5. 火炮草：錦葵科

秋葵屬Abelmoschus moschafus（L.）Medic. ssp. tuberosus（span.）

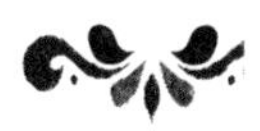

Borss Woalkes. 別名香鈴草、燈籠花（昆明）、黑芝麻（曲靖）。

6. 黃櫟：山毛櫸科

櫟屬Quercus delavayi Fr. 別名黃栗樹（曲靖）。

7. 野冬青果：桃金娘科

蒲桃屬Syzygium brachythyrsum Merr. et Perry. 短序蒲桃（正）。別名麻裏果（玉溪）。分佈於廣東、海南及雲南等地。

8. 黑老鴉：鴉科

Corvus macrorhynchus colonorum Swinhoe大嘴烏鴉（正）。別名黑老鴉、烏鴉、黑喜鵲（《滇南本草》）。藥用其血。在雲南省本品種較多，常見尚有小嘴烏鴉Corvus coronetalis Eversmann；寒鴉Corvus monedula dauuricus Pallas；白頸鴉Corvus torguatus Lesson；禿鼻烏鴉Corvus frugilegus pastnator Gould. 又名風鴉，與本品性效相同。

9. 蓑衣蓮：菊科

雞兒腸屬Asteromaea jndica（L.）B1. 雞兒腸（正）別名燈盞細辛（楚雄）、澤蘭葉（保山）。

10. 白雲花：傘形科

白芷屬Heracleum candicans Wall滇獨活（正）。別名香白芷、土全歸（曲靖）、岩川（昭通）。

11. 黃荆（正）：馬鞭草科

牡荊屬Vitex negundo L. 別名牡荊、黃荊條、黃荊子、布荊、荊條、五指風、五指柑。分佈於中國長江流域及南部各省區。山東亦有分佈。

12. 倒推車：蟻蛉科

蟻蛉屬Myrmeleon sp. 幼蟲蟻蜥（正）。別名倒推車、地聾聾（昆明）、地牯牛（玉溪）。

13. 蛇尾草：蘭科

Herminium angustifoliu m（Lindl）別名蛇含草、雞心貝母（昆明）。

14. 陰地蕨：陰地蕨科

蕨萁屬Botrychium ternatum（Thunb）Sweet. 別名春不見、一朵雲、小春花、蛇不見，破天雲、獨腳金雞、丹桂移星草，蕨葉一枝蒿（大理、楚雄）、箭柏（楚雄）、芨一顆蕨（臨滄）、石軟蕨萊（玉溪）、肺心草（大理、麗江）、獨蕨葉、缺葉一棵蒿、蕨苗一枝蒿（保山）。分佈於中國長江流域以南各地。

15. 沙七：蓼科

大黃屬Rheum Delavayi Franch別名。白小黃（麗江）。

16. 雞大腿：蘭科

貝母蘭屬Coelogyne esquirolii Schletr. 別名大果上葉（通海，新平）。

17. 鷹爪蓮：菊科

清木香屬Saussurea phyllocephalaet Hemsl. 別名蛇咬藥、葉頭風毛菊（曲靖）、蒿枝黑藥（玉溪）、白蒿枝根、野蒿（紅河）。

18. 梅花草：虎耳草科

梅花草屬Parnasia delavayi Fr別名：白折耳、肺心草、銅錢草、山白菜（曲靖）。

19. 區奔精（彝藥）：豆科

毛瓣花屬Eriosem chinense Vogel. 別名毛瓣花、崗菊、山葛、地草果、一炷香（楚雄）。

20. 果上葉（彝藥）：藍科

石仙桃屬Pholidota chinensis Lindl石仙桃（正）。別名石仙桃、石芭蕉、石草果（楚雄）、千年矮、小扣子蘭（文山）。

21. 飛都魯列耳（彝藥）：蘭科

石仙桃屬Pholidota articulata Lindl· 別名石楞腿、石上仙桃、石蓮（楚雄）。

22. 大百部：百部科

百部屬Stemona tuberosa Lout別名兒多母苦、九股牛，牙南光（傣藥名）、細花百部、九重根、牛蝨子藥（文山）。雲南省滇東南、滇南、滇西、滇西南地區均有分佈。

23. 鼻涕蟲：蛞蝓科

Limax flavus Linne蛞蝓（正）。別名蜒蚰（yanyou）、漢呂哥哥。

24. 戈洛章巴迪（傣藥）：夾竹桃科

雞蛋花屬Plumeria rubra L. Cv. Acutifolia. 別名緬梔子、雞蛋花

（思茅）。

25. 雞從膽：白磨科

植物Collybio albuminosa（Berk.）Petcn. 別名雞棕、雞俊、雞蜓蕈、雞菌、蟻奪、蟻蜓、雞蜒萊。分佈於中國江蘇，貴州，雲南、福建、海南等省。

26. 石串蓮：蘭科

石豆蘭屬Bulbophyllum calodictyon Schlecht. 別名小綠芨（玉溪）、小石斛（華寧）、石寸蓮（通海）。

27. 三指毛桃：桑科

榕屬Ficus simplicissima Lour var. hirta （vahl.）Migo。掌葉榕（正）。別名餓飯果（思茅，紅河）、小哨葉子果、阿卡拉馬（紅河），五指毛桃（文山）。

28. 麥斛（正）：蘭科

Bulbophyllum inconspicum Maixm. 別名一掛魚、羊奶草、鴉雀嘴、靈芝角、石楊梅、萬年桃、石棗子（貴州）、青藍（《中國藥物圖鑒》），子上葉、瓜子蓮、石龍尾、七仙桃（《湖南藥物志》）、樓上樓、黃豆鞭、石蛇蟲（《江西草藥）》）。

29. 樹甘草：茜草科

裂果金花屬Schizomussaenda dehiscens（Craib.）Li。別名裂果金花（思茅）、當娜（傣藥名）、大樹甘草。

30. 翻臉葉：忍冬科

莢迷屬Viburnum cyindricum Buch. –Ham. 別名小粉葉（玉溪、峨山），炮掌葉（江川）、滑白葉（元江）、小粉粉葉（微江）、粉粉葉。

31. 魔芋：天南星科

句弱屬Amorphophallus rivieri Dur. 花稈蓮（正），生食有毒。別名魔芋花、野魔芋、花麻蛇（思茅），花稈南星，花稈蓮、麻芋子、花傘把。分佈於中國廣西和雲南等省區。

32. 小葉燈檯：夾竹桃科

雞骨常山屬Alstonia pachycarpa Merr. et. chun. 別名厚果鴨腳木（思茅）。

33. 大葉一支箭：菊科

還陽參屬Crepis napifera（Franch.）Babc 別名一支箭。

34. 小報春花：報春花科

報春花屬Primula forbesi Fr. 別名癩痢頭（元江）、點地梅（通海）、山白菜（易門）、小藍花（新平）。

35. 岩白菜（正）：虎耳草科

岩白菜屬Bergenie purpurascens（Hk. f. et. Thoms.）Engl. var. Delavayi（Er）Engl. et Srmsck，別名紅岩七、蘆山紅岩七（思茅）、岩壁萊、石白菜、岩七、雪頭開花，亮葉子（曲靖）、岩七（臨滄）、蘭花岩陀、柴梗（麗江）、岩白菜、紅緞子、觀音蓮（昭通）、岩菖蒲。

十一、補益類

（一）補氣益血類

1. 盤龍參：蘭科

綬草屬Spiranthes australis C. R. Br. ）Lind1. 授草（正）。別名猜腎草、青龍抱柱（昆明）、金龍抱柱（保山）、一苗草（麗江）、龍抱柱、盤龍草、雙瑚草、左轉花。雲南省大部分地區均有分佈。

2. 芪菜粑粑葉：錦葵科

錦葵屬Malva verticillata L. 冬葵（正）。別名土黃芪（楚雄、玉溪、麗江、紅河）、冬莧萊、土黃芪、茄菜巴巴葉（昆明）、錦葵、冬寒菜、大密馬椿，巴巴葉（麗江）、粘粑粑葉、芪菜葉、薺菜粑粑葉。分佈於中國吉林、遼寧、河北、陝西、甘肅、青海、江西、湖南、四川、貴州和雲南等省區。

3. 綿參（正）：唇形科

綿參屬Eriophyton wallichii Benth.

4. 蘭花參：桔梗科

蘭花參屬Wahlenbergia marginata（Thunb.）A. DC. 別名細葉沙參、拐棍參、蘭花參（昆明）、娃兒草、乳漿草（曲靖）、疳積藥、補肺參，小泡參（麗江）、在雲南省各地均有分佈。

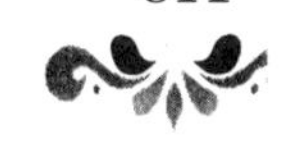

5. 山土瓜：旋花科

番諸屬Lpomoea hungaiensis Lingelsh. et Borza. 滇土瓜（正）。別名山土瓜（曲靖、東川、昆明）、白山藥（昆明）、紅土瓜。在雲南省各地均有分佈。

6. 雞蛋參：桔梗科

黨參屬Codonopsis convoIvulacea Kurz. 別名補血草（思茅）、牛尾參（紅河）、金線吊葫蘆（昆明）、山雞蛋（思茅）。

7. 排草：報春花科

排草屬Lysimachia microcarpa H. –M. ex. C. Y. wu. 小果排草（正）。別名合血香（思茅）。

8. 土人參；馬齒莧科

土人參屬Talinum patens（Jacg.）Willd. 別名土高麗參、土洋參、洋參（紅河）、飛來參、瓦參、土花旗參（昆明）。雲南省各地均有分佈。

9. 紅毛洋參：罌粟科

綠絨蒿屬Meconopsis horridula HK. f. et Thoms. var. racemosa（Maxim.）Prain. 分佈於雲南省麗江地區。

10. 糯稻根：禾本科

稻屬Oryza sativa L. 別名哈號糯（傣語音譯）、糯稻棍（傣意譯）。雲南省熱帶、亞熱帶地區有分佈。

11. 紅條參：菊科

絹毛菊屬Soroseris umbrella（Fr.）Stebbins. Oliv. 別名雪條參、條條參（麗江）。

12. 雪山芪：豆科

黃芪屬Astragalus balfourianus Slmps. 本品在麗江地區代黃芪用。

13. 刺參：川續斷科

摩苓草屬Morina delavayi Fr. 別名細葉刺參。在雲南省滇西北、滇東北地區有分佈。

14. 和氣草：蘭科

Pecteilis susannae（L.）Rofin。別名兔耳草。

15. 雞根：遠志科

遠志屬Polygala arillata Buch. – Ham. 雞根遠志（正）。別名荷苞山桂花、小荷苞（保山）、瓦磁杯（紅河）、白糯消、雞肚子果（思茅）、洋雀花（麗江）、金不換、桂花岩托（大理、紅河）。分佈於中國陝西、江西、湖北、四川及雲南等省。雲南省大部分地區有分佈。

16. 青洋參（正）：蘿摩科

鵝絨藤屬Cynanchum otophyllum Schneid. 別名西河參、脫骨參（楚雄）、鬧狗藥、牛尾參、白欠（昆明）、青陽參、奶參、小白藥、白藥、白芪、斷節參、白氏白前、白首烏（麗江）、肉已勃濟（彝藥名）、小綠羊角藤、地藕。雲南省滇中、滇西、滇東北地區有分佈。

17. 千針萬線草：石竹科

繁縷屬Stellaria yunnanensis Fr. 別名麥參（昆明）、筋骨草（文山）、大鵝腸菜。雲南省各地均有分佈。

18. 臭牡丹：馬鞭草科

頳桐屬Clerodendrom bvngei Steud. 別名瑞香花（楚雄），紫牡丹（紅河）、吸吃基（彝藥名）、土合烏、臭茉莉（麗江）。本品為小灌木。

19. 山牡丹根：旋花科

百鶴藤屬Argyreia Seguinii（Le'v1.）Vaniot. 白花銀背藤（正）。本品為藤本植物。

20. 對坐草：茜草科

耳草屬Oldenlandie uncinella（Hk. et. Arn.）O. Kuntze. var. scabrida Fr. 粗糙鉤毛耳草（正）。別名酒藥草（保山）、野雞草（玉溪）、天麻（思茅）。

21. 黃參：景天科

Crassulaceae Sedum aizoon Linn. 土三七（正）。生於海拔2000多公尺以下的山地陰濕地或草叢中，雲南省昭通、魯甸等地有分佈。

22. 象牙參：薑科

象牙參屬Roscoea yunnanensis Loeseno。別名五兄弟（麗江）。

23. 血參：菊科

蟛蜞菊屬Wedelia wallichii Less. 別名麻葉蟛蜞藥。產於雲南省滇中、滇西北等地區。

24. 土黨參：桔梗科

金錢豹屬Campanumoea javanica B1 ume。大花金錢豹（正）；或C. javanica Blume. var. japonica Makino. 金錢豹（正）。別名蔓人參、香浮參、浮萍參、奶參、蔓桔梗、南人參、金錢豹。分佈於中國華東、中南及西南各省區。

25. 臭參：桔梗科

黨參屬Codonopsis bulleyana Forrestex Diels. 別名臭黨參、胡毛洋參、藍花臭參（麗江）。

26. 土當歸：傘形科

當歸屬Angelica sinensis（Oliv.）Diels. 當歸（正）。別名雲歸、滇當歸。

27. 複生草：百合科

肺筋草屬Aletris pauciflora（Klotsch）H.-M. var. spicata（klotsch）wang et. Tang. 少花肺筋草（正）。別名公複生草、母複生草（大理）、扁竹參（玉溪）。

28. 羅蘭參：桔梗科

沙參屬Adenophora confvsa Nannf. 別名羅雪蘭、大蘭參。

29. 土泡參：菊科

婆羅門參屬Tragopogon porrisoflius L. 婆羅門參（正）。別名綠芨。

30. 雞掌七：景天科

紅景天屬Rhodiola scarida（Fr.）Fu. 粗糙紅景天（正）。別名雪松（曲靖）。

31. 苧麻：苧麻科

苧麻屬Boehmeria nivea（L.）Gaud. 別名鑽骨風（昆明）、雞媽白（彝藥名）、元麻、白麻、竹麻、青麻。另有野苧麻Boehmeria siamensis Craib. 又稱八楞子，大接骨、大糯葉、雙合合、老母豬五爪根。二種均分佈於雲南省滇南地區，與本品性效相同亦入藥用。

32. 狹穗鷺蘭：蘭科

玉風花屬Habenaria buchneroides Schltr. 別名倒杆章（傣藥名）。

33. 雞肉參：紫威科

角蒿屬Incarvillea delavayi Bur. et Fr. 別名角嵩。

34. 還陽草：玄參科

馬先蒿屬Pedicularis henryj Maxim. 江南馬先蒿（正）。別名鳳尾參、蒿枝龍膽草（昆明）、羊肚參、互葉鳳尾參、追風箭。雲南省各地均有分佈。

35. 蒲地參：旋花科

打碗花屬Calystegia hederacea Wall. 打碗花（正）。別名盤腸參、老母豬草（昆明）、打碗破、米線草（《滇南本草》）。

36. 金雀花：豆科

錦雞兒屬Caragana sinica（Buc'hoz.）Rehd. 錦雞兒（正）。別名金鵲花（保山）、大狗吉（紅河）、金孔雀（麗江）。

37. 萱草：百合科

萱草屬Hemerocallie plicata Stapf. 摺葉萱草（正）。別名野皮菜、綠蔥、真金花、腳腳參（紅河）、鎮心丹（臨滄）、小提藥、雞藥葛根（保山）、鳳尾一枝蒿、蘆蔥、光陰草（楚雄）、光陰史性（彝藥名）、提心吊膽、金針菜、綠蔥根。雲南省各地均有分佈。

38. 肺筋草：百合科

肺筋草屬Aletris lanuginosa Bur. et Franch 棉毛肺筋草（正）。別名虎鬚草（滇南本草）、韭葉麥冬、百味參（昆明）、綠翠草（曲靖）。雲南省大部分地區有分佈。

39. 土條參：石竹科

狗筋蔓屬Cucubalus baccifer L. 別名大胖藥（江川）、雞舌頭（峨山）。

40. 山皮條：瑞香科

蕘花屬Wikstroemia canescens（Wall.）Meissn. 別名矮它它、矮陀陀、鐵扇子、一把香、竹蠟皮（《滇南本草》）、白色矮陀陀、半邊梅（昆明）、黃根構皮（紅河）。

41. 千斤拔：豆科

千斤拔屬Moghania macrophylla（Willd.）O. Kuntze. 大葉千斤拔（正）。別名假山皮條（玉溪）、豹子眼睛花（新平）、夾眼皮、大葉千斤拔（思茅）。戛三比龍（傣藥名）、蚌殼草、耗子鈴鐺、貝殼草、大苞千斤拔（曲靖）、蔓性千斤拔、吊馬樁、一條根、老鼠尾、金牛尾、釘地根、土黃芪。分佈於中國江西、福建、湖北、湖南、廣西、廣東、四川、貴州和雲南等省及台灣。

42. 羊奶參：桔梗科

Codonopsis ussuriensis（Rupr. et Maxim.）Hemsl. 別名奶參、牛奶參、奶蘿蔔、山海螺。

（二）補腎類

1. 大山豆：蝶形花科

蝶豆屬Clitoria mariana L. 別名野黃豆（峨山）、順氣藥（元江）、

2. 塔路娃（彝藥）：菊科

還陽參屬Crepis napifera（Franch.）Babc. 別名抽葶還陽參、芫菁還陽參、捕地風、玉枝箭、奶漿草（楚雄）。

3. 大黑藥：菊科

旋覆花屬Inula pterocaula Franch. 別名大威靈仙（華寧、峨山）、大黑根、野旱煙、大黑洋參（曲靖）、貨榔杆、鐵腳威靈仙（紅河）。

4. 白千針萬線草：百合科

Diurantera minor（C. H. wright）Hemsl. 別名大藍花參、土漏蘆（昆明）。

5. 玉帶草：百合科

吉祥草屬Reineckea carnea（Andr.）Kunth. 吉祥草（正）。別名銅錘換玉帶、觀音草（昆明）、分筋草（曲靖）、竹節草、九節蓮、百節草、蜈蚣草、過節草（麗江）、觀音草（昭通）、竹節參（紅河）、伸筋傘（保山）、脫節草、（思茅）、舒筋（東川）、銅錘玉帶、兩頭生（玉溪）、接心解草、竹根連。雲南省各地均有分佈。

6. 合合參：川續斷科

囊苞花屬Triplostegia grandiflora Gagn. 大花雙參（正）、大花囊苞花（正）。別名子母參、蘿蔔參、童子參（麗江）、羊蹄參（楚雄）、山苦參（紅河）、對對參、土敗醬（昆明）、雙參。雲南省滇中、滇西北，滇東北地區有分佈。

7. 仙桃草：玄參科

婆婆納屬Veronica anagallis-aquatica L. 水蒿苣（正）。別名水仙桃草（昆明）、無風自動草、仙桃草（《滇南本草》）。雲南省大部分地區有分佈。

8. 鹿仙草：蛇孤科

蛇孤屬Balanopnoln lnrolucroat Hk. f. 別名見根生、坡本（保山）、地楊梅、地呂（臨滄）、萬星菌、萬生菌（麗江）、藤林（紅河）、豬油藥、蒿枝花（曲靖）、土裏開花（東川）、鹿心草、紅菌（大理）、牛奶菌（思茅）。同屬植物蛇菰Balanophora spp. 亦與本品同效，用於臨床。

9. 菊花參：龍膽科

龍膽屬Gentiana sarcorrhiza Ling. 別名金錢參（楚雄）、半邊錢、一棵松（昆明）。

10. 鬚花參：石竹科

蚤綴屬Arenaria barbata Franch. var. hirsutissim W. W. Sm. 別名七姐妹（麗江）。

11. 萬丈深：菊科

還陽參屬Crepis phoenix Dunn. 別名岔子萊、土麻黃（玉溪）、小粘連（曲靖）、馬尾參（紅河）、還陽參、瘦地草、黃洋參（昆明）、百丈金（麗江）、奶漿柴胡、竹葉青、天竺參、天竹參。雲南省各地均有分佈。

12. 美人蕉：美人蕉科

美人蕉屬Canna indica L. 別名鳳尾花（昆明）、五筋草（思茅）。

13. 蟲蓮，薔薇科

地榆屬Sanguisorba filiformis（Hk. f.）H. – M. 線形地榆（正）。

別名五母那包（納西語）、地海參（麗江）。

14. 雞腎參：蘭科

玉風花屬Habenaria delavayi Finet 別名對子參、腎陽草、雙腎草（麗江）、兩塊瓦、對節蘭、蝴蝶和氣草、蝴蝶參（昆明），雙腎參、岩蒜（玉溪）、雙合草、昆明二月蘭（曲靖）。

15. 五氣朝陽草：薔薇科

水楊梅屬Geum japonicum Thunb. var. chinense F. Bolle. 別名回陽草、蘭布正、水楊梅、山川芎、白頭鬚、頭暈藥（楚雄）、龍鬚草（麗江）、南不正、瘦狗還陽（昭通）、蘿蔔解（保山）、大瘡藥、卡葉子（東川），鳳凰窩，朝陽草、蝴蝶菜、水白菜（曲靖）、阿努其他彪（彝藥名）。

16. 貓尾草：蝶形花科

兔尾草屬Uraria sinensis（Hemsl）Fr. 別名細長葉、中華貓尾草（思茅）。

17. 雪蓮花：菊科

青木香屬Saussurea eriocephala Franch. 毛頭雪蓮花（正）。別名雪兔子（麗江）。

18. 蒼蠅網：茅膏菜科

茅膏菜屬Drosera peltata Sm. var. lunata Buch-Ham. 茅膏菜（正）。別名蒼蠅草、捕蠅草（麗江）、地珍珠（大理、玉溪）、珍珠草（昆明），野高粱（紅河）、食蟲草、落地珍珠、一粒金丹、蒼蠅網等。分佈於中國華東、中南及西南各省區。

19. 水稻清：桑科

榕屬Ficus stenophylla Hemsl. 狹葉榕（正）。

20. 野韭菜參：石蒜科

蔥屬Allium bulleyanum Diels. var.tchongchanense（Le'vl.）Airy-shaw.別名山韭菜、野麥冬、書帶草、不死草、長生草。除本品外，正種黑花野韭Allium bulleyanum Diels.亦入藥，性效相同。

21. 降魔杵：列當科

列當屬Orobanche coerulescens Steph. 列當（正）。別名草蓯蓉、獨根草、兔子拐棒。分佈於中國華東、東北、西北及山東、湖北、

四川、雲南等地。

22. 馬鬃參：桔梗科

藍鐘花屬Cyananthus argenteus Marq. 別名補草根、小白棉（麗江）。

23. 佛掌參：蘭科

手參屬Gymuadenia conopsea R.Br· 別名佛手參、虎掌參（麗江）、旺拉（藏藥名）。

24. 小血藤：菊科

蟛蜞菊屬Wedelia urticaefolia（B1.）別名滴血根（麗江）。

25. 鐵掃帚：豆科

胡枝子屬Lespedeza cuneata（Dum. Cours.）G. Don截葉鐵掃帚（正）。別名格密親（思茅）、打鼓錘、掙死牛、截葉鐵掃帚、穿魚串（紅河）、串魚草（臨滄）、紅杆草（麗江）、小夜關門、老米糠菜、帽頂草（曲靖）、三葉草（玉溪）、蒼蠅翼、三葉公母草、魚串草。分佈於中國陝西、江蘇、浙江、江西、福建、河南、湖北、廣西、廣東、四川、貴州和雲南等省區。

26. 蘭花雙葉草（正）：蘭科

Cypripedium margaritaceum Fr.別名花葉兩塊瓦（《滇南本草》）。雲南省滇中、滇西均有分佈。

十二、安神類

l. 鐵箭矮陀：蘇朮科

山扁豆屬Cassia mimosoides L. var wallichiana DC. 別名山扁豆篦子草（通海）、野皂角（華寧）。雲南省大部分地區均有分佈。

2. 夜關門：豆科

羊蹄甲屬Bauhinia faberi Oliver. 馬鞍葉羊蹄甲（正）。別名馬鞍花、夜合花、羊蹄甲、蝴蝶風、夜合草、羊蹄藤、丕米里（彝藥名）。

3. 含羞草（正）：豆科

含羞草屬Miniosa pvdica L. 別名感應草、喝呼草，知羞草、怕醜草。分佈於中國華東，東南及西南等地，中國各地都常栽培為觀賞

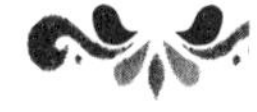

植物。

4. 茴心草：眞蘚科

大葉蘚屬Rhodlobryum giganteum（Hk.）par. 暖地大葉蘚（正）。別名茴薪葉（臨滄）、回心草，鐵腳一把傘、大葉蘚。雲南省滇中及北部地方有分佈。

5. 燕尾草：西番蓮科

西番蓮屬Passiflora Cupiformis Hemsl.

6. 鎭心丸：菊科

斑鳩菊屬Vernonia parishii HK. f. 別名鎮心丸、大紅花遠志（思茅）。

7. 八寶鎭心丹：百合科

沿階草屬Ophiopogon dracaenoides（Baker.）Hk. f. 別名大葉沿階草（思茅）。

8. 鐵包金：鼠李科

勾兒茶屬Berchemia lineata（L.）DC. 細葉勾兒茶（正）。別名鼠李根、老鼠耳、月玉木、鴨公青、烏龍根。分佈於中國福建、廣西、廣東、雲南等省區及台灣。

9. 你麼慌是（彝藥）：毛茛科

錢線蓮屬Clematis peterae H. M. 別名心慌藤、山木通（楚雄）

10. 酸餃草：酢漿草科

屬酢漿草屬Oxalis corniculata L. 酢漿草（正）。別名宋香嘎（傣語音譯）、酸老鴨草（傣意譯）、角草、酸味草、老鴉醃菜、酸餃草、酸湯草。

11. 定心藤：茶茱萸科

甜果藤屬Mappianthus iodioides H. – M. 甜果藤（正）。別名鄧嘿罕（傣藥名），羊不吃（紅河）。在雲南省亞熱帶林中箐邊有生長。

十三、驅蟲類

1. 馬鹿花：蝶形花科

紫鉚屬Butea Suberecta（Dunn.）Blattet. 別名小豆花、紫梗藤

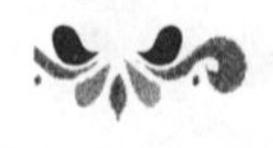

（思茅）。

2. 馬桂花：紫金牛科

酸藤果屬Embelia oblongifolia Hemsl. 長葉酸藤果（正）。別名木桂花、多脈信筒子（思茅）。

3. 鷓鴣菜：紅葉藻科

美舌藻屬Caloglossa leprieurii（Mont.）J. Ag. 美舌藻（正）。別名烏菜、魯地菜、岩頭菜，蛔蟲菜。分佈於中國福建、廣東沿海地帶。

4. 雞嗉子葉：山茱萸科

四照花屬 Dendrobenthamia capitata（Wall.）Hutch. 雞嗉果（正）。別名雞嗉子（曲靖、楚雄、昆明）。

5. 千金墜：列當科

丁座草屬Xylanche himalaica（Hk. f. et Thoms.）G. Beck. 西域丁座草（正），有小毒。別名蒙茯苓、大洋花七、無苗七、千斤墜（麗江）、一支臘（楚雄）。

6. 嘎剎攏（傣藥）：紫威科

美靈敦木屬Millingtonia hortensis L. f. 別名姊妹樹（思茅）。

7. 憨掌（傣藥）：蕁麻科

艾麻屬Laportea urentissima Gagn. 別名電樹、樹火麻（思茅）。

8. 戈嗎拉（傣藥）：藤黃科

藤黃屬Garcinia tinctoria（DC.）W. F. wight. 別名大葉藤黃、歪脖子果（思茅）。

9. 尖葉子：報春花科

排草屬Lysimachia ranlosa wall. 靈番草（正）。別名打蟲藥。

10. 柯羅（傣藥）：防己科

膏牛膽屬Tinospora crispa（L.）Miers. 別名綠包藤、癩漿包藤（思茅）。

11. 抱冬電（傣藥）：大戟科

斑籽屬Baliospermum effusum Pax et Hoffm. 別名微籽（思茅）。

12. 跳皮樹皮：術犀科

白蠟樹屬Fraxinus ferruginea Lingelsh. 別名鏽毛白槍桿（思茅）。

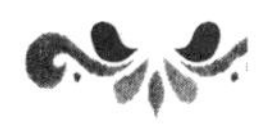

13. 馬利筋：蘿摩科

馬利筋屬Asclepias curassavica L. 別名金盞銀台、連生桂枝（思茅）。

14. 山白龍：楊柳科

揚屬Populus bonatii Levl. 圓葉楊。（正）。別名野白楊（麗江），響葉楊（大理）。

15. 疳積藥：敗醬草

Valeriana hardwickii Wall.

16. 山檳榔：唇形科

直管草屬Orthosiphon wulfenioides（Diels.）H. – M. 直管花（正）。別名山蘿蔔（玉溪）、化積藥（紅河）。

17. 大火草：菊科

大丁草屬Gerbera delavayi Fr. 別名牛耳朵火草、火草葉、背面白（玉溪）、白葉不翻，小一支箭，白頭翁、毛大丁草。我省滇中、滇東北，滇西北有分佈。

18. 驅蛔蟲草：報春花科

珍珠菜屬Lysimachia foenum graecum Hance. 別名驅蟲草，鬧蟲草，靈香草。雲南省滇東南至滇西一帶有分佈。

19. 痢止蒿：唇形科

筋骨草屬Ajuga forrestii Diels. 別名止痢蒿，筋骨草、痢疾草（麗江）。雲南省滇西北地方有分佈。

20. 綠珊瑚：檀香科

百蕊草屬Thesium longifolium Turcz. 長葉百蕊草（正）。別名山柏枝（紅河）、白風草，灑花一棵針、松毛參、一棵松、酒花，百蕊草、瑚瑚草（曲靖），酒仙草（玉溪），細須草。同屬植物西域百蕊草T. himasense Royle. 長花百蕊草T. longiflorum H. –M. 等均應用於臨床，效用相似。雲南省大部分地區有分佈。

21. 肥兒草：遠志科

遠志屬Polygala chinensis L. 別名疳積草（峨山）。

22. 地虎皮：苦苣苔科

旋蒴苣苔屬Boea hygrometrica（Bge.）R. Br. 別名還魂草（江

川）、地膏藥。

23. 蛇眼草：菊科

青木香屬Saussurea romuleifolia Franch. 線葉鳳毛菊（正）。別名粉草（曲靖）、大麻草、蛇箭、蛇咬草（麗江）、雨過天晴、大麻草、線葉鳳毛菊。分佈於雲南省滇中，滇西北、海拔2500至3200公尺的高寒山區。

24. 天門精：菊科

天名精屬Carpesium abrotanaides Linn. 天名精（正）。別名癩木樹、金挖耳草（《滇南本草》）。

十四、拔毒止癢類

1. 紅根：天南星科

掃若馬特屬Arisaema speciosum Mart. 劇毒。別名小獨腳蓮、見血飛、山半夏、長蟲包穀（文山）。雲南省滇東南地區有分佈。

2. 山埂菜：桔梗科

Lobelia davidi Franch. 別名大種半邊蓮。

3. 冷毒草：堇菜科

堇菜屬Viola diffusa Gig. 蔓莖堇菜（正）。別名扁擔挑（紅河）、黄瓜香，葡萄堇。雲南省各地均有分佈。

4. 風輪菜：唇形科

風輪菜屬Clinopodium polycephalum（Van.）C. Y. wu. et Hsuan. 多頭風輪菜（正）。別名蔓膽草、小益母草（大理）、走馬燈龍草（保山）、腳癬草（紅河）、夏苦草（曲靖）。

5. 玉簪花：百合科

玉簪屬Hosta plantaginea（Lam）Aschere. 玉簪（正）。

6. 節節寒：爵床科

爵床屬Justicia procumbans L. 爵床（正）。

7. 繡球防風：唇形科

繡球防風屬Leucas Ciliata Benth. 別名繡球草（楚雄），蜜蜂草（保山）、紫藥（紅河），買蒿（傣語音譯）、白花繡球草（傣意譯）。

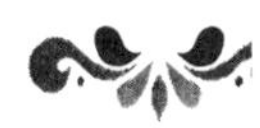

8. 花蟻蟲：鞘翅目隱翅目科

Paederus densipennis Bernh. 多毛隱翅蟲（正），有毒，禁內服。

9. 竹林標：蘿摩科

馬利筋屬Asclepias curassavica L. 馬利筋（正）。別名野辣子、金銀花（保山）。

10. 羯波羅香：龍腦香科

龍腦香屬Dipterocarpus turbinatus Gaertn. 別名埋狼滿癢（傣語音譯）、白央烏油樹（傣語意譯）。

11. 潺槁木薑子：樟科

木薑子屬Litsea glutinosa C B. Roxb. 別名埋迷聾（傣藥音譯）、粘皮樹（傣意譯）。

12. 糯米草：蕁麻科

蔓苧麻屬Memorialis hirta（B1.）wedd. 蔓苧麻（正）。別名小鐵箍（麗江）、小糵藥（楚雄）、小欖、小粘藥、紅頭帶（昆明）、九股牛（大理）、小拔毒散（玉溪）、小郎根（曲靖）、糯米藤、土加藤。雲南省各地均有分佈。

13. 老鴉蒜：石蒜科

石蒜屬Lycoris autea （L. Herit.）Herb. 有毒。別名獨蒜（玉溪）、野獨辣蒜（保山）、石蒜（曲靖）、老鴉蒜（麗江）、龍爪花、忽地笑，金燈花，千張紙、大獨蒜（昆明）。

14. 老鸛草：攏牛兒苗科

老鶴草屬Geranium robertianum L. 別名老官草、五葉草（昆明）、水藥（東川）、雇紙（臨滄）、狗腳血竭（玉溪）、野麻（紅河），白花地丁（臨滄）、五瓣草（麗江）· 貓腳跡。雲南省各地均有分佈。

15. 灰挑菜：藜科

Chenopodium album Linn. 別名灰汞菜、灰條菜、灰挑銀粉萊、灰灰菜。雲南省滇中及金沙江流域有分佈。

16. 金鳳花：鳳仙花科

鳳仙花屬Impatiens balsamina L. 金風子（江川、通海）、指甲花（昆明、通海）、急性子（通海、玉溪、江川）、水金風（昆

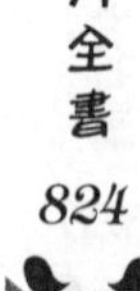

明）。

17. 九子連：葡萄科

崖藤屬Tetrastigma obtectum（Wa11.）p1. 別名小九節鈴、小母豬藤，紅藤、小烏龜（麗江）。

18. 地皮消：爵床科

蘆莉草屬Ruellia drymophila（Diele.）Hand. – Mazz. 別名地皮膠、刀口藥、蛆藥、一掃光。在雲南省滇中地區有分佈。

19. 腳癬草：大戟科

大戟屬Euphorba hirta L. 飛揚草（正）。別名大飛揚、大乳汁草、奶子草、九歪草、牙那猛（傣語名）。雲南省大部分地區有分佈。

20. 癡樞得（彝藥）：麂科

小麂動物Muntiacus reevesi Ogilby. 別名麂角、大趕藥（楚雄）。

21. 水馬桑：馬桑科

馬桑屬Coriania sinica Maxim. 有毒。別名水麻桑、野馬桑、馬桑、青蛙果。雲南省大部份地區有分佈。

22. 蛇牙草：蓼科

蓼屬Polygonum perfoliatum L. 穿葉蓼（正）。別名貓爪刺（紅河）。

23. 天生草：百合科

鷺鷥蘭屬Diuranthera minor（C. H. wright）Hems. 小鷺鷥蘭（正）。別名漏蘆、山韭菜（昆明）、蛇咬草（麗江）。

24. 鞭打繡球：玄參科

羊膜草屬Hemiphragma heterophyllum Wall. 別名小紅豆、地草果（東川）、雀臥丹、冰盤擺果（保山）、頭頂一顆珠（楚雄）、紅豆草、抓地虎（大理）、佛頂珠（思茅）、龍袍玉帶（臨滄）、地胡椒（昭通）、金鉤如意（曲靖）、地紅參、紅豆子草、活血丹、四季草、朋換葉。雲南省各地都有分佈。

25. 迎春花：木樨科

索馨屬Jasminum nudiflorum Lindl. 別名金梅花（楚雄、保山）、陽春柳（紅河）、迎春柳（江川）。

26. 瓦花：景天科

景天屬Sadum multicaule Wall. 滇瓦花（正）。別名瓦松（楚雄，玉溪）、石花、石根（麗江）、佛指甲（麗江、楚雄）、九頭獅子草、岩如意（曲靖）。雲南省大部分地區均有分佈。

27. 五除葉：芸香科

吳茱萸屬Evodia trichotoma（Lour.）Pierre. 別名山吳芋、大漆王葉（思茅）。

28. 芙蓉花：錦葵科

木槿屬Hibiscus mutabilis Linn. 木芙蓉（正）。別名老熊花（峨山）、豹子眼睛花（微江）、片掌花，芙蓉、木芙蓉、清涼膏、清露散、鐵箍散（《滇南本草》）。雲南省滇中、滇西及滇南有分佈。

29. 黑果：薔薇科

小石秧屬Osteomeles schwerinae C. Schndr. 別名糊黑豆（微江）、棱花果樹（易門）、馬屎果（江川）、蒿葉子（玉溪）、黑果根（峨山）。

30. 小荃麻：蕁麻科

蕁麻屬Urtica angustifolia Fisch. 別名細蕁麻、錢麻。產於雲南省滇中和滇西北地方。另有同屬植物雲南蕁庥Uriica mairei Le'vl. 其性效相似，亦入藥，雲南省大部分地區均有分佈。

31. 雞糠樹：木樨科

白蠟樹屬Fraxinus chinensis Roxb. 別名見水蘭（思茅）。

32. 生肌散：爵床科

紫雲菜屬Strobilanthes sp.

33. 馬豆草：蝶形花科

蠶豆屬Papilionaceae vicia Sativa L. 救荒野豌豆（正）。別名野菜豆（雲南）、翅搖、田蠶豆、大巢菜、野豌豆（《滇南本草》）。雲南省大部分地區有分佈。

34. 山大黃：箭根薯科

箭根薯屬Tacca esquirolii（Levl.）Rehd別名黑冬葉、箐大黃（思茅）。

十五、麻醉鎮痛類

1. 七厘散：茄科

莨菪屬Scoplia tangutica Maxim. 唐古特莨菪（正），劇毒。別名搜山虎，五虎下西山（昭通）、無慈、瘋藥（麗江）。產於雲南省中甸，德欽等地。

2. 八角楓：八角楓科

八角楓屬Alangium chinense（Lour.）Rehd. 華瓜木（正），大毒。別名白龍鬚、大力丸（玉溪、曲靖、紅河）、山蛤風（玉溪）、白金條（側根名）、白龍鬚（鬚狀根名）、八角王、八角梧桐，八角將軍、割舌羅、五角楓、野羅桐、花冠木、大風藥。分佈於中國遼寧，河北，山西、安徽、浙江、江西、福建、河南、湖北、湖南、四川、貴州、雲南等省及台灣。

3. 小銅錘：菊科

金紐扣屬Spilanthes callimorpha A. H. Moore。美形金紐扣（正），小毒。別名過海龍、黃花草（紅河）、銅錘草、遍地紅（玉溪、思茅）、烏龍過江（曲靖）、小麻藥（文山、思茅）、過海龍、紅銅水草、散血草、黃花草、遍地紅（《雲南中草藥選》）。分佈於雲南省滇東、滇南、滇西等地。

4. 小白撐：毛莨科

烏頭屬Aconitum bullatifolium Le'V1. 皺葉烏頭（正），劇毒。別名黃臘一枝蒿（昭通）、泡葉烏頭。分佈於雲南省滇中，滇東北等地。

5. 大麻藥；豆科

扁豆屬Dolichos falcata Klein. 鐮果扁豆（正），有毒。別名麻裏麻（紅河）、麻三段（思茅）、百葉百步還陽（保山）、鐮葉山扁豆，山豆根、三極方、野飯豆根。分佈於中國廣東、海南和雲南等省。雲南省分佈於滇南、滇中、滇西南地區。

6. 蘭分三：茄科

東莨菪屬Scopolia Iurida Duaal.（Anisodusluridus Link. et Otto.）喜馬拉雅東莨菪（正），劇毒。別名莨菪（麗江）、山茄子、大搜山

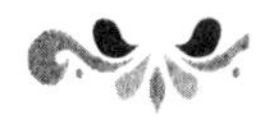

虎、山野煙（昆明）、藏茄。分佈於雲南省滇西北和滇東北高寒山區，本品主要含東莨菪鹼。

7. 雪上一枝蒿：毛茛科

烏頭屬Aconitulm brachypodum Diels. var. 1axiflorum Fletcher. et Lausner. 劇毒。別名一枝蒿、雪上一枝蒿（麗江）、短柄烏頭。雲南省滇東北，滇中及滇西北各高山有分佈。

8. 紫花曼陀羅：茄科

曼陀羅屬Datura fastuosa L. 壯麗曼陀羅（正），劇毒。別名金盤棒荔枝（保山）。本品主要成分為東莨菪堿。

9. 狗核桃：茄科

曼陀羅屬Datura stramonium L. 曼陀羅（正）、毛曼陀羅D. innoxia Mill. 及白花曼陀羅D. mete L. 的花、葉及種子，劇毒。別名天生青、一股箭（紅河）、曼陀羅（保山）、洋金花、羊驚花、山茄花、風茄花、醉仙桃、大喇叭花、假荔枝、鬼核桃、狗核桃、龍蛋草。分佈於中國長江以南各省區。雲南省各地均產。

10. 向陽花：茄科

曼陀茄屬Mandragora caulescens C. B. Clarke. 曼陀茄（正），有毒。別名天上一枝龍、野洋芋、曼陀茄、茄參。

11. 搜山虎：茄科

阿托屬Atropanthe sinensis（Hemsl.）Pascher. 劇毒。

12. 草烏：毛莨

科烏頭屬Aconitum Vilmorinianum Komoror. 黃草烏（正），劇毒。別名大草烏（曲靖）、黃草烏、昆明堵喇。雲南省滇中、滇西、滇東北地區有分佈。

13. 小草烏：毛莨科

飛燕草屬Delphinium delavayi Franch. 德氏飛燕草（正），有毒。別名細草烏（紅河）、雞足草烏（曲靖、昆明）、羅高（彝藥名）。雲南省滇中、滇西、滇西北、滇東北地區有分佈。飛燕草屬在雲南省藥用者尚有大衛飛燕草、雲南飛燕草等。本品主要含飛燕草鹼、類風燕草鹼等。

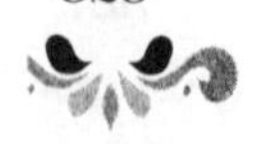

14. 小棕包：百合科

藜蘆屬Varatum Stenophyllum Diels. 狹葉藜蘆（正），劇毒。別名天蒜（保山）、千張紙（曲靖）、大力王（東川）、一百號、楚雄一百號（楚雄）、小藜蘆、翻天印、人頭髮、小蛆藥（昆明）、披麻草。同屬植物大理藜蘆Veratrum taliense Loesm. 亦應用於臨床。分佈於雲南省滇中、滇西地區。

15. 飛天蜈蚣：菊科

蓍草屬 Achillea Wilsoniana（Heimerl.）Heimerl. 西南蓍草（正），劇毒。別名一枝蒿、茅草一枝蒿（昭通）、刀口藥、刀口傷皮（文山）、細楊柳、蒿子跌打（思茅），四亂蒿（紅河）、蜈蚣草（麗江）、白花一枝蒿、蜈蚣草、亂頭髮、千葉蓍。雲南省滇中、滇東北、滇西北地方有分佈。

16. 白花矮陀：楝科

地黃蓮屬Munronia henryi Harme. 思茅地黃蓮（正），小毒。別名白花矮陀陀（玉溪）、七匹散（臨滄）、金絲岩陀、土黃蓮（思茅）、小野椒（元江）。雲南省滇南、滇東南地區有分佈。

17. 金葉子：石南科

克檑木屬Craibiodendron yunnanenesW. W. Sm. 雲南克檑木（正）。別名風姑娘（昆明）、馬蝨子草（保山）、鬧羊花（玉溪）、勞傷葉、麻蝨子、補骨靈。雲南省滇中、滇西地區有分佈。

18. 金鐵鎖（正）：石竹 科

金鐵鎖屬Psammosilene tunicoides W. C. Wu et C. Y. Wu. 有毒。別名金絲矮陀陀、獨定子，獨釘子（昆明）、蜈蚣七、對葉七（麗江）、白馬分鬢（保山）、麻參（紅河）、百步穿楊、穿石甲、爬地蜈蚣。分佈於中國貴州和雲南等省。雲南省滇西北及滇中地區均產。

19. 滇白前：石竹科

女婁菜屬 Melandrium viscidulum（Bur. et Fr.）Wjlliamavar. szechuanensis（Williams）H－M. 四川稍粘女婁菜（正）。別名瓦草（昆明）、大牛膝、瓦草參（思茅）、九大牛（紅河）\白前（曲靖）、青骨藤，大白七、九股牛（怒江）、搬倒甑（永勝）、金柴胡（麗江）。雲南省滇中、滇西、滇南地區有分佈。

20. 九子：百合科

假百合屬 Nothelirion macrophyllum（D. Don）Boiss. 太白米（正），有毒。雲南省滇東北、滇西北有分佈。

21. 三百棒：菊科

三七屬Gynura divaricata（L.）DC. 白背三七（正），有毒。別名地滾子、大救駕、百步還陽（昭通）、石三七（紅河）、樹三七（保山）。主產雲南省昭通，另外各地有栽培。

22. 紫金龍：紫堇科

指葉紫堇屬Dactylicapnos scandensCHK. f. et Thoms. 攀援指葉紫堇（正），大毒。別名黑牛夕、川山七（大理）、串枝蓮（臨滄）、烏給女（彝藥名）、豌豆跌打、大麻藥（思茅）、分佈於中國雲南省及西藏自治區。雲南省滇南、滇西地區有分佈。

23. 桂花跌打：瑞香科

毛花瑞香屬Eriosolena involucrata（Wall.）van. Tieghen. 有毒。別名桂花葉子蘭（思茅）、千年不落葉、矮陀陀（楚雄），阿羅把羅基（彝藥名）。

24. 錫生藤：防己科

錫生藤屬Cissampelos pareira L. 別名牙昏嚕（傣藥名）。

25. 黑骨頭：羅摩科

杠柳屬Periploca forrestii Schechter. 飛仙藤（正），有毒。別名小黑牛（楚雄）、青蛇膽，柳葉莢（昆明）、青香藤（昭通）、奶漿藤（保山）、青色丹、黑龍骨、青風藤（大理）、達風藤、黑骨藤、還陽草、追風草。雲南省大部地區有分佈。

26. 鐵羅漢：毛茛科

烏頭屬Aconitum changranum W. T. Wang，大毒。

27. 黃花杜鵑：杜鵑花科

杜鵑屬Rhododendron anthopogonoides Maxim. 烈香杜鵑（正），有毒。別名小葉枇杷、烈香杜鵑、三錢三、一杯倒、八里麻、毛老虎、六軸子（果實）。分佈於中國江蘇、浙江、江西、福建、河南、湖北、湖南、廣西、廣東、四川和雲南等省區。

28. 白花丹（正）：藍雪科

藍雪屬Plumbogo zeylanica L. 別名棉白花、日見效（元江）、白花舒筋（通海）、白花矮陀陀（峨山、新平）、金不換、鑽地風（思茅）、畢別罕（傣藥名）、白雪花、白皂藥、一見消、假茉莉、猛老虎、白花九股牛、白花樓根、鬱蔬（彝藥名）。分佈於中國南部各省區。雲南省滇南、滇西、滇西南地區有分佈。

十六、舒筋接骨類

1. 大接骨丹：叨裏木科

鞘柄木屬Torricellia angulata Oliv. var. intermedia（Harms.）Hu. 裂葉鞘。柄木（叨裏木）（正）。別名接骨草樹（文山）、接骨丹（曲靖）、呀門（保山）、大接骨（大理、保山）、大接骨丹（文山、紅河、昭通）、水冬瓜（昭通）、椴根叨裏木、象耳朵。分佈於中國湖北、四川、雲南等省，雲南省分佈於滇中、滇西北、滇東北等地，滇西南另有接骨丹Torricellia tiliaefolia DC. 與本品性效相同。

2. 大紅毛葉：梧桐科

翅子樹屬Pterospermum grandeCraib. 大翅子樹（正），小毒。別名大鉤藤時（玉溪）、大巴巴葉（思茅）。

3. 大九節鈴：葡萄科

酸飲藤屬Ampelocissus artemisiaefolia P1. 艾葉酸飲藤（正），小毒。別名牛角天麻、銅皮鐵箍（麗江）。

4. 小接骨丹：忍冬科

接骨木屬Sambucus sieboldiana B1. 接骨木（正）。別名接骨丹（楚雄）、樹五加（大理）、接骨散（曲靖）、大五加（保山）、小接骨丹（紅河、文山）、接骨木（麗江）。

5. 小筋骨藤：龍膽科

雙蝴蝶屬Crawfurdia luteo-virid-isC. B. Clarke. 黃綠花雙蝴蝶（正）。別名小黃鱔藤（昭通）。

6. 小被單草：石竹科

狗筋蔓屬Cucubalus baccifer L. 狗筋蔓（正）。別名水筋骨（曲

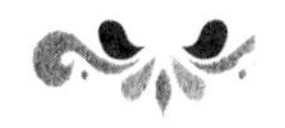

靖）、白莫則取熱（哈尼語）、高果果鳥（紅河）、九股牛七（臨滄）、白牛夕（保山）、長深根（文山）、稱筋散（思茅）、九股牛、王不留行（麗江）。

7. 七葉一把傘

樟樹黃肉楠屬Actinodaphne obovata Bl. 倒卵葉六駁（正）。

8. 岩角：蘭科

通蘭屬Thunia marshalliana Reichenb. f. 通蘭（正），小毒。別名岩筍（思茅、保山、臨滄）、石竹子（紅河）、石筍、通蘭。雲南省滇西、滇中、滇南、滇西南地區有分佈。

9. 接骨樹：馬鞭草科

腐婢屬Premne szemaoensis Pei. 思茅腐婢（正）。別名綠澤蘭、類梧桐、螞蟻鼓堆樹、戳皮樹（思茅）。雲南省滇南地區有分佈。

10. 黃秋葵：錦葵科

黃葵屬Abelmoschus manihot （L.）Wedicus. 別名野棉花（紅河、文山）、火炮藥、卡片花、大蘇子（紅河）、黃花麻（曲靖）、黃芙蓉（保山）、玄麻（文山）、豹子眼睛花，竹芙蓉，葬面花，大粘薊（昆明）、辛麻。雲南省各地有分佈。

11. 糯芋：柳葉萊科

柳蘭屬Chamaenerion angustifolium（L.）Scop. 柳蘭（正），小毒。別名狹葉柳蘭。雲南省滇西北地區有分佈。

12. 樹頭髮：珊瑚菌科

龍鬚菌屬Pterula umbrinella Bres. 黑龍鬚菌（正）。別名黑龍鬚、銀頭髮（麗江）。雲南省滇西北海拔3800公尺以上高山地帶有分佈。

13. 鋸葉竹節樹：紅樹科

竹節樹屬Carallia diplopetala-H. M. 別名葉上花（思茅）。

14. 鐵草鞋：蘿摩科

球蘭屬Hoya longipandurata W. T. Wang. 長琴葉球蘭（正）。別名豆瓣綠（臨滄）、岩漿草（大理）。

15. 豆葉七：景天科

景天屬Sedum valerianoides Diels. 纈草狀景天（正）。別名豆葉

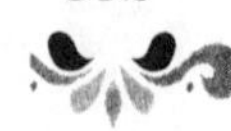

狼毒（楚雄）、三台觀音、鐵腳蓮、金剪刀（昭通）、蠶豆七（麗江）。

16. 杉松；松科

油杉屬Keteleeria evelyniana Mast. 雲南油杉（正）。別名松殼絡樹（思茅），杉羅松（元江、通海），沙松樹（華寧、微江）。

17. 滾山蟲：球馬陸科

球馬陸屬Glomeris nipponica Kishida. 滾出珠馬陸（正）。別名地羅漢、滾山珠（大理）。雲南省各地均有分佈。

18. 打不死：景天科

落地生根屬Bryophyllum pinnatum （L.）Kurz. 落地生根（正），小毒。別名打不死草（楚雄）、火煉丹（保山）、接骨草（玉溪）、落地生根（紅河）。

19. 鐵線草：禾本科

絆根草屬Cynodon dactylon（L.）pors. 狗牙根（正）。別名輔地草、絆根草（昆明）。

20. 連線草：唇形科

連線草屬Glechoma hederacea L. 別名透骨消、活血丹（昭通）。

21. 蛇毒藥：五味子科

五味子屬Schisandra propinqua（Wall.）HKet ThomS Var intermedia A. C. Sm. 中間型黃龍藤（正）。別名鐵骨散、小紅袍、岩青葉、拔毒散（保山）、大紅袍（臨滄）。

22. 蛇退：百合科

蜘蛛抱蛋屬Aspidistra lurida Ker Gawl. 褐黃蜘蛛抱蛋（正）。別名俞蓮（臨滄）、賒羅姐（彝藥名）、蜈蚣草、蛇退草（楚雄）、棕巴葉（思茅）、保歪留（傣藥名）。

23. 半架牛：蘿摩科

白葉藤屬Cryptolepis buchanani Roemet Schult. 白葉藤（正）。別名白都宗、大暗消（紅河）、白漿藤（臨滄）。

24. 水冬瓜樹皮：樺木科

赤楊屬Alnus nepalensis D. Don. 旱冬瓜（正）。別名榿木樹（保山）。

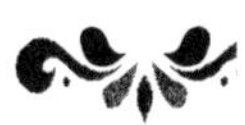

25. 刺老包：五加科

忽木屬Aralia chinensis L. 忽木（正）。別名雀不站（曲靖、玉溪）、黑龍皮（麗江）、刺木通、刺椿、刺頭菜。雲南省各地均有分佈，同屬植物光葉木忽A. chinensis L. var. nuda Nakai. 功效與本品相同。

26. 紫綠果根：紫金牛科

朱砂根屬Ardisia maculosa Mez. 多斑紫金牛（正）。別名珍珠傘、小羅傘（保山）、天青地紅（臨滄）。

27. 掉毛草：衛茅科

雷公藤屬Tripterygium hypoglaucum（Le'v1.）Hutch. 昆明山海棠（正），小毒。別名紫金皮（紅河）、胖關藤（曲靖）、火把花（臨滄），紫金藤、雷公藤（思茅）、昆明山海棠、火把花。雲南省各地均有分佈。

28. 毛葉藤仲：夾竹桃科

鹿角藤屬Chonemorpha valvata Chatterjee. 別名大葉鹿角藤、藤仲（思茅）、剎抱龍喃（傣藥名）、土杜仲（保山）、大杜仲（大理）、銀絲杜仲（臨滄）。

29. 槍花藥：葡萄科

蛇葡萄屬Ampelopsis delavayana P1. 蛇葡萄（正）。別名五爪金、綠葡萄（思茅）、嘿宗晦魏（傣藥名）、玉葡萄（昆明、大理）、耳墜果（昆明）、金剛散（大理）。

30. 野葡萄：葡萄科

蛇葡萄屬Ampelopsis brevipeduncnlata（Maxim.）Koehne. 別名細葡萄（思茅）。

31. 青龍跌打：葡萄科

白粉藤屬Cissus repens（W. etA.）Lam. 別名飛龍接骨（思茅）。

32. 合罕郎（傣藥名）：豆科

雞血藤屬M illettia leptobotrya Dunn。別名葛根跌打（思茅）。

33. 剎抱龍（傣藥名）：夾竹桃科

比蒙藤屬Beaumontia-grandiflora Wall. 別名炮彈果、大花清明花

（思茅）。

34. 樹仲：樟科

木薑子屬Litsea glutinosa C. B. Roxb. 別名潺槁（思茅）。

35. 虎尾草：紫金牛科

酸藤果屬Embelia Parviflora Wall. 當歸藤（正）。別名小花信筒子（思茅）。

36. 爬樹龍：天南星科

麒麟尾屬 Epipremnum pinnatum（L.）pinua tum. 別名麒麟葉（思茅）、捂帥（傣語音譯）。

37. 白毛蛇：骨碎補科

陰石蕨屬（Humata）tyermanni Moore陰石蕨（正）。別名樹蕨蕨（紅河）。

38. 雙果草：玄参科

婆婆納屬Veronica persica Poir. 婆婆納（正）。別名小接骨草、小燈籠草（昭通）。

39. 法羅喜（彝藥名）：杜鵑花科

樹蘿蔔屬Agapetes laccei Craiblaeei. 別名岩龍香、柳葉樹蘿蔔（楚雄）。

40. 冬青葉：樟科

Machilus yunnanensis Lecte. var. Dulouxii Lecbe. 別名凍青葉（昆明）。

41. 豆瓣如意：胡椒科

椒草屬Peperomia reflexa（L. f.）A. Dietr. 豆瓣綠（正）。別名石上開花、四塊瓦（玉溪）、客階（紅河）、岩花（保山）、石上瓦漿（大理）、豆辮如意草、岩豆瓣、一炷香（思茅）。

42. 紫燕草：山埂菜科

山埂菜屬Lobelia hybrida C. Y. Wu. 雜種大將軍（正）。

43. 蜈蚣刺：芸香科

花椒屬Zanthoxylum mujltijugum Franch. 別名止血丹、馬膠根、接骨藥（紅河）、見血飛（昭通），蜈蚣藤（昆明）。

44. 木槿花：錦葵科

木槿屬Hibiscus syriacus L. 木槿（正）。別名木葵花（麗江）、蘺障花、清明籬、白飯花、雞肉花、豬油花、朝開暮落花、分佈於中國遼寧、河北、陝西，甘肅、寧夏、山東、江蘇、浙江、江西，福建、河南、湖北、湖南、廣西、廣東、四川、貴州、雲南及西藏等省區。

45. 狗鬧花：馬錢科

胡蔓藤屬Celsemium elegans Benth. 鉤吻（正），大毒。別名斷腸草（思茅）、文大海（傣藥名）、胡蔓藤、鉤吻。雲南省滇南、滇東南、滇西地區有分佈。

46. 岩陀

虎耳草鬼燈檠屬Rodgersia sambucifolia Hemsl. 檠岩托（正）。別名毛青紅（昭通）、棗兒紅（曲靖）、九葉岩托（麗江）。麗江另產一種岩陀羽葉鬼燈檠R. Pinnata Franch. 其功效與本品相似。

47. 糯白芨：蘭科

獨蒜蘭屬Pleione yunnanensis （Rolfe.）滇獨菜蘭（正）。別名獨葉白芨、小白芨（玉溪）、白芨（昆明、東川）、雲南省除滇南濕熱地帶外，全省各地均有分佈。

十七、燒傷燙傷類

1. 樹皮：薔薇科

移衣屬Docynia delavayi（Fr.）Schneid. 別名酸多李皮（麗江）。

2. 亞泵礴（傣藥名）：鼠李科

嘴簽署Gouania leptostach-youDC. 大苞礴簽（正）。別名下果藤（思茅），又作亞奔波（傣藥名）、嘴簽。雲南省滇南地區有分佈。

3. 貨郎果樹皮：漆樹科

南酸棗樹屬Choerospondias axillaris（Roxb.）Burtt. et Hill 南酸棗（正）。別名五眼果、四眼果、酸棗樹、連麻樹、山棗樹、鼻涕果。分佈於中國浙江、福建、湖北、湖南、廣西、廣東、貴州、雲南等省區。

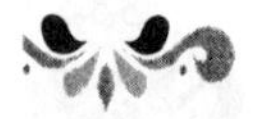

4. 緬棗樹皮：鼠李科

棗屬Zizyphus mauritiana Lam. 別名酸棗（思茅）、嗎點（傣藥名）。

5. 赤火繩：梧桐科

火繩樹屬Eriolaena malvacea（Le'vl.）H.–M. 別名引火繩（紅河）。

6. 六雞苦七（彝藥）：景天科

景天屬Sedum lineare Thunb. 指甲草（正）。別名指甲草、鐵指甲、佛甲草、岩地丁（楚雄）。

7. 石骨丹：蕁麻科

藤麻屬Procris wightiana Wall. ex Wodd. 別名眼睛草、望北京（文山）。

8. 松羅：松羅科

松羅屬Usnea longissima Ach. 別名順風瓢、樹鬍子、樹木衣（麗江）。

十八、祛風濕類

1. 大伸筋：五味子科

五味子屬Schisandra micrantha A. C. Sm. 小花五味子（正）。別名紅九股牛（易門）、紅香血藤（微江）、伸筋（通海、華寧）。

2. 三角楓：五加科

常春藤屬Hedera nepalensis K. ko – CH var. sinensis（Tobl.）Rehd. 常春藤（正）。別名楓葉（保山）、風藤、爬樹龍（曲靖）、白杜仲（臨滄）、爬山虎（東川）、岩筋（麗江）。

3. 滿山香（小五香血藤）：五味子科

五味子屬Schisandra lancifolia（Rehd. et Wils）A. C. Sm. 披針葉五味子（正）。別名香石藤、吊吊香、滿山香、小密細藤、南五味子（思茅）、小血藤（紅河）、黃袍（保山）、五香血藤（微江、峨山）、滑藤（峨山），五香藤（玉溪、易門）、爬岩香、五香血藤（昆明）。同屬植物黃龍藤S. propinqua（Wall.）HK. f. et Thoms；楔形花藥五味子S. sphenanthera R. el W. 等功效與本品相似。

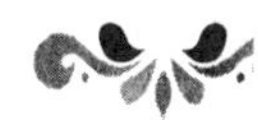

4. 紅花紫金標：藍雷科

角柱花屬Ceratostigma minus Stapf. 小角柱花（正），有毒。別名九結蓮（曲靖）、紫金標（昆明、曲靖）、對節蘭（紅河）、藍花岩陀（保山）。

5. 柳葉見血飛：毛莨科

鐵線蓮屬Clematis quinquefoliolata Hutch. 別名血見愁、大花木通、見血飛（玉溪）、大舒筋活血（紅河）。

6. 三爪龍：葡萄科

崖爬藤屬Tetrastigma yunnanensis Gagn. var. triphyllum Gagn. 滇崖爬藤（正）。別名爬樹龍（紅河）。

7. 五爪金龍：葡萄科

崖爬藤屬Tetrastigma hypoglaucu planch. 狹葉崖爬藤（正）。別名燈龍草（玉溪）、小紅藤（大理）、五虎下西山（臨滄）、雷里高（紅河）、小五爪金龍（曲靖、東川、麗江）、五爪龍（紅河、思茅、玉溪、保山）、小五爪龍（麗江）、月烏雞（彝藥名）。分佈於中國四川、雲南等省。

8. 鑽地風：薔薇科

懸鉤子屬Rubus obcordatus Fr. 黃鹿（正）。別名紅鎖莓、大紅黃泡葉（思茅）、烏泡、黃泡，黃泡刺、黃米泡根（元江、華寧、江川、玉溪）。

9. 小伸筋草：玄參科

短冠草屬Sopubia trifida Buch. Ham. 短冠草（正）。

10. 飛龍掌血（正）：芸香科

飛龍掌血屬Toddalia asiatica（L.）Lam. 別名見血飛（紅河、昭通）、白見血飛（曲靖）、黃大金根（紅河）、小格藤（臨滄）、血棒頭（保山）、飛龍展血（昆明）、大救駕，三百棒、下山虎、勒鉤、走筋買、溪椒、三加。分佈於中國陝西、甘肅、浙江、江西、福建、湖北、湖南、廣西、廣東、四川、貴州、雲南等省及台灣。

11. 土千年健：越桔科

烏飯樹屬Vaccinium fragile Fr. 毛葉烏飯（正）。別名千年矮（玉

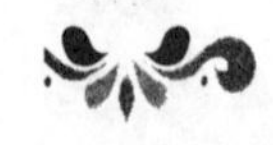

溪、昆明）、烏飯果（昆明、曲靖、麗江）、老鴰牙（楚雄）、冷飯果（昆明）、沙湯果（曲靖），老鴉眼睛草、純陽子（麗江）、黑果果葉、米飯果、老鴉泡（《滇南本草》）。雲南省大部分地區有分佈。

12. 梅丢（傣藥名）：桑科

拓樹屬Cudrania cochinchinesis（Lour.）Kudo. et Masam. 構棘芝（正）。別名畏芝、千層皮、牛頭刺（思茅）、阿公公孫、牛丁子樹（紅河）。

13. 思茅松：松科

松屬Pinus szemaoensis cheng. et Lau. 別名松樹（思茅）、埋便（傣藥音譯）、獨成村樹（傣意譯）。

14. 牙千哈（傣藥）：百合科

開口箭屬Tupistra wattiiHK. f. 別名岩七、開口劍（思茅）。

15. 花斑葉：葡萄科

白粉藤屬Cissus discolor B1 別名糞蟲葉（思茅）。

16. 尾們（彝藥名）：玄參科

毛蕊花屬Verbascum thapsus L. 毛蕊草（正）。別名狼尾巴、大毛葉、海綿蒲、一炷香、毒魚草、牛耳草，虎尾鞭（楚雄）。

17. 被嘎（彝藥名）：天南星科

半夏屬Pinellia cordataN. E. Brown. 滴水珠（正）。別名岩芋、滴水芋、一滴珠、一粒珠、石半夏、制蛇子、蛇珠（楚雄）、石蜘蛛、獨龍珠、岩芋。分佈於中國長江以南各省區。

18. 思諾祁（彝藥名）：苦苣苔科

長蒴苣苔屬Didymocarpus yunnanensis（Franch.）C. E. C. Fisch. 別名新香草、新地生、石上蓮（楚雄）。

19. 娘格尼帕（彝藥名）：薔薇科

石楠屬Photinia parvfolia（Pritz）Schneid. 小葉石楠（正）。別名小石南藤、牛筋木、牛李子、山紅子、棒頭果、棒梨子（楚雄）。

20. 汝無糯雞：金粟蘭科

草珊瑚屬Sarcandra hainanensis（pei）Swamyet Bailey. 別名山羊耳、勞傷藥、接骨草、大疙瘩（楚雄）。

21. 丕菜跌打：百合科

萱草屬Hemerocallis plicata Stapf. 別名山丕菜（思茅）。

22. 透骨草：杜鵑花科

白珠樹屬Gaultheria yunnanensis（Lr.）Reha. 滇白珠（正）。別名九裏香、洗澡葉（紅河）、芳香葉（保山）、透骨消、透骨香（昆明）、小透骨草、借麥囟（彝藥名），滇白珠、老鴉泡（楚雄）、滿天香、響炮葉、地檀香（麗江）、鑽骨風、冬綠樹、分佈於中國江西、廣東、四川、貴州、雲南等省。

23. 四塊瓦：金粟蘭科

金粟蘭屬chloranthus holostegius（H. – M.）pei. et Shan. 別名黑細辛（思茅）、土細辛（保山、臨滄）、四大天王、平頭細辛、四大金剛。雲南省大部分地區有分佈。

24. 樹蘿蔔：烏飯樹科

樹蘿蔔屬Agapetes mannii Hemsl. 白花樹蘿蔔（正）。別名小葉受楠（思茅）、石蘿蔔。雲南省滇南、滇西南地區有分佈。

25. 樹茭瓜：蘭科

芋蘭屬Cymbium perdulum（Roxb.）SW. 別名虎頭蘭（思茅）。

26. 墜千斤：蘭科

芋蘭屬Nervilia fordii（Hance.）schlechter. 別名鐵帽子、山米子（思芽）。

27. 八仙過海：天南星科

隱棒花屬Cryptoryne spiralis（Retz.）Fisch. ex wydler. 隱棒花（正）。別名隱棒花（思茅）。

28. 蒿葉跌打：胡椒科

胡椒屬Piper sp. 別名細蘆子（思茅）。

29. 歪葉子蘭：胡椒科

胡椒屬Piper boehmerifolium var. tonkinensis C. DC. 別名小麻疙瘩（思芽）。

30. 海木：楝科

鷓鴣花屬Heynea trijuga Roxb. 鷓鴣花（正）。別名雞波（思茅）。

31. 鐵核桃樹：山茶科

大頭茶屬Gordonia axillaris CD. Don. Dietr. 大頭茶（正）。別名羊咪樹（紅河）。

32. 藤三七：落葵科

落葵薯屬Boussingaultia gracilis Miers. vat. pseudobaselloides Bailey. 落葵（正）。別名藤子三七（思茅）、串枝蓮（麗江）、金錢珠（玉溪）、白虎下須、十年不幹（臨滄）、土三七（保山）、寸金丹（曲靖）、年藤、粘藤（雲南）、蕎菜七。雲南省各地有栽培。

33. 螳螂跌打：天南星科

藤桔屬Pothos sccandens L. 別名石柑子、硬骨散（思茅）。

34. 螃蟹腳：解寄生科

解寄生屬Viscum articulatum Burm. 別名解寄生（思茅）。

35. 換骨筋：衛矛科

衛矛屬Eronymus fortunei （Turcz.）H－M. 別名藤衛茅（思茅）。

36. 箐跌打：菊科

三七屬Cynura cusimbum（D. Don）S. moore. 別名石頭萊（思茅）。

37. 岩參：苦苣苔科

吊石苣苔屬Lysionotus pauciflorus Maxim. 疏花、石吊蘭（正）。別名石豇豆（文山、紅河）、石薑豆（昭通）、石吊蘭、石光棍（思茅）。

38. 水豆瓣：千屈菜科

水松草屬Rotala rotundifolia（Roxb.）Koeh. 別名紅格草、圓葉節節草（思茅）。

39. 小藍雪：藍雪科

角柱花屬Ceratostigma minus Sta Pf. 別名對節藍、葉葉藍、九節力、風濕草、紫金標、鐵獅岩托、藍花岩托。雲南省滇東北、滇中、滇西、滇西北地方有分佈。

40. 過江龍：石鬆科

Lycopodium complanatum Linn. 別名鋪地虎、地蜈蚣、地刷子、

掃天晴明草、舒筋草、鳳尾草、鳳凰草（《滇南本草》）。雲南省大部分地區有分佈。

41. 蕨及花；玄參科

Pedicularis rex C. B. Clarke. 別名衰衣草、燈檯草（昆明）。

42. 芭樂：桃金娘科

芭樂屬Psidium guajava L. 別名番稔、花稔、雞屎果、廣石榴、番桃葉、麻裏杆、椒桃、緬桃、餃子果。雲南省滇東南、滇南、滇西南地區有分佈。

43. 獼猴桃：獼猴桃科

獼猴桃屬Actinidia chinensis planch. 獼猴桃（正）。別名楊桃（曲靖），藤梨、白毛桃、毛梨子。分佈於陝西、浙江、江西、福建、河南、湖北、湖南、廣西、廣東、四川、貴州和雲南等省區。

44. 喜樹（正）：珙砽科

旱蓮屬Captotheca acuminataDecne. 別名千張樹、水桐樹、旱蓮木。分佈於中國長江流域及西南各省，臺灣、廣西等地亦產。

45. 美登木：衛茅科

Maytenus hookeri Loes. 別名蜜花美登木、廣西美登木。

46. 猴菇菌：齒菌科

猴頭菌屬Herium erinacus（Bal1. ex Fr.）pers. 別名刺蝟菌、蝟菌、猴頭菌。

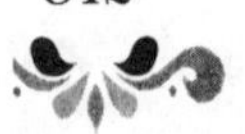

彩色圖解太極武術

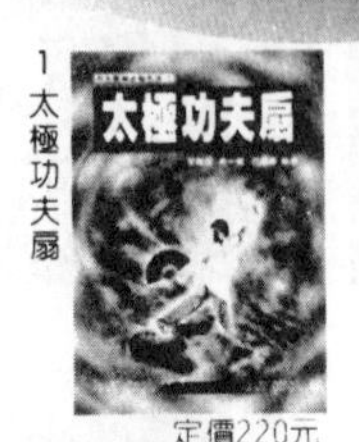
1 太極功夫扇 定價220元

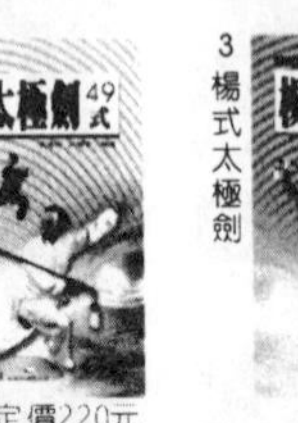
2 武當太極劍 定價220元

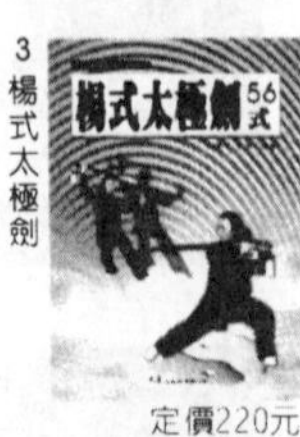
3 楊式太極劍 定價220元

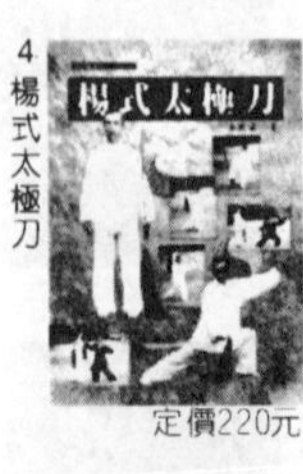
4 楊式太極刀 定價220元

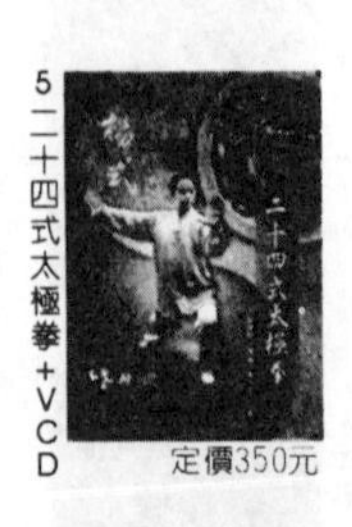
5 二十四式太極拳+VCD 定價350元

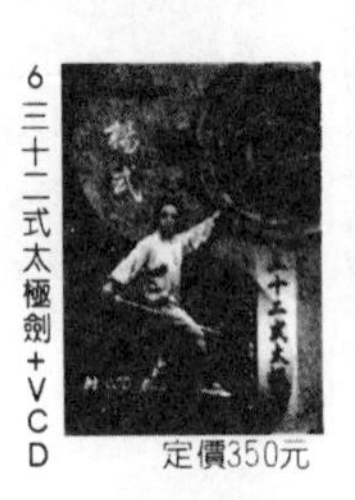
6 三十二式太極劍+VCD 定價350元

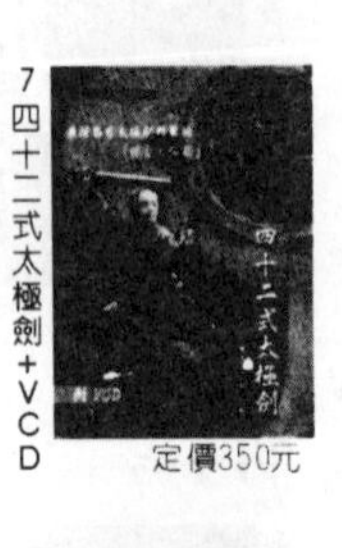
7 四十二式太極劍+VCD 定價350元

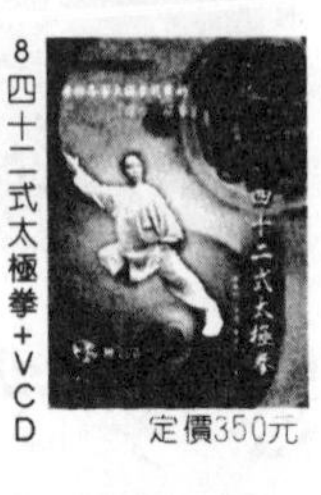
8 四十二式太極拳+VCD 定價350元

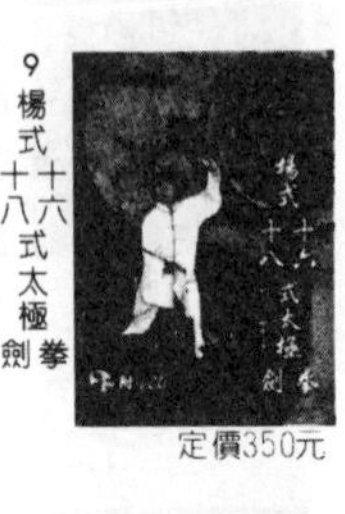
9 楊式 十六 十八式太極 劍 拳 定價350元

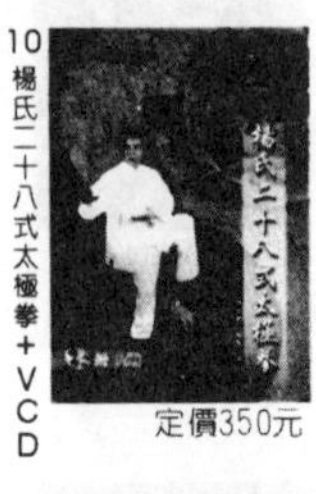
10 楊氏二十八式太極拳+VCD 定價350元

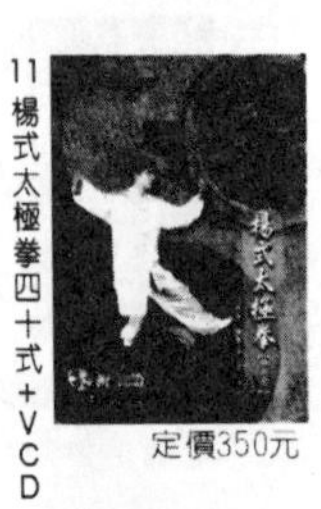
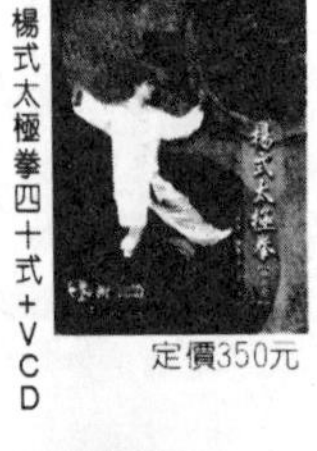
11 楊式太極拳四十式+VCD 定價350元

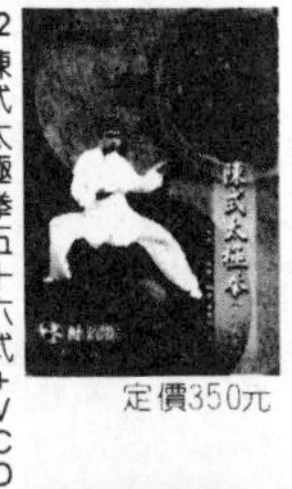
12 陳式太極拳五十六式+VCD 定價350元

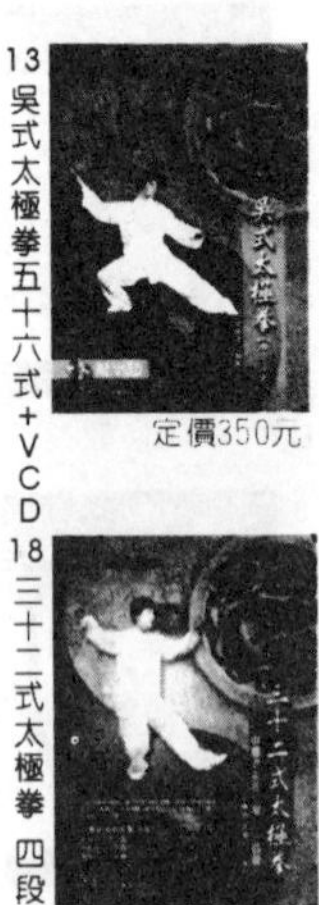
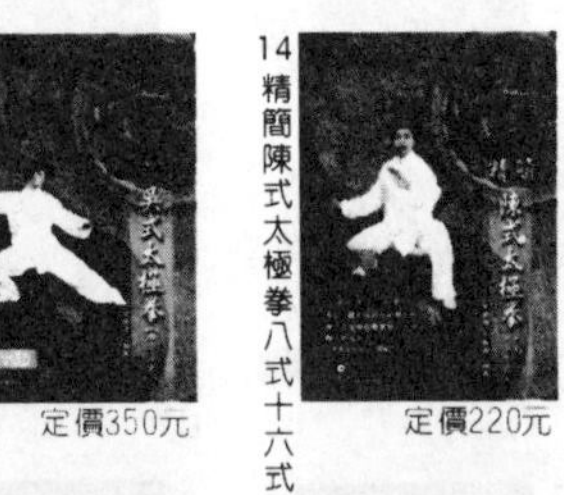
13 吳式太極拳五十六式+VCD 定價350元

14 精簡陳式太極拳八式十六式 定價220元

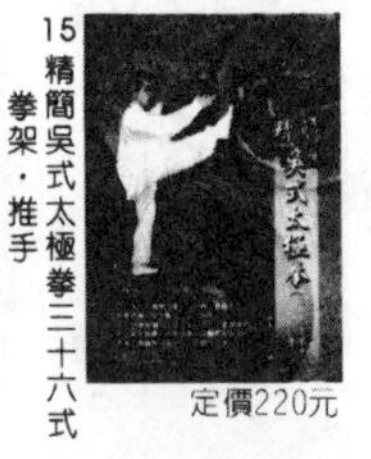
15 精簡吳式太極拳三十六式 拳架・推手 定價220元

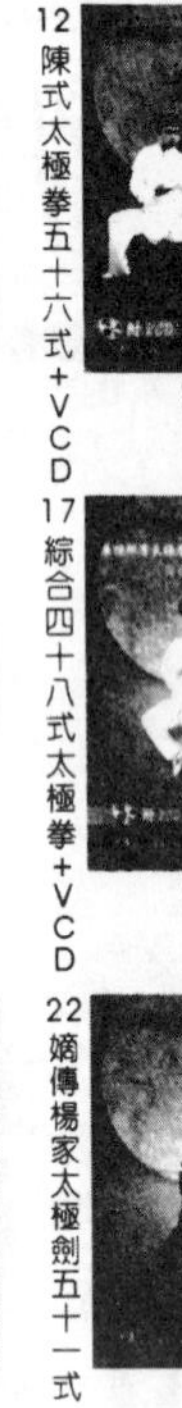
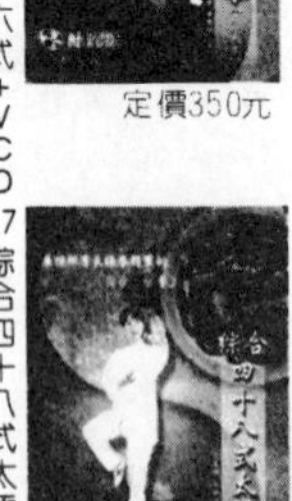
16 夕陽美功夫扇 定價220元

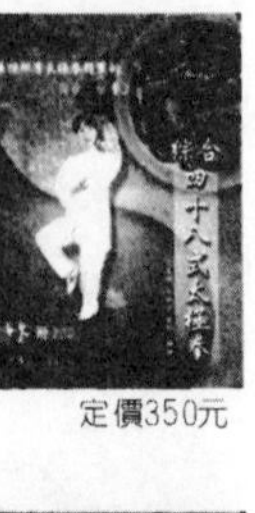
17 綜合四十八式太極拳+VCD 定價350元

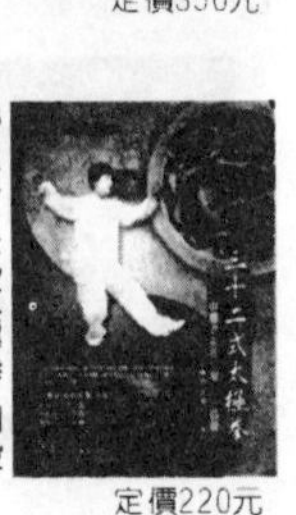
18 三十二式太極拳 四段 定價220元

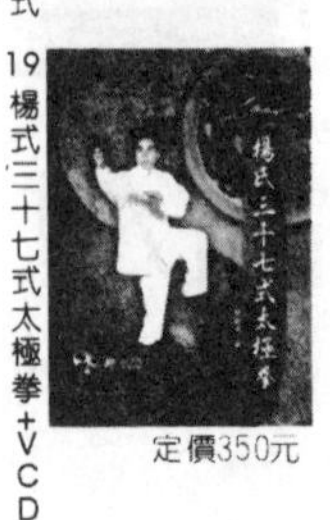
19 楊式三十七式太極拳+VCD 定價350元

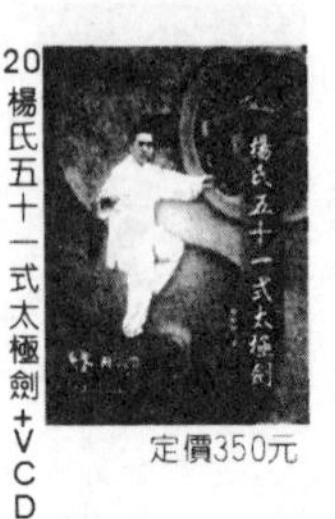
20 楊氏五十一式太極劍+VCD 定價350元

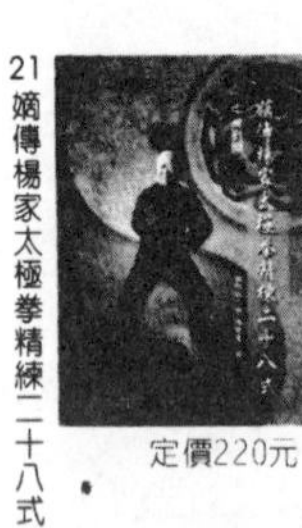
21 嫡傳楊家太極拳精練二十八式 定價220元

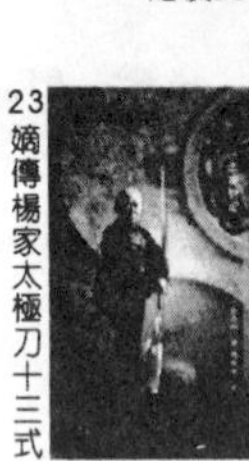
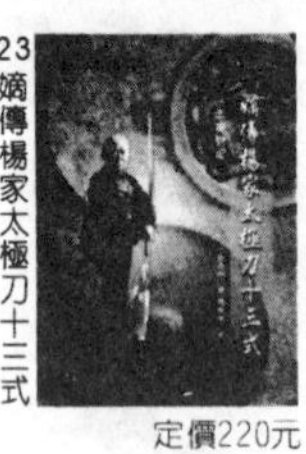
22 嫡傳楊家太極劍五十一式 定價220元

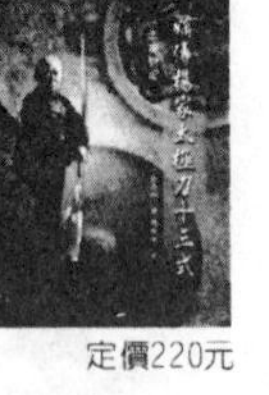
23 嫡傳楊家太極刀十三式 定價220元

養生保健　古今養生保健法 强身健體增加身體免疫力

1 醫療養生氣功

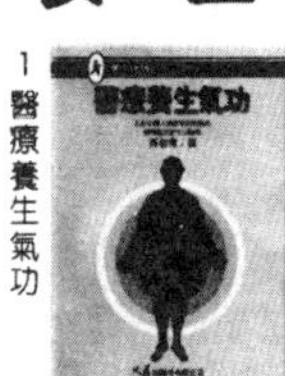

定價250元

2 中國氣功圖譜

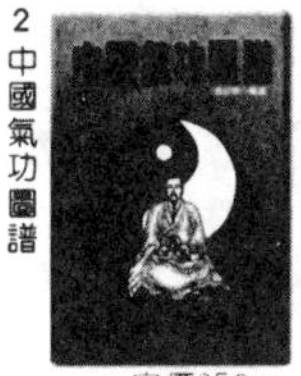

定價250元

3 少林醫療氣功精粹

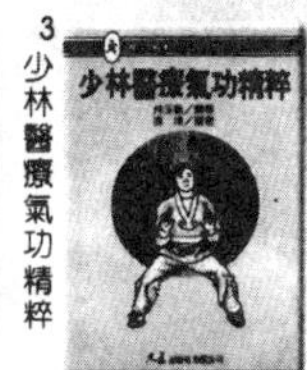

定價250元

4 龍形實用氣功

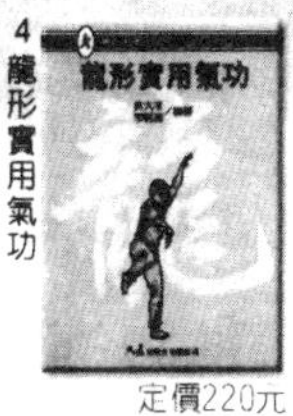

定價220元

5 魚戲增視強身氣功

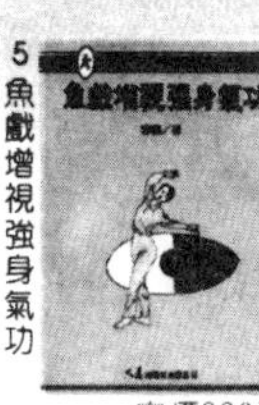

定價220元

7 道家玄牝氣功

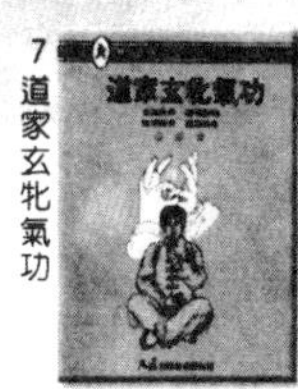

定價200元

8 仙家秘傳袪病功

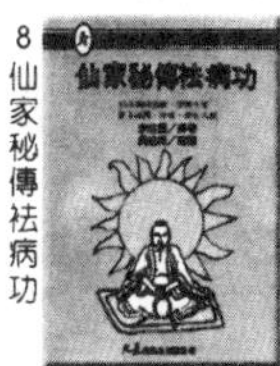

定價160元

9 少林十大健身功

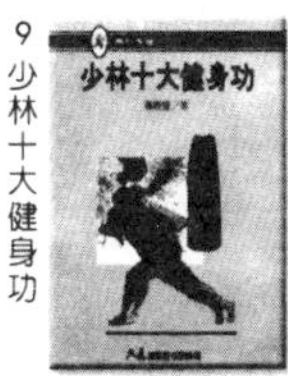

定價180元

10 中國自控氣功

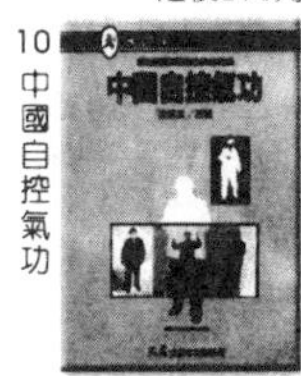

定價250元

11 醫療防癌氣功

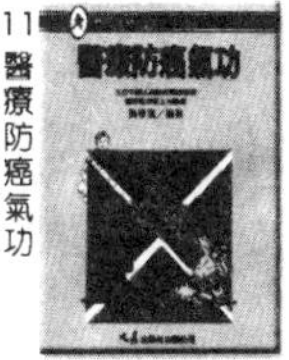

定價250元

12 醫療強身氣功

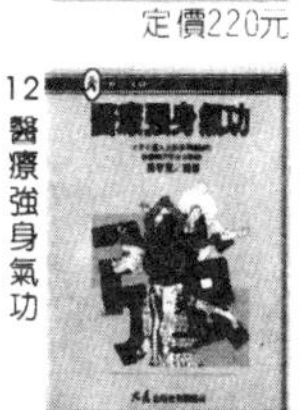

定價250元

13 醫療點穴氣功

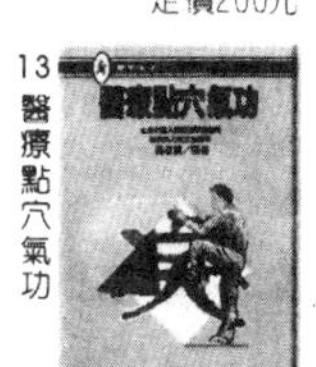

定價250元

14 中國八卦如意功

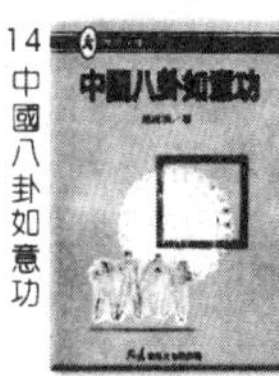

定價180元

15 正宗馬禮堂養氣功

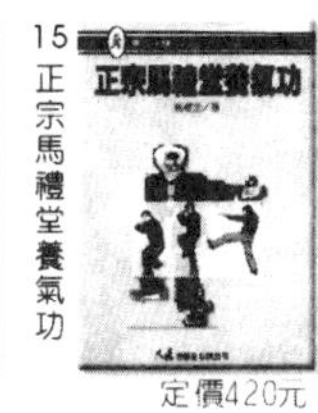

定價420元

16 秘傳道家筋經內丹功

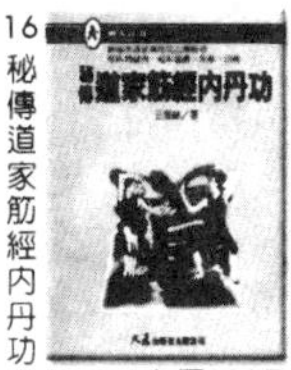

定價300元

17 三元開慧功

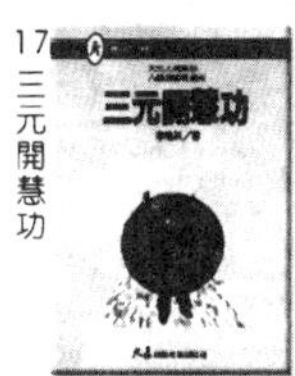

定價250元

18 防癌治癌新氣功

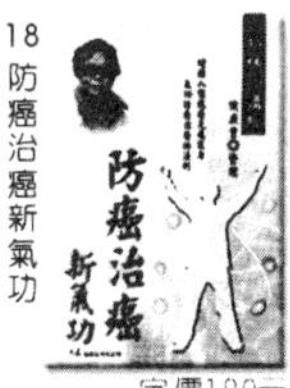

定價180元

19 禪定與佛家氣功修煉

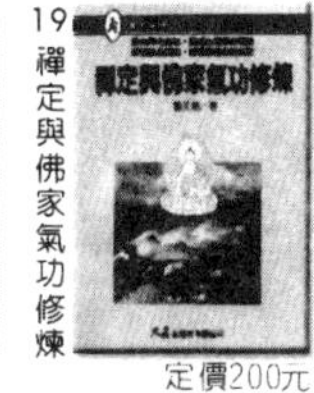

定價200元

20 顛倒之術

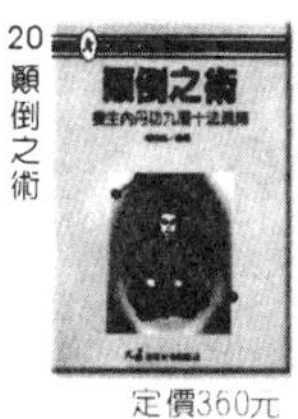

定價360元

21 簡明氣功辭典

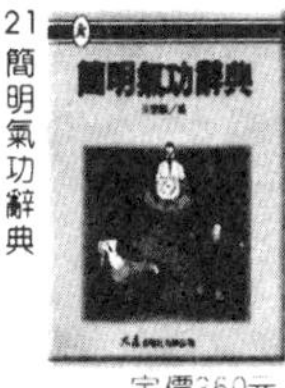

定價360元

22 八卦三合功

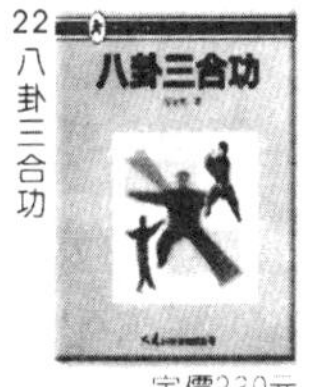

定價230元

23 朱砂掌健身養生功

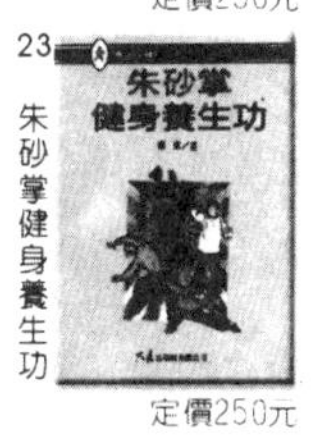

定價250元

24 抗老功

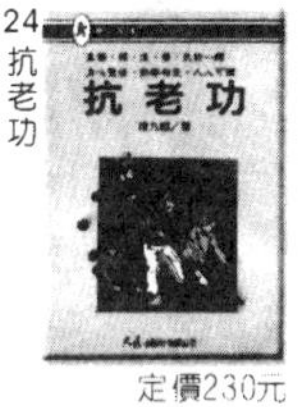

定價230元

25 意氣按穴排濁自療法

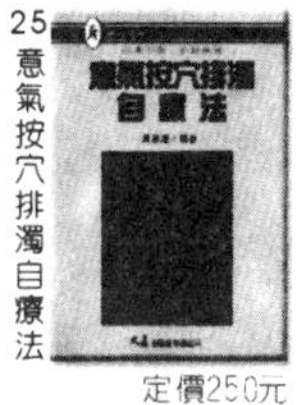

定價250元

27 健身祛病小功法

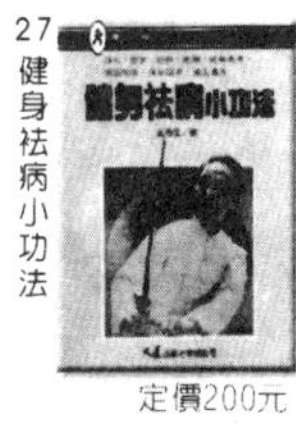

定價200元

28 張氏太極混元功

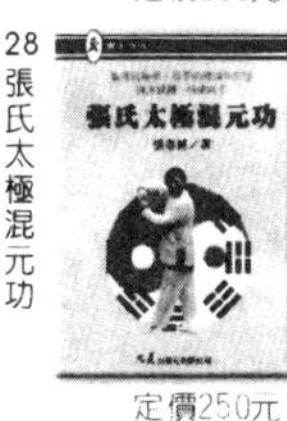

定價250元

30 中國少林禪密功

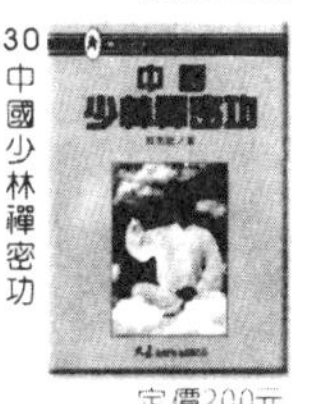

定價200元

31 郭林新氣功

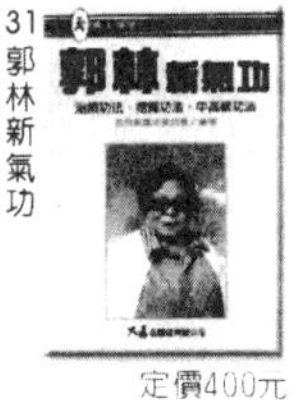

定價400元

32 八卦之源與健身養生

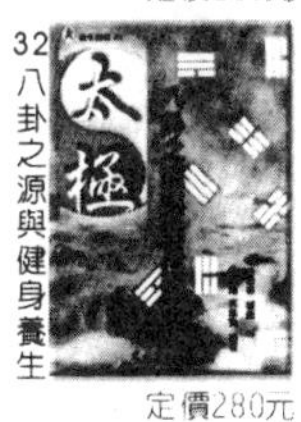

定價280元

33 現代原始氣功1

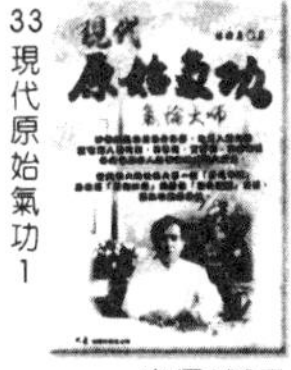

定價400元

34 養生開脈太極

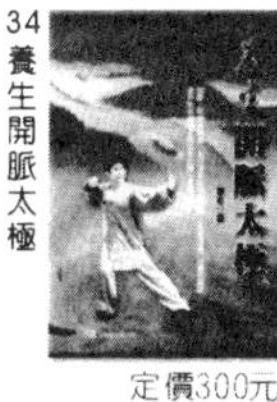

定價300元

35 通靈功－養生祛病及入門功法

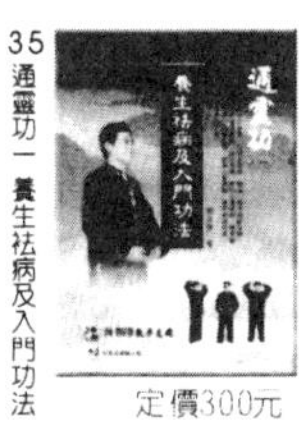

定價300元

37 太極內功養生法

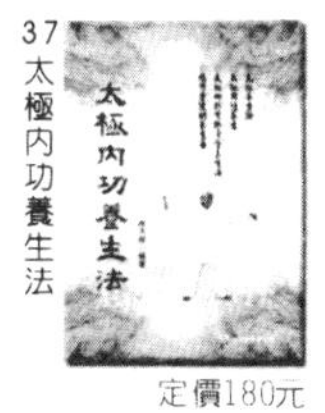

定價180元

38 無極養生氣功

39 氣的實踐小周天健康法

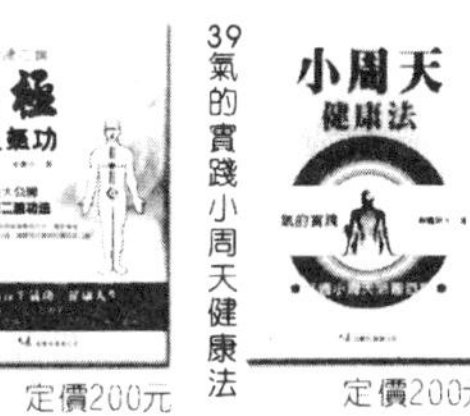

定價200元

定價200元

40 達摩易筋經＋DVD

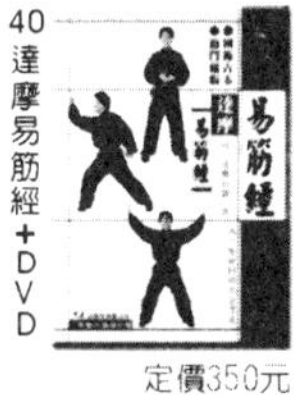

定價350元

41 達摩洗髓經＋DVD

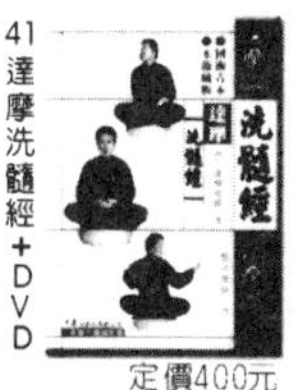

定價400元

42 精功易筋經

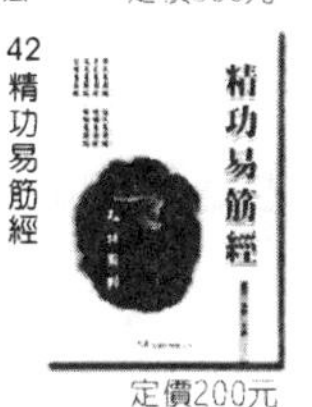

定價200元

國家圖書館出版品預行編目資料

中國各民族民間外治秘方全書 / 張力群　趙貴銘　主編
——初版，——臺北市，大展，2011〔民 100.05〕
面；21 公分 ——（中醫保健站；36）
ISBN　978-957-468-807-4（平裝）
1. 偏方　2. 中藥方劑學
414.65　　100003890

中國各民族民間外治秘方全書

主　　編／張 力 群　　趙 貴 銘
責任編輯／趙 志 春
發 行 人／蔡 森 明
出 版 者／大展出版社有限公司
社　　址／台北市北投區（石牌）致遠一路 2 段 12 巷 1 號
電　　話／（02）28236031・28236033・28233123
傳　　眞／（02）28272069
郵政劃撥／01669551
網　　址／www.dah-jaan.com.tw
E-mail／service@dah-jaan.com.tw
登 記 證／局版臺業字第 2171 號
承 印 者／傳興印刷有限公司
裝　　訂／建鑫裝訂有限公司
排 版 者／弘益電腦排版有限公司
授 權 者／山西科學技術出版社
初版 1 刷／2011 年（民 100 年）5 月

定　價／600 元